LE GUIDE TERRE VIVANTE

de la beauté au naturel

Livre éco-conçu

Terre vivante a réalisé en 2010 la première analyse du cycle de vie (ACV) d'un livre en France. Cette étude nous a permis d'identifier les impacts de la fabrication d'un livre sur l'environnement, dans l'objectif de les limiter. **Fabriquer des livres, quels impacts sur l'environnement ?** sur www.terrevivante.org

Le papier choisi pour cet ouvrage est issu de pâte vierge produite écologiquement en Europe à partir de forêts gérées durablement. Il ne provient pas de pâte à papier fabriquée aux quatre coins du monde !
Ce livre est de plus imprimé en Italie, par un imprimeur soucieux de préserver l'environnement à travers des actions d'économies d'énergie, de valorisation des déchets, d'utilisation de produits moins nocifs pour la santé des travailleurs...

Depuis 1979, la Scop Terre vivante vous fait partager ses expériences en matière d'écologie pratique : jardinage bio, habitat écologique, alimentation saine et bien-être... à travers :
- l'édition de livres pratiques,
- le magazine *Les 4 Saisons du jardin bio*,
- des jardins écologiques proposant des stages pratiques,
- un portail Internet : www.terrevivante.org

Le catalogue des ouvrages publiés par Terre vivante est disponible sur simple demande et sur le site Internet.

Terre vivante, domaine de Raud, 38710 Mens.
Tél. : 04 76 34 80 80. Fax : 04 76 34 84 02. Email : info@terrevivante.org
www.terrevivante.org

Coordination éditoriale : Fabienne Vaslet
Conception graphique et réalisation : Hugues Vollant
Pictogrammes : Anne Bordenave et Hugues Vollant
Photogravure : C'Limage

Textes : 1re partie : S. Hampikian et C. Baudet ; 2e partie (chapitres 1 et 2) : L. et S. Chevallier ; 2e partie (chapitre 3) : S. Hampikian ; 3e partie : S. Hampikian et A. Perrogon. Les crédits photographiques figurent en p. 252.

ISBN : 978-2-36098-179-3

Cécile Baudet • Leanne et Sylvain Chevallier
Sylvie Hampikian • Alexandra Perrogon

LE GUIDE TERRE VIVANTE

de la beauté au naturel

Cosmétiques, shampoings, savons et parfums maison

terre vivante

SOMMAIRE

AVANT-PROPOS

Bien qu'omniprésente dans les médias, l'industrie cosmétique est toute jeune. Initialement très confidentielle et ne s'adressant qu'à « l'élite », elle n'a amorcé sa démocratisation qu'au milieu du XIXe siècle. En 1856, la « Parfumerie des familles », à Paris, fut l'une des premières à proposer des produits abordables : eaux de toilette, pommades, cold creams… En 1868, Émile Coudray créa la première ligne de fabrication de cosmétiques à grande échelle avec son « usine à vapeur », située à Saint-Denis. La machine était lancée, jusqu'à l'explosion des Trente Glorieuses (1945-1974), signant la victoire du « tout-chimique ». Victoire définitive ? Pas si sûr… car l'histoire est un éternel recommencement !

En ce début de millénaire, plusieurs scandales sanitaires ont émoussé la confiance du public envers les multinationales acoquinées avec l'industrie chimique. Des ouvrages et articles de presse ont relayé les doutes sur l'innocuité de quelques ingrédients cosmétiques. Il n'en fallait pas plus pour que la cosmétique bio connaisse un succès grandissant et mérité. Mais le besoin d'autonomie, de créativité et l'envie de produits aussi écologiques qu'économiques, sont aussi passés par là. Nous sommes de plus en plus nombreux à souhaiter redécouvrir et nous réapproprier ce savoir-faire, souvent qualifié péjorativement de « secrets de grands-mères ».

Or malgré tout le respect que nous devons à nos aïeules, les recettes de beauté du XXIe siècle ne leur doivent pas tout. Les formules se sont enrichies des connaissances scientifiques, qui les corroborent, et des progrès technologiques, qui accroissent les performances des ingrédients naturels. Aujourd'hui il est possible de réaliser en toute sécurité une vaste gamme de produits d'hygiène, de beauté et de bien-être, qui répondent à nos vrais besoins, et cet ouvrage en est un témoignage bien concret, avec ses très nombreuses recettes pour les soins du visage, du corps et des cheveux, sans oublier les savons et les parfums « maison ». Nous vous souhaitons beaucoup de plaisir et de créativité.

Sylvie Hampikian

1

Soins du visage et du corps

Un mot inconnu ?
Reportez-vous au glossaire en fin d'ouvrage.

Chapitre 1

LES INGRÉDIENTS ET LE MATÉRIEL

EN COSMÉTIQUE MAISON, tout comme en cuisine, il n'y a pas de miracle : on ne fera jamais un bon produit sans de bons ingrédients. Et pour cela, la nature est généreuse, en nous offrant des « bases actives » ayant une formidable affinité avec la peau : huiles végétales, gel d'aloès, argiles, yaourt… Ces « super-excipients », doués de leurs propres vertus, pourront être enrichis d'actifs qui « boosteront » leurs effets, avec en tête la précieuse armada des huiles essentielles. De fait, le choix des ingrédients cosmétiques naturels est d'une variété infinie. Pour cette raison, nous vous proposons de découvrir ici une sélection de produits faciles à trouver et à utiliser. Il est important de bien connaître leurs propriétés, cela vous aidera à mieux comprendre les recettes qui suivront, voire à concocter vos propres formules personnalisées.

LES HUILES VÉGÉTALES

Les huiles végétales constituent un ingrédient majeur des soins de beauté maison. Les huiles vierges proposées ici sont extraites de plantes oléagineuses, généralement des graines, riches en lipides et obtenues par première pression à froid (voir Zoom p. 14). Par opposition aux huiles industrielles, dénaturées par une série de processus chimiques (décoloration, désodorisation, hydrogénation) qui altèrent leur composition, on peut les qualifier d'huiles « fines ». On leur associe les beurres végétaux, de karité ou de mangue par exemple (huiles solides à température ambiante) et l'huile de jojoba, qui est en réalité une cire végétale liquide. Dans cette partie, nous avons classé les huiles végétales en deux catégories, selon l'usage qui en est fait lors de la préparation des cosmétiques maison : les **huiles de base** (dont les huiles « sèches ») et les **huiles riches**.

Les huiles de base

Elles sont **fluides**, **polyvalentes** et d'un parfum généralement discret ou agréable. D'un prix modéré, elles conviennent au visage, au corps et aux cheveux (voir 3e partie). Bien qu'elles soient recommandées comme base (pour la préparation des huiles de soin, des laits, des baumes, etc.), rien n'empêche de les appliquer telles quelles, car elles exercent sur la peau des effets protecteurs et adoucissants. Certaines huiles de base particulièrement pénétrantes sont qualifiées d'huiles « sèches ». En effet, elles sont si bien absorbées qu'elles ne laissent pas de sensation de gras sur la peau. Elles sont idéales pour les massages corporels, mais conviennent aussi aux soins du visage et des cheveux.

Les huiles riches

Elles sont particulièrement **riches en actifs précieux :** acides gras essentiels, vitamines et phytostérols (molécules végétales qui stimulent les cellules de la peau). Très nourrissantes, ces huiles sont antioxydantes, antirides, réparatrices, cicatrisantes. Généralement assez chères, elles sont principalement réservées aux soins du visage – notamment pour les peaux matures – et vous les retrouverez aussi pour les soins des cheveux très secs, abîmés. On peut les appliquer pures ou les intégrer à toutes sortes de préparations (baumes, crèmes, masques...).

Nos huiles préférées

Nous avons sélectionné des huiles faciles à trouver dans le commerce et dont les propriétés cosmétiques sont remarquables, à condition de respecter les consignes d'achat (huiles vierges de préférence bio). L'expérience ainsi que les études scientifiques ont montré qu'elles sont parfaitement bien tolérées par la peau, ne sont pas allergéniques et ne présentent pas d'incompatibilité connue.

Avant de vous lancer dans la réalisation d'un soin de beauté, le choix des ingrédients de base est primordial. Lisez bien ce qui suit, ne vous arrêtez pas à une seule huile, mais essayez-en plusieurs. Ainsi vous trouverez la ou les huiles exactement adaptées à vos besoins. Pour vous aider dans vos achats, les noms communs des plantes d'origine sont suivis de leur nom latin (en italique), qui correspond à la dénomination internationale indiquée sur les étiquettes des cosmétiques (dénomination INCI). Nous avons également donné une indication de prix, de € pour les moins chères à €€€ pour les plus onéreuses. Il est à noter que toutes ces huiles conviennent aussi aux soins des cheveux. (Voir aussi Zoom p. 14.)

ABRICOT
Prunus armeniaca | huile riche | €€
Douce et agréablement parfumée, l'huile de noyau d'abricot est riche en acides gras insaturés et en acides gras essentiels. Elle est adoucissante, calmante, cicatrisante, nourrissante, régulatrice, revitalisante.
Visage : toutes peaux, dont jeunes enfants, peaux sèches, ternes, ridées.
Corps : huiles corporelles nourrissantes et parfumées.

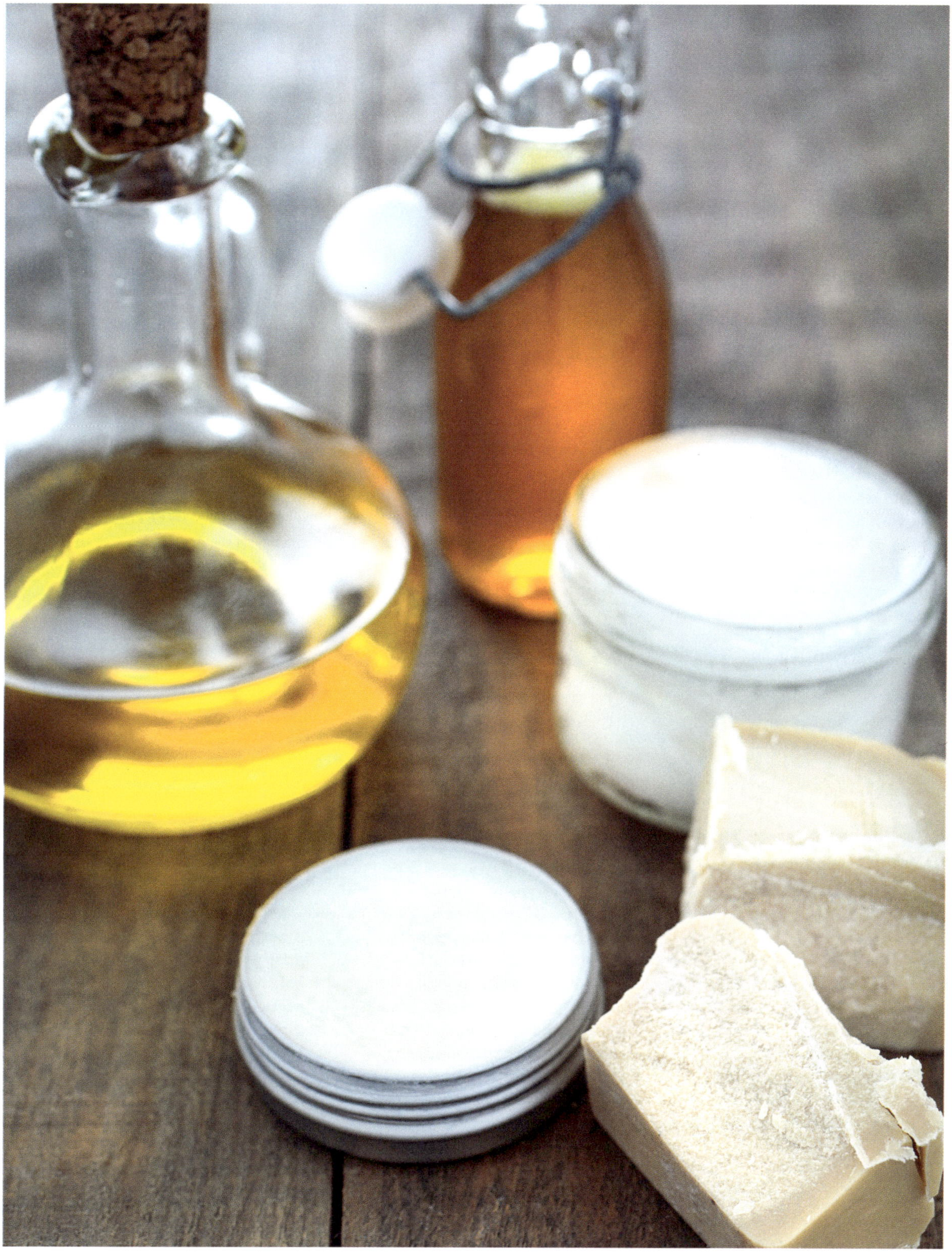

ZOOM

Petit guide d'achat des huiles

• Huiles alimentaires (colza, germe de blé, macadamia, noisette, olive, pépins de raisin, sésame, tournesol) : choisir des huiles vierges, de première pression à froid, non raffinées, issues de grains ni torréfiés ni grillés et de préférence biologiques (produites avec des graines arrivées à maturité et cultivées par des méthodes biologiques). Privilégiez les flacons en verre teinté.

• Huiles cosmétiques : elles sont généralement vendues en flacons de petite contenance destinés à l'usage cosmétique (150 à 200 ml). Privilégiez les versions bio, sans additifs, dans un flacon en verre teinté ou sous emballage carton.

• Compléments alimentaires (capsules) : certaines huiles riches (onagre, bourrache, germe de blé, rose musquée) sont commercialisées en capsules destinées à être ingérées. Vous pouvez toutefois les ouvrir (d'un coup de ciseaux) et en appliquer le contenu sur votre visage, sous la crème de jour par exemple. Vérifiez cependant qu'elles ne contiennent pas d'additifs.

→ Pour savoir où vous les procurer, consultez nos Bonnes adresses en fin d'ouvrage.

Quelques huiles « bonus »

Le choix des huiles végétales précieuses est de plus en plus vaste et il nous a fallu opérer une sélection. Ce fut si difficile que voici quelques huiles supplémentaires qui méritent vraiment d'être essayées :

• caméline, sisymbre : fines, pénétrantes, réparatrices, adoucissantes, recommandées pour les peaux sèches, abîmées, fragiles. Arôme végétal prononcé. Peuvent remplacer : abricot, bourrache, onagre ;

• nigelle : huile exceptionnelle, stimulante, réparatrice, antirides. Arôme épicé très prononcé (de cumin). Peut remplacer : rose musquée ;

• tomate : ambrée, agréablement parfumée, elle est protectrice, antioxydante, antirides. Peut remplacer : rose musquée ;

• argousier : véritable concentré d'actifs protecteurs, stimulant, anti-âge. Inodore mais très colorée, il faut la diluer à 10-20 % pour enrichir une huile visage et obtenir un léger hâle ;

• beurre de mangue, beurre de sal : protecteurs, nourrissants, réparateurs. Peuvent remplacer : beurres de cacao, de karité.

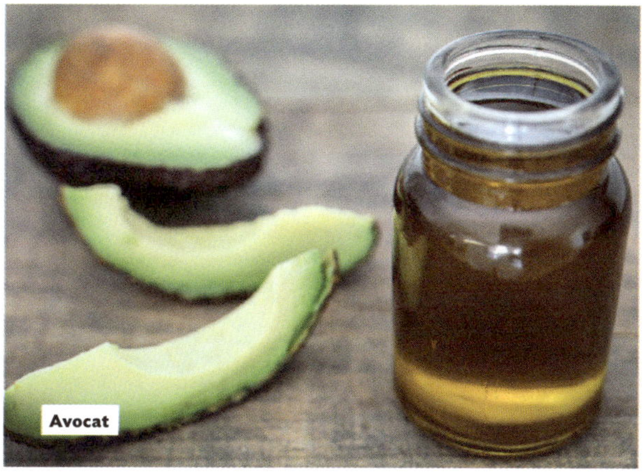
Avocat

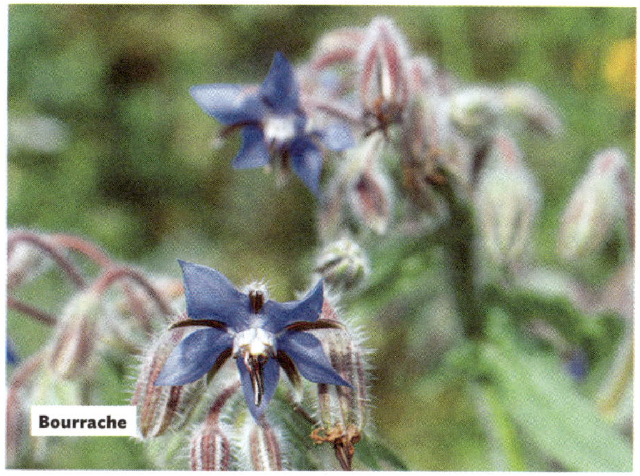
Bourrache

AMANDE DOUCE
Prunus amygdalus, Prunus dulcis | huile de base | €€
Surtout connue pour les soins des nourrissons, l'huile d'amande douce est riche en acide linoléique et en vitamine E. Elle a des propriétés calmantes, nourrissantes, régulatrices. Presque inodore, elle est vraiment « passe-partout ». Contrairement à une rumeur, son usage au cours de la grossesse ou chez les bébés n'induit pas d'allergie aux fruits à coques.
Visage : toutes peaux, notamment nourrissons et jeunes enfants. Elle convient au démaquillage, mais laisse une légère sensation de gras.
Corps : base pour soins des mains, huiles corporelles parfumées.

MASSAGE PLAISIR DE BÉBÉ
Mélangez 10 ml d'huile d'amande douce avec 1 ou 2 ml de macérat de lavande. Agitez. Allongez le bébé sur le dos. Prenez 5 gouttes de mélange dans le creux de la main. Massez légèrement, dans l'ordre, les jambes, le dos (en soulevant doucement l'enfant), les bras puis, très délicatement, le ventre. Terminez par un gros câlin !

ARGAN OU ARGANE
Argania spinosa | huile riche | €€€
Riche notamment en oméga-6, elle est adoucissante, nourrissante, protectrice, régénératrice. L'huile vierge cosmétique a un parfum discret.
Visage : peaux sèches, matures. Conseillée pour la protection climatique (sécheresse, froid, vent).
Corps : conseillée pour les soins des mains et des ongles abîmés.
Cheveux : réparatrice et revitalisante, elle leur redonne éclat et brillance.

AVOCAT
Persea gratissima | huile riche | €€€
L'huile d'avocat est très riche en oméga-6, vitamines A, D, E et insaponifiables. Protectrice (antidéshydratante), calmante, régénératrice, régulatrice, elle est surtout très nourrissante. Son arôme vert, délicat, rappelle celui du fruit dont elle provient.
Visage : toutes peaux, notamment peaux sèches, ridées. Conseillée pour les soins des lèvres gercées.
Corps : peut être employée pour les soins corporels nourrissants (mais elle est chère).

BOURRACHE
Borago officinalis | huile riche | €€€
C'est une huile précieuse, très riche en oméga-3 et en oméga-6. Elle est antirides, cicatrisante, nourrissante, raffermissante, régulatrice, régénératrice. Comme elle est très sensible au rancissement, il est préférable de l'employer sous forme de capsules ou de la conserver au réfrigérateur. Son arôme fruité est assez discret.
Visage : peaux sèches, irritées, matures ou ridées.
Corps : conseillée pour les ongles cassants.

CACAO
Theobroma cacao | huile de base | €€
Ce beurre végétal a tout pour être gourmand avec son arôme chocolaté ! Il est protecteur, adoucissant, nourrissant, antioxydant (antirides). La version blanche est plus délicate mais la version « brute » est plus riche en certains actifs protecteurs antioxydants (polyphénols...).
Visage : protection climatique (baume à lèvres), soin des peaux sèches, matures.
Corps : soins protecteurs, massages bien-être « gourmands ».

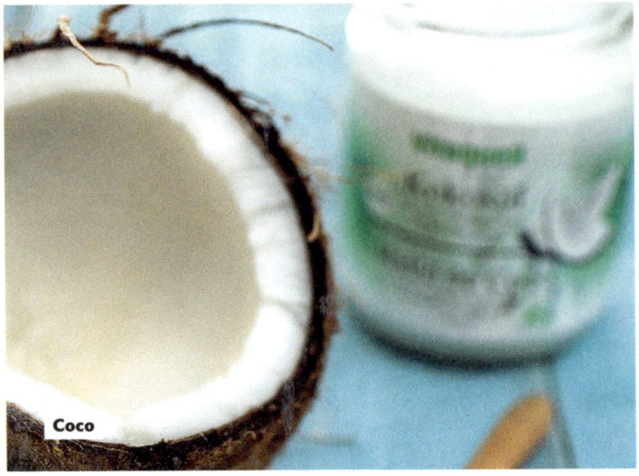
Coco

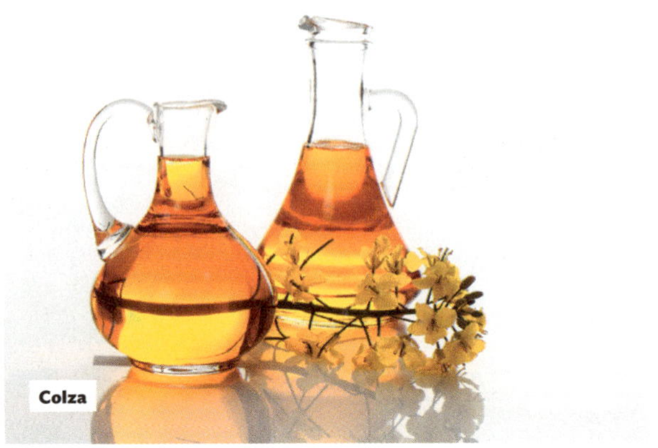
Colza

CALOPHYLLE INOPHYLE OU TAMANU

Calophyllum inophyllum | huile riche | €€€

Cette huile antidéshydratante, apaisante, calmante, cicatrisante, régénératrice, est surtout réputée pour stimuler la circulation sanguine. Son odeur puissante rappelle la noix.

Visage : peaux ternes, couperosées, cernes sous les yeux.

Corps : conseillée pour les huiles de massage, notamment en cas de jambes lourdes (voir encadré).

CARTHAME

Carthamus tinctorius | huile riche | €€

De couleur ambrée, l'huile de carthame est très riche en vitamine E et en oméga-3. Elle est régénératrice, tonifiante, nourrissante, anti-déshydratante. C'est aussi un stimulant circulatoire (anti-rougeurs).

Visage : peaux sèches, matures, couperosées.

Corps : bien que riche, elle est très bien absorbée et peut servir de base aux massages, notamment sur peaux sèches, matures.

Cheveux : secs, abîmés.

MASSAGE JAMBES LOURDES

Versez dans 100 ml d'huile de calophylle 20 gouttes d'huile essentielle de cyprès (*Cupressus sempervirens*) et 10 gouttes d'huile essentielle d'immortelle (*Helicrysum italicum*). Agitez avant l'emploi. Chaque matin, après la toilette, mettez dans le creux de la main un peu de ce mélange. Massez les jambes en remontant de la cheville au genou. Insistez sur le pli derrière le genou. En fin de journée, douchez pieds et jambes à l'eau froide. Allongez les jambes, pieds légèrement surélevés. Massez une nouvelle fois comme le matin.

COCO

Cocos nucifera | huile de base | €

Cette huile, extraite du lait et de la pulpe de la noix de coco, est solide à température ambiante (sous nos climats). Lorsqu'elle est figée, il suffit de placer le flacon dans de l'eau chaude pour la laisser fondre et pouvoir l'employer. Fine et délicatement parfumée, riche en actifs non gras, elle est nourrissante, protectrice et adoucissante. Elle est de qualité supérieure à l'huile de coprah, qui ne provient que de la pulpe de coco (soyez vigilant à l'achat, même si l'huile de coprah 100 % naturelle reste un produit correct, notamment pour les soins des cheveux).

Visage : toutes peaux. Conseillée pour la protection climatique (sécheresse, froid, vent) et pour les baumes à lèvres.

Corps : conseillée pour le massage des zones sèches du corps.

COLZA

Brassica napus | huile de base, huile sèche | €

L'huile de colza est une excellente source d'acides gras insaturés. Elle est nourrissante et régénératrice. Son odeur herbacée est assez prononcée.

Visage : toutes peaux.

Corps : très bonne base pour les huiles de massage.

GERME DE BLÉ

Triticum sp. | huile riche | €€

Il s'agit d'une huile riche en acides gras polyinsaturés, vitamine E, acides aminés. Elle est antioxydante et antiradicalaire, antirides, nourrissante, réparatrice, stimulante. Il faut hélas signaler son odeur puissante qui peut sembler désagréable.

Visage : peaux sèches, matures. Conseillée pour les baumes à lèvres.

Cheveux : excellent soin des cheveux secs, abîmés.

Corps : conseillée pour les soins des mains et des ongles abîmés.

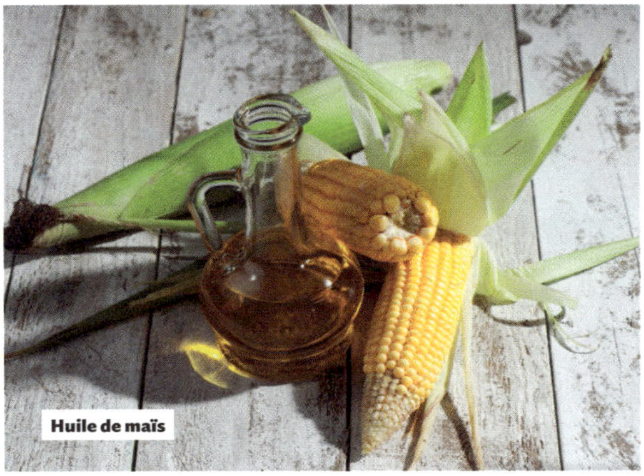

Huile de maïs

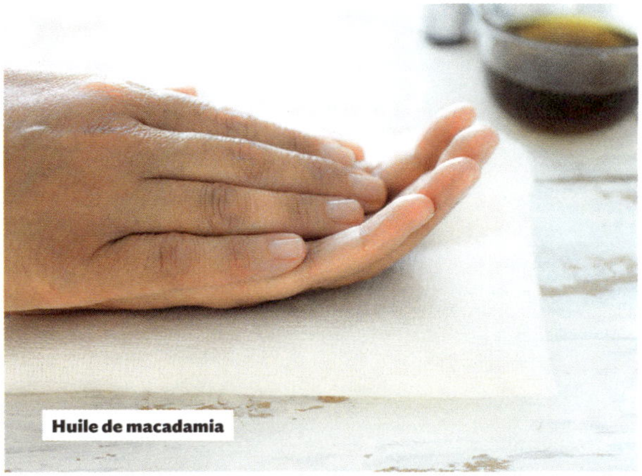

Huile de macadamia

JOJOBA

Simmondsia chinensis | huile de base | €€€

L'huile de jojoba est en fait une cire liquide (substance protectrice imperméable). Sa composition est très différente de celle des huiles végétales, mais ses propriétés n'en sont pas moins remarquables. Adoucissante, antidéshydratante, calmante, cicatrisante, nourrissante, régulatrice, elle stimule la synthèse du collagène et de l'élastine. Elle est antirides et assure une légère protection solaire, qui ne remplace pas celle d'une crème solaire, mais qui est intéressante au quotidien. Elle est parfaitement inodore.

Visage : toutes les peaux, notamment peaux grasses et acnéiques, mais aussi peaux très sèches, matures, sensibles. Elle convient aux bébés et aux jeunes enfants.

Corps : excellente base pour huile de massage, mais chère !

KARITÉ

Butyrospermum parkii | huile de base | €

Le beurre de karité a une composition unique car, outre les acides gras insaturés, il contient des cires et 15 % d'insaponifiables. Il a des propriétés nourrissantes, protectrices et réparatrices. Il est sujet au rancissement ; il est préférable de l'acheter en petite quantité et de bien refermer le pot. Le beurre 100 % naturel est jaune et a une odeur de noisette. S'il est blanc et presque inodore, il s'agit d'un beurre raffiné, qui a pu perdre une partie de ses qualités.

Visage : peaux normales à sèches, peaux sensibles, irritées. Conseillé comme base pour les baumes à lèvres.

Corps : conseillé pour les soins des zones sèches du corps, des mains et des pieds.

ATTENTION !
Aucune huile végétale ne peut remplacer les soins solaires spécifiques.

MACADAMIA, NOIX DE MACADAMIA

Macadamia ternifolia | huile de base, huile sèche | €€

Sa composition en acides gras est très proche de celle du sébum (film gras naturel qui protège la peau). Adoucissante, assouplissante, antidéshydratante, drainante (elle stimulerait la circulation sanguine). Son arôme fruité est agréable.

Visage : toutes peaux.

Corps : excellente base pour les huiles de massage.

MAÏS

Zea mays | huile de base | €

L'huile de maïs est d'un jaune ambré, presque inodore, très riche en oméga-6 et en vitamine E. Peu employée en cosmétique, elle est pourtant adoucissante et elle est intéressante comme huile de massage très douce.

Corps : soins adoucissants, massage des bébés et des jeunes enfants.

PRÉPARATION POUR MAINS ABÎMÉES
Mélangez 30 ml d'huile de macadamia, 20 ml d'huile de calophyllum et 10 ml d'huile de rose musquée. Ajoutez 5 gouttes d'huile essentielle de patchouli et 3 gouttes d'huile essentielle d'orange. Agitez pour bien mélanger. Massez-vous les mains matin et soir avec ce mélange.

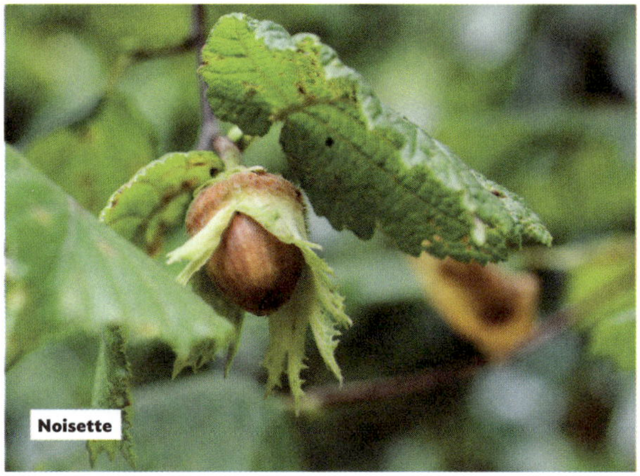
Noisette

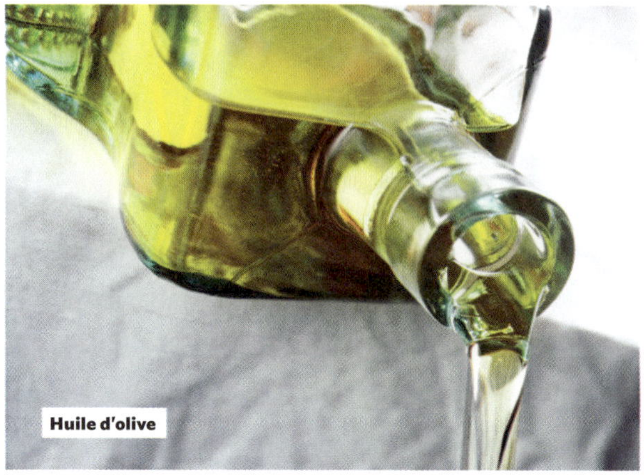
Huile d'olive

NEEM

Azadirachta indica | huile riche | €€

Le neem donne une huile végétale un peu à part. Ce trésor de la médecine indienne (ayurvédique) contient des actifs insecticides qui la rendent particulièrement efficace contre les poux, tout en embellissant les cheveux et en étant dépourvue de toxicité. Les seules limites à son usage sont son odeur assez forte (pouvant évoquer l'ail) et le fait qu'on ne la trouve pas partout.

Cheveux : cheveux très secs, huile antipoux.

NOISETTE

Corylus avellana | huile de base, huile sèche | €€

Très riche en acides gras insaturés, cette huile au parfum délicieux est calmante, cicatrisante, nourrissante, régulatrice (régule l'excès de sébum). Elle favorise l'élimination des points noirs et resserre les pores. Son arôme caractéristique est délicieux.

Visage : toutes peaux, notamment les peaux grasses.

Corps : excellente base pour les huiles de massage.

NOIX D'AMAZONIE, NOIX DU BRÉSIL

Bertholletia excelsa | huile sèche | €€

Très fine, presque incolore, elle a un arôme de noix agréable et discret. À la fois délicate et riche en actifs protecteurs, elle est nourrissante et apaisante.

Visage : bonne base pour tous les soins, notamment peaux sèches, sensibles.

Corps : excellente huile de massage.

OLIVE

Olea europaea | huile de base | €

Très riche en acides gras et en vitamines (A, B, C et E), l'huile d'olive est adoucissante, calmante, cicatrisante, nourrissante, régulatrice. Les meilleures huiles d'olive ont un parfum discret.

Visage : toutes peaux, notamment les peaux grasses.

Corps : soins après-solaires, peau sèche, ongles cassants.

À SAVOIR

L'huile de noisette est assez sensible au rancissement ; il est préférable de la conserver au réfrigérateur.

FORTIFIANT POUR ONGLES CASSANTS ET MOUS

Dans un bol, versez 2 cuillères à soupe d'huile d'olive. Ajoutez 10 gouttes d'huile essentielle de lavande aspic *(Lavandula latifolia)* et 5 gouttes d'huile essentielle d'immortelle *(Helichrysum italicum)*. Chaque soir, trempez le bout des doigts dans ce mélange pendant 3 à 4 minutes. Séchez avec un linge.

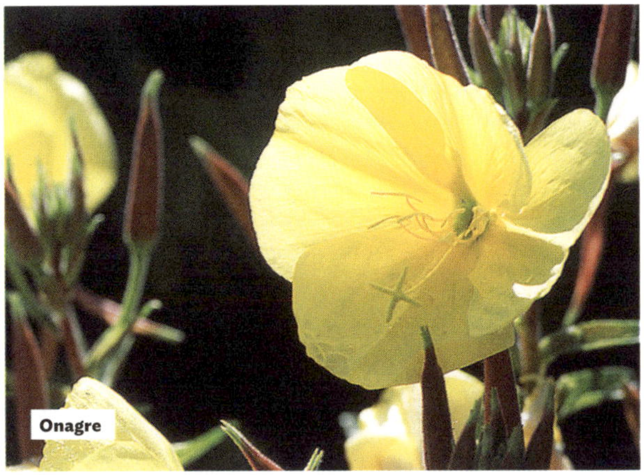
Onagre

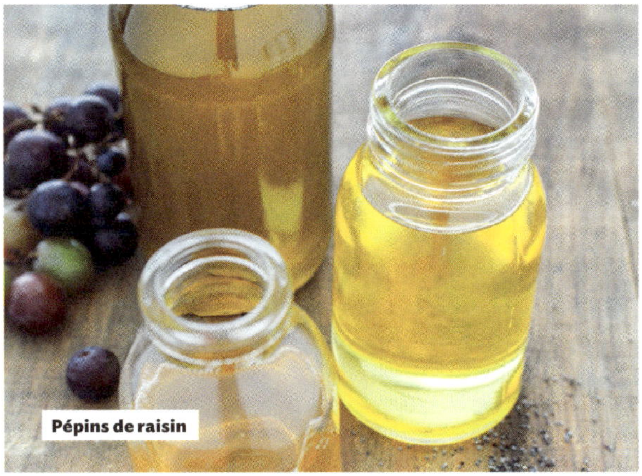
Pépins de raisin

ONAGRE

Œnothera biennis | huile riche | €€€

L'huile d'onagre est très riche, notamment en oméga-3 et oméga-6, et en vitamine E. En application cutanée, elle est adoucissante, assouplissante, régénératrice, restructurante, revitalisante. Son odeur herbacée est plutôt discrète.

Visage : peaux sèches, matures, atones ou fatiguées.

Corps : conseillée en huile post-épilatoire et pour les soins des ongles cassants.

> **MASSAGE POUR LE COU**
> **Dans 1 cuillère à soupe d'huile d'onagre, dispersez 3 gouttes d'huile essentielle de géranium rosat *(Pelargonium asperum)* ou 5 gouttes d'eau de rose. Mettez quelques gouttes de ce mélange dans le creux de vos mains. Massez le cou en partant de sa partie centrale, sous le menton, et en remontant vers les oreilles.**

PÉPINS DE RAISIN

Vitis vinifera | huile de base, huile sèche | €€

D'une composition très équilibrée en acides gras, l'huile de pépins de raisin est nourrissante, régulatrice, réparatrice. Elle constitue une très bonne base pour tous les soins. Très fine, elle se rince bien. De plus, elle est presque inodore.

Visage : toutes peaux, notamment les peaux grasses.

Corps : excellente base, notamment pour les huiles de massage.

RICIN

Ricinus communis | huile riche | €

Riche en vitamine E, elle est adoucissante, émolliente, nourrissante, protectrice, régénératrice. Très épaisse et visqueuse, elle convient plutôt aux soins localisés. Toutefois, elle pénètre bien et se rince assez facilement. Son arôme est très discret. Contrairement à la graine dont elle est issue, elle est dépourvue de toxicité, surtout en application cutanée.

Visage : toutes peaux, conseillée pour la protection contre le froid (elle peut être employée telle quelle en baume à lèvres).

Corps : zones sèches, mains abîmées, ongles cassants.

ROSE MUSQUÉE (DU CHILI) OU ROSIER MUSCAT

Rosa rubiginosa | huile riche | €€€

Très riche en acides gras essentiels (notamment oméga-3) et en vitamines, elle est adoucissante, antidéshydratante, antirides, cicatrisante, régénératrice. Elle pénètre à merveille et laisse la peau soyeuse. Elle exerce un léger effet de protection solaire. Elle est douce et fluide, son emploi est très agréable. Son parfum discret évoque la noisette.

Visage : peaux sèches, très sèches, matures (rides, taches). Déconseillée en cas d'acné.

Corps : emploi limité du fait de son prix élevé.

SÉSAME

Sesamum indicum | huile de base, huile sèche | €

Riche en acides gras essentiels, elle est adoucissante, antidéshydratante, restructurante. L'huile vierge a un goût agréable, discret.

Visage : toutes peaux.

Corps : excellente huile de massage (c'est l'huile la plus utilisée en médecine ayurvédique).

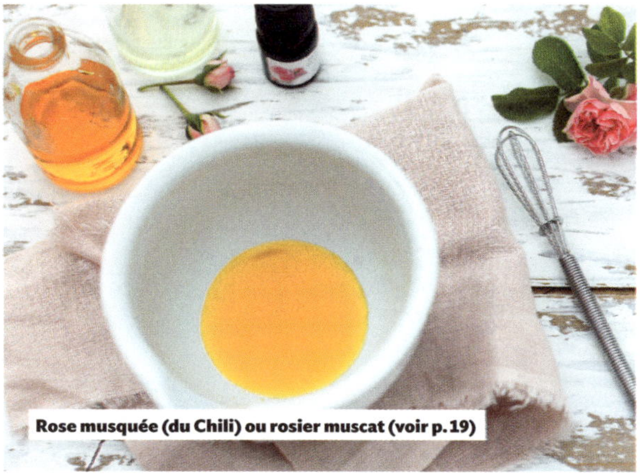

Rose musquée (du Chili) ou rosier muscat (voir p. 19)

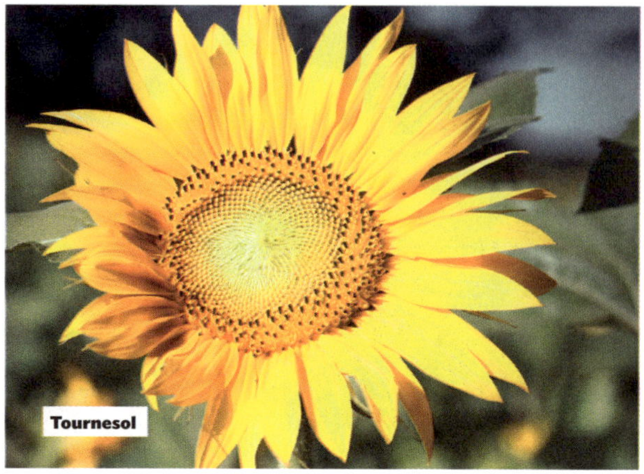

Tournesol

FORMULE ANTICOURBATURES

À 30 ml d'huile de sésame, ajoutez 30 ml de macérat de millepertuis. Incorporez au mélange 6 gouttes d'huile essentielle d'estragon, 3 gouttes d'huile essentielle de baie de genièvre et 4 gouttes d'huile essentielle de gingembre. Frictionnez les zones douloureuses.

SOJA

Glycine max | huile de base, huile sèche | €

De composition équilibrée, c'est une huile assouplissante, adoucissante, tonifiante et très pénétrante. D'arôme discret, c'est une très bonne base de massage.

Corps : tous types de massages.

Cheveux : soins des cheveux secs.

TOURNESOL

Helianthus annuus | huile de base, huile sèche | €

Très riche en vitamine E et en oméga-6, elle est adoucissante, antidéshydratante, nourrissante. En raison de sa fluidité et de son odeur herbacée, plutôt agréable, c'est l'une des meilleures huiles de base, notamment pour les macérations de plantes (voir plus loin).

Visage : toutes peaux, notamment peaux sèches et très sèches.

Corps : excellente base, notamment pour les huiles de massage.

LES MACÉRATS HUILEUX

Les macérats sont obtenus en laissant infuser à froid dans une huile fine des plantes ou parties de plantes qui lui transmettent leurs propriétés spécifiques. On trouve dans le commerce un choix assez large de macérats huileux.

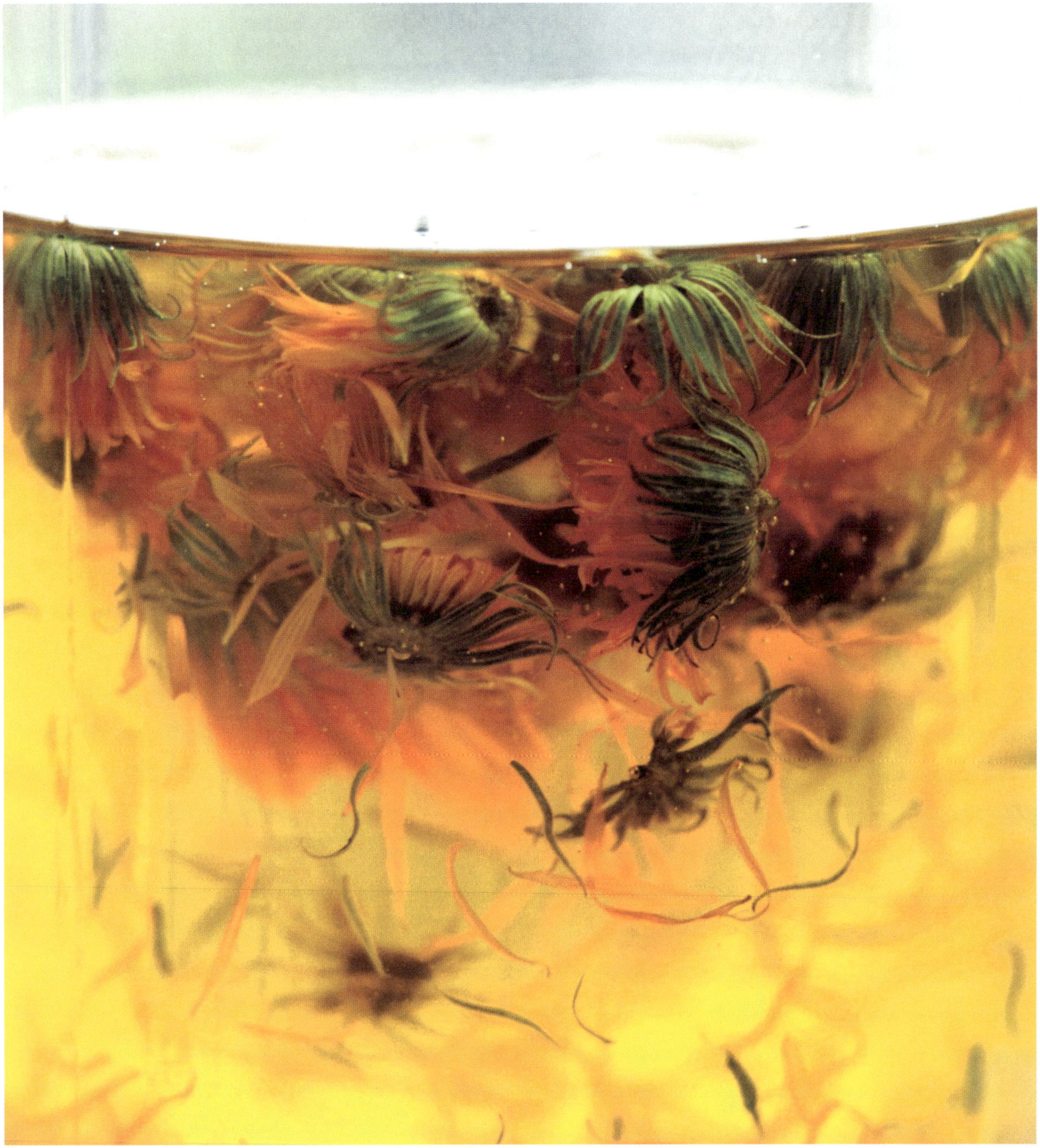

Les macérats les plus utiles à la peau

BELLIS OU PÂQUERETTE

Bellis perennis | macération de fleurs

Il est réputé avoir des propriétés calmantes, raffermissantes et tonifiantes.

Corps : la meilleure base pour les soins du buste.

CALENDULA ET CAMOMILLE

Calendula officinalis et *Matricaria chamomilla*, *Chamaemelum nobile* | macération de fleurs

Ces deux macérats ont des propriétés antiseptiques, décongestionnantes, réparatrices, calmantes. Le macérat de calendula est antioxydant (il contient des flavonoïdes, antioxydants naturels).

CAROTTE

Daucus carota | macération de racines

En raison de sa richesse en vitamine A et caroténoïdes, ce macérat favorise et entretient le bronzage et ravive le teint. Toutefois, il ne convient pas à la protection solaire.

Visage : soins « bonne mine ».

Corps : huile corporelle après-solaire.

ATTENTION !
Le macérat de carotte serait source de points noirs (comédons). Il est donc à éviter en soin quotidien, notamment sur les peaux jeunes.

LAVANDE

Lavandula angustifolia | macération de sommités fleuries

Délicatement parfumé, aromatique, calmant et relaxant, ce macérat apaise les irritations cutanées ainsi que les douleurs et les courbatures (après un effort physique par exemple).

Visage : toutes peaux, notamment les peaux grasses.

Corps : idéal en massage corporel.

LIS

Lilium candidum | macération de pétales

Ce macérat nettoie le visage et calme les irritations. Il est réputé éclaircir et unifier le teint (il atténuerait les taches pigmentaires).

Visage : toutes peaux, notamment peaux sensibles et peaux matures.

MONOÏ TIARÉ

Gardenia tahitensis | macération de fleurs de tiaré dans de l'huile de coprah

Huile traditionnelle des Polynésiens, le monoï est nourrissant et antidéshydratant. Il satine, protège, embellit et parfume la peau et les cheveux. Il calme les irritations et les coups de soleil.

Corps : nourrit et protège les zones sèches, excellent soin après-solaire.

Cheveux : embellit, nourrit et protège les cheveux, notamment du soleil.

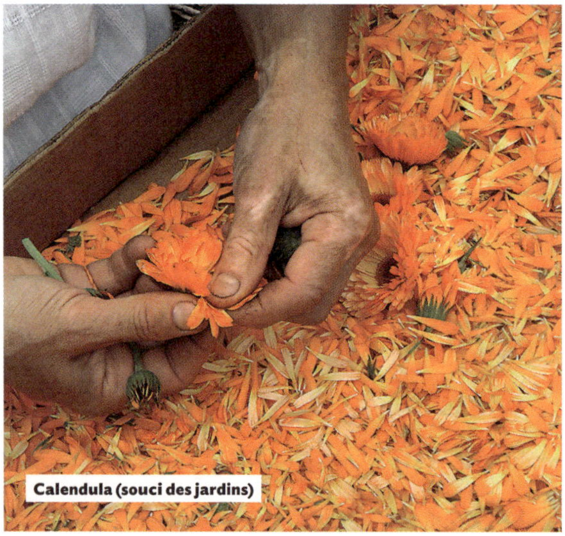

Calendula (souci des jardins)

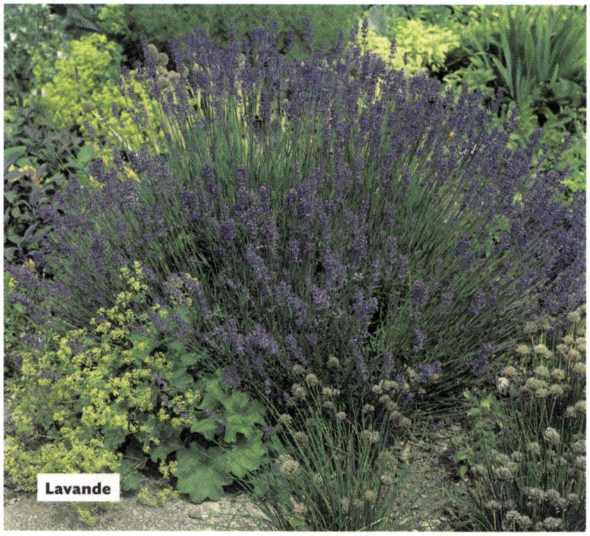

Lavande

ZOOM

Préparez vous-même vos macérats

Il est très facile de préparer ses propres macérats. C'est un excellent moyen d'utiliser les fleurs de votre jardin.

- **Faites sécher les plantes choisies (pétales de souci, fleurs de camomille ou de pâquerette, tranches fines de carotte...) pendant 24 à 48 heures en les étalant sur un plateau dans un endroit sec.**
- **Remplissez-en ensuite un bocal assez grand sans trop tasser.**
- **Ajoutez l'huile de base (amande douce, tournesol, olive...) de manière à recouvrir les fleurs ou les morceaux de racines. Ils doivent tous être bien immergés.**
- **Refermez bien le récipient, puis secouez délicatement.**
- **Laissez reposer pendant 2 à 3 semaines, si possible au soleil, en agitant de temps en temps.**
- **Filtrez soigneusement à travers un filtre papier et versez dans un flacon hermétique en verre teinté. L'huile peut mettre plusieurs minutes à passer à travers le filtre.**
- **Conservez le macérat à l'abri de la chaleur.**

Bien choisir son huile de base

Vous pouvez préparer, en suivant la même technique, un macérat de pétales de rose ou de lis, de fleurs de jasmin, de calendula, de camomille, de pâquerette... Le choix de l'huile est primordial pour obtenir un bon résultat. L'huile de tournesol et l'huile de pépins de raisin sont fines et très bien absorbées par la peau, ne laissant pas de sensation de gras à la surface, et présentent un arôme discret. Elles sont donc parfaites pour préparer des huiles corporelles parfumées. Vous pouvez les remplacer par de l'huile d'amande douce ou de noix d'Amazonie. Elles sont inodores mais plus chères et plus fragiles, donc à bien conserver à l'abri de l'air et de la lumière. Quant à l'huile d'olive, à l'arôme moins agréable mais se conservant très bien, elle est parfaite comme base « universelle » pour les huiles destinées aux soins localisés, à visée plus thérapeutique : calendula (souci), camomille ou pâquerette (adoucissants, calmants), millepertuis sauvage (contre les irritations), laurier sauce (douleurs articulaires), grains de genévrier (douleurs musculaires).

LES ARGILES

L'argile, sous des noms divers - ghassoul, multani mitti...-, est employée depuis la nuit des temps pour les soins de beauté. La tradition perdure : les femmes de certaines ethnies africaines ou malgaches se servent encore de terres de couleur pour s'éclaircir le teint, atténuer les rides, adoucir la peau, éviter les ardeurs du soleil. Dans les pays occidentaux, cet usage de l'argile est tombé en désuétude. Ce qui n'empêche pas l'argile de connaître aujourd'hui un véritable retour en grâce.

Lorsqu'elle est imbibée d'eau, l'argile forme une pâte malléable et onctueuse qui adhère parfaitement à la peau. Elle constitue donc un excellent agent de texture et une base idéale pour les soins du visage, en particulier pour les masques.

L'argile est naturellement calmante, cicatrisante, décongestionnante, reminéralisante et stimulante. Elle permet un nettoyage profond de la peau grâce à son fort pouvoir adsorbant. Elle capture les microbes et les impuretés, ce qui la rend très utile en cas d'acné, de pores obstrués ou de boutons infectés. En séchant, elle resserre les pores. Enfin, l'argile est particulièrement appropriée aux soins capillaires. Elle convient notamment aux cheveux gras, en raison de ses propriétés assainissantes et sébo-régulatrices, mais aussi aux cheveux normaux.

Au-delà de ces propriétés générales, on ne devrait pas parler de l'argile mais plutôt des argiles, car il en existe une vaste palette dans laquelle nous pouvons puiser, selon les usages que nous souhaitons en faire.

Il est facile de se procurer la plupart des argiles en pharmacie, parapharmacie ou dans les magasins de produits naturels, en pâte prête à l'emploi ou sous forme de poudre ou de granulés. Dans le cas des argiles en pâte, vérifiez qu'elles ne contiennent pas de conservateurs chimiques.

Le ghassoul est vendu dans les hammams ou les magasins orientaux. Il se présente soit en poudre, soit comme une pierre argileuse, qu'il faut préalablement broyer, puis dissoudre avec un peu d'eau tiède ou un autre liquide. C'est également le cas du multani mitti, vendu dans les magasins indiens (voir encadré).

Si vous utilisez de l'argile en poudre, vous pouvez l'humecter avec de l'eau peu minéralisée ou avec une eau florale, une infusion de plante tiédie, du jus de fruit ou de concombre frais ou encore une huile végétale. On recommande souvent de laisser reposer la pâte obtenue pendant quelques heures à l'air et à la lumière, ce qui aurait pour effet d'augmenter son efficacité. Par ailleurs, pour ne pas altérer ses propriétés, il faut éviter les ustensiles en plastique ou en métal (sauf inox ou émail) lors de la préparation des produits à base d'argile et privilégier la faïence, le verre, la porcelaine et le bois.

DEUX ARGILES À CONNAÎTRE

- **Le ghassoul (prononcer « rassoul ») est une variété d'argile marocaine de couleur grise à brune exploitée sur près de 27 hectares à 200 km au sud de Fès. Composé de stévensite, proche de la montmorillonite, il possède des propriétés détersives et dégraissantes. Il est surtout employé pour les soins des peaux grasses, acnéiques, et des cheveux gras (sur cheveux secs, il faut lui ajouter de l'huile d'argan ou d'olive). Il donne à la chevelure un aspect soyeux, brillant, et rend le démêlage plus facile.**
- **Le multani mitti, employé traditionnellement en Inde, fait également beaucoup parler de lui. Sa formule et son utilisation sont très proches de celles du ghassoul. Comme lui, il a la faculté de mousser légèrement au contact de l'eau.**

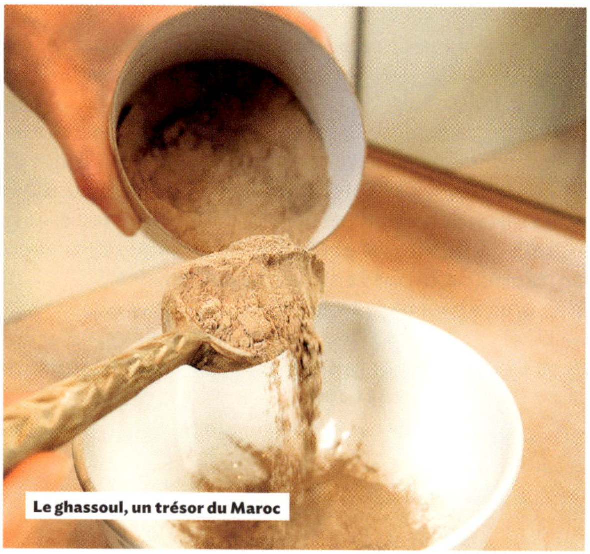
Le ghassoul, un trésor du Maroc

L'ARGILE BLANCHE
Principalement kaolinite. Très fine et douce, c'est une argile neutre qui convient aux peaux les plus sensibles. Elle resserre les pores de la peau, calme les irritations et atténue la couperose. Elle reminéralise l'épiderme et favorise l'élimination des impuretés.
Visage : toutes les peaux y compris les peaux fines, sèches et fragiles

L'ARGILE VERTE
Principalement illite, montmorillonite. C'est une argile qui est bien adaptée aux peaux grasses. Elle favorise l'élimination des impuretés et aurait des vertus asséchantes. Elle régénère les zones fragilisées, est reminéralisante et revitalisante. Elle absorbe et régule l'excès de sébum.
Visage : peaux normales ou grasses (à éviter sur les peaux sensibles).
Corps : en cataplasme pour atténuer les douleurs.
Cheveux : à tendance grasse. En masque capillaire.

L'ARGILE ROUGE
L'argile rouge est moins agressive pour l'épiderme que l'argile verte. Ce soin doux convient aux peaux mixtes. Riche en oxydes de fer et en oligoéléments, elle rééquilibre la peau, illumine le teint et améliore la circulation sanguine. Très adsorbante, elle nettoie les pores en éliminant toutes les impuretés.
Visage : peaux mixtes et grasses, pas hyperfragiles ni très sèches.
Corps : en cataplasme pour atténuer les douleurs (irritations, brûlures superficielles, douleurs articulaires).

L'ARGILE ROSE
Résultat d'un mélange d'argiles rouge et blanche, elle est douce pour les épidermes sensibles aux rougeurs. Riche en oligoéléments, elle est adoucissante et redonne de l'éclat aux peaux fragiles.
Visage : toutes peaux, notamment peaux délicates et réactives.

L'ARGILE JAUNE
Elle est recommandée pour les peaux normales ou grasses, mais qui restent sensibles aux agents extérieurs : froid, chaud, vent. Ses propriétés sont voisines de celles de l'argile rouge (voir plus haut). Elle est stimulante, oxygénante et tonifiante.
Visage : toutes peaux, y compris les plus sensibles.

DÉCRYPTER LES ÉTIQUETTES

Trois types de minéraux argileux sont principalement employés en cosmétique : la kaolinite, l'illite et la montmorillonite.

- **La première, la kaolinite est quasiment toujours de couleur blanche. C'est une argile peu chargée en métaux. Elle a un aspect soyeux au toucher. Ses propriétés physico-chimiques en font une argile neutre très douce, qui ne déséquilibre ni ne dessèche la peau.**
- **Les deux autres (illite et montmorillonite) sont le plus souvent vertes, mais aussi parfois rouges ou jaunes, selon leur composition en minéraux (fer oxydé ou non oxydé, aluminium, silicium, potassium, magnésium...). Dans les gisements cependant, illite et montmorillonite sont souvent intercalées, ce qui conduit parfois les fabricants à commercialiser des mélanges d'illite et de montmorillonite et à indiquer sur l'emballage la proportion de chacun des constituants.**

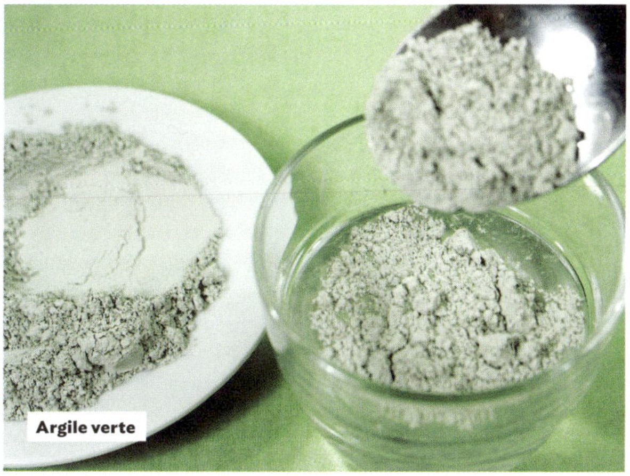
Argile verte

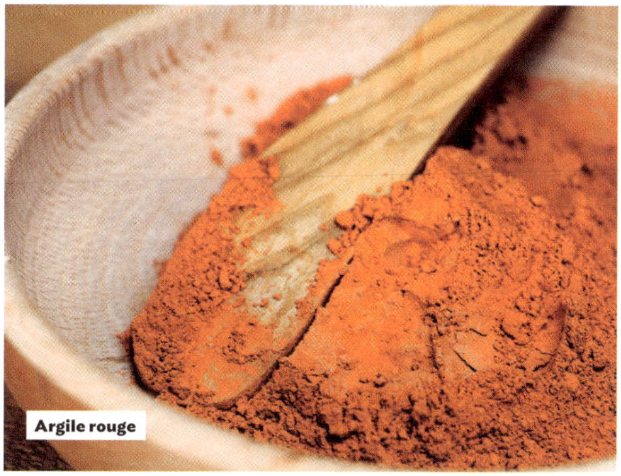
Argile rouge

AUTRES BASES INDISPENSABLES

Si les huiles végétales et les argiles sont de véritables cadeaux de la nature, celle-ci nous offre bien d'autres ingrédients de base, qui permettent de varier les textures et de multiplier les bienfaits des cosmétiques naturels. En voici quelques-uns, dont la réputation n'est plus à faire, et que vous retrouverez dans certaines de nos recettes.

LE GEL D'ALOÈS

L'aloès, « lis du désert » des Touaregs, est une plante grasse qui s'épanouit dans la plupart des régions subdésertiques. La variété la plus connue et la plus employée est *Aloe vera* (ou *Aloe barbadensis*). On en extrait un suc concentré, dont les propriétés remarquables furent exploitées dès l'Antiquité pour les maladies de peau et la beauté. Le gel obtenu à partir de ce suc concentre notamment les vitamines A, B et E, utiles à la peau et aux cheveux. Il est également riche en sucres et en sels minéraux. Il contient de nombreux acides aminés, des enzymes, des acides organiques, des agents antioxydants et des actifs plus spécifiques. Le gel d'aloès a une affinité exceptionnelle avec la peau.

• De composition riche et complexe, il **stimule la cicatrisation** et le renouvellement cellulaire, en favorisant la synthèse du collagène et de l'élastine.

• Il **rafraîchit, adoucit, raffermit, protège, reminéralise** l'épiderme et permet de lutter contre les signes de vieillissement cutané.

• Il est tout particulièrement adapté aux **peaux acnéiques**.

• Il **calme les irritations**, les rougeurs dues à l'épilation ou au rasage, les coups de soleil, les démangeaisons, les piqûres d'insectes, les boutons de fièvre.

• Il **facilite la guérison** des petites coupures, des égratignures et des écorchures.

• Il **prévient l'apparition** des vergetures.

• Il **calme les démangeaisons** du cuir chevelu et s'oppose aux états pelliculaires et à la chute des cheveux. Il peut être employé comme gel de coiffage.

• Enfin, il **constitue une excellente base**, en particulier pour diluer les huiles essentielles.

• On peut également le mélanger, à parts égales, à une huile fine de son choix, car il **augmente la pénétration des acides gras** dans les tissus cutanés.

LE YAOURT

L'intérêt d'utiliser du yaourt dans les produits cosmétiques naturels réside dans sa consistance douce et crémeuse, grâce à laquelle il est si agréable à appliquer et adhère si bien à la peau. Il constitue un excellent démaquillant. Comme il est lui-même une émulsion, le yaourt permet d'associer dans une même préparation des substances hydrosolubles (miel) et des substances liposolubles (huiles essentielles). Il constitue donc une base idéale pour les cosmétiques ne devant pas être conservés au-delà de quelques jours, notamment les masques. Le yaourt est un produit vivant qui équilibre la flore cutanée superficielle (bactéries non pathogènes présentes à la surface de la peau et qui participent à ses défenses naturelles et limite la croissance des bactéries nuisibles. Pour les soins de beauté on choisira un yaourt nature bio, bien frais, de préférence brassé.

• Légèrement acide, il **rétablit le pH cutané**.

• Appliqué sur la peau, il est **astringent et légèrement exfoliant**.

• Il contient du lactose, des lactates et de l'acide lactique aux propriétés hydratantes, ainsi que des protéines qui **gainent les cheveux**.

• Enfin, il est **très riche en minéraux et en vitamines** (vitamines B1, B2 et PP).

QUEL GEL D'ALOÈS CHOISIR ?

On trouve des gels stabilisés d'*Aloe vera/Aloe barbadensis* (ou parfois de l'espèce voisine *Aloe ferox*) réservés à l'application cutanée, généralement conditionnés en tube ou en flacon pompe. Pour améliorer leur texture, ils contiennent un additif doux (stabilisant) et des conservateurs naturels. Les versions vendues en magasins bio ou de produits naturels sont généralement de bonne qualité. Il faut vérifier que la pureté garantie du gel est voisine de 100 %, ce qui est généralement le cas, et que la composition indique « leaf juice », plutôt que « leaf extract » (et n'indique surtout pas « aqua », montrant qu'il s'agit de jus reconstitué). Vous pouvez aussi utiliser un gel d'aloès liquide pur (sans stabilisant), destiné à la supplémentation alimentaire et conditionné en bouteille de 1 litre. Une fois ouvert, il se conserve 1 à 2 mois au réfrigérateur. Il convient à la préparation de lotions ou de laits démaquillants mais peut aussi être appliqué tel quel sur la peau.

LES AUTRES PRODUITS LAITIERS

• **Le fromage blanc et la crème fraîche** ont des propriétés voisines de celles du yaourt. Choisir de préférence un fromage blanc à 40 % de matière grasse, particulièrement nourrissant. La crème fraîche, riche en matière grasse, constitue un excellent émulsifiant pour les huiles essentielles, notamment pour les ajouter à l'eau du bain (choisir, pour cet usage, plutôt une crème liquide).

• **Les laits fermentés** (kéfir, lait ribot, bifidus) peuvent remplacer le yaourt, mais ils sont parfois plus liquides, ce qui peut poser des problèmes de texture, notamment pour les masques.

• **Le lait** (entier et frais de préférence) est riche en protéines, en matières grasses et en sels minéraux. Il est adoucissant et astringent (tonifie le tissu cutané). Comme il s'agit d'une émulsion, il constitue un bon agent dispersant pour les huiles essentielles.

• **Le lait en poudre biologique** ou **le lait concentré** (non sucré !) peuvent également être ajoutés à l'eau du bain.

• Il est possible de remplacer les produits à base de lait de vache par des produits au **lait de chèvre, de brebis ou d'ânesse**, très doux pour la peau.

• **Les « laits » végétaux** (amande, avoine, coco, riz, soja), à la fois très riches et très doux, peuvent remplacer le lait dans toutes les recettes.

BON À SAVOIR

Les produits laitiers doivent toujours être suivis d'un rinçage soigneux. Les traces pourraient en effet laisser sur la peau ou dans les cheveux une odeur… fromagère !

Le blanc et le jaune peuvent être employés seuls, mais ils sont surtout recommandés pour les préparations combinant plusieurs ingrédients, par exemple les masques pour le visage.

LE VINAIGRE

Le vinaigre, appliqué sur la peau, est **antiseptique et calme les irritations**, notamment les piqûres d'insectes et les coups de soleil.

• Son pH est très semblable à celui de l'épiderme, dont il **rétablit l'équilibre**.

• Il **adoucit l'eau** et facilite le rinçage.

• Pour les soins du visage, il est surtout recommandé aux peaux grasses et aux peaux jeunes, notamment pour lutter contre l'acné, car il **prévient l'apparition des comédons**, resserre les pores et s'oppose à la contamination bactérienne.

BIEN CHOISIR SON VINAIGRE

Les vinaigres artisanaux, biologiques de préférence, sont supérieurs aux vinaigres industriels, privés de certaines vitamines et autres constituants actifs en raison d'un procédé de fabrication accéléré.
Parmi les nombreuses variétés de vinaigre, certaines sont plus particulièrement adaptées aux soins de toilette. Il s'agit des vinaigres fins (miel, cidre, citron, framboise). Le vinaigre d'alcool (vinaigre blanc) est recommandé pour la préparation de vinaigres de toilette, obtenus par macération de plantes (voir recette p. 111).

L'ŒUF

Le blanc d'œuf, ou albumen, est constitué principalement d'eau et de protéines. Il contient également du lysozyme, une enzyme naturelle aux puissantes propriétés antibactériennes. Il est particulièrement riche en émulsifiants naturels (molécules tensioactives) qui expliquent notamment son pouvoir nettoyant.

• Le **blanc d'œuf tonifie la peau, la purifie** en absorbant les impuretés et **resserre les pores.**

• Comme il se rétracte au séchage, il confère aux masques un **effet tenseur.**

• Le **jaune** est très nourrissant. Il contient environ 35 % de lipides et 15 % de protéines. Il est **riche en acides gras essentiels, en vitamines (A, B, D, E) et en minéraux.**

• Tout comme le blanc, il **facilite la préparation des émulsions** (en raison de la présence de tensioactifs naturels).

LES FARINES

Utilisées en poudre sèche, les farines et les fécules possèdent des **propriétés absorbantes** et **couvrantes,** que l'on retrouve notamment dans la célèbre poudre de riz. L'amidon dont elles sont constituées est une matière très douce, qui forme avec l'eau une solution onctueuse constituant une excellente base, pour **épaissir** et **stabiliser les préparations,** tout en augmentant leurs propriétés émollientes et hydratantes. L'amidon a aussi la vertu **d'adoucir l'eau,** surtout quand elle est calcaire.

Les farines et les dérivés céréaliers ont des **propriétés exfoliantes** liées notamment à la présence de fibres résiduelles. Ainsi, moins la farine subit de raffinage, plus elle contient de fragments d'enveloppe de grains (son), ce qui a pour effet d'augmenter ses propriétés gommantes.

LES HUILES ESSENTIELLES

Ces extraits précieux sont principalement obtenus par distillation de plantes fraîches à la vapeur d'eau dans un alambic, selon une méthode perfectionnée au début du Moyen Âge par les Perses. On leur associe les essences de zestes d'agrumes, tout aussi actives, qui sont obtenues par simple expression à froid. Quant aux oléorésines et aux absolues, il s'agit d'extraits obtenus par macération d'une partie de plante ou d'une résine dans un solvant (le plus souvent l'alcool), qui est ensuite éliminé par distillation à la vapeur. Attention, le recours aux huiles essentielles à des fins purement médicales doit toujours se faire sous le contrôle d'un professionnel.

Une grande famille

On considère qu'il existe plus de 150 huiles essentielles, essences et oléorésines aux propriétés thérapeutiques clairement établies. Dans la suite de ce texte, nous les désignons sous le terme générique d'huiles essentielles (ou encore par l'abréviation HE). Elles sont à la base de l'aromathérapie, discipline de santé dont la pratique nécessite des connaissances très précises.

Nous nous limitons ici à l'usage cosmétique des huiles essentielles, employées exclusivement par voie externe, à faible concentration (moins de 5 %) ou sur des zones très limitées. Certaines d'entre elles ont des propriétés remarquables. Leurs principes actifs diffusent rapidement à travers la peau, au-delà de la barrière épidermique. Elles agissent donc en profondeur sur les structures cutanées et les capillaires sanguins. De plus, presque toutes exercent des propriétés antiseptiques qui permettent d'éviter l'ajout de conservateurs antimicrobiens chimiques dans les préparations.

Nos huiles essentielles préférées

Dans cet ouvrage, nous proposons une sélection d'huiles essentielles d'emploi facile, dont les propriétés aromatiques et cosmétiques font des ingrédients de choix pour les soins de beauté et de bien-être. Notez que la précision du nom latin (en italique) est indispensable pour éviter toute erreur d'identification à l'achat (voir aussi Bonnes adresses en fin d'ouvrage).

Le classement par fourchette de prix, tout comme pour les huiles de base, est donné à titre indicatif, car il peut varier selon les fournisseurs, voire selon les fluctuations de production (une mauvaise année climatique pouvant faire grimper le prix de telle ou telle huile essentielle).

Lorsque rien n'est précisé en termes de précautions d'emploi ⚠, c'est qu'il s'agit d'une huile essentielle particulièrement bien tolérée par tous. Vous devrez toutefois lui appliquer les règles de prudence habituelles (voir p. 40 et p. 170).

BENJOIN
Styrax benzoin | €
Visage : antibactérienne, cicatrisante, adoucissante, tonifiante cutanée. Elle convient aussi bien aux peaux grasses ou acnéiques qu'aux peaux sèches à très sèches.
Corps : elle parfume les soins corporels, les bains et leur confère un effet relaxant.
Arôme : chaud, sucré, vanillé, sensuel, stimulant et réconfortant. (Voir Zoom p. 30.)

BOIS DE ROSE
Aniba rosaeodora, Aniba parviflora | €€
Visage : équilibrante, antirides, anti-âge, réparatrice et régénérante. Utile à tous les soins et à tous les types de peaux, elle s'emploie notamment en cas de rides, de taches pigmentaires et de mine fatiguée.
Arôme : doux, raffiné, légèrement boisé avec une note camphrée, relaxant.

PÉNURIE
En raison de problèmes de gestion des ressources naturelles, l'huile essentielle de bois de rose peut connaître des périodes de pénurie. Elle peut alors être remplacée par l'huile essentielle de bois de Hô *(Cinnamomum camphora* CT *linalol)*, de rosalina *(Melaleuca ericifolia)* ou de thym (CT linalol).
Pour la même raison, l'huile essentielle de bois de santal blanc peut être difficile à trouver à certains moments. Elle peut alors être remplacée par l'huile essentielle de santal amyris *(Amyris balsamifera)*, aux propriétés très voisines.

BOIS DE SANTAL BLANC, SANTAL ALBA
Santalum album | €€€
Visage : calmante et antiseptique. Très bénéfique pour les peaux grasses, irritées, sensibles.
Corps : décongestionnante, elle aide à lutter contre la cellulite et la tension prémenstruelle.
Arôme : sensuel et oriental, sucré, boisé et épicé, relaxant.

CAMOMILLE ALLEMANDE
Matricaria chamomilla | €€
Visage : calmante, cicatrisante, régénérante et antimicrobienne, elle stimule la réparation tissulaire. Elle convient à toutes les peaux, notamment sensibles et couperosées.
Arôme : délicat, discret, apaisant.

CAMOMILLE ROMAINE, CAMOMILLE NOBLE
Chamaemelum nobile | €€€
Visage : calmante, anti-inflammatoire, antimicrobienne, c'est aussi un excellent régénérant cutané. Elle convient notamment aux peaux sensibles, couperosées, irritées et aux soins des lèvres (elle soulage et prévient les gerçures).
Corps : elle est vraiment relaxante, mais son prix élevé limite quelque peu son usage.
Arôme : fleuri, délicat, apaisant.

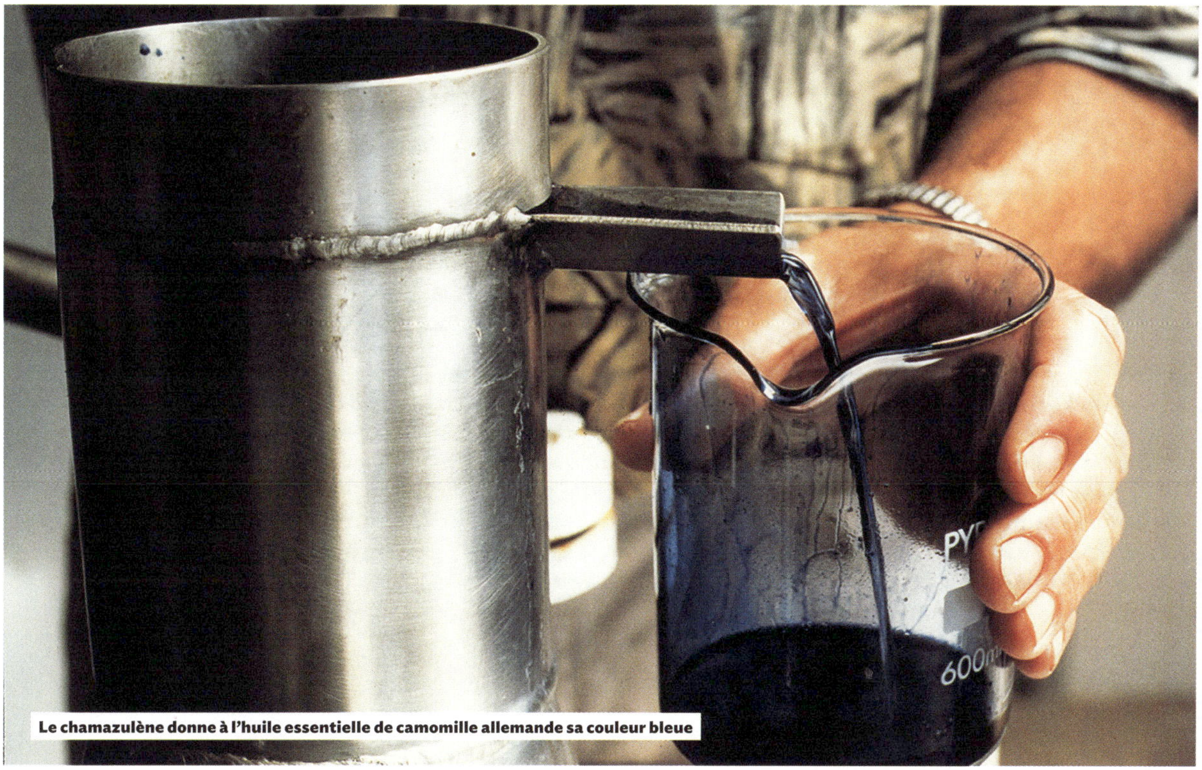
Le chamazulène donne à l'huile essentielle de camomille allemande sa couleur bleue

ZOOM

Une nature très inventive

Bien qu'on les appelle « huiles » car elles sont liposolubles et plus légères que l'eau, les huiles essentielles ne sont pas des corps gras. Elles sont constituées de molécules odorantes volatiles, produites par différentes parties des plantes : fleurs, feuilles, racines, fruits...
Ainsi, certains végétaux fournissent plusieurs extraits aromatiques provenant de diverses parties de la plante, aux propriétés différentes. Par exemple, l'oranger amer nous offre le petit-grain bigaradier, l'essence d'orange amère et le précieux Néroli. De même, certaines espèces végétales (comme le thym et le romarin par exemple) donnent plusieurs huiles essentielles de composition différente, bien que provenant des mêmes parties de la plante. Cette variété de composition dépend de divers facteurs (provenance géographique, période de récolte...). On distingue ces huiles essentielles par leur chémotype CT (ou chimiotype), c'est-à-dire par la molécule la plus abondante ou la plus caractéristique (par exemple, thym CT thymol, thym CT géraniol...).

Merveilleuse teinture de benjoin

Le benjoin, essence sacrée dans la tradition orientale, est obtenu à partir de la résine naturelle qui s'écoule du tronc de l'aliboufier, arbre originaire d'Asie. En plus de son huile essentielle (oléorésine), on trouve en pharmacie une teinture hydroalcoolique vendue en vrac (demander par exemple un flacon de 100 ml). Cette dernière est d'un emploi facile et se mélange à toutes les préparations. On peut aussi en ajouter à l'eau du bain pour l'adoucir et la parfumer (1 à 2 bouchons). Son parfum, très agréable, est sucré, balsamique, vanillé. Son seul défaut est sa tendance à durcir. La transvaser dans un flacon muni d'une fermeture à levier (de type limonade) vous évitera le désagrément d'un bouchon devenu « indévissable ».

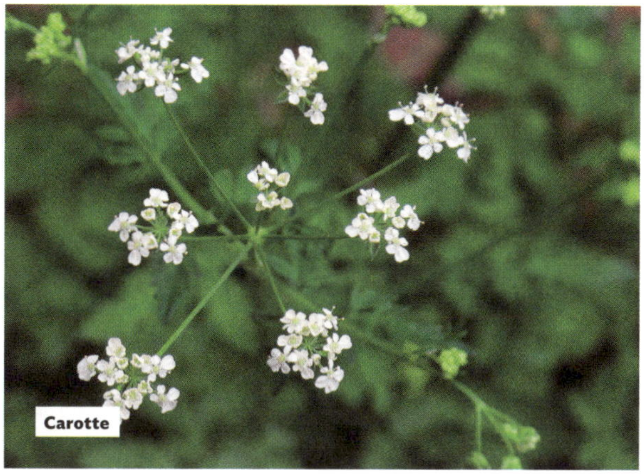

Carotte

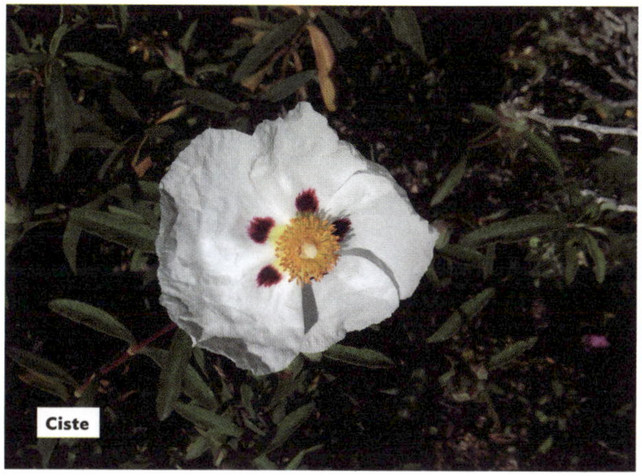

Ciste

CAROTTE
Daucus carota | €€
Visage : revitalisante, régénératrice et antirides, elle a un effet bonne mine.
Cheveux : elle tonifie le cuir chevelu.
Arôme : boisé, légèrement fruité, évoquant l'abricot.
⚠ *Huile essentielle puissante contenant des cétones, elle est à doser avec parcimonie.*

CADE, GENÉVRIER CADE
Juniperus oxycedrus | €
Cheveux : assainissante, antifongique, tonique, répulsive, insecticide, elle est réputée contre les pellicules, les cheveux gras (séborrhée), la chute des cheveux ainsi que dans la lutte contre les poux.
⚠ *Évitez l'huile de cade de provenance exotique et achetez-la chez un fournisseur sérieux. Ne l'employez jamais sur de longue période, mais plutôt par « cures », lorsque c'est nécessaire.*

CÈDRE DE L'ATLAS, CÈDRE DE L'ATLANTIQUE
Cedrus atlantica | €
Visage : tonique et assainissante. Recommandée en cas d'acné ou de couperose.
Corps : drainante, active contre la cellulite, utile dans les massages minceur.
Cheveux : antiseptique et régulatrice des peaux et des cuirs chevelus gras.
Arôme : chaud et boisé.
⚠ *Huile essentielle fortement contre-indiquée pendant la grossesse.*

CISTE LADANIFÈRE, CISTE, LABDANUM
Cistus ladaniferus | €€€
Visage : anti-âge, tonifiante, raffermissante et astringente, elle est réputée pour ses excellentes propriétés antirides. Elle affine le contour du visage.
Arôme : boisé, chaud et tenace, avec une note herbacée évoquant la garrigue.

CRISTE MARINE, CHRISTE MARINE, FENOUIL MARIN
Crithmum maritimum | €€
Beauté : antirides, anti-âge (antioxydante, régénérant cutané), calmante, raffermissante. Elle a les mêmes usages que la ciste.
Corps : anti-inflammatoire, drainante, dépurative, amincissante, elle aide à lutter contre la cellulite, les rondeurs localisées.
Arôme : très frais, herbacé, discrètement anisé.

CITRON
Citrus limon, Citrus limonum | €
Visage : antiseptique, énergisante, purifiante, stimulante, tonifiante, elle est recommandée en cas d'acné, de pores dilatés. Elle corrige également les taches pigmentaires.
Corps : tonifiante et assainissante, on l'utilise pour les soins des mains et des ongles cassants. Réputée lipolytique (anticapitons), elle est utile dans les massages amincissants.
Cheveux : assainissante, elle est adaptée aux cheveux à tendance grasse.
Arôme : frais et fruité.
⚠ *Ne pas appliquer pure (irritante). À éviter en cas d'exposition au soleil.*

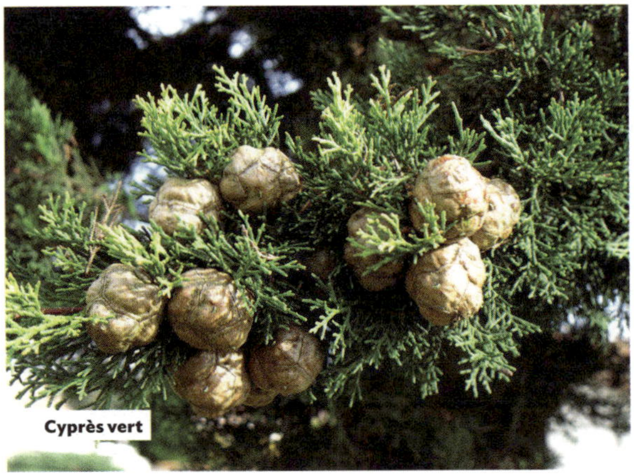
Cyprès vert

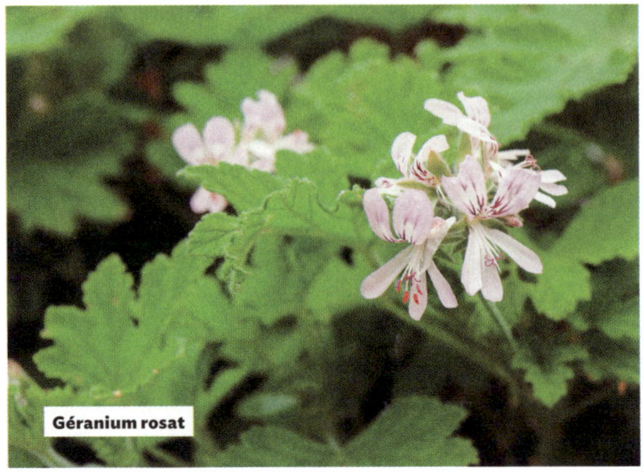
Géranium rosat

CYPRÈS BLEU
Callitris intratropica | €€€
Visage : calmante et rafraîchissante, c'est un régénérant cutané. Dotée d'excellentes propriétés cosmétiques, très bien tolérée, elle est recommandée en cas de peau irritée ou d'acné.
Arôme : chaud, lourd, riche et boisé.
⚠ *Huile essentielle contre-indiquée pendant la grossesse.*

CYPRÈS VERT, CYPRÈS TOUJOURS VERT
Cupressus sempervirens | €€
Visage : stimulante et protectrice des vaisseaux capillaires. Faiblement dosée, elle peut entrer dans les soins contre la couperose.
Corps : stimulant vasculaire (circulation veineuse), décongestionnante, drainante. Elle est recommandée en cas de jambes lourdes ou de pieds enflés. Elle aide également à lutter contre la cellulite.
Arôme : frais, boisé, à la fois relaxant et stimulant.
⚠ *Huile essentielle fortement contre-indiquée pendant la grossesse.*

ENCENS OLIBAN, ENCENS
Boswellia carterii, Boswellia frerana | €€
Visage : calmante, cicatrisante, anti-âge, stimulante. Elle est notamment très utile pour les peaux matures, ridées, sensibles, fragilisées.
Arôme : chaud, balsamique, oriental.

FRAGONIA
Agonis fragrans | €€
Visage : anti-inflammatoire, antimicrobien puissant. Elle a tous les usages du tea-tree, notamment en cas d'acné, mais bénéficie d'un parfum plus agréable.
Arôme : frais, herbacé.

EUCALYPTUS RADIÉ, OFFICINAL, À FEUILLES RADIÉES
Eucalyptus radiata | €
Corps : décongestionnante, elle est utile en massage contre la cellulite.
Cheveux : assainissante et stimulante, elle est recommandée pour les cuirs chevelus gras.
Arôme : frais, boisé, sain et stimulant.
⚠ *Éviter son emploi quotidien à long terme. Bien respecter les concentrations indiquées dans les formules.*

GALBANUM
Ferula galbaniflua | €€€
Visage : calmante, antiseptique, énergisante, tonifiante, antirides. Proche de la myrrhe, elle convient aussi bien aux peaux acnéiques qu'aux peaux matures.
Corps : antalgique, décontracturante, elle soulage les muscles et les articulations. Très utile en massage après un effort physique.
Arôme : puissant, sensuel, oriental.

GÉRANIUM ROSAT D'ÉGYPTE
Pelargonium graveolens | €€
Visage : astringente, antiseptique, cicatrisante, elle illumine le teint et stimule la circulation capillaire. Polyvalente et très bien tolérée, c'est une huile essentielle cosmétique par excellence. Elle est intéressante dans tous les soins et pour tous les types de peaux. Préférez la variété Bourbon, qui est à la fois très efficace et raffinée.
Corps : tonique et stimulante, elle soulage les tensions musculaires et active la circulation veineuse.
Arôme : fleuri, avec une note épicée voire hespéridée (citronnelle), très agréable, à la fois stimulant et relaxant. La variété Bourbon a un parfum réellement proche de celui de la rose.

ZOOM

Huiles essentielles contre petits bobos

- Brûlures, coups de soleil, irritations : camomille (surtout romaine), cyprès bleu, lavande vraie, diluées dans une huile végétale ou du gel d'aloès (3 à 4 %, soit 3 à 4 gouttes pour 1 cuillère à café de base).
- Coupures, petites plaies : ciste, cyprès bleu, lavandin, menthe douce, ravensare, tea-tree, vétiver, pures (1 à 2 gouttes) ou diluées dans un peu d'huile végétale ou de gel d'aloès (3 à 4 %).
- Coups, hématomes : immortelle d'Italie, hélichryse de Madagascar ou géranium rosat, 1 à 3 gouttes appliquées pures, le plus tôt possible.
- Piqûres d'insectes : immortelle, lavande aspic ou tea-tree, pures (3 à 4 gouttes) ou diluées à 3 à 4 % dans du gel d'aloès (on peut aussi appliquer de la citronnelle de Ceylan).
- Feu du rasoir : ciste, cyprès bleu, lavandin, tea-tree, vétiver, diluées dans du gel d'aloès (1 à 2 gouttes dans une grosse noisette).

Des huiles essentielles pour parfumer vos préparations

Dans certaines recettes, les huiles essentielles sont simplement utilisées pour leur parfum, par exemple dans les soins corporels. Vous choisirez alors vos préférées, car l'appréciation d'un parfum est subjective. Voici toutefois quelques favoris généralement appréciés : benjoin, bois de rose, encens oliban, géranium rosat, lavande vraie, litsée citronnée, mandarine, orange amère, pamplemousse, ylang-ylang. Mais vous pouvez aussi « détourner » pour cet usage quelque essence luxueuse présentée dans le chapitre consacré aux parfums : jasmin, Néroli (fleur d'oranger), rose de Damas, tubéreuse. Ces extraits précieux sont si puissants que quelques gouttes suffisent pour parfumer une huile de massage ou un baume (1 à 2 gouttes pour 10 ml de base).

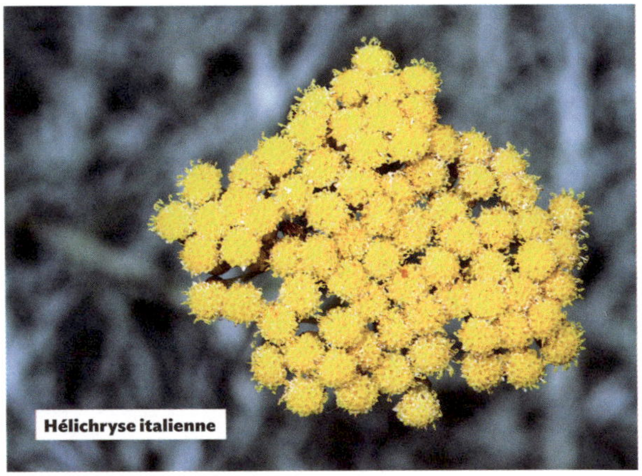

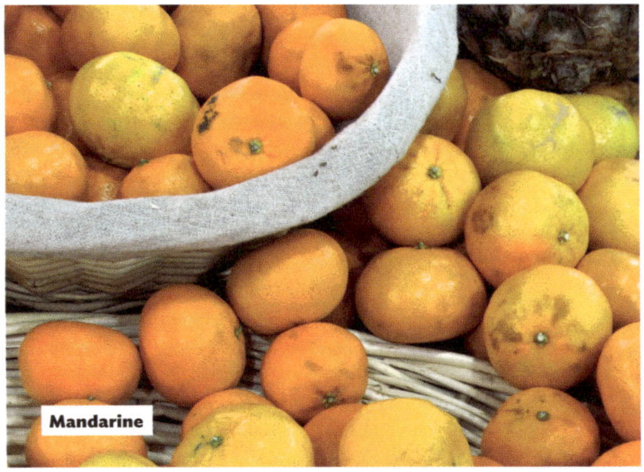

HÉLICHRYSE DE MADAGASCAR

Helichrysum gymnocephalum | €€

Visage : calmante, elle convient parfaitement aux peaux irritées.

Arôme : rafraîchissant, agréable, relaxant.

⚠ *Pas d'emploi fréquent ou prolongé.*

IMMORTELLE, IMMORTELLE D'ITALIE, HÉLICHRYSE ITALIENNE

Helichrysum italicum ssp. serotinum | €€€

Visage : anti-âge (antiradicalaire), antirides, calmante, cicatrisante, elle raffermit les tissus, stimule la circulation sanguine. Très utile pour les peaux matures, sensibles et en cas de couperose.

Arôme : intense, fruité, suave, évoquant le miel, très apaisant.

LES PARFUMS DE L'ÎLE DE BEAUTÉ

Le soleil de Corse nous offre une huile essentielle d'immortelle *H. italicum* qui n'a rien à envier aux productions transalpines. Celle qui pousse à l'état sauvage dans la région de Balagne, autour de Calvi et de l'Île-Rousse, est reconnue comme exceptionnelle. Mais les producteurs corses ont bien d'autres huiles essentielles de beauté à nous proposer : ciste ladanifère, criste marine, romarin CT verbénone, myrte vert, bigarade (orange amère). Sans oublier de nombreuses eaux florales, dont un merveilleux tilleul.

LAVANDE ASPIC

Lavandula latifolia | €€

Visage : antiseptique, cicatrisante et calmante. Elle convient aux peaux irritées, acnéiques.

Corps : polyvalente et agréablement parfumée, peut remplacer la lavande vraie.

Arôme : frais, beaucoup plus camphré que celui de la lavande vraie, rafraîchissant et relaxant.

⚠ *Huile essentielle fortement contre-indiquée pendant la grossesse et chez les enfants de moins de 5 ans (contient du camphre).*

LAVANDE VRAIE, LAVANDE FINE, LAVANDE OFFICINALE

Lavandula angustifolia | €€

Visage : antimicrobienne, antiséborrhéique, calmante, antirides, c'est aussi un stimulant cutané (elle favorise le renouvellement des cellules). Ultra-polyvalente, elle est très utile dans tous les soins cutanés et adaptée à toutes les peaux. C'est un « must have », qui aide notamment à lutter contre l'acné, mais tonifie aussi les peaux matures et apaise les peaux irritées.

Corps : équilibrante, tonifiante, assainissante, elle est idéale dans les huiles corporelles et dans les bains.

Cheveux : stimulante et assainissante, elle convient à tous les soins capillaires, notamment aux cheveux gras ou en cas de chute des cheveux. Répulsive, elle aide à lutter contre les poux, tout en étant bien tolérée, y compris chez les enfants à partir de 5 ans.

Arôme : subtil, frais et fleuri, très agréable, évoquant la Provence, à la fois stimulant et apaisant.

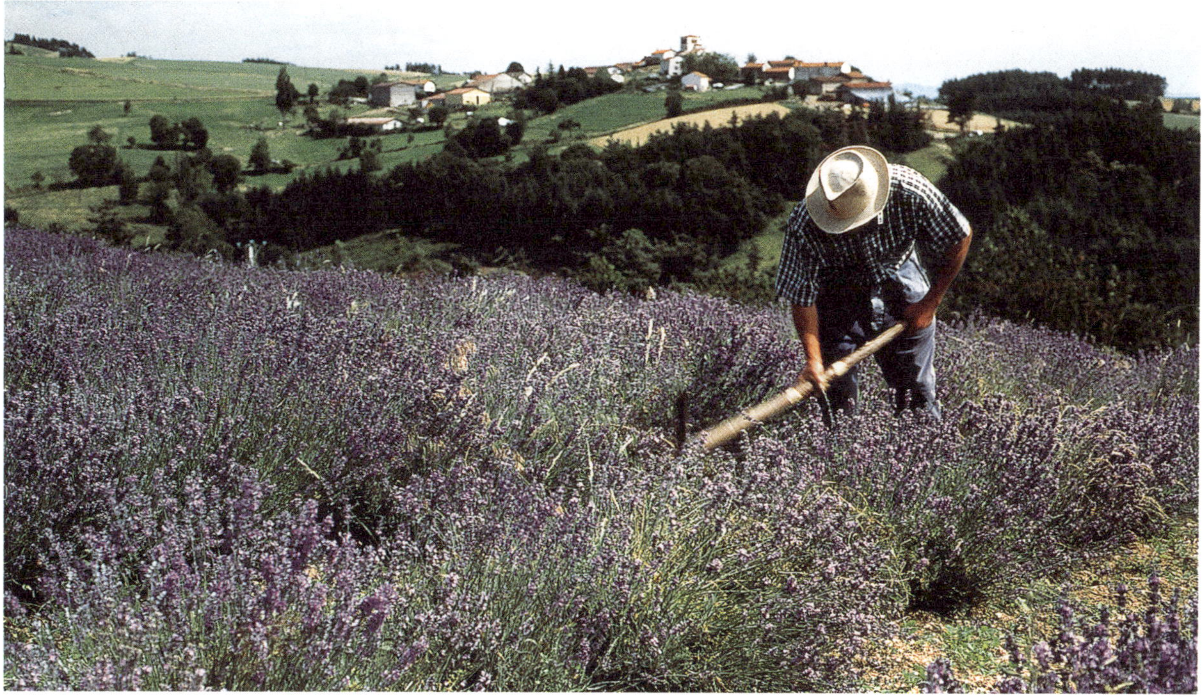

LAVANDIN
Lavandula hybrida, Lavandula x intermedia | €
Visage : antiseptique, stimulante, tonifiant circulatoire, elle est très utile aux soins cutanés (acné, couperose, peaux matures). Elle remplace la lavande vraie dans la plupart de ses usages.
Corps : vivifiante, stimulant circulatoire, antalgique et décontracturante, elle est recommandée pour les massages corporels et les bains, notamment pour soulager après un effort physique ou dans les soins anticellulite.
Cheveux : elle a tous les effets et usages de l'huile essentielle de lavande. Toutefois, comme elle contient un peu de camphre, mieux vaut la réserver aux enfants à partir de 7 ans.
Arôme : fleuri et agréable (mais moins subtil que celui de la lavande), rafraîchissant.

LEMONGRASS, LEMON-GRASS
Cymbopogon citratus, C. flexuosus citraliferum | €
Visage : désinfectant cutané, très efficace contre l'acné.
Corps : drainante, désinfiltrante, elle est recommandée dans les massages contre la cellulite.
Cheveux : assainissante, on peut la recommander en cas de pellicules.
Arôme : frais, léger, citronné, rafraîchissant (proche de la citronnelle).
⚠ *Toujours l'utiliser très diluée (pas plus de 2 %), car elle peut s'avérer irritante.*

LITSÉE CITRONNÉE
Litsea cubeba, Litsea citrata | €
Visage : tonique, antiseptique, elle convient aux peaux grasses à tendance acnéique.
Corps : relaxante, décontracturante, elle convient aux massages et aux bains « détente ». Elle parfume agréablement les gels douches.
Arôme : hespéridé, raffiné, très agréable, à la fois calmant et stimulant.
⚠ *Toujours l'utiliser très diluée (pas plus de 2 %), car elle peut s'avérer irritante.*

LE SAVIEZ-VOUS ?
La litsée citronnée porte aussi le doux nom de verveine exotique. Certains l'utilisent en cuisine car son arôme citronné convient parfaitement aux fruits de mer et à certains poissons blancs.

MANDARINE
Citrus reticulata | €€
Visage : douce, cicatrisante et légèrement antiseptique. Elle convient surtout aux peaux normales à grasses.
Corps : intéressante pour son parfum et sa douceur.
Arôme : fruité et délicat, apprécié de tous, très relaxant.
⚠ *À éviter en cas d'exposition au soleil.*

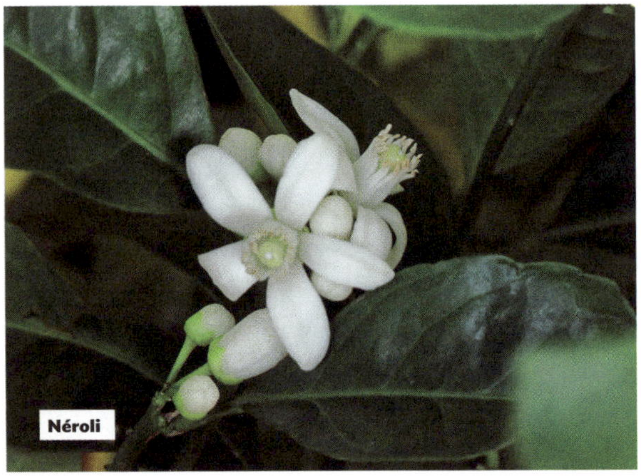

Néroli

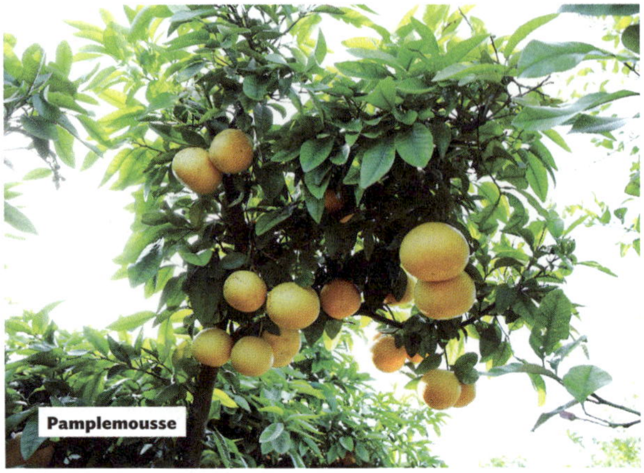

Pamplemousse

MYRRHE
Commiphora myrrha, Commiphora abyssinica | €€€
Visage : antiseptique, astringente, calmante, cicatrisante, stimulante. Utile aussi bien pour les peaux acnéiques et les boutons de fièvre que pour le vieillissement cutané. Notons qu'elle est également réputée pour les soins bucco-dentaires.
Arôme : chaud, sucré, balsamique, mystique.
⚠ *Ne pas utiliser de façon trop fréquente ni prolongée.*

NARD, NARD JATAMANSI
Nardostachys jatamansi | €€
Visage : anti-rougeurs (effet vasoconstricteur), ce qui la rend particulièrement utile pour les peaux couperosées, réactives, rougissant facilement..
Cheveux : en Inde, cette huile est réputée favoriser la pousse des cheveux.
Arôme : épicé et musqué, assez capiteux, sensuel, très relaxant.

NÉROLI, FLEUR D'ORANGER
Citrus aurantium | €€€
Visage : douce et puissante à la fois, antirides, revitalisante, tonifiante (redonne de l'élasticité à la peau). Elle est intéressante pour les peaux sèches, matures et sensibles mais aussi en cas d'acné. Seul son prix limite son usage.
Arôme : fruité, sensuel, d'une finesse incomparable, très relaxant.

NIAOULI
Melaleuca quinquenervia | €
Visage : antiseptique puissant, doté d'une bonne tolérance cutanée. Elle peut être appliquée pure sur les lésions d'acné ou les boutons de fièvre (1 goutte).
Arôme : frais et puissant, évoquant l'eucalyptus.

ORANGE DOUCE
Citrus sinensis | €
Visage : très douce, calmante, décongestionnante, antitaches (atténue les taches pigmentaires). Elle convient notamment aux peaux sèches, matures, sensibles.
Corps : intéressante pour son parfum et sa douceur.
Arôme : doux, chaud, fruité, à la fois stimulant et relaxant.

ORANGE AMÈRE, BIGARADE
Citrus aurantium | €
Visage : astringente, légèrement antimicrobienne, elle convient bien aux soins des peaux grasses. Elle est également antirides, revitalisante pour les peaux matures.
Corps : drainante, utile contre la cellulite. Parfum agréable.
Arôme : doux, chaud, fruité, apprécié de tous, à la fois stimulant et relaxant.

PALMAROSA, PALMA ROSA, GINGERGRASS
Cymbopogon martinii var. *motia* | *C. martinii* var. *sofia* | €
Visage : antiseptique, calmante, purifiante, elle convient particulièrement aux peaux acnéiques. Peut être employée pure sur les boutons (1 goutte).
Corps : antimicrobienne, anti-odeurs, c'est un excellent désodorisant.
Cheveux : utile notamment dans les soins antipelliculaires.
Arôme : doux, fleuri, évoquant la rose en plus citronné, à la fois stimulant et relaxant.

PAMPLEMOUSSE
Citrus grandis | €
Visage : antiseptique, purifiante, astringente, régulatrice du sébum. Très utile pour les peaux grasses et réactives.
Corps : drainante, réputée contre la cellulite, elle est recommandée dans les massages amincissants.

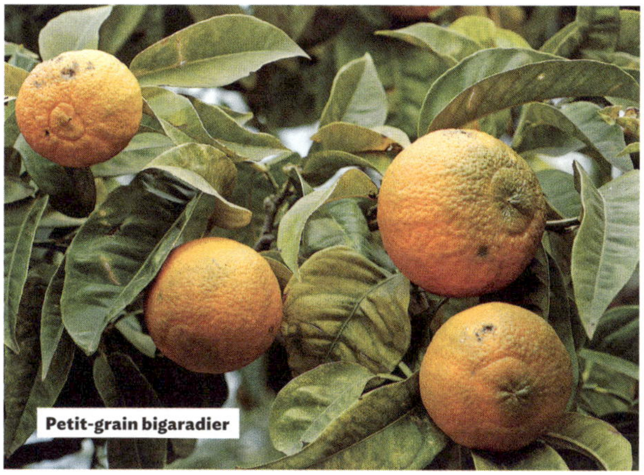

Petit-grain bigaradier

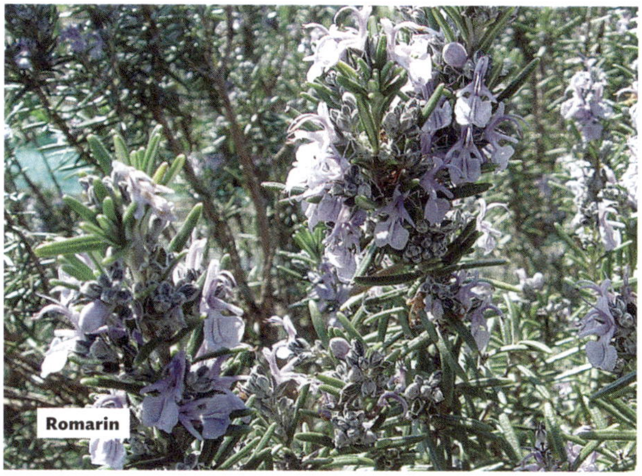

Romarin

Cheveux : adaptée aux cheveux gras, réduirait la chute des cheveux.
Arôme : frais, fruité, tonifiant, rafraîchissant.

PATCHOULI

Pogostemon patchouli, Pogostemon cablin | €
Visage : antiseptique, calmante, cicatrisante, régénératrice. Adaptée à tous soins de la peau, notamment aux peaux grasses, matures, sensibles.
Corps : intéressante à petite dose dans les soins sensuels.
Arôme : oriental, sucré, très aromatique, sensuel, réputé aphrodisiaque.

PETIT-GRAIN BIGARADIER

Citrus aurantium | €
Visage : antioxydante (anti-âge), antiseptique, calmante, stimulant cutané. Recommandée pour tous les soins cosmétiques et pour tous les types de peau. Très bien tolérée, elle peut être appliquée pure sur les boutons (1 goutte). Avec la lavande, c'est une des huiles essentielles les plus indispensables en cosmétique (c'est également un bon conservateur).
Cheveux : adaptée aux cheveux secs et abîmés.
Arôme : sucré, fruité, agréable et apaisant (évoquant la guimauve) mais n'égalant pas celui du Néroli.

> **À SAVOIR**
> **On peut trouver du petit-grain provenant d'autres agrumes (citronnier, mandarinier, oranger), aux propriétés moins bien connues.**

RAVINTSARA, RAVINTSARE

Cinnamomum camphora CT 1,8-cinéole | €€
Visage : antimicrobien puissant, anti-acnéique, antivirale (herpès). Peut être employée pure, par petites touches (1 goutte), en particulier sur les boutons d'acné ou les boutons de fièvre.
Corps : désinfiltrante (favorise le drainage lymphatique). Utile dans les massages minceur.
Arôme : proche de ceux de l'eucalyptus ou du niaouli, très stimulant.

ROMARIN

Rosmarinus officinalis | 2 chémotypes : cinéole et verbénone | €
Visage : antiseptique, antioxydante et cicatrisante, recommandée pour les peaux grasses.
Cheveux : fortifie les cheveux, assainit et stimule le cuir chevelu (contre la chute).
Arôme : frais et herbacé, stimulant.
⚠ *Peut être irritante, utiliser très diluée (1 %). Éviter en cas d'hypertension. Huile essentielle formellement interdite pendant la grossesse.*

> **RAVENSARE ET RAVINTSARA, UNE CONFUSION FRÉQUENTE**
> **L'huile essentielle du ravintsara (*C. camphora*) et celle du ravensare (*Ravensara aromatica*) tirent de leur origine malgache des appellations très proches, qui signifient « feuille salutaire ». De composition différente, toutes deux sont antimicrobiennes. Toutefois, le ravensare est moins puissant et a un spectre moins large (n'incluant pas les virus).**

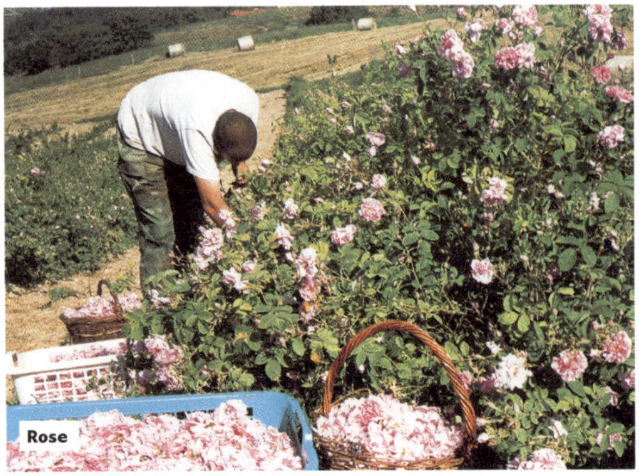

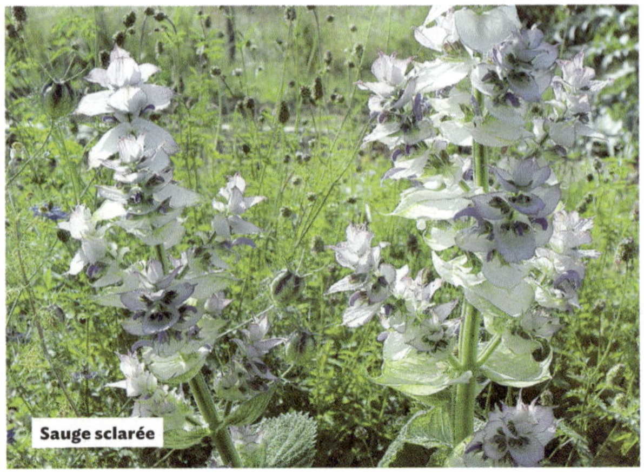

ROSE

Rosa centifolia, Rosa damascena | €€€

Visage : tonique, régénérant cutané, antirides, anti-âge, apaisante, c'est un produit d'exception. Elle s'emploie contre les rides, la couperose, le teint brouillé et sur les peaux atones ou matures.

Arôme : fleuri, sensuel, incomparable.

⚠ *Son seul « effet indésirable » est son prix, autour de 20 € le millilitre, voire plus ! Ses meilleurs substituts en cosmétique sont les huiles essentielles de bois de rose et de géranium rosat.*

SARO

Cinnamosma fragrans | €

Visage : tonifiante, antimicrobienne, cicatrisante, astringente, antirides, très bien tolérée. Elle convient aux peaux acnéiques (qu'elle assainit et aide à se réparer), atones, ridées.

Corps : cicatrisante et astringente, elle est utile en massage pour estomper les vergetures (après l'accouchement).

Arôme : très frais, stimulant, tonique, évoquant l'eucalyptus.

> **POUR BIEN DÉMARRER LA JOURNÉE**
> **Pour un réveil tonique, vous pouvez appliquer 1 goutte d'huile essentielle de saro après la douche sur l'intérieur de chaque poignet. Vous devriez en ressentir le bénéfice toute la journée.**

SAUGE SCLARÉE

Salvia sclarea | €€

Visage : stimulant cutané, réparatrice, antioxydante, décongestionnante, apaisante, antiséborrhéique. Elle convient aussi bien aux peaux grasses à tendance acnéique qu'aux peaux réactives ou matures.

Corps : régulatrice de la transpiration, elle est utile dans les formules déodorantes, sur de courtes périodes.

Cheveux : elle régule les cheveux gras, favorise la pousse des cheveux, dont elle resserre les écailles.

Arôme : musqué, chypré et naturel, un peu animal mais agréable et sensuel.

⚠ *Huile essentielle formellement contre-indiquée chez les enfants, pendant la grossesse, en cas de problèmes hormonaux, de mastose, de cancer hormonodépendant. Évitez de l'employer sur de longues périodes (alternez par exemple avec d'autres huiles essentielles anti-acnéiques). Ne la confondez pas avec l'huile essentielle de sauge officinale, interdite à la vente aux particuliers à l'état pur.*

TEA-TREE, ARBRE À THÉ, MÉLALEUQUE À FEUILLES ALTERNÉES

Melaleuca alternifolia | €

Visage : antiseptique cutané puissant, indispensable aux peaux à tendance acnéique. Peut être appliquée pure sur les boutons d'acné, les boutons de fièvre (1 goutte).

Corps : décontracturant musculaire et décongestionnant veineux, très utile après l'effort physique ou en cas de jambes lourdes.

Cheveux : répulsive, elle peut entrer dans des formules antipoux.

Arôme : frais, résineux, stimulant, légèrement médicamenteux.

⚠ *Elle peut irriter les peaux très sensibles. C'est également l'une des huiles essentielles les plus incriminées dans les cas d'allergie.*

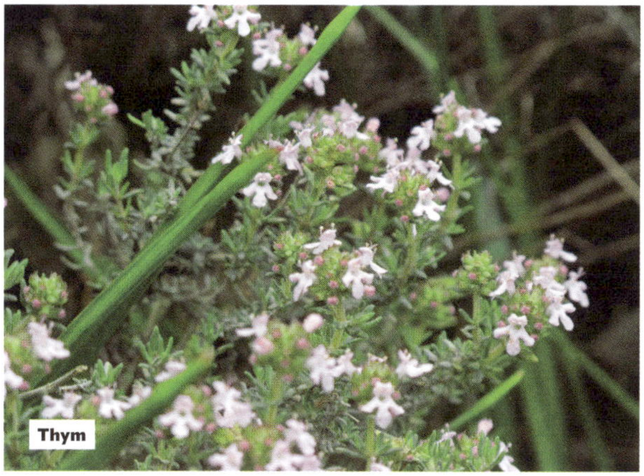

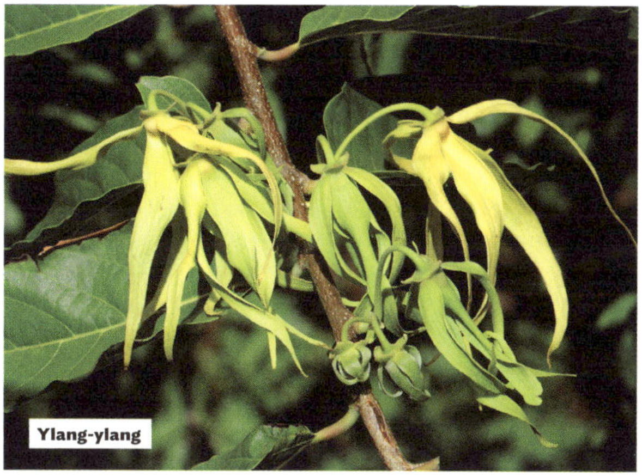

THYM
Thymus vulgaris 2 chémotypes : CT linalol et CT géraniol | €€
Visage : antiseptiques et toniques cutanés, les deux chémotypes conviennent particulièrement aux soins des peaux acnéiques.
Arôme : herbacé, aromatique, caractéristique de l'aromate, plus fin et doux pour le CT géraniol.
⚠ *Éviter les autres chémotypes (thymol, carvacrol, thujanol) qui ne conviennent pas aux soins cosmétiques.*

VÉTIVER
Vetiveria zizanoides | €
Visage : cicatrisante, protecteur vasculaire, elle est surtout recommandée dans les soins après-rasage.
Arôme : boisé, assez lourd, masculin.

LE MANUKA : UNE ARME ANTI-ACNÉ À DÉCOUVRIR
L'huile essentielle de manuka, ou « tea-tree de Nouvelle-Zélande » *(Leptospermum scoparium)* est encore peu connue, ce qui est dommage. En effet, ses propriétés antimicrobiennes à large spectre (bactéries, virus, champignons) sont particulièrement puissantes, jusqu'à 20 fois plus que le tea-tree. C'est un véritable antibiotique naturel, qui agit très rapidement, en particulier sur l'acné. De plus, sous le nom de « myrte de Nouvelle-Zélande », on trouve cet arbrisseau en jardinerie et sur catalogue. Résistant jusqu'à -10 °C, on peut le cultiver un peu partout en France. Ses rameaux pourront servir notamment à la préparation de fumigations anti-acnéiques.

YLANG-YLANG
Cananga odorata | €€
Visage : régénérant cellulaire, antirides, régulatrice de la séborrhée, assainissante. Elle convient à toutes les peaux, notamment aux peaux acnéiques et aux peaux sèches, matures.
Cheveux : stimulante (de la pousse des cheveux), assainissante, antipelliculaire, antiséborrhéique, elle est également réputée donner de la brillance à la chevelure.
Corps : très agréable dans les soins sensuels.
Arôme : fleuri, raffiné, sensuel, féminin, un peu entêtant.
⚠ *L'inhalation du parfum peut engendrer des maux de tête. Ne pas employer à plus de 2 à 3 % sur le visage. Éviter en cas d'hypotension.*

Bien utiliser les huiles essentielles

Conservation

Les huiles essentielles se conservent plusieurs années à température ambiante (voir date limite de conservation indiquée sur le flacon). Il faut toutefois les garder à l'abri de la lumière et de la chaleur. Il convient de les laisser dans leur flacon d'origine, bien fermé et en position dressée (éviter de les coucher). La durée de conservation des essences de zestes d'agrumes (citron, orange...) est plus courte que celle des véritables huiles essentielles. Les oléorésines (benjoin, encens oliban, myrrhe, nard, patchouli...) ont tendance à épaissir et à s'écouler plus difficilement si on les garde trop longtemps.

Précautions d'emploi et contre-indications

Précautions générales

• Toutes les huiles essentielles peuvent être irritantes pour les yeux. En cas de contact, il faut immédiatement rincer l'œil avec une compresse de gaze imprégnée d'huile végétale douce (amande douce, tournesol), puis avec de l'eau claire ou du sérum physiologique.
• En règle générale, les huiles essentielles s'emploient dans une huile végétale ou dans du gel d'aloès. Seules certaines peuvent être appliquées pures sur la peau, à raison de 1 ou 2 gouttes, sur une petite lésion ou un bouton, notamment ciste ladanifère, immortelle, laurier noble, lavande vraie, myrte, palmarosa, petit-grain, ravintsara, tea-tree, vétiver.
• Certaines huiles essentielles peuvent s'avérer irritantes pour la peau. Il convient d'être prudent avec l'essence de citron et les huiles essentielles d'eucalyptus radié, lemongrass, litsée citronnée, romarin. Il est préférable, pour la préparation de cosmétiques destinés aux soins du visage, de limiter leur dilution à 1 % maximum. Ne les employez jamais pures.
• Les essences de zestes d'agrumes (surtout mandarine, bergamote, citron) sont photosensibilisantes. Ne vous exposez pas au soleil dans les 24 heures qui suivent leur application et évitez de les utiliser sur le visage en période ensoleillée.
• Pour éviter tout risque d'allergie, faites un test de tolérance cutanée (voir p. 57) avant d'employer une nouvelle huile essentielle. Les huiles essentielles les plus susceptibles de provoquer des allergies sont les suivantes : camomille (les 2), citron, lemongrass, mandarine, orange (les 2), pamplemousse, romarin, tea-tree.
• Évitez d'appliquer des produits à base d'huiles essentielles sur les muqueuses.

Précautions particulières pour les femmes enceintes ou allaitantes

• En règle générale, l'emploi des huiles essentielles est déconseillé au cours de la grossesse et en période d'allaitement. Ceci concerne notamment : cèdre de l'Atlas, cyprès bleu, cyprès toujours vert, lavande aspic, laurier noble, sauge sclarée.
• Après le troisième mois de grossesse, vous pourrez à la rigueur employer des formulations peu dosées en huiles essentielles (1 %), choisies parmi les plus douces : bois de santal alba, camomille (les 2), géranium (les 2), lavande vraie, mandarine, Néroli, encens oliban, orange, palmarosa, petit-grain.

Nourrissons et jeunes enfants

• Il faut tenir les huiles essentielles hors de la portée des enfants car elles peuvent se révéler irritantes, voire toxiques.
• L'emploi des huiles essentielles est déconseillé chez les nourrissons et chez les jeunes enfants (moins de 5 ans). Entre 3 et 5 ans, on peut employer à moins de 2 % les huiles essentielles de benjoin, camomille (les 2), lavande vraie, mandarine, Néroli, orange (les 2).

Emploi thérapeutique

N'utilisez pas les huiles essentielles à des fins thérapeutiques sans l'avis d'un professionnel. N'utilisez pas les huiles essentielles de la sélection en diffusion sans l'avis d'un spécialiste ou sans lire la notice.
Voir aussi Contre-indications p. 170.

Guide d'achat

Les huiles essentielles sont commercialisées dans les pharmacies, parapharmacies, herboristeries, magasins de produits naturels, sur des sites Internet et par correspondance. On peut également se les procurer directement chez certains producteurs.

On privilégiera bien sûr les huiles essentielles 100 % pures issues de la flore sauvage ou labellisées bio, de plus en plus nombreuses. Vérifiez également que l'étiquette indique le nom scientifique de la plante, le chémotype si nécessaire, l'organe distillé et l'origine géographique de la plante : la précision de ces informations est un critère de qualité.

Leur prix varie en fonction de la rareté de la plante, mais surtout en fonction du rendement de l'extraction. La plupart d'entre elles demeurent toutefois très abordables, d'autant qu'on n'en utilise que de très petites quantités et qu'elles se conservent bien.

LES HYDROLATS ET LES EAUX FLORALES

L'eau d'évaporation recueillie de la distillation des plantes aromatiques en alambic donne en se condensant un précieux extrait appelé hydrolat ou eau florale. Les hydrolats contiennent moins de 1 % de composés odorants, parmi les plus volatils et les plus hydrophiles. Ils ont donc des propriétés spécifiques, généralement proches de celles de l'huile essentielle correspondante, en beaucoup moins puissantes. Les hydrolats sont pour la plupart discrètement mais agréablement parfumés. Ils sont très doux et sans alcool, et on peut les utiliser chez les bébés et les jeunes enfants. En raison de leur pureté, ils peuvent remplacer l'eau dans de nombreuses préparations cosmétiques. Employés seuls, ils sont très utiles en lotions pour le visage.

À SAVOIR

Un véritable hydrolat est pur à 100 %. Il ne doit contenir aucun additif (conservateur, arôme...). La composition ne doit donc indiquer que le nom latin de la plante dont il est issu.

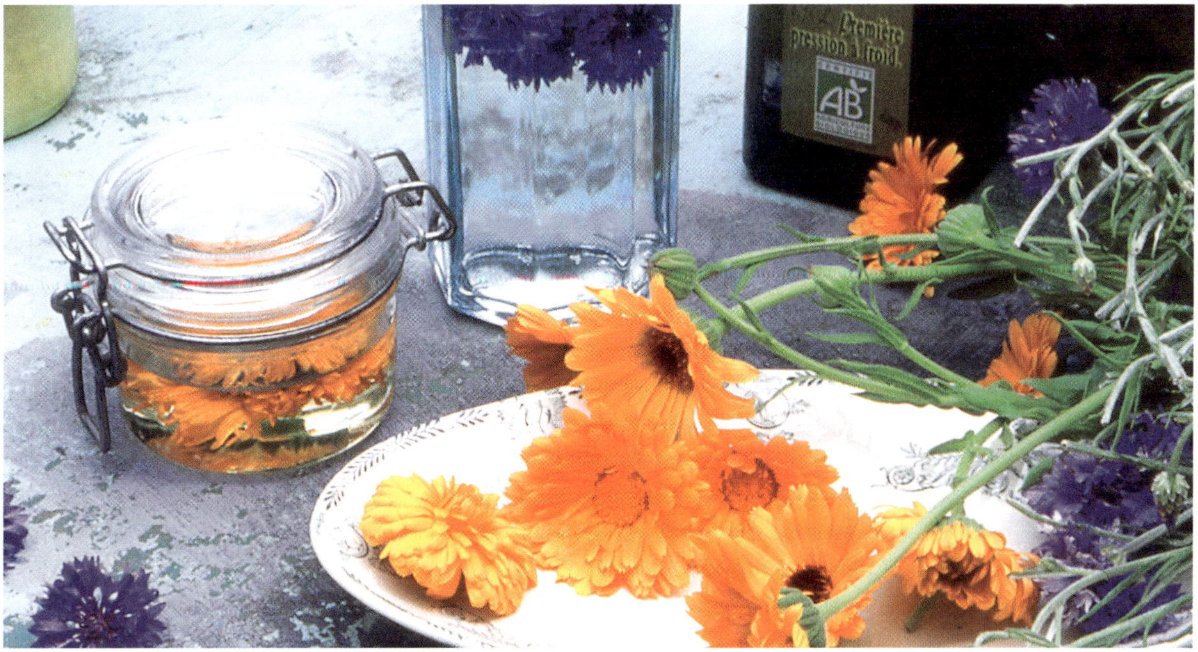

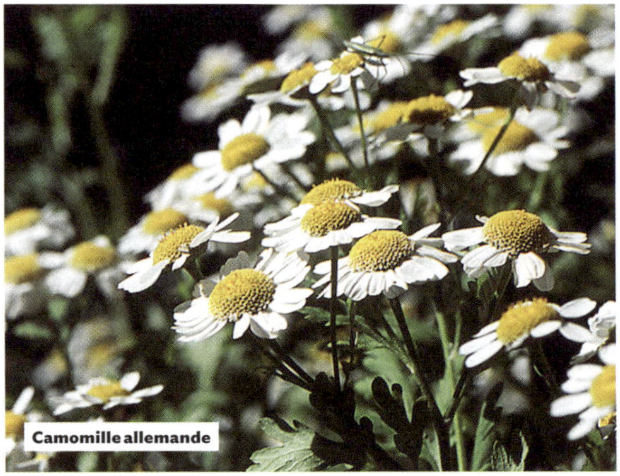

Camomille allemande

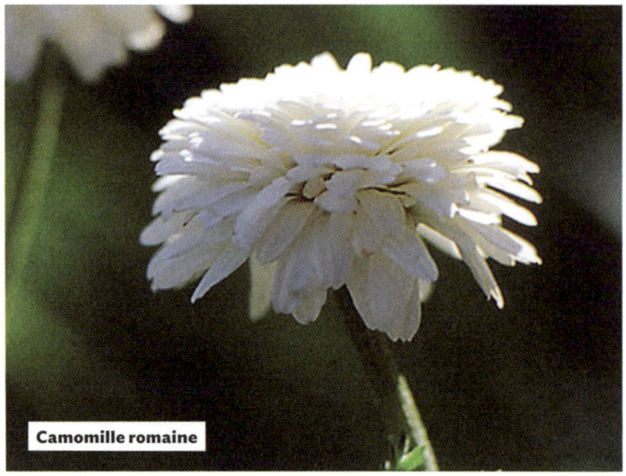

Camomille romaine

Guide d'achat

On trouve dans le commerce un choix assez vaste d'hydrolats de bonne qualité (notamment dans les magasins et sites de produits naturels et chez les producteurs). Attention aux eaux florales vendues en grande distribution, au rayon pâtisserie notamment (eau de rose, eau de fleur d'oranger), souvent de qualité douteuse (on peut y trouver des arômes et des additifs). Nous indiquons ci-après les propriétés et usages de nos hydrolats préférés. Le rendement en hydrolat étant assez constant, leur gamme de prix est peu étendue et dépasse rarement 10 € les 200 ml.

ACHILLÉE MILLEFEUILLE
Calmant, rafraîchissant, nettoyant (idéal en lotion visage), astringent, cicatrisant et calmant. Convient à toutes les peaux, notamment les peaux grasses et acnéiques.

BLEUET
Calmant, adoucissant et rafraîchissant. Soulage les yeux fatigués, irrités, rougis. Convient à toutes les peaux.

CALENDULA (SOUCI DES JARDINS)
Adoucissant et calmant. Convient particulièrement aux peaux grasses, atones ou acnéiques.

CAMOMILLE (ALLEMANDE OU ROMAINE)
Adoucissant et calmant. Soulage les yeux fatigués, irrités, rougis. Convient particulièrement aux peaux sèches, sensibles et irritées. On peut l'employer comme eau de toilette pour bébé.

CÈDRE
Très astringent, antiséborrhéique. Convient particulièrement aux peaux grasses, acnéiques.

FLEUR D'ORANGER
Hydratant, rafraîchissant, astringent, adoucissant et calmant. Préviendrait l'apparition des taches brunes. Convient à toutes les peaux, notamment les peaux acnéiques. Idéal comme eau de toilette pour bébé.

GÉRANIUM ROSAT
Délicieusement parfumé, adoucissant et stimulant. Convient à toutes les peaux, notamment aux peaux grasses et aux peaux ternes et fatiguées.

À SAVOIR

Il n'est pas rare que les sachets de camomille ne précisent pas sa nature botanique précise (allemande ou romaine). Toutefois, le simple examen des fleurs séchées permet de les identifier aisément.

- **Camomille allemande (matricaire) : petite « marguerite » au cœur jaune orangé, bombé en forme de cône. Capitules simples (un rang de pétales).**
- **Camomille romaine : en herboristerie, on emploie la variété double, portant plusieurs rangs de pétales qui forment un pompon blanc écru.**

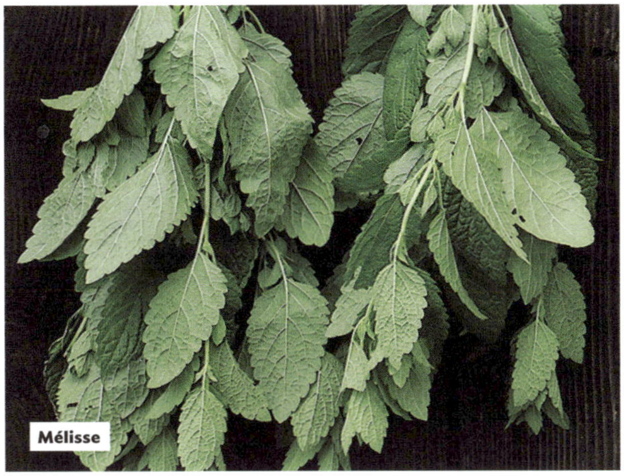
Mélisse

HAMAMÉLIS
À la fois calmant et stimulant, antibactérien, régulateur, astringent, décongestionnant et protecteur vasculaire. Convient particulièrement aux peaux mixtes et grasses, mais également aux peaux sensibles, couperosées, atones.

> **ET POUR CES MESSIEURS ?**
> **Certaines eaux florales constituent d'excellentes lotions après-rasage (géranium rosat, hamamélis, lavande, romarin). Vous pouvez les enrichir d'un peu de glycérine (1 cuillère à café pour 100 ml) ou de gel d'aloès en tube ou liquide (1 ou 2 cuillères à soupe).**

IMMORTELLE (HÉLICHRYSE)
Cicatrisant, calmant, régénérateur et antiradicalaire. Adapté aux peaux matures, atones, couperosées.

LAVANDE
Polyvalent, tonifiant, cicatrisant, calmant (rougeurs, brûlures, irritations), purifiant. Convient aux peaux normales et grasses. Idéal comme soin après-rasage pour les hommes ou comme eau de toilette pour bébé.

LAURIER NOBLE
Astringent et stimulant. Adapté aux peaux acnéiques.

MÉLISSE
Adoucissant et apaisant. Pour tous les types de peaux, notamment les peaux sèches, atones, sensibles. On peut l'employer comme eau de toilette pour bébé.

MENTHE
Purifiant, rafraîchissant, stimulant et tonifiant. Convient particulièrement aux peaux grasses.

ROMARIN
Régulateur, rééquilibrant, stimulant, rafraîchissant, régénérant, assainissant. Convient particulièrement aux peaux grasses, acnéiques, mais aussi aux peaux atones. Excellent en lotion capillaire pour les cheveux gras.

ROSE DE DAMAS
Polyvalent, cet hydrolat est rafraîchissant, hydratant, apaisant, tonifiant, purifiant, légèrement astringent, raffermissant et antirides. Il convient à toutes les peaux, dont les peaux grasses, les peaux sensibles ou couperosées et les peaux sèches, fatiguées, matures, atones. On peut l'employer comme eau de toilette pour bébé.

SAUGE OFFICINALE
Adoucissant, équilibrant et régénérant. Convient particulièrement aux peaux atones, matures, fatiguées.

SAUGE SCLARÉE
Antiseptique, astringent, purifiant, rééquilibrant, stimulant et antioxydant. Convient particulièrement aux peaux sujettes aux imperfections (acné, boutons), mais aussi aux peaux matures.

TEA-TREE
Antiseptique et cicatrisant, il est idéal pour les peaux acnéiques.

THYM
Hydratant, adoucissant, purifiant et séborégulateur. Convient particulièrement aux peaux mixtes.

TILLEUL
Adoucissant, calmant, nettoyant, éclaircissant. Réputé pour unifier et réveiller le teint. Convient à tous les types de peaux notamment les peaux sensibles. On peut l'employer comme eau de toilette pour bébé.

> **L'INFINIE PALETTE DES EAUX FLORALES**
> **Citron, carotte, ciste, litsée, santal, ylang-ylang, rose de Mai *(R. centifolia)*… tous ces hydrolats méritent également d'être essayés, tout simplement comme lotion pour le visage ou les cheveux. Le choix est si vaste que chacun peut trouver le sien !**

LES PLANTES DE NOS JARDINS (ET D'AILLEURS)

Quel plaisir, en plein hiver, de se masser le corps d'une huile parfumée des roses ou des lavandes que l'on a vu s'épanouir au soleil de l'été. Pour que leurs vertus demeurent intactes, il est idéal de préparer cette huile avec des fleurs fraîches, en saison, mais on peut également conserver celles-ci et les utiliser sèches pour divers usages. On peut aussi trouver des plantes séchées de bonne qualité, souvent issues de l'agriculture biologique, dans les magasins de produits naturels, les herboristeries et les pharmacies. Dans la liste qui suit, la lettre H (pour herboristerie) signale les plantes disponibles uniquement séchées, ou difficiles à trouver à l'état frais si l'on n'a pas de connaissances en botanique ou si l'on n'a guère l'occasion de faire des cueillettes sauvages. À l'achat, vérifiez sur l'étiquette la date limite de conservation, ainsi que l'espèce botanique (en latin), le nom commun étant parfois insuffisant pour identifier clairement la plante, notamment pour la camomille (voir encadré p. 42), la verveine et le henné (voir Zoom p. 271).

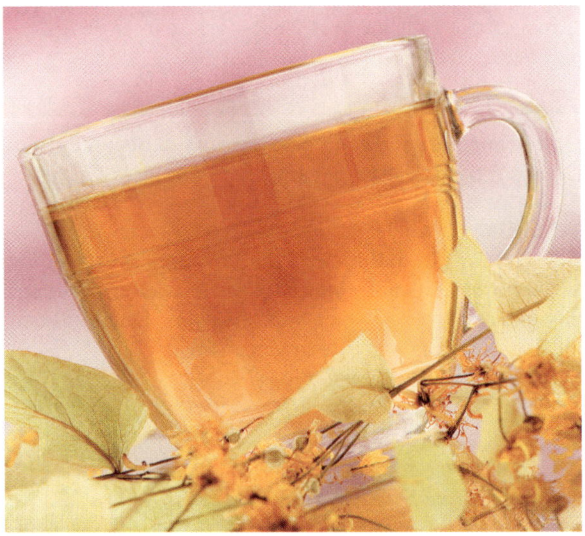

PRÉPARER DES LOTIONS AUX PLANTES « MAISON »

Les lotions maison sont des infusions ou décoctions de plante(s) destinées principalement aux soins du visage ou des cheveux. On les obtient selon deux méthodes, en fonction de la texture des végétaux dont on les extrait. Idéalement, il faut les préparer avec de l'eau de source peu minéralisée ou de l'eau filtrée. Pour les soins cosmétiques, comptez en moyenne 2 cuillères à café rases de plante(s) pour 30 cl d'eau.

- **Infusion (fleurs, pétales, feuilles, rameaux tendres) : laissez infuser la(les) plante(s) hors du feu 5 à 10 minutes dans de l'eau portée à frémissement, sous un couvercle.**
- **Décoction (bois, écorce, racine) : faites frémir la plante avec l'eau, sur le feu, pendant 5 à 10 minutes sous un couvercle.**

Les plantes les plus utiles aux soins cosmétiques

Voici une liste de plantes principalement utiles aux soins du visage. Certaines ont également des applications intéressantes pour le corps ou les cheveux. Toutefois, nous reverrons plus en détail dans la partie consacrée aux soins capillaires une sélection des meilleures plantes pour les cheveux.

BARDANE, GRATERON

Arctium lappa | racine, feuilles [H]
Visage : antimicrobienne, purifiante, dépurative de la peau (en tisane). La décoction de racines jeunes est idéale en lotion, masque, fumigation pour les peaux grasses, jeunes, acnéiques.
Cheveux : protectrice et stimulante. L'infusion de feuilles et/ou de racines convient en eau de rinçage pour les cheveux rêches et en friction du cuir chevelu pour prévenir la chute.

CALENDULA, SOUCI DES JARDINS

Calendula officinalis | fleurs
Visage : adoucissant, hydratant, antimicrobien, calmant, cicatrisant. On l'emploie sous forme de lotion (infusion) ou de macérat huileux pour toutes peaux (notamment fragiles, irritées). La teinture mère ou l'alcoolat (macération dans de l'alcool à 60°) sont d'excellent antiseptiques cutanés pour désinfecter les boutons d'acné (surinfecté) et toutes sortes de petits bobos.
Bain : adoucissant, calmant, utile en cas de peau irritée, eczémateuse.

> **EN CAS D'ALLERGIE AUX ASTÉRACÉES**
> **Si vous êtes allergique aux astéracées (composées), parmi cette sélection, évitez d'employer les plantes suivantes : bardane, calendula, camomille, échinacée.**

CAMOMILLE ROMAINE ET CAMOMILLE ALLEMANDE

Chamaemelum nobile et *Matricaria chamomilla* | fleurs
Visage : adoucissantes, calmantes, apaisantes. Elles conviennent en lotion, fumigation, macérat huileux pour toutes les peaux (notamment peaux irritées).
Cheveux : la décoction de camomille allemande est utilisée en rinçage capillaire éclaircissant pour les cheveux blonds.
Bain : adoucissantes, calmantes.
Pour dinstinguer les deux camomilles, voir encadré p. 42.

FUCUS

Fucus vesiculosus | thalle (algue entière)
Cette algue brune, courante sur nos côtes, est réputée pour ses propriétés amincissantes liées à la présence d'iode. On l'emploie principalement en bain (décoction ajoutée à l'eau) ou en cataplasme, préparé à partir de poudre d'algue. (Voir Zoom p. 46.)

GUIMAUVE

Althea officinalis | feuilles, racines
Visage : émolliente, adoucissante, calmante, cicatrisante. Elle peut être employée en lotion ou en fumigation pour toutes les peaux, particulièrement les peaux sensibles.
Bain : adoucissante.

HAMAMÉLIS, NOISETIER DES SORCIÈRES

Hamamelis virginiana | feuilles, écorce des tiges, rameaux
Visage : protecteur vasculaire, antioxydant, adoucissant, calmant, émollient, rafraîchissant, astringent, raffermissant, séborégulateur. Il convient en lotion et en fumigation pour toutes les peaux (notamment irritées, malades). Il est parfait en lotion après-rasage.
⚠ *Malgré sa grande douceur l'hamamélis peut parfois provoquer des allergies.*

HIBISCUS KARDARÉ, BISSAP

Hibiscus sabdariffa | fleurs
Visage : il a des propriétés tonifiantes, désinfiltrantes, acidifiantes, antioxydantes. Il convient en lotion tonique ou en fumigation pour les peaux grasses ou dévitalisées.
Bain : en plus de tonifier la peau, il colore en rose l'eau du bain.

ZOOM

Les algues, sources de beauté

Lorsqu'il s'agit de plantes, on pense bien souvent à notre monde terrestre et l'on oublie celles qui foisonnent dans les eaux des mers et des océans. Or les algues sont très prisées en cosmétologie. Elles sont riches en polysaccharides aux propriétés hydratantes « filmogènes », c'est-à-dire couvrantes. Elles apportent également des « osmolytes » (sucres libres, acides aminés, glycols, etc.) qui pénètrent au sein des cellules épidermiques, y attirent l'eau et la retiennent, comme autant de minuscules éponges. On parle alors d'hydratants « humectants ». De plus, de nombreuses algues contiennent des composés antioxydants (anti-âge), stimulants cutanés, antirides ou permettant de maintenir l'élasticité de la peau. En cosmétique maison, on peut bénéficier en partie de ces riches propriétés. On emploie surtout les algues séchées, principalement sous forme de poudre (laminaires, lithothamme, mélange d'algues, vendus entres autres en herboristerie et magasins bio), que l'on peut humecter avec de l'eau pour former des masques pour le visage, nourrissants, revitalisants, reminéralisants, très utiles notamment en cas de peau fatiguée, fragilisée, manquant de tonus.

Pour les soins du corps, une décoction d'algues marines récoltées fraîches sur le littoral, ajoutée à l'eau du bain, aura des effets adoucissants, hydratants, reminéralisants. On peut également mélanger des algues séchées alimentaires, par exemple un mélange « salade du pêcheur », à du sel de mer pour préparer un bain « thalasso » très complet.

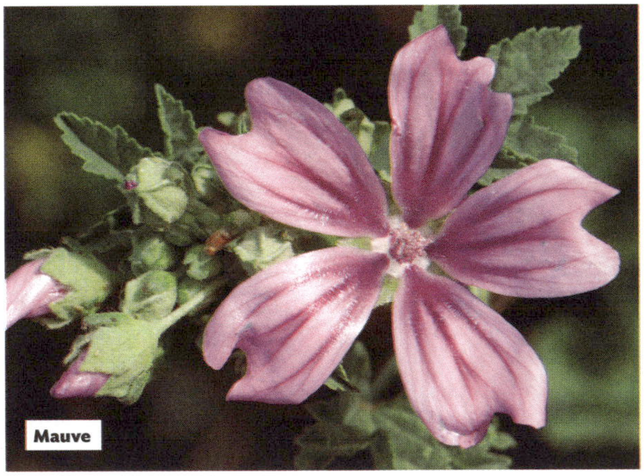
Mauve

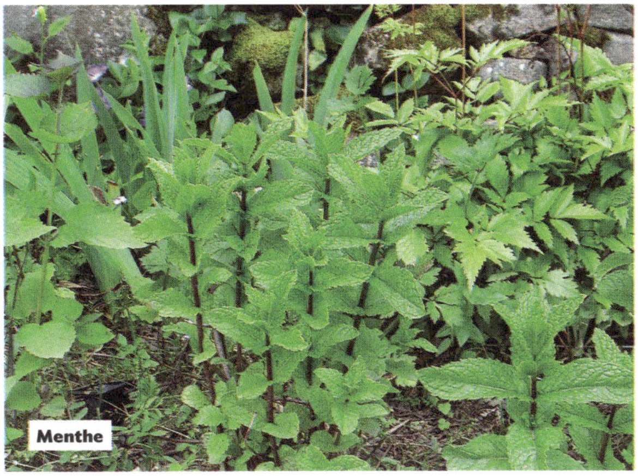
Menthe

LAVANDE
Lavandula officinalis | sommités fleuries
L'une des plantes les plus utiles pour la beauté, la santé et le bien-être.
Visage : stimulante, tonique, apaisante, calmante, antiseptique et purifiante, elle est adaptée à la préparation de lotions, huiles visage, fumigations pour toutes les peaux, particulièrement les peaux grasses.
Corps : huiles corporelles parfumées (macérat huileux).
Cheveux : lotion de rinçage parfumée, surtout pour les cheveux gras.
Bain : aromatique, à la fois tonifiante et relaxante.

LIS BLANC, LIS DE LA MADONE
Lilium candidum | pétales, oignons
Visage : cicatrisant, apaisant, émollient, adoucissant. Il est traditionnellement réputé unifier le teint et corriger les taches de pigmentation. On l'emploie en lotion (pétales) ou en macérat huileux (pétales et/ou bulbe). Il convient particulièrement aux peaux sèches et matures, notamment contre les taches colorées (masque de grossesse, marques du temps).

MAUVE
Malva sylvestris | fleurs, feuilles
Visage : calmante et adoucissante, elle convient en lotion et en fumigation pour toutes les peaux, notamment sèches, sensibles et irritées.
Bain : en plus d'être adoucissante, elle colore l'eau du bain d'un mauve bleuté.

MENTHE
Mentha spp. | feuilles, fleurs
On choisira si possible la menthe poivrée (*Mentha piperita*), mais les autres espèces cultivées ou sauvages conviennent également. Si vous avez le choix, optez pour celle dont vous préférez l'arôme.
Visage : stimulante, antiseptique et assainissante, elle est adaptée aux lotions toniques et aux fumigations pour les peaux grasses, acnéiques.
Cheveux : frictions capillaires pour cheveux gras.
Bain : tonique et aromatique.

PERSIL
Petroselinum sativum | feuilles, semences
Visage : très riche en vitamines, notamment A et C, et en facteurs antioxydants, le persil est antirides, antitaches, stimulant. Il tonifie la peau et réveille le teint. Utile en lotion visage ou en compresses (contour des yeux), pour toutes les peaux, en particulier les peaux matures. Notons que le cerfeuil (*Cerefolium sativum*) a des propriétés similaires.
Cheveux : lotion capillaire tonifiante pour tous types de cheveux.

ROMARIN
Rosmarinus officinalis | parties aériennes
Visage : antiseptique, purifiant et astringent, il convient en lotion visage, en macérat huileux (huile d'olive ou de noisette) ou en fumigation pour les peaux grasses et acnéiques. Adapté à la préparation de lotions après-rasage.
Cheveux : la décoction est idéale en rinçage capillaire, notamment pour les cheveux gras et souffrant de pellicules.
Bain : stimulant et assainissant, il se marie bien avec la sauge, la lavande et l'eucalyptus radié.

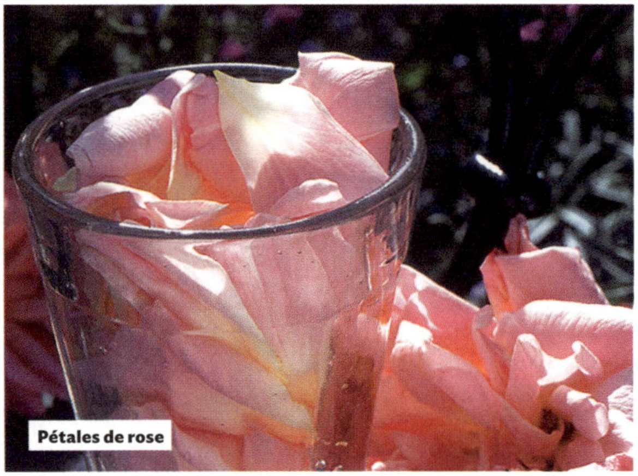

Pétales de rose

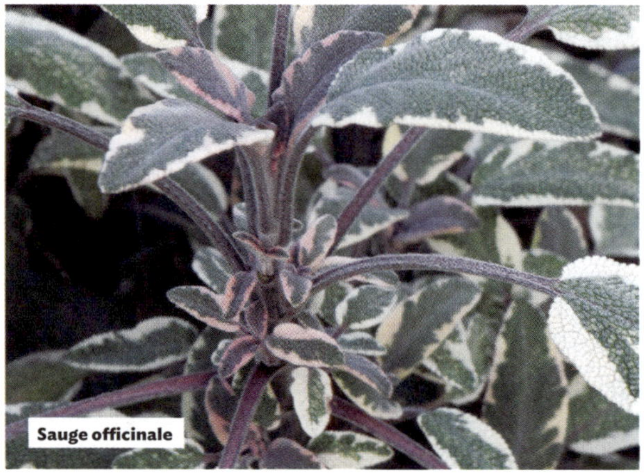

Sauge officinale

ROSE
Rosa sp. | pétales
Visage : tonifiante, astringente, calmante, adoucissante et antioxydante (antirides). Elle entre dans la préparation de lotions toniques, crèmes « rosat », macérats huileux pour le visage. Les pétales réduits en poudre permettent de confectionner un masque qui réveille le teint. Personnification même de la beauté, sa réputation n'est pas usurpée (voir Zoom ci-contre).

SAUGE OFFICINALE
Salvia officinalis | feuilles
Visage : astringente, tonifiante, cicatrisante, décongestionnante, stimulante, circulatoire. Elle convient en lotion tonique et en fumigation pour réguler et purifier les peaux jeunes, grasses et acnéiques.
Cheveux : idéale en rinçage pour les cheveux gras.

LE SAVIEZ-VOUS ?
La sauge est parfois appelée « l'amie des femmes » en raison de ses effets hormonaux. En usage externe, elle est non toxique, contrairement à son huile essentielle, interdite à la vente à l'état pur.

THÉ VERT, THÉ NOIR
Camellia sinensis | feuilles
Visage : astringent, antioxydant, stimulant, antibactérien, calmant, le thé convient en lotion tonique et compresses pour les peaux atones et matures, mais également pour les peaux grasses. Les compresses (sachets) placées sous les yeux, sont censées estomper les signes de fatigue.
Cheveux : les infusions fortes ou les décoctions de thés très colorés donnent des reflets cuivrés aux cheveux bruns.

THÉ ROOIBOS, ROOIBOS
Aspalathus linearis | feuilles
Visage : anti-âge, vasotonique, antiallergique, calmant. On peut employer l'infusion en lotion tonique pour les peaux sensibles, matures.
Bain : tonifiant, il colore l'eau du bain en rose cuivré.

TILLEUL
Tilia sp. | bractées, fleurs
Visage : calmant, adoucissant, décongestionnant, protecteur cutané, on peut l'employer en lotion et en fumigation pour toutes les peaux, en particulier pour les peaux sensibles.

VERVEINE CITRONNELLE, VERVEINE ODORANTE, VERVEINE À TISANE
Lippia citriodora | feuilles, fleurs
Visage : adoucissante, astringente, émolliente, cicatrisante, elle convient aux peaux sèches et sensibles.
Bain : parfum très agréable, doux et citronné.

ZOOM

Des roses très cosmétiques

Pour vos soins cosmétiques, n'employez que des roses non traitées, parfumées et si possibles très colorées (rouges, orange foncé, rose foncé) car elles sont plus riches en antioxydants. Voici quelques variétés qui sont intéressantes en raison de leur couleur soutenue, de leur parfum exceptionnel et de leur bonne résistance aux maladies, qui rend les traitements inutiles : rosier à parfum de l'Haÿ, rosier de Rescht, Bolchoï, Daniel Gélin, Le Grand Huit, Manou Meilland, Marcel Pagnol, Mrs John Laing, Victor Hugo, Yves Piaget, William Shakespeare 2000, XXL, The Mac Cartney Rose…

Gros plan sur les plantes indiennes

L'ayurveda, médecine traditionnelle de l'Inde, repose entre autres sur l'utilisation de plantes médicinales, dont beaucoup sont connues pour leur réel intérêt thérapeutique. L'approche ayuvédique étant holistique (globale), la beauté y est vue comme le reflet de la santé, de l'équilibre et de la « beauté intérieure ». Néanmoins, il existe des « recettes cosmétiques » à base de plantes ayurvédiques, qui sont employées pour embellir la peau ou les cheveux (amla, brahmi, curcuma, manjishta, neem, rose parfumée, santal, tulsi…). Parmi les soins traditionnels les plus réputés, on peut citer l'*ubtan* (gommage) et le *lepa* (masque, cataplasme), à base de plantes en poudre humectées d'eau ou d'un mélange liquide, pour former une pâte. L'*ubtan* se prépare notamment avec de la farine de pois chiche, parfois enrichie de curcuma. C'est un soin très plaisant qui rend la peau toute douce (visage ou corps). Le *lepa*, quant à lui, peut contenir de nombreuses plantes ; toutefois, l'une des bases les plus agréables et efficaces est la poudre de rose. Prenez par exemple 1 cuillère à soupe rase de pétales de rose en poudre, ajoutez 1 pincée de curcuma. Humectez avec 2 cuillères à café d'hydrolat de rose. Appliquez sur le visage et laissez poser jusqu'à ce que la pâte commence à sécher. Rincez à l'eau claire. Effet bonne mine garanti !

LES FRUITS (ET QUELQUES « CRUDITÉS »)

La nature a rassemblé dans les fruits un incomparable cocktail de substances nutritives, de vitamines et de minéraux, qui sont autant de trésors pour la peau. Les fruits sont aussi une source importante de principes actifs utilisés en cosmétologie (acides de fruits, vitamines, caroténoïdes, polyphénols...). L'emploi de fruits frais permet de bénéficier de ces actifs sans qu'ils aient subi de procédés d'extraction complexes. Dans nos recettes, l'emploi des fruits est principalement réservé à la confection de masques pour le visage et parfois pour les cheveux (voir la partie consacrée aux soins capillaires).

Les fruits les plus utiles aux soins cosmétiques

Les propriétés indiquées ci-après sont attribuées à la pulpe et éventuellement au jus des fruits cités. Elles ne concernent pas les autres dérivés de fruits, notamment les beurres ou les huiles extraits de certains pépins ou noyaux de fruits (abricot, kiwi, figue, mangue, pastèque...) ou les extraits divers (extrait de pépins de pamplemousse).

ABRICOT

Prunus armeniaca

Riche en vitamine A, carotène, sucres, minéraux, il est adoucissant, astringent, revitalisant. Il convient à toutes les peaux.

AMANDE DOUCE

Prunus dulcis

La poudre d'amande du rayon pâtisserie (bio) est riche en acides gras, en amidon et en fibres. On l'emploie en gommage doux pour le visage. On peut la remplacer par de la poudre de noix de coco ou de noisette.

ANANAS

Ananassa sativa

Riche en sucres hydratants, il contient également des enzymes (dont la bromélaïne) et des acides de fruits. Exfoliant, il est adapté à toutes les peaux hormis les peaux sensibles.

AVOCAT

Persea gratissima

Étant l'un des rares fruits à chair grasse, il constitue une source d'acides gras, de vitamines, de minéraux et de protéines. Il convient à toutes les peaux, surtout aux peaux sèches, notamment en masque. Sur les cheveux secs, il est nourrissant, réparateur, stimulant.

BANANE

Musa sapientum

Riche en sucres, amidon, vitamines et minéraux, elle est calmante, adoucissante et nourrissante. Adaptée à toutes les peaux, surtout sèches, elle convient également aux masques capillaires.

CAROTTE

Daucus carota

Douce et sucrée, c'est une excellente source de carotène, vitamines, minéraux. Stimulante, détoxifiante, antioxydante, elle a un effet « bonne mine ». Elle convient à toutes les peaux.

CITRON

Citrus limon

Comme tous les agrumes, le citron est riche en vitamine C et acides de fruits. Antiseptique, astringent, désincrustant, antirides, antitaches, il convient à tous types de peaux mais doit être évité en cas de peau sensible. Il est adapté aux soins des cheveux gras (rinçage) et recommandé pour les soins des mains, car il les nettoie tout en contribuant à estomper les taches colorées.

CONCOMBRE
Cucumis sativus
Ce légume-fruit est riche en vitamines, acides aminés, minéraux, composés phosphorés et soufrés, enzymes. Il convient à toutes les peaux. Il est purifiant, adoucissant, rafraîchissant, astringent et éclaircissant.

FIGUE
Ficus carica
Riche en vitamines, minéraux, sucres, antioxydants, la figue est calmante, antioxydante, protectrice vasculaire. Elle convient à toutes les peaux. Sa chair finement granuleuse convient au gommage corporel.

FRAISE
Fragaria sp.
Comme tous les fruits rouges, la fraise est une source de vitamines, de sucres, d'antioxydants. Connue pour ses propriétés stimulantes, tonifiantes, anti-âge, antirides, antitaches, elle est adaptée à toutes les peaux, en particulier les peaux grasses et les peaux matures.

FRUITS ROUGES AUTRES QUE FRAISE
(framboise, myrtille, groseille, cassis, cerise, mûre…)
Ils sont stimulants, tonifiants, purifiants. Plus ils sont colorés, plus ils apportent d'antioxydants. Mais attention aux taches !

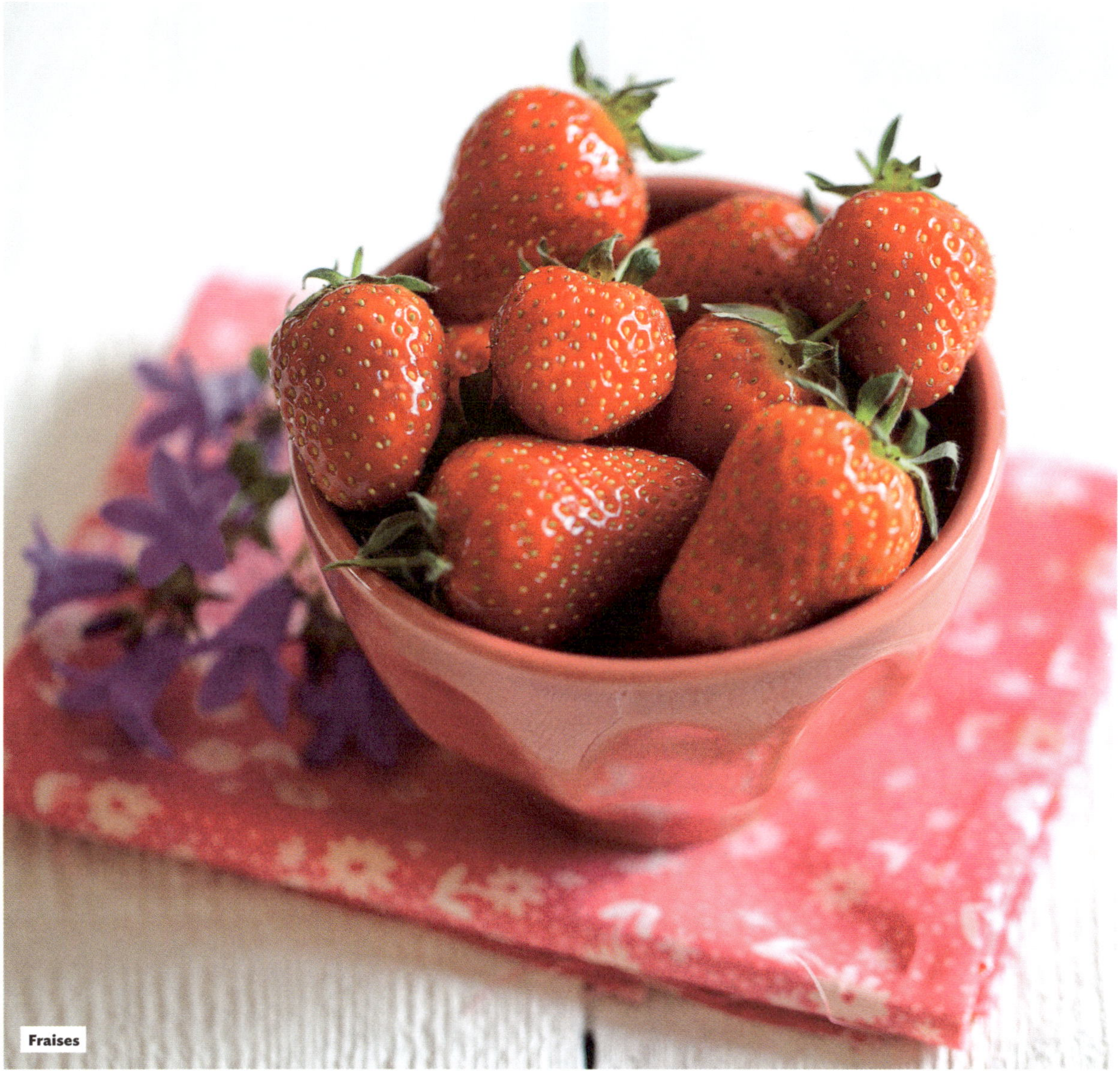
Fraises

KIWI
Actinidia chinensis
Excellente source de vitamine C, mais également de sucres, d'acides de fruits, d'enzymes. Pour ses propriétés exfoliantes, anti-âge, protectrices, il convient à toutes les peaux mais doit être évité sur les peaux très sèches ou sensibles.

MANGUE
Mangifera indica
Riche en sucres, vitamines, antioxydants, la pulpe de mangue est adoucissante, hydratante et nourrissante. Elle peut s'employer sur toutes les peaux.

MELON
Cucumis melo
Riche en sucres, vitamines et minéraux, le melon est adoucissant, hydratant et nourrissant. On peut l'employer sur toutes les peaux, notamment sensibles et matures.

ORANGE
Citrus aurantium
Source de vitamines et d'antioxydants, ses propriétés sont proches de celles du citron mais, étant plus douce, elle convient à toutes les peaux, même sensibles.

PAMPLEMOUSSE, POMÉLO
Citrus grandis/paradisi
Comme le citron et l'orange, il est antiseptique et astringent. Il est surtout recommandé aux peaux jeunes et aux peaux grasses.

PASTÈQUE
Citrullus vulgaris
Très riche en eau et en sucres, elle est hydratante et rafraîchissante, très agréable à appliquer. Utile à toutes les peaux, elle peut remplacer le concombre dans tous ses usages.

PÊCHE
Prunus persica
Riche en sucres, vitamines, minéraux, elle est adoucissante, stimulante, astringente et convient à toutes les peaux.

POMME
Malus sp.
Source de pectine, de vitamines, de minéraux et d'acide malique, la pomme est adoucissante, calmante, exfoliante, raffermissante et astringente. Elle est adaptée à toutes les peaux, les variétés les plus âpres et acides convenant particulièrement aux peaux grasses et les variétés douces et sucrées aux peaux sèches.

RAISIN
Vitis vinifera
Très sucré, le raisin est une excellente source d'acides de fruits, de vitamines et d'antioxydants (raisin noir). Tonifiant, hydratant, éclaircissant, anti-âge, il peut s'employer sur toutes les peaux, notamment les peaux matures.

TOMATE
Lycopersicon esculentum
Source de vitamines, d'antioxydants, de minéraux, la tomate est purifiante, désinfectante, éclaircissante, stimulante. Particulièrement adaptée aux peaux grasses, elle doit être évitée en cas de peau sensible.

LES EXTRAITS AU CO_2 SUPERCRITIQUE

Certains fruits sont d'une richesse exceptionnelle mais peu faciles à trouver ou à employer. C'est le cas notamment de la baie de l'argousier, un petit fruit orangé originaire du nord de l'Europe, et de la grenade, provenant de régions bien plus ensoleillées ! L'extraction au CO_2 supercritique est une méthode assez récente qui concentre des actifs présents aussi bien dans la pulpe (pigments et tannins) que dans la graine (acides gras précieux). L'extrait d'argousier est calmant, anti-âge, antirides, antitaches, cicatrisant et il ravive le teint. L'extrait de grenade est anti-inflammatoire, anti-âge, antirides, réparateur et régénérant. Très colorés, tous deux s'emploient dilués (1 à 5 %, voire plus pour l'argousier), dans une huile végétale au choix.

LES PRODUITS DE LA RUCHE

Depuis toujours, partout dans le monde, les hommes ont utilisé le miel, à la fois pour son goût sucré mais aussi comme médicament, notamment pour la cicatrisation des plaies. En cosmétique, on sait que les Chinoises connaissaient déjà ses vertus cinq siècles avant notre ère. De nos jours, les produits de la ruche restent très appréciés pour leurs nombreuses propriétés, notamment antiseptiques, antioxydantes et régénératrices.

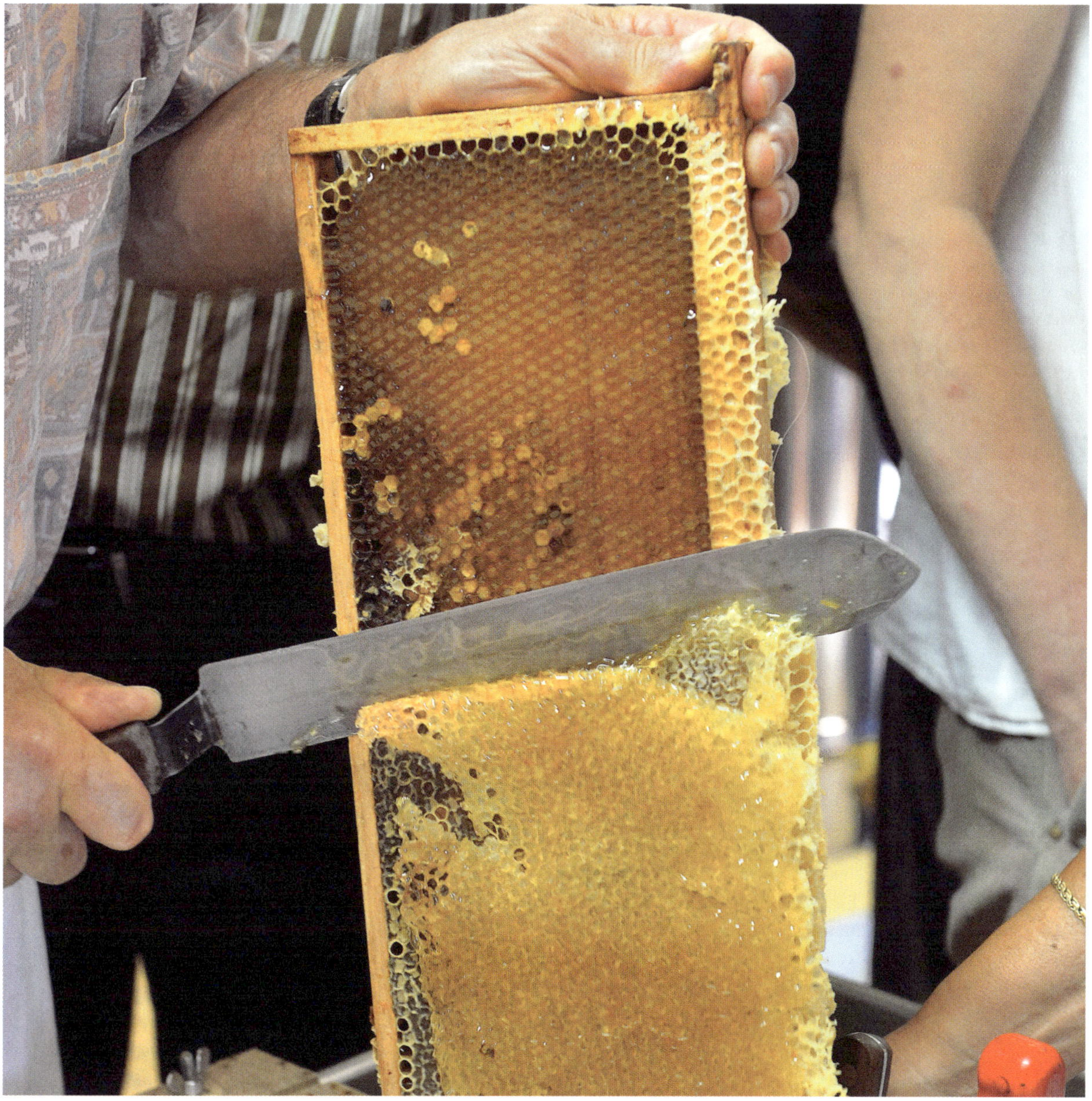

LE MIEL

Il a un pH proche de celui de la peau (4 à 6). Il est très riche en sucres, mais il contient aussi des acides aminés, des protéines, des enzymes, des sels minéraux, des pigments, des vitamines, des facteurs antibactériens, des enzymes... Grâce à sa richesse en sucres, le miel est hydratant et émollient. Il adoucit, tonifie et nourrit les cellules cutanées et favorise leur multiplication. Enfin, les miels les plus colorés apportent des substances antioxydantes qui participent au maintien de la jeunesse de la peau. Le miel est recommandé aux peaux sèches et fatiguées, mais aussi aux peaux acnéiques, en raison de ses propriétés antiseptiques et cicatrisantes. De plus, il hydrate, protège et nourrit les cheveux, qu'il rend souples et brillants.

LA PROPOLIS

C'est une substance cireuse destinée à défendre l'entrée de la ruche. Elle contient notamment des acides aromatiques, des antioxydants, de nombreux oligoéléments ainsi que des acides aminés, des vitamines (A, E, P) et des sucres. Surtout connue pour ses propriétés puissamment antimicrobiennes, elle stimule les processus de cicatrisation et exerce des propriétés calmantes. Elle convient particulièrement aux peaux acnéiques.

LA CIRE D'ABEILLE

Elle constitue la paroi des alvéoles de la ruche. En cosmétique, c'est surtout un agent de texture, car elle épaissit et stabilise les émulsions, les baumes et les crèmes, formant des préparations douces et onctueuses. Ses propriétés filmogènes contribuent à son action protectrice et anti-déshydratante. Elle est aussi connue pour ses effets antimicrobiens et assainissants. Pour éviter de colorer les produits en jaune ambré, on emploie plutôt en cosmétique de la cire blanche extra-pure, obtenue par filtration. On peut remplacer celle-ci dans toutes les formules, à poids égal, par des cires végétales (véganes) et notamment de la cire de riz et de la cire d'olive « protection ». On obtiendra une texture plus crémeuse qu'avec la cire d'abeille.

LA GELÉE ROYALE ET LE POLLEN

Ils sont riches en nutriments et doués de propriétés intéressantes pour la peau. Toutefois, ils sont peu employés en cosmétique maison. On peut par exemple incorporer une toute petite dose de gelée royale (de la taille d'une lentille), aux masques traitants anti-acnéiques ou tonifiants pour peaux atones, fatiguées.

Guide d'achat

Il est très facile de se procurer d'excellents miels de production artisanale, notamment auprès des apiculteurs. Vérifiez qu'il s'agit bien d'un miel non chauffé, non pasteurisé et extrait à froid. Il convient en revanche de rester très vigilant vis-à-vis des miels de grande distribution, dont certains sont falsifiés par la présence de sirop de glucose et dont l'origine botanique et géographique est souvent mal précisée. On trouve sur le marché différentes variétés de miels (acacia, lavande, romarin...) dont les propriétés peuvent différer quelque peu. Il est préférable de choisir des miels « liquides », qui sont plus faciles à mélanger et confèrent aux préparations une texture plus fluide que les miels « crémeux ». Si le miel est cristallisé, il suffit de le faire fondre au bain-marie pendant quelques minutes.

La propolis se présente généralement sous forme de tablettes, mais on trouve des extraits hydroalcooliques très riches en propolis (concentrés en moyenne à 15 ou 20 %) plus faciles d'emploi. C'est cette présentation qui est utilisée dans les recettes.

La cire d'abeille blanche est vendue en pharmacie sous forme de granulés.

LES PLANTES, PRODUCTRICES D'ACTIFS COSMÉTIQUES

Les plantes sont soumises à diverses agressions : variations climatiques, microbes, rayons solaires, pollution, radicaux libres. Ces derniers sont des dérivés de l'oxygène et de l'azote, produits notamment au cours des réactions chimiques du métabolisme, très intenses chez les végétaux. Toxiques, ils provoquent des altérations cellulaires, pouvant se propager au cours d'une réaction en chaîne. Pour se défendre contre leurs « agresseurs », les plantes produisent des substances antimicrobiennes (surtout présentes dans les huiles essentielles) et des composés antioxydants/antiradicalaires. Ces derniers s'opposent aux radicaux libres, ce qui se traduit, au plan cutané, par une action anti-âge, antirides, antitaches brunes et protectrice des vaisseaux capillaires. Ces composés sont principalement représentés par les pigments (carotène, lycopène, anthocyanes...), par les polyphénols des végétaux terrestres et des algues (rutine, resvératrol, OPC...), et par les vitamines C et E.

QUELQUES INGRÉDIENTS COMPLÉMENTAIRES

Voici pour finir quelques ingrédients additionnels importants que vous pourrez trouver dans certaines recettes de cet ouvrage.

ACIDE ASCORBIQUE (VITAMINE C)

Puissant antioxydant, qui peut être employé comme conservateur, mais également comme actif (anti-âge, régénérant, exfoliant, antitaches). La concentration efficace va de 0,5 à 3 % (au-delà, il peut s'avérer irritant). Il se présente en poudre et on peut se le procurer aisément en pharmacie, le plus souvent vendu au poids.

EXTRAIT DE PÉPINS DE PAMPLEMOUSSE

Très puissant antimicrobien puisqu'on le décrit comme un antibiotique naturel, il peut être employé dans les soins des peaux acnéiques ou comme conservateur. On le dose autour de 1 à 3 %.

GOMME DE GUAR

Extraite d'une plante de la famille des pois, il s'agit d'un épaississant exceptionnel. Elle n'a pas vraiment de propriétés cosmétiques, mais c'est un agent de texture vraiment intéressant, qui permet de gélifier facilement les solutions aqueuses (eau, infusion de plante, hydrolat), donnant un gel hydratant et rafraîchissant très agréable. On la trouve soit au rayon des ingrédients pour pâtisserie des magasins bio, soit dans les magasins spécialisés en cosmétique maison.

GLYCÉRINE

Ce liquide visqueux, incolore et inodore, est un agent hydratant à l'efficacité scientifiquement démontrée. La glycérine améliore l'aspect de la peau, qu'elle rend souple et lisse. Elle est non comédogène et très peu allergisante. Son emploi est facile et elle peut être incorporée dans tous les soins du corps et du visage. On peut la doser jusqu'à 20 % (au-delà, l'effet peut s'inverser et dessécher la peau). On choisira de préférence la glycérine garantie végétale vendue dans certains magasins bio et dans les boutiques spécialisés en cosmétique maison (voir Bonnes adresses en fin d'ouvrage).

LEVURE DE BIÈRE LYOPHILISÉE

Saccharomyces cerevisiae inactivé

De composition très riche, c'est une source de nutriments, vitamines et minéraux utiles à la peau. Sous forme de paillettes, elle peut être incorporée aux masques nourrissants, notamment en cas de peau atone, fatiguée.

LEVURE DE BIÈRE « REVIVIFIABLE » OU LEVURE DE BOULANGER

Saccharomyces cerevisiae vivant

En plus de ses propriétés nutritives, elle équilibre la flore bactérienne cutanée et contient des enzymes actives aux propriétés exfoliantes, qui lissent la peau et ravivent le teint.

SAVON ET BASES LAVANTES

Bien plus économique que les gels douches, le savon de bonne qualité n'est pas agressif et ne modifie que passagèrement le pH de la peau. Par exemple, le savon d'Alep, très gras et très bien toléré, convient aux soins visage des peaux normales à grasses. Pour préparer des produits de toilette personnalisés, on emploie des copeaux de savon naturel, des bases lavantes à base de tensio-actifs végétaux très doux ou de savon de Marseille liquide.

SPIRULINE

Cette « micro-algue » est en fait une cyanobactérie. Dépourvue de toxicité, elle est source de provitamine A (bêta-carotène, dont elle contient des taux records), de vitamines (vitamines du groupe B, dont B12, vitamine E), de pigments antioxydants (zéaxanthine, phycocyanine, etc.), d'acides aminés. Elle peut être incorporée, sous forme de poudre, aux masques nourrissants, reconstituants, réparateurs pour le visage et aux masques tonifiants pour les cheveux.

VITAMINE E

Cet exceptionnel actif anti-âge est également un excellent conservateur des huiles végétales sensibles au rancissement (onagre, bourrache, noisette, par exemple). On trouve de la vitamine en solution, présentée en flacon compte-gouttes, dans les magasins spécialisés en cosmétique maison. Les gélules d'huile enrichie en vitamine E, vendues comme compléments alimentaires, sont également pratiques. En revanche, les formes pharmaceutiques de vitamine E ne conviennent pas à l'usage cosmétique, en raison de la présence d'excipients non adaptés à l'application cutanée.

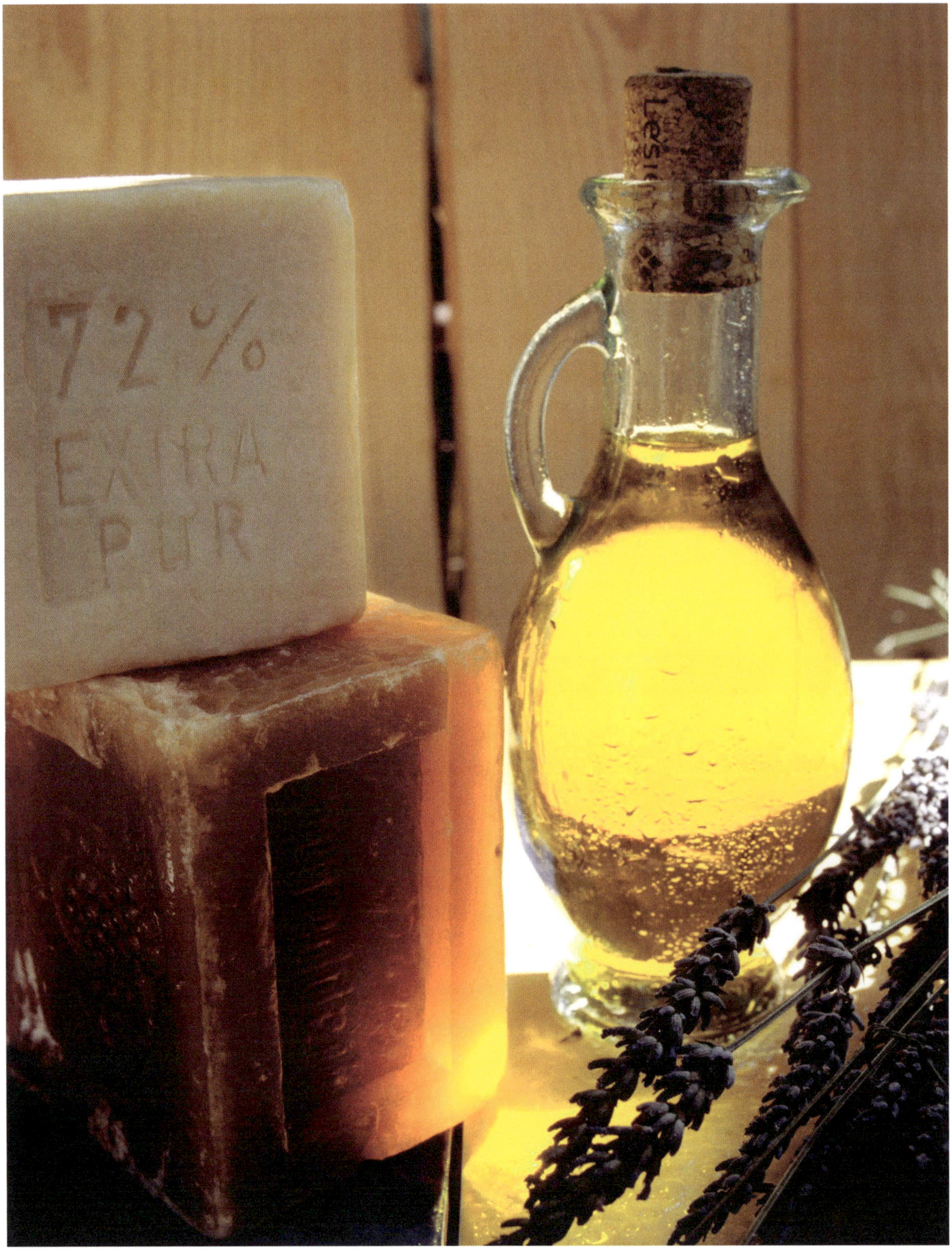
72%
EXTRA
PUR

CONSEILS ET RECOMMANDATIONS

Vous allez à présent bientôt pouvoir vous lancer dans la mise en pratique et fabriquer vos premiers produits ! Mais avant cela, il est indispensable de suivre ces quelques conseils pratiques et recommandations qui vous permettront d'obtenir en toute sécurité des préparations de grande qualité. En effet, les produits naturels, même lorsqu'ils sont comestibles, ne sont pas toujours sans risque.

Bien choisir et utiliser ses ingrédients

Il est préférable de se limiter au choix, déjà très vaste, des ingrédients proposés dans cet ouvrage. Autant que possible, achetez des produits biologiques, ou tout au moins non traités.

CE QU'IL FAUT ÉLIMINER D'EMBLÉE

- **Les produits dont l'état de fraîcheur n'est pas certain, en particulier œufs, yaourts, lait, crème…**
- **Les produits auxquels vous vous savez allergique (fruits rouges, œufs, fruits à coques…).**
- **Les produits irritants (moutarde, piments, épices fortes…).**
- **Les plantes mal identifiées (sauvages, séchées non étiquetées…).**
- **Les produits chimiques (borax, ammoniac, huile de paraffine…) !**

Faites un test de tolérance cutanée

Si vous avez la peau particulièrement réactive ou si vous êtes sensible aux allergies, il est recommandé d'effectuer un test de tolérance cutanée avant d'appliquer tout nouveau produit, notamment pour les actifs les plus concentrés (huiles essentielles, extrait de propolis, teinture de benjoin…) mais aussi pour la glycérine, les fruits et certaines plantes.

- Diluez une goutte du produit à tester dans quelques gouttes d'huile d'olive ou de jojoba.
- Appliquez sur le poignet ou dans le pli du coude.
- Patientez quelques heures afin de vérifier l'absence de réaction.
- Si vous éprouvez une sensation de brûlure, une rougeur, une irritation, éliminez immédiatement le produit à l'eau claire ou à l'huile d'olive, et ne l'utilisez pas.

Sachez mesurer les ingrédients courants

Il s'agit bien sûr de valeurs moyennes, puisque les cuillères et les bols ne sont pas des instruments de mesure standardisés ! Notons que les cuillerées se mesurent rases, c'est-à-dire que la surface du produit doit se superposer aux bords de la cuillère et ne doit pas être bombée. Voici un tableau des équivalences donnant une bonne approximation des mesures moyennes.

ÉQUIVALENCES
1 goutte = 0,05 ml
20 gouttes = 1 ml
1 cuillère à café = 5 ml
1 cuillère à soupe = 15 ml
1 verre de table = 200 ml = 20 cl
1 tasse (à thé) = 250 ml = 25 cl
1 bol = 300 ml = 30 cl

PRODUIT À MESURER	POIDS CORRESPONDANT À	
	1 cuillère à café (5 ml)	**1 cuillère à soupe (15 ml)**
Plantes séchées tassées	Environ 3 g	10 g
Cire d'abeille (en granulés)	Environ 2 g	6 g
Cire d'abeille fondue	4,75 g	14 g
Gomme de guar en poudre	Environ 4 g	16 g
Eau, infusions, hydrolats, jus de fruits	5 g	15 g
Huiles végétales	Environ 4,5 g	13,5 g
Farine	Environ 2,5 g	7,5 g
Miel	Environ 7 g	21 g

Apprenez à doser les huiles essentielles

Les huiles essentielles sont commercialisées dans des flacons compte-gouttes qui délivrent des volumes calibrés, même s'ils peuvent légèrement varier en fonction de la viscosité de l'huile essentielle. Il est donc possible de calculer facilement la correspondance entre les concentrations (en pourcentage) et le nombre de gouttes. Les correspondances suivantes éviteront tout risque de surdosage.

CONCENTRATION SOUHAITÉE	VOLUME DE SOLVANT			
	10 ml	**20 ml**	**50 ml**	**100 ml**
0,5 %	1 goutte	2 gouttes	5 gouttes	10 gouttes
1 %	2 gouttes	4 gouttes	10 gouttes	20 gouttes
2 %	4 gouttes	8 gouttes	20 gouttes	40 gouttes
3 %	6 gouttes	12 gouttes	30 gouttes	60 gouttes
4 %	8 gouttes	16 gouttes	40 gouttes	80 gouttes

DOSAGE FACILE DES HUILES ESSENTIELLES

Si vous souhaitez créer vos propres recettes, mémorisez cette règle simple : 1 % d'huile essentielle correspond en moyenne à 2 gouttes pour 10 ml de base, soit 1 goutte par cuillère à café. Attention, si vous employez plusieurs huiles essentielles, cette dose correspondra à l'ensemble et non à chacune d'entre elles. En respectant cette règle pour vos calculs, vous ne risquerez aucun accident et vous obtiendrez une concentration active suffisante.

Dilutions conseillées

Soins du visage : 1 à 3 %.
Soins du corps : 3 à 4 %.
Soins des cheveux : 3 à 4 %.

Respectez une bonne hygiène

• Pour les formulations préparées juste avant l'emploi (dites « extemporanées ») ou ne contenant pas d'eau, le matériel doit être rigoureusement propre.
• Pour les préparations à conserver contenant de l'eau, il faudra stériliser le matériel (voir p. 62).
• Évitez les éponges douteuses et les torchons sales, véritables nids à microbes ! Préférez, pour essuyer le matériel ou protéger votre plan de travail, un torchon de coton fraîchement repassé (le repassage à haute température stérilise le linge).

QUELLE EAU UTILISER ?
Employée en tant que base des lotions ou des laits, l'eau doit être pure et douce (non calcaire). Vous pouvez employer de l'eau fraîchement filtrée (grâce aux carafes filtrantes du commerce), de l'eau de source ou de l'eau minérale plate peu minéralisée, en ayant soin d'ouvrir la bouteille juste avant l'emploi.

• Travaillez toujours avec les mains et les ongles bien propres. Le modèle de référence en matière d'hygiène est celui qu'on applique aux biberons des nourrissons.

Conservez vos produits dans de bonnes conditions

Les produits maison sont réalisés avec des composants naturels et ne contiennent donc pas de conservateurs chimiques. Les règles suivantes vous aideront à les garder dans les meilleures conditions.

Air, lumière, température de conservation
• En règle générale, nous vous conseillons de conserver les produits maison à l'abri de l'air et de la lumière ou dans des flacons en verre teinté bien fermés (sauf les sels et les produits lavants qui ne nécessitent pas autant de précautions).
• Les préparations à base de produits laitiers, d'œufs, de plantes et de fruits frais doivent être utilisées dès leur préparation ou conservées 2 jours maximum au réfrigérateur.
• Les lotions obtenues par infusion ou décoction de plantes se conservent de préférence au réfrigérateur

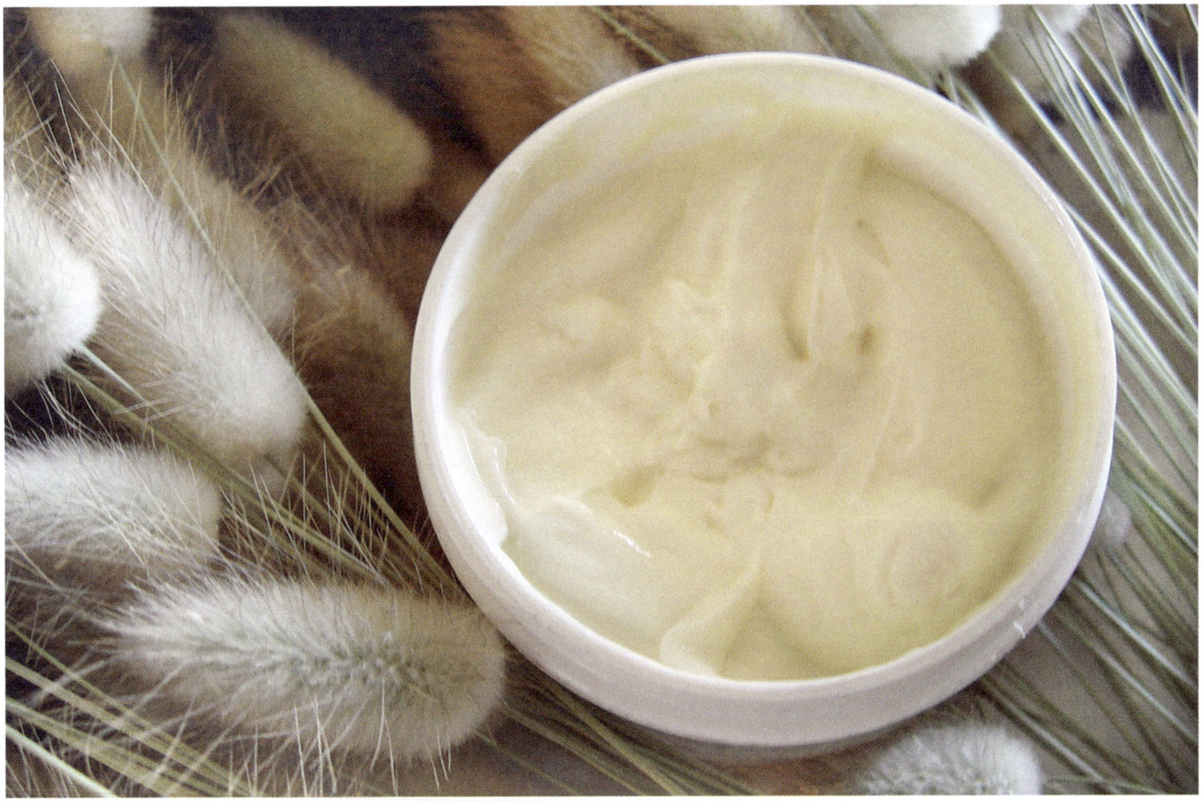

(quelques jours), et jamais plus de 24 h à température ambiante.

• Les baumes, crèmes, cérats, riches en huiles, peuvent être gardés pendant 2-3 mois (voire plus) à température ambiante, sauf en cas de chaleur excessive. Les « laits », plus riches en eau, se conservent 1 mois maximum.

• Les huiles et les huiles essentielles se conservent plusieurs mois, voire plusieurs années, à l'abri de la lumière et de la chaleur excessive. Vous pouvez conserver vos bouteilles d'huile de base au réfrigérateur entre deux utilisations, cela préservera d'autant mieux leurs qualités et évitera le rancissement. De même, il est conseillé de garder les huiles essentielles (essences) d'agrumes au frais.

• Les savons, les argiles, les préparations à base de sel, de vinaigre, d'alcool, de bases lavantes, peuvent se conserver plusieurs années à température ambiante.

Conservateurs antioxydants

Ajoutés à une concentration d'environ 0,5 à 1 %, ils prolongent la durée de vie des préparations. Ainsi, on peut ajouter une petite pincée de vitamine C (acide ascorbique) dans les solutions à base d'eau ou 1 à 2 capsules de « vitamine E » dans les produits à base d'huile. Certaines huiles essentielles (petit-grain bigaradier, romarin à cinéole, sauge sclarée, carvi) sont douées de propriétés antioxydantes. Dans certains magasins spécialisés, on trouve désormais un antioxydant très efficace à base de romarin (voir Zoom ci-contre).

Conservateurs antimicrobiens (antiseptiques)

Il est recommandé d'ajouter à toute préparation devant être conservée 0,5 à 1 % d'huile essentielle antimicrobienne telles qu'eucalyptus radié, palmarosa, lavande (vraie ou aspic), lavandin, niaouli, petit-grain bigaradier, ravensare aromatique, thym (CT thymol ou cinéole) ou tea-tree. Pour plus d'efficacité encore, vous pouvez préparer par avance une synergie (mélange de plusieurs de ces huiles essentielles), que vous doserez de même à 0,5-1 %. L'extrait liquide de propolis et l'extrait de pépins de pamplemousse (voir Zoom ci-contre) peuvent aussi être utilisés comme conservateurs antimicrobiens aux mêmes concentrations. En revanche, rappelons que le traditionnel borax est à éviter car il est irritant et allergisant (et chimique !).

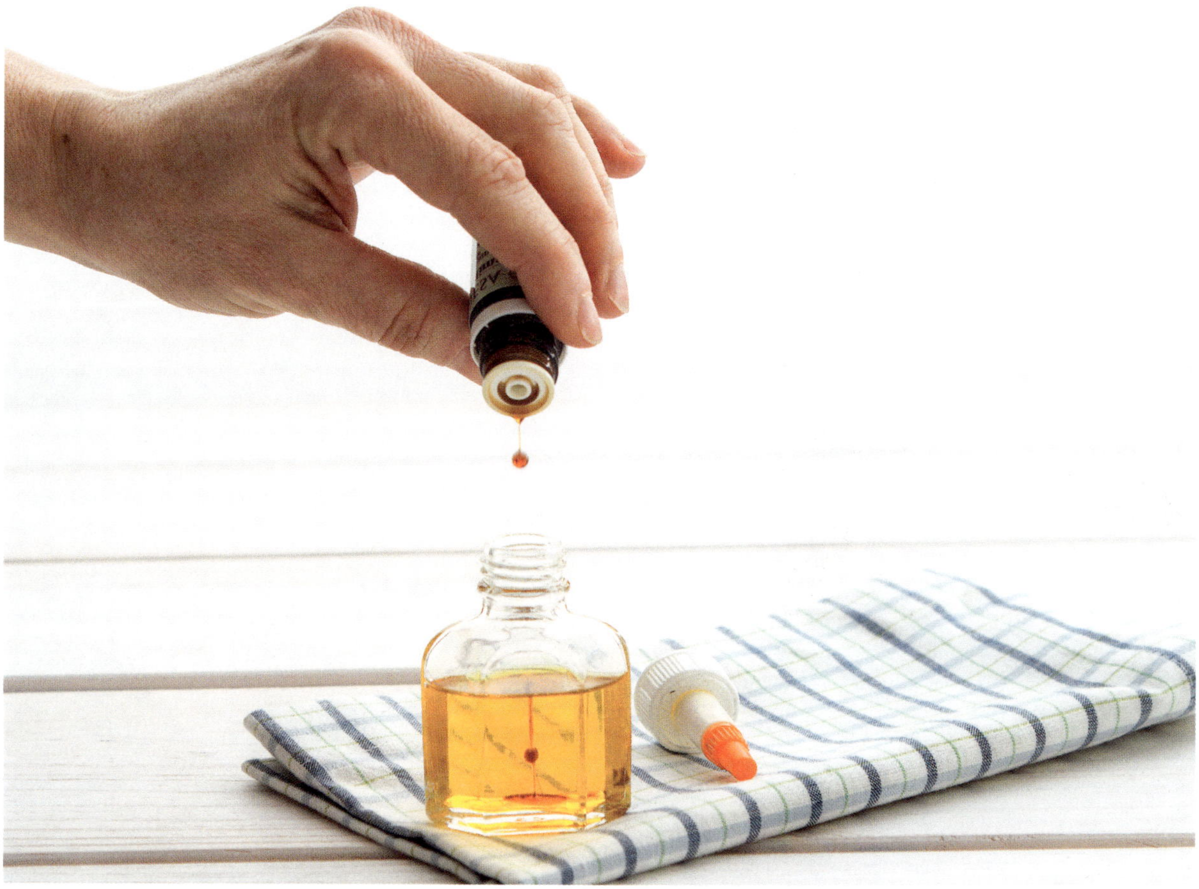

ZOOM

L'avantage du circuit court

L'un des gros intérêts des cosmétiques maison, c'est leur circuit de distribution réduit à sa plus simple expression. Le fabricant et l'utilisateur sont une seule et même personne : vous (c'est magique !). Contrairement à leurs homologues industriels, vos produits ne voyageront pas en camion et ne vous attendront pas des semaines, voire des mois, en entrepôt ou en magasin. Un avantage « sanitaire » qui s'ajoute aux économies déjà réalisées par ailleurs.

Deux conservateurs bien utiles

- L'extrait de pépins de pamplemousse (en solution) est à la fois antimicrobien et antioxydant. On le trouve dans les rayons de diététique des boutiques bio.
- L'extrait de romarin (en solution) est antioxydant. Pour une bonne conservation des produits, il faut l'associer à une huile essentielle antiseptique. On le trouve dans les magasins spécialisés (voir Bonnes adresses en fin d'ouvrage). Les deux actifs sont solubles dans l'eau et dans les huiles. La concentration recommandée est de 1 ou 2 gouttes pour 10 ml de produit fini.

Bien choisir son matériel

Pour réaliser les recettes des chapitres qui suivent, vous aurez essentiellement besoin de matériel de cuisine (cuillères à café, à soupe, bol, verre, coupelle, casserole, petit fouet, entonnoir, passoire, filtre à café, papier absorbant, etc.), ainsi que de linge de toilette bien propre et de quelques carrés de gaze. Pour des raisons d'hygiène, il est conseillé d'utiliser des ustensiles et récipients en verre, porcelaine, inox, silicone (spatules). Néanmoins, pour les préparations à usage immédiat, les matériaux naturels tels que bois (buis, olivier) ou bambou pourront convenir.

Pour conditionner vos produits, vous trouverez en magasins spécialisés un vaste choix de flaconnage : pots et flacons en verre ou en plastique, tubes pour baumes à lèvres, vaporisateurs, flacons-pompes… Les flacons *airless*, notamment, sont parfaits pour préserver les préparations fluides (pas de contact avec l'extérieur une fois remplis, grâce à leur pompe à vide).

ASTUCE
Vous pouvez vous lancer dans la récupération de pots et flacons (cosmétiques ou alimentaires), voire chiner des articles anciens, le tout étant de les nettoyer parfaitement et, idéalement, de les stériliser (voir ci-après).

Stérilisez votre matériel

Remplissez une grande casserole d'eau (ajoutez un peu de vinaigre blanc si l'eau est calcaire, cela évitera les dépôts blanchâtres). Portez à ébullition, puis plongez le matériel supportant la chaleur dans l'eau bouillante et laissez bouillir pendant 10 à 15 minutes. Sortez-le avec une pince pour éviter de vous ébouillanter ! Posez-le sur un linge très propre, en renversant les récipients pour qu'ils s'égouttent, et laissez sécher à l'air libre.

Les pièces en plastique (bouchons, couvercles) seront lavées soigneusement, puis passées à l'alcool à 70°. Vous pouvez employer pour cela de l'alcool dénaturé vendu en pharmacie.

Étiquetez vos produits

Les étiquettes doivent résister à l'ambiance humide des salles d'eau. Vous pouvez employer un étiqueteur type Dymo ou des étiquettes en papier protégées par un film adhésif transparent (type Scotch). Vous pouvez également coller les étiquettes avec du vernis-colle (employé pour la technique de collage des serviettes et vendu dans les magasins de loisirs créatifs), et appliquer par-dessus une couche de ce vernis une fois l'étiquette collée. N'oubliez pas d'indiquer sur l'étiquette la nature du produit, sa composition (même succincte), son usage et surtout sa date de fabrication. Cela vous évitera bien des doutes.

Vous en savez à présent suffisamment pour vous lancer dans la fabrication de vos premières recettes. Tout un monde s'ouvre à vous !

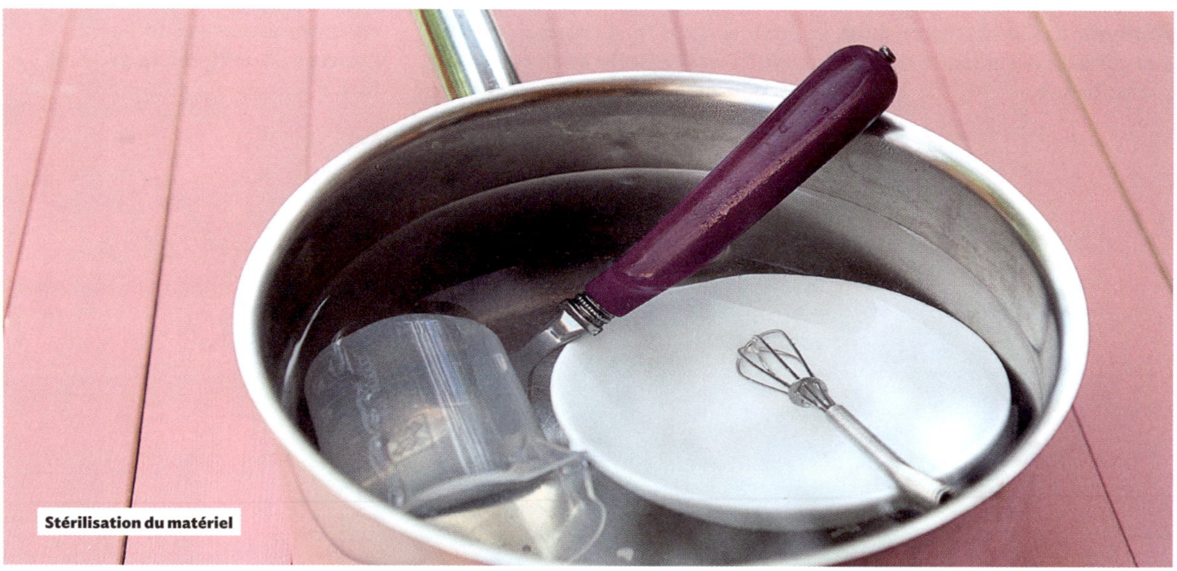

Stérilisation du matériel

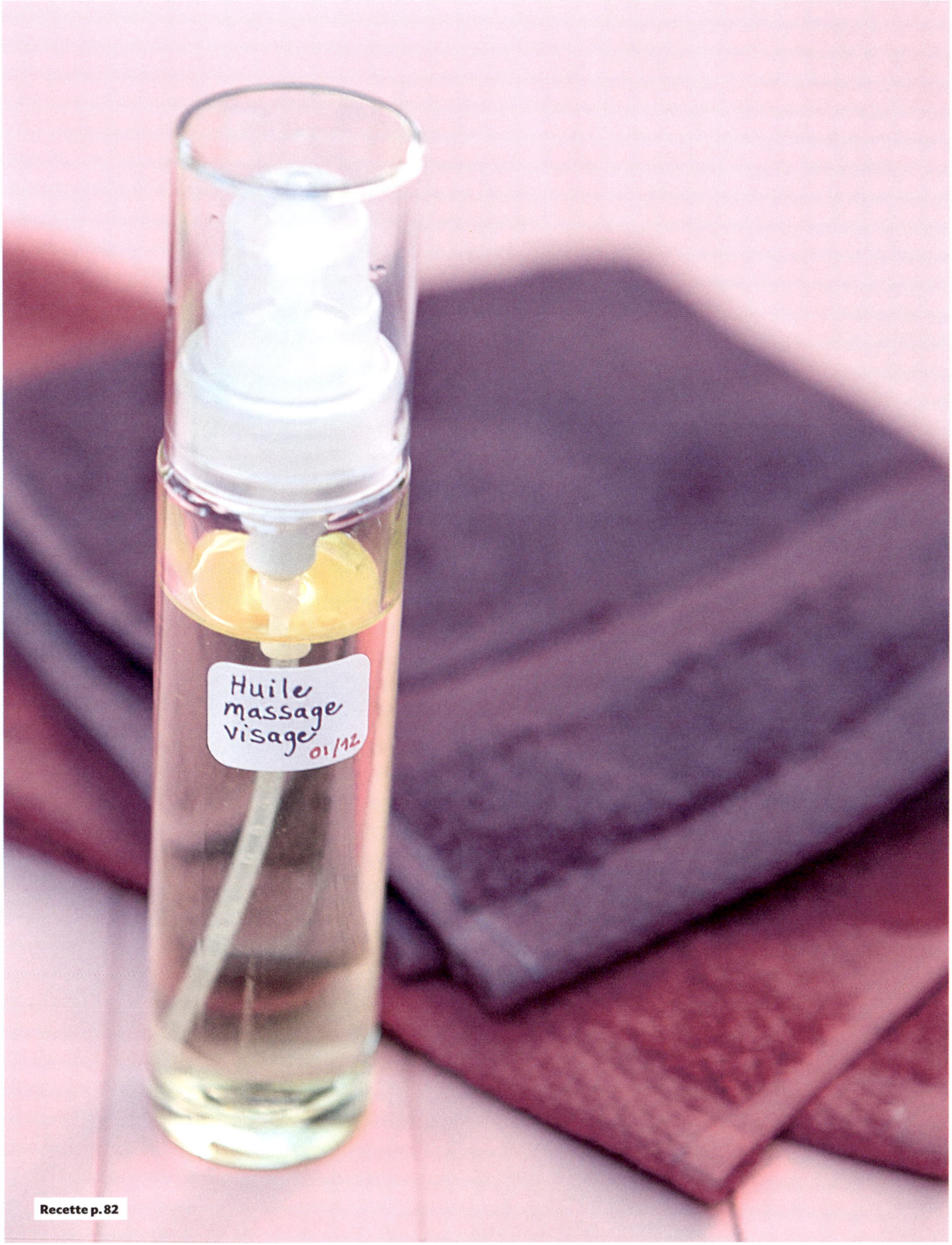

Recette p. 82

Chapitre 2

LES SOINS DU VISAGE

DEPUIS QUELQUES ANNÉES, le langage de la cosmétique s'est enrichi d'un vocabulaire ésotérique, impossible à interpréter concrètement : effet repulpant, regalbant, sublimateur, re-perfect, relift no-age, botox-like, multi-ciblé, supra-lift, nutri-compensateur, etc. Étourdi(e) par ces promesses « ultra-réconfortantes », on en finit par oublier les besoins réels de la peau et l'on risque de passer à côté des soins les plus utiles et des gestes les plus simples, mais les plus essentiels : nettoyer, assainir, nourrir, hydrater, tonifier… Et tout cela, les recettes maison 100 % naturelles savent très bien le faire. C'est supra-magique !

SÉLECTION D'INGRÉDIENTS POUR VOS SOINS SUR MESURE

La peau n'est pas une simple enveloppe, c'est un véritable organe – c'est même le plus lourd du corps humain. Elle exerce plusieurs fonctions et notamment un rôle de protection contre diverses agressions extérieures. Ce rôle de « barrière cutanée » est assuré principalement par le film de surface (sébum et flore cutanée) et par l'épiderme, à condition qu'il soit solide et bien hydraté. Il est donc important d'apporter à la peau des facteurs protecteurs, nourrissants, hydratants (huiles, macérats, gel d'aloès, argile, fruits, etc.), et de compléter ces soins de base par des actifs traitants, spécifiques à certains problèmes, et qui sont principalement représentés par les huiles essentielles.

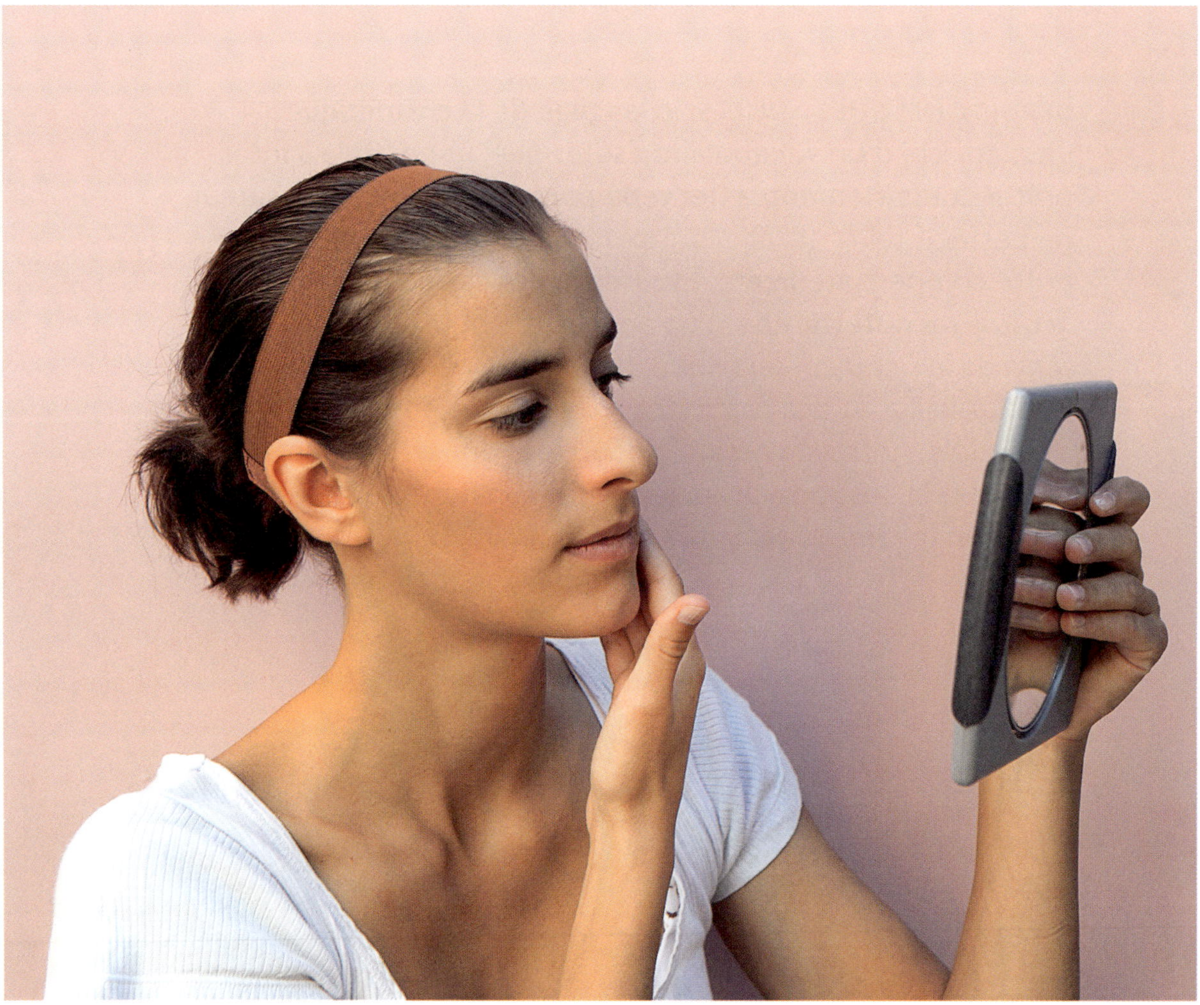

Votre peau est normale

Grasse sans excès, elle ne tire pas, n'a pas tendance à briller, n'est pas sujette aux rougeurs ni aux irritations et ne présente pas d'imperfections (quelle chance!). Les soins polyvalents lui conviennent parfaitement.

Besoins: nettoyer et simplement hydrater et protéger.

- Huiles: abricot, amande douce, colza, jojoba, macadamia, noisette, olive, pépins de raisin, sésame.
- Macérats: carotte, lis.
- Huiles essentielles polyvalentes: bois de rose, géranium rosat, lavandin, lavande vraie, petit-grain bigaradier.
- Plantes et hydrolats: calendula, bleuet, fleur d'oranger, guimauve, hamamélis, lavande, mauve, mélisse, rose, verveine citronnelle, tilleul, etc.
- Fruits, crudités: tous.
- Ingrédients divers: argile au choix, gel d'aloès, miel, yaourt, farines, glycérine, savon.

UNE ALIMENTATION SAINE

N'oubliez pas que le premier soin de beauté, c'est d'avoir une bonne hygiène de vie: pas de belle peau sans un apport suffisant en eau de boisson et une alimentation saine et équilibrée. Évitez les excès de sucre, supprimez le tabac, buvez très modérément de l'alcool et dormez au moins 8 heures par jour: votre peau vous remerciera!

Votre peau est grasse

La peau grasse produit du sébum en excès (hyperséborrhée), elle a donc tendance à luire, principalement au niveau de la zone médiane (front, nez, menton). Les pores sont généralement dilatés et le grain épais. Elle est sujette aux imperfections (comédons, boutons), surtout au niveau des zones les plus grasses. La peau grasse est fréquente chez les adolescents et les jeunes adultes, surtout chez les hommes.

Besoins: nettoyer en profondeur mais sans agresser, assainir, affiner (soins astringents), réguler la production de sébum.

- Huiles (non comédogènes): jojoba, argan, avocat, chanvre, noisette, babassu, baobab, caméline, camélia, son de riz, tournesol.
- Macérat: lavande.
- Huiles essentielles assainissantes douces: benjoin, bois de santal alba, cyprès bleu, fragonia, géranium rosat, lavande vraie, lavandin, myrrhe, palmarosa, pamplemousse, patchouli, petit-grain bigaradier.
- Huiles essentielles astringentes: ciste ladanifère, criste marine, géranium rosat, myrrhe, orange amère.
- Huiles essentielles antiséborrhéiques: cèdre de l'Atlas, lavande vraie, lavandin, orange amère, palmarosa, pamplemousse, sauge sclarée, vétiver.
- Fruits ou légumes: ananas, citron, concombre, fraise, orange, pamplemousse, pomélo, pomme, tomate.
- Plantes et hydrolats: bardane, hamamélis, lavande, menthe, romarin, rose, sauge, thym.
- Ingrédients divers: argile jaune, verte, rouge, gel d'aloès, vinaigre, yaourt, teinture de benjoin, blanc d'œuf, miel.

Votre peau est mixte

La partie médiane est grasse, elle a tendance à tirer, tandis que les joues sont sèches. Elle n'est pas spécialement sujette aux imperfections.

Besoins: lui prodiguer des soins équilibrants et régulateurs.

- Huiles (non comédogènes) : jojoba, argan, avocat, chanvre, noisette, babassu, baobab, caméline, camélia, son de riz, tournesol.
- Huiles essentielles régulatrices: benjoin, cèdre de l'Atlas, ciste ladanifère, criste marine, géranium rosat, lavande vraie, lavandin, myrrhe, orange amère, palmarosa, pamplemousse, patchouli.
- Plantes et hydrolats: hamamélis, lavande, rose, thym.
- Fruits ou légumes: abricot, avocat, carotte, concombre, fraise, orange, pamplemousse, pomme.
- Ingrédients divers: argile verte, gel d'aloès, miel, yaourt, farines, glycérine, savon doux.

Vous avez une peau à tendance acnéique

La peau à tendance acnéique est une peau grasse et réactive, elle a une forte tendance aux boutons, qui peuvent s'infecter. Elle présente des traces de cicatrisation. C'est un problème fréquent chez les adolescents, souvent traité de manière très agressive. Or, il faut respecter la peau et la traiter avec douceur.

Besoins: vous devez lui apporter des actifs antimicrobiens pour freiner le développement des bactéries pathogènes, mais également des soins réparateurs, calmants, adoucissants.

- Huiles (non comédogènes, calmantes, réparatrices) : jojoba, argan, avocat, chanvre, nigelle, son de riz.
- Huiles essentielles antibactériennes: benjoin, bois de santal alba, cyprès bleu, eucalyptus radié, fragonia, galbanum, géranium rosat, laurier noble, lavande aspic, lavande vraie, lavandin, manuka, myrrhe, palmarosa,

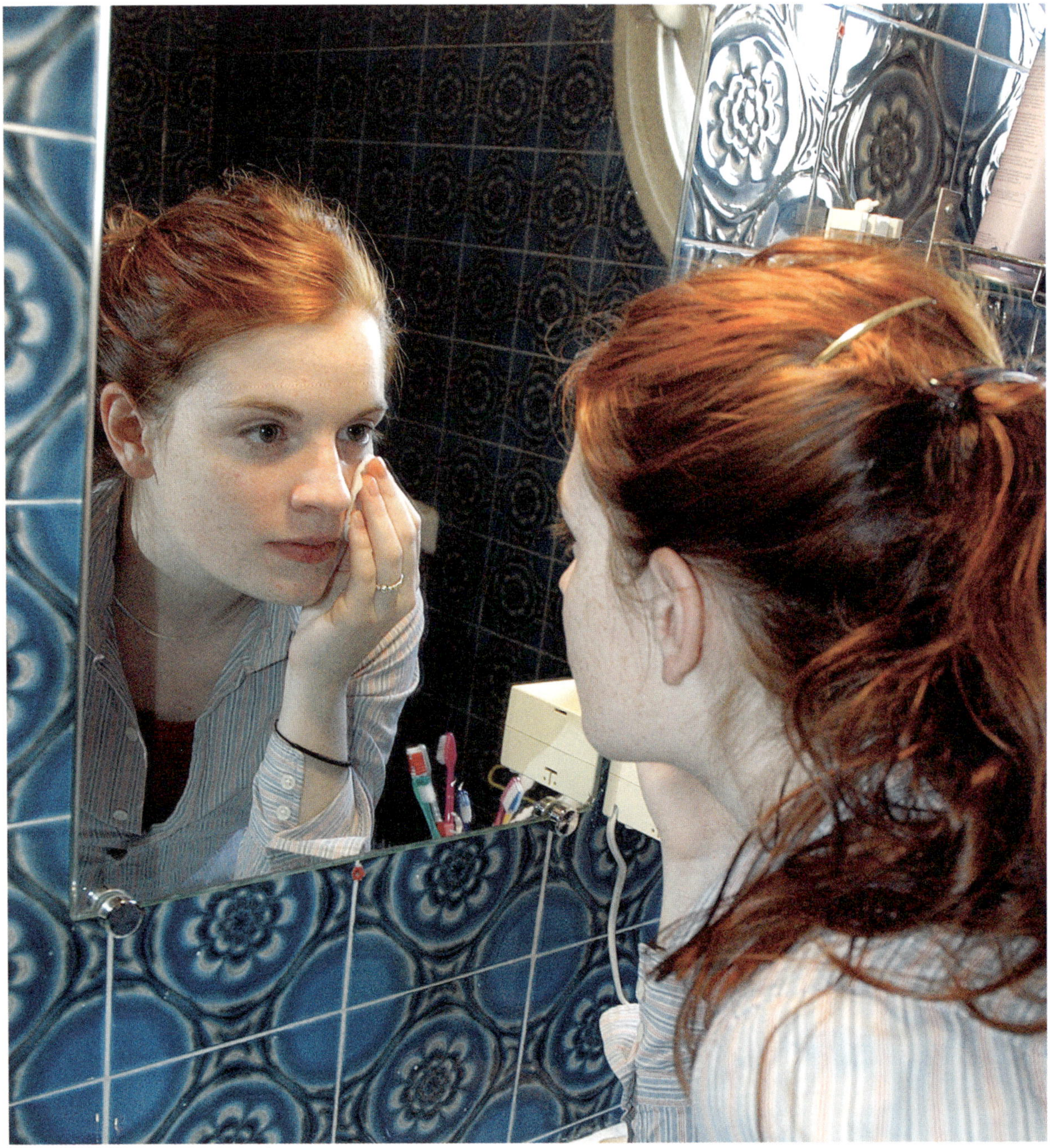

pamplemousse, patchouli, petit-grain bigaradier, ravintsara, saro, thym à géraniol, tea-tree, vétiver.
• Huiles essentielles astringentes : ciste ladanifère, criste marine, géranium rosat, myrrhe, orange amère.
• Huiles essentielles antiséborrhéiques : cèdre de l'Atlas, lavande vraie, lavandin, orange amère, palmarosa, pamplemousse, sauge sclarée, vétiver.
• Huiles essentielles réparatrices : benjoin, camomille (allemande ou romaine), ciste, encens oliban, géranium rosat, hélichryse, immortelle, lavande vraie, lavandin, myrrhe, patchouli, rose, sauge sclarée.
• Plantes et hydrolats : bardane, cèdre, calendula, romarin, rose, sauge, tea-tree, thym.
• Fruits ou légumes : citron, concombre, orange, pamplemousse, pomélo, tomate.
• Ingrédients divers : argile verte, rouge, blanche, rhas-

soul, boues de la mer Morte, gel d'aloès, vinaigre, miel, propolis, benjoin, levure de bière, extrait de pépins de pamplemousse.

Votre peau est sèche

La peau sèche présente un grain fin, mais son toucher est sec. Elle a tendance à « tirer » dans la journée et rougit facilement au froid. Elle est peu sujette aux boutons, mais elle est souvent sensible et peut vieillir prématurément. Ses cellules nécessitent d'être stimulées et renforcées pour mieux se renouveler et pour bien retenir l'eau.

Besoins : nettoyer sans dessécher, protéger de la déshydratation, prévenir du vieillissement.

• Huiles : argan, avocat, bourrache, camélia, germe de blé, karité, onagre, macadamia, ricin, rose musquée, tournesol.
• Macérats : lis, calendula, camomille.
• Huiles essentielles tonifiantes : bois de rose, carotte, galbanum, immortelle, lavande vraie, myrrhe, orange amère, patchouli, petit-grain bigaradier, rose, sauge sclarée, thym à linalol ou à géraniol, ylang-ylang.
• Huiles essentielles restructurantes : camomille allemande, camomille romaine, rose.
• Plantes et hydrolats : calendula, camomille, géranium, guimauve, hamamélis, lis, mauve, rose, sureau (fleur), tilleul, verge d'or.
• Fruits ou légumes : abricot, avocat, banane, carotte, concombre, fraise, pastèque, pêche, poire. Évitez les fruits acides comme le citron, l'ananas, certaines tomates.
• Ingrédients divers : argile blanche, rose, rouge, gel d'aloès, miel, gelée royale, glycérine, crème fraîche.

Vous avez une peau mature

La peau mature est généralement sèche, voire très sèche. Elle manque de tonus et présente des signes du temps (ridules, rides et parfois taches pigmentaires). Elle doit être nourrie, tonifiée et réparée.

Besoins : nettoyer sans dessécher, protéger de la déshydratation, apporter des facteurs anti-âge.

• Huiles : argan, avocat, bourrache, germe de blé, jojoba, nigelle, onagre, rose musquée, sisymbre, tomate, etc.
• Huiles essentielles tonifiantes : bois de rose, carotte, galbanum, immortelle, lavande vraie, myrrhe, orange amère, patchouli, petit-grain bigaradier, rose, sauge sclarée, thym à linalol ou à géraniol, ylang-ylang.
• Huiles essentielles antirides, anti-âge : bois de rose, carotte, ciste ladanifère, criste marine, encens oliban, galbanum, géranium rosat, immortelle, myrrhe, Néroli, orange amère, petit-grain bigaradier, rose, sauge sclarée, ylang-ylang.
• Huiles essentielles antitaches : bois de rose, petit-grain bigaradier.
• Plantes et hydrolats : bleuet, calendula, hamamélis, géranium, guimauve, rose, verveine.
• Fruits ou crudités : avocat, banane, carotte, concombre, fraise, framboise, pêche.
• Ingrédients divers : argile rose, blanche, gel d'aloès, miel, gelée royale, pollen, germe de blé, vitamine E, levure de bière, extrait au CO_2 d'argousier ou de grenade, capsules de vitamine E.

Vous avez la peau sensible, couperosée

La peau sensible est généralement fine et sèche à la base, mais elle peut aussi être grasse à tendance acnéique. Elle est sujette aux rougeurs, aux irritations, à la couperose (petits vaisseaux apparents) et réagit notamment lors des variations de température ou au contact des cosmétiques.

Besoins : nettoyer tout en douceur, calmer les irritations, renforcer la circulation capillaire.

• Huiles : abricot, amande douce, avocat, bourrache, calophylle inophyle, carthame, colza, jojoba, olive, ricin, rose musquée, tournesol.
• Macérats : lis, calendula, camomille.
• Huiles essentielles douces et calmantes : camomille (romaine, allemande), bois de santal alba, cyprès bleu, encens oliban, galbanum, géranium rosat, lavande vraie, Néroli, orange douce, palmarosa, patchouli, petit-grain bigaradier.
• Huiles essentielles anti-rougeurs : cèdre de l'Atlas, hélichryse, immortelle, lavandin, nard, rose.
• Plantes et hydrolats : achillée millefeuille, camomille, guimauve, hamamélis, mauve, tilleul.
• Fruits ou crudités : avocat, concombre, carotte, banane. Évitez les fruits acides et les fruits rouges en cas d'allergie.
• Ingrédients divers : argile rose, blanche, rouge, gel d'aloès, miel, farine d'avoine, levure de bière, glycérine, gelée royale.

Vous trouverez dans les pages qui suivent de nombreuses recettes pour tous les âges et tous les types de peaux, classées, le cas échéant et pour chaque type de produit, dans l'ordre suivant : toutes peaux, peaux normales, mixtes, grasses, sèches, matures, sensibles. Les soins des peaux jeunes et acnéiques nécessitant un programme global, ils feront l'objet d'une partie spécifique (p. 102 et suivantes).

ZOOM

Le bon rythme des soins du visage

AU QUOTIDIEN, MATIN ET SOIR :

- nettoyez et démaquillez le visage (les peaux normales à grasses peuvent alterner savon et produits sans savon) ;
- peaufinez le nettoyage avec une lotion tonique ;
- appliquez une huile (étape concernant plutôt les peaux sèches, très sèches et matures) ;
- appliquez un soin nourrissant et/ou hydratant adapté à votre type de peau (émulsion, crème ou gel) ;
- si nécessaire, traitez les petits problèmes localisés, par exemple avec une huile de soin spécifique.

UNE FOIS PAR SEMAINE (EN MOYENNE) :

- éliminez les peaux mortes et les impuretés à l'aide d'un gommage. Les peaux grasses ayant tendance à avoir des boutons pourront réaliser un micro-hammam (fumigation, voir p. 100-101) 1 ou 2 fois par semaine pour un nettoyage en profondeur.
- nourrissez, tonifiez votre peau, traitez vos problèmes grâce à un masque adapté à votre type de peau (voir les nombreux masques proposés, p. 86-99).

La lingette lavable, pour ne rien jeter...

On trouve, notamment dans les salons bio, des lingettes de toilette lavables, pratiques et écologiques. Mesurant environ 10x10 cm, elles sont en tissu absorbant de coton ou autre fibre naturelle. Elles remplacent les carrés de coton hydrophile jetables qui encombrent les poubelles. On peut également, si l'on sait faire un peu de couture, les réaliser soi-même, par exemple dans une serviette de toilette (couper les carrés et faire un ourlet, un surjet ou un simple point zigzag tout autour pour éviter qu'elles s'effilochent). Il suffit, après usage, de les laver à 60 °C ou plus, de préférence dans un filet de lavage pour qu'elles ne s'éparpillent pas.

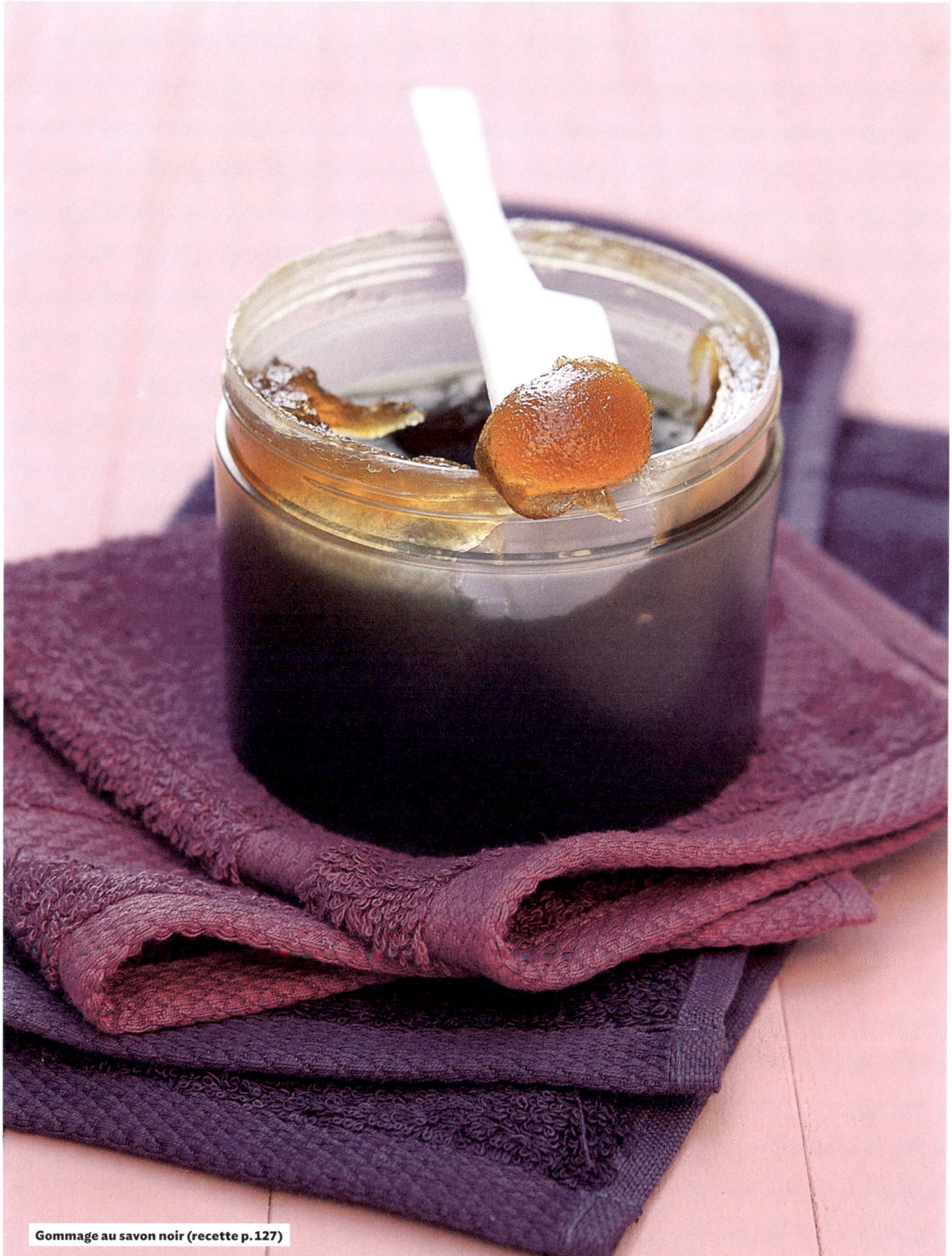

Gommage au savon noir (recette p. 127)

« LAIT » NETTOYANT À L'ARGILE

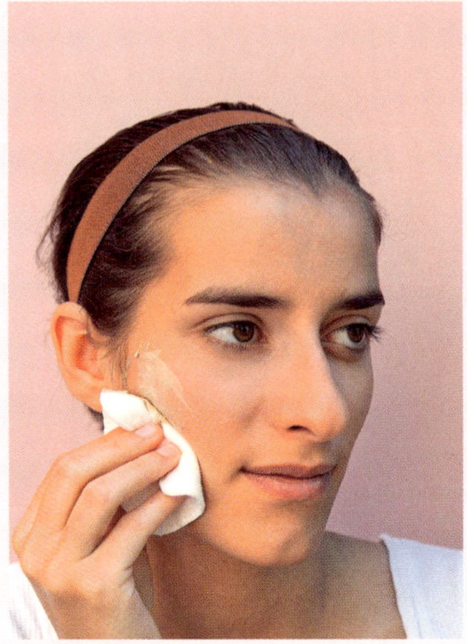

NIVEAU DE DIFFICULTÉ : FACILE

TEMPS DE RÉALISATION : 1 MIN

Toutes peaux
Conservation : emploi immédiat

Ingrédients
- 1 c. à café d'argile blanche (ou verte) en poudre
- 1 demi-verre d'eau (environ)

Matériel
Cuillère à café (en porcelaine de préférence), verre ou récipient équivalent

---

Ce soin nettoie la peau en profondeur, mais délicatement, sans l'agresser. Il convient à toutes les peaux, peu ou pas maquillées. Les peaux grasses ou mixtes pourront remplacer l'argile blanche par la verte, réputée plus efficace pour absorber les matières grasses.

---

1 Délayez, à l'aide d'une cuillère à café, l'argile en poudre dans environ un demi-verre d'eau tiède, de manière à obtenir un « lait » clair.
2 Nettoyez aussitôt votre visage à l'aide d'un coton ou d'une lingette lavable imprégné(e) de cette eau argileuse, puis laissez poser 1 à 2 minutes avant de rincer à l'eau claire.
3 Appliquez ensuite votre soin habituel. Ce « lait » très doux peut être employé au quotidien.

RÉHABILITONS LE SAVON !

Le savon standard est basique, tandis que la peau est acide. Toutefois, le savon ne perturbe que provisoirement le pH de la peau, vite rétabli après rinçage. Par contre, comme il peut la dessécher, il est plutôt conseillé aux peaux grasses ou mixtes. Utilisez du savon d'Alep ou un savon spécial visage (avoine, lait d'ânesse, etc.). Mouillez vos mains, une lingette lavable ou un gant de toilette. Frottez-en le savon jusqu'à obtenir un peu de mousse légère. Appliquez sur le visage et effectuez des mouvements circulaires en insistant sur les zones grasses (ailes du nez, front, menton) et en évitant le contour des yeux. Rincez aussitôt à l'eau claire, puis appliquez une lotion tonique et votre soin habituel.

LAIT DÉMAQUILLANT EXTRA-DOUX À L'AMANDE DOUCE

NIVEAU DE DIFFICULTÉ : MOYEN

TEMPS DE RÉALISATION : 20 MIN

Toutes peaux
Conservation : 1 à 2 mois à température ambiante

Ingrédients

- 2 c. à café (4 g) de cire d'abeille en granulés ou 4 g de cire de riz
- 100 ml d'huile d'amande douce
- 60 ml d'eau de rose (4 c. à soupe)
- 2 c. à café de glycérine végétale
- 15 gouttes d'huile essentielle de petit-grain bigaradier
- 10 gouttes d'une autre huile essentielle choisie pour son parfum (voir p. 33)

Matériel

Casserole, bol en porcelaine ou en pyrex, verre doseur, cuillère à soupe, cuillère à café, flacon-pompe de 200 ml (de préférence *airless*)

Ce lait, à la texture proche des classiques du commerce, s'emploie de la même manière. Les huiles essentielles qu'il contient contribuent à en améliorer la conservation.

1 Stérilisez le matériel (voir p. 62). Placez le bol au bain-marie, c'est-à-dire dans une casserole remplie de 4-5 cm d'eau. Faites-y fondre la cire d'abeille dans l'huile d'amande douce, en tournant régulièrement (le mélange doit devenir clair et homogène).

2 Hors du feu, incorporez petit à petit l'eau de rose, puis la glycérine et enfin les huiles essentielles, en fouettant (comme pour une mayonnaise).

3 Transvasez aussitôt dans un flacon-pompe. Vous pouvez agiter de temps en temps pendant que le lait refroidit.

4 Employez comme tout lait démaquillant (sur un coton ou une lingette lavable). Après usage, rincez avec de l'eau de rose.

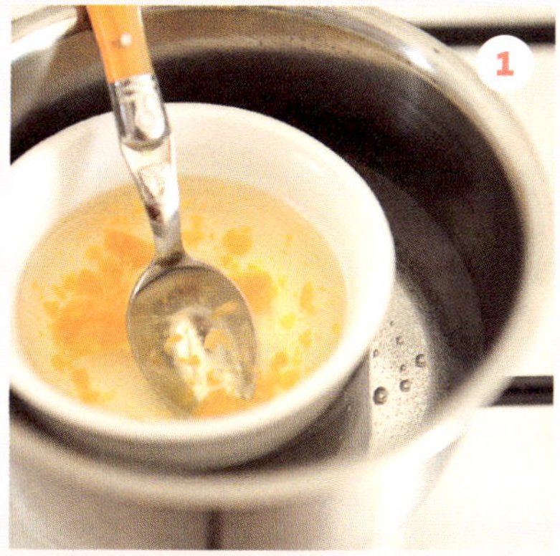

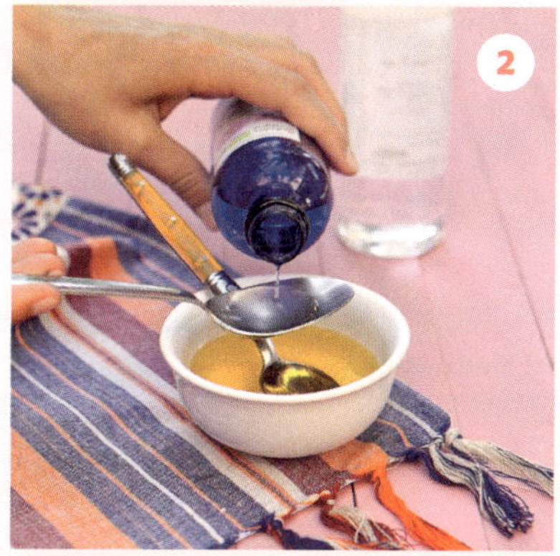

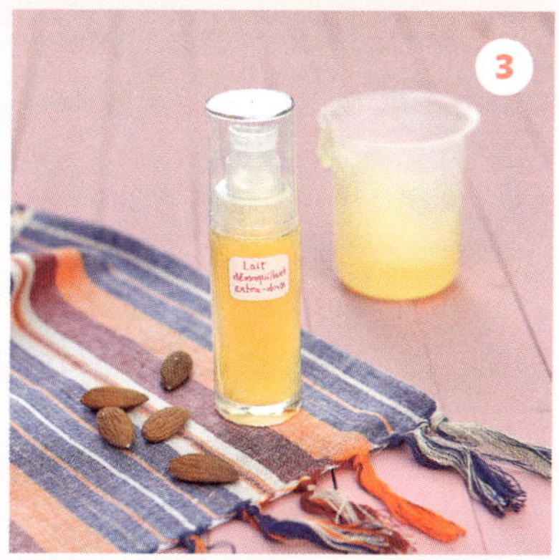

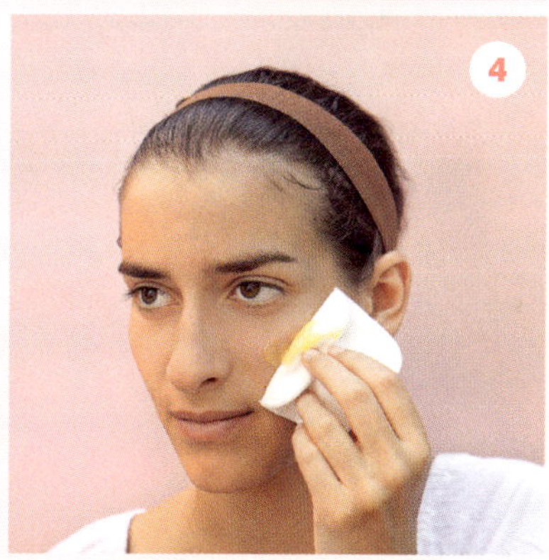

DÉMAQUILLANT FRAÎCHEUR À L'ALOÈS

NIVEAU DE DIFFICULTÉ FACILE

TEMPS DE RÉALISATION 10 MIN

Toutes peaux
Conservation : 1 mois à température ambiante

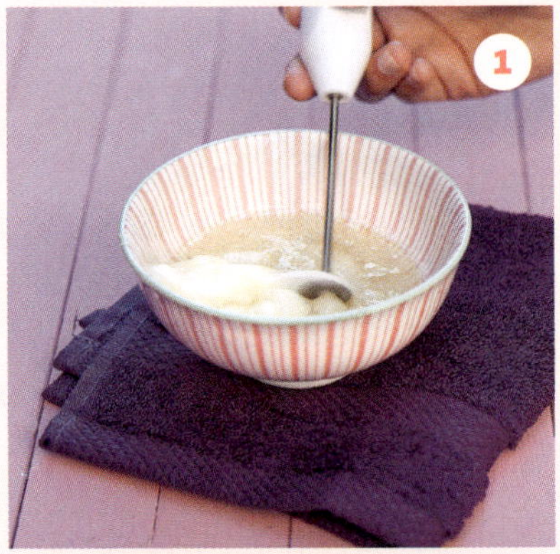

Ingrédients

- 60 ml d'huile de tournesol ou d'amande douce (4 c. à soupe)
- 60 ml de gel d'aloès en tube (4 c. à soupe)
- 30 ml d'eau de rose (2 c. à soupe)
- 15 gouttes d'huile essentielle de petit-grain bigaradier ou de romarin à cinéole
- 10 gouttes d'une autre huile essentielle choisie pour son parfum (voir p. 33)

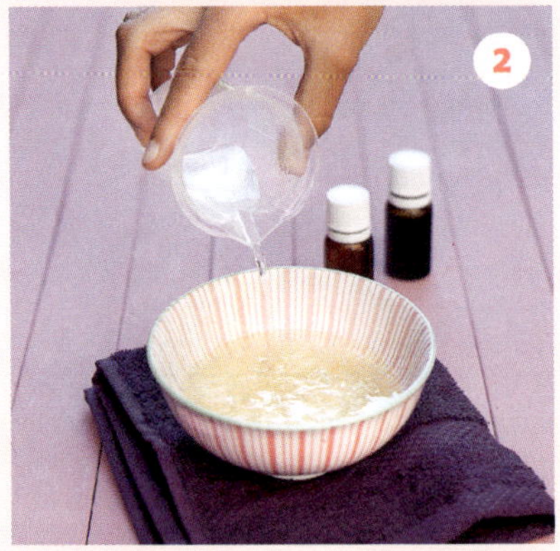

Matériel

Bol, bécher gradué tous les 10 ml (ou cuillère à soupe), petit fouet à mayonnaise en inox (manuel ou électrique), flacon de 150 ml minimum (*airless* de préférence), entonnoir

---

Les gels d'aloès en tube contiennent des agents de texture de nature variable selon la marque et donneront une émulsion plus ou moins stable. Si celle-ci a tendance à se séparer, ce n'est pas un souci. Il suffit d'agiter le flacon avant chaque emploi.

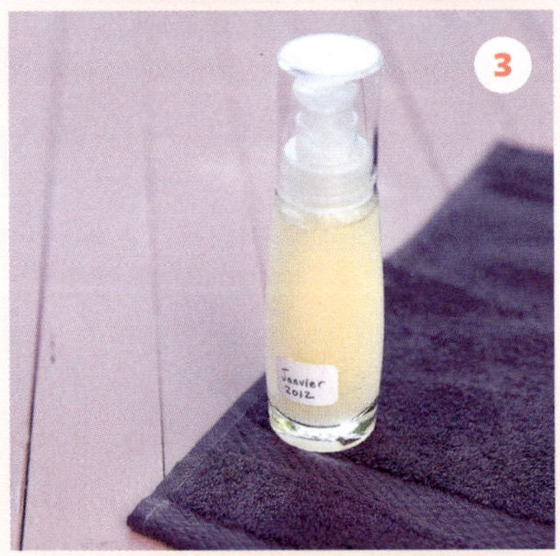

1 Stérilisez le matériel (voir p. 62). Dans un bol, émulsionnez à froid l'huile et le gel d'aloès à l'aide d'un fouet.
2 Ajoutez doucement l'eau florale, puis les huiles essentielles.
3 Mettez en flacon et agitez bien.
4 Employez comme tout lait démaquillant (sur un coton ou une lingette lavable). Après usage, rincez avec de l'eau de rose.

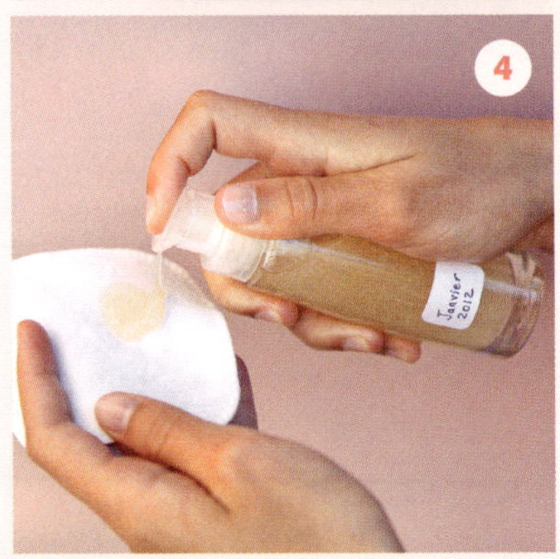

APRÈS LE DÉMAQUILLAGE

Il est d'usage de rincer le visage, après le démaquillage, avec une lotion tonique. L'eau de rose est parfaite dans cet emploi.

ÉMULSION HYDRATANTE EXPRESS À L'ALOÈS

NIVEAU DE DIFFICULTÉ : FACILE

TEMPS DE RÉALISATION : 1 MIN

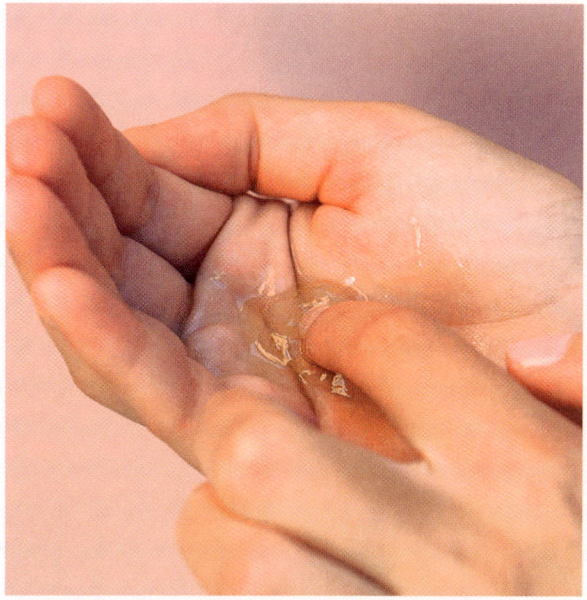

Ingrédients
- 1 noisette de gel d'aloès en tube
- 1 noisette d'huile de tournesol ou d'amande douce
- 1 goutte d'huile essentielle choisie en fonction de vos besoins (voir p. 28-39)

Le gel d'aloès est polyvalent (voir p. 26) et, de plus, il favorise l'absorption par la peau de l'huile végétale, elle-même protectrice et hydratante. Par conséquent, ce soin complet se suffit à lui-même comme crème de jour ou de nuit. Il convient même comme base de maquillage. Bref, l'essayer c'est l'adopter !

Émulsionnez simplement le gel d'aloès dans l'huile avec l'index dans le creux de la main (ou une coupelle). Ajoutez éventuellement l'huile essentielle choisie et mélangez avec le doigt. Appliquez aussitôt comme une crème hydratante sur le visage, le cou et le décolleté.

FAITES DE CETTE ÉMULSION UN SOIN SPÉCIFIQUE

Outre un choix judicieux d'huile essentielle, optez pour une huile végétale adaptée à votre peau et à ses besoins spécifiques. Par exemple, les personnes à peau mature peuvent remplacer l'huile d'amande ou de tournesol par une huile riche (argan, onagre ou rose musquée), puis ajouter une goutte d'huile essentielle de ciste ladanifère, et ainsi obtenir un soin antirides hors pair (mais aussi un excellent gel après-rasage pour les hommes, car la ciste est antiseptique et hémostatique). Vous pouvez aussi employer l'une des deux huiles de beauté dont les recettes figurent aux pages 82 et 83. Dans ce cas, inutile d'appliquer un autre soin après, car cette émulsion complète se suffit à elle-même.

BAUME POLYVALENT

Niveau de difficulté : Moyen — Temps de réalisation : 15 min

Toutes peaux (protection climatique)
Conservation : 3 à 6 mois à température ambiante

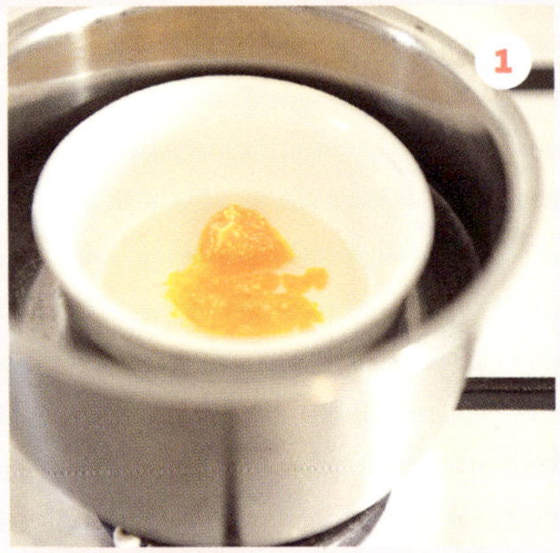

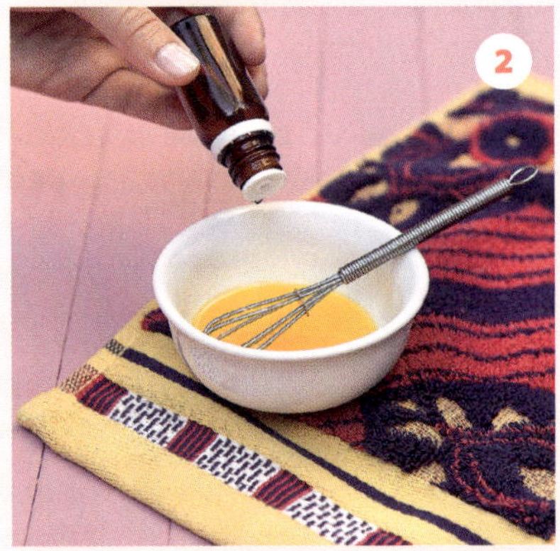

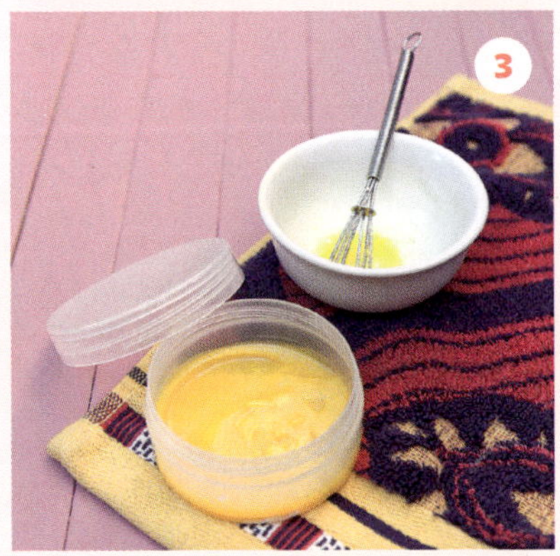

Ingrédients

- 45 ml d'huile d'amande douce ou de tournesol (3 c. à soupe) ou 5 c. à café d'une de ces huiles avec 4 c. à café d'huile de jojoba
- 1 c. à café rase de cire d'abeille en granulés
- 10 gouttes d'huile essentielle de petit-grain bigaradier ou de lavande vraie (ou 5 gouttes de chaque)

Matériel

Cuillère à soupe, cuillère à café, bol en porcelaine ou en pyrex, casserole, spatule en silicone, pot en verre avec couvercle de contenance 50 ml au minimum

---

Cette crème compacte va former une couche protectrice sur le visage, les lèvres et même les mains si vous devez affronter un temps froid ou venteux. Attention, si vous créez des variantes, n'utilisez pas une huile essentielle d'agrume : au soleil, celle-ci peut aggraver les réactions de la peau. Cette recette en pas à pas vous servira de modèle pour les recettes de crèmes et de baumes indiquées dans les pages qui suivent.

---

1 Versez l'huile dans un bol et ajoutez la cire d'abeille en granulés. Placez le bol dans un bain-marie et faites chauffer doucement jusqu'à ce que l'eau frémisse, puis maintenez une légère ébullition. Remuez de temps en temps avec la spatule pour que la cire fonde plus vite.

2 Quand le mélange est limpide, retirez la casserole du feu et sortez le bol du bain-marie. Pour les crèmes comportant de l'eau de rose et/ou de la glycérine (p. 78, 79 et 80), il faut les ajouter à ce stade (progressivement, en tournant avec un fouet comme pour monter une mayonnaise). Dans tous les cas, ajoutez aussitôt la ou les huiles essentielles.

3 Laissez refroidir en continuant à tourner de temps en temps. En refroidissant, la préparation devient opaque puis s'épaissit. Mettez-la en pot lorsqu'elle est encore assez fluide, en vous aidant de la spatule en silicone.

AUTRE UTILISATION

Si vous avez la peau sèche, vous pouvez utiliser quotidiennement ce soin comme crème de nuit.

ZOOM

Conservation et usages des baumes et crèmes

- Les baumes (sans eau) se conservent au moins 3 mois à température ambiante, à l'abri de la lumière. Compte tenu de la présence de cire d'abeille, leur consistance peut varier en fonction de la température. L'été, en cas de fortes chaleurs, gardez-les dans un endroit frais.
- Les crèmes onctueuses ou fluides, contenant de l'eau, sont sensibles aux contaminations microbiennes. Elles se conservent moins longtemps (1 à 3 mois, selon la teneur en eau, dans un récipient bien fermé et à l'abri de la chaleur).
- Toutes les préparations suivantes peuvent être modifiées selon votre gré :

– Vous pourrez remplacer tout ou partie de l'huile d'amande douce ou de tournesol par une huile plus « riche » (argan, onagre, rosier...) notamment pour les peaux sèches, matures.

– Vous pourrez également remplacer l'eau de rose par un autre hydrolat de votre choix ou une infusion de plantes (fraîchement préparée).

– Vous pourrez les enrichir à volonté d'actifs adaptés à votre peau : huiles essentielles (jusqu'à 3 %, pas plus), gelée royale (1 petite noisette), huile enrichie en vitamine E (3 ou 4 capsules), extrait de propolis (8 à 10 gouttes), extrait de pépins de pamplemousse (8 à 10 gouttes).

– Enfin, si vous ne souhaitez pas vous lancer dans de telles préparations, sachez qu'il existe des bases toutes prêtes (mais pas toujours bio), que l'on peut enrichir à sa guise d'éléments actifs au choix. Vous pouvez aussi partir d'une crème neutre (type cold cream), choisie dans les marques de cosmétiques naturels. Vous y incorporerez à froid des huiles essentielles, des huiles riches ou d'autres actifs.

Consistance des baumes

Les baumes riches en cire, notamment cire d'abeille, ont tendance à prendre en refroidissant une consistance compacte et lisse comme une bougie, si on les met en pot avant leur complet refroidissement. On peut « casser » cette texture en brassant le baume dans le pot à l'aide d'une cuillère ou d'une spatule (stérilisées). Si des grumeaux se forment, on peut terminer le brassage avec un petit fouet à main ou un petit fouet électrique conçu pour émulsionner les cosmétiques (en vente dans les boutiques spécialisées).

CRÈME ONCTUEUSE NOURRISSANTE ET PROTECTRICE

Peaux sèches
Conservation : 2 à 3 mois à température ambiante

Niveau de difficulté : moyen
Temps de réalisation : 15 min

Ingrédients
- 50 ml d'huile d'amande douce ou de tournesol
- 1 c. à soupe d'huile de jojoba
- 1 c. à soupe de cire d'abeille
- 1 c. à soupe d'eau de rose
- 10 gouttes d'huile essentielle de petit-grain bigaradier ou de romarin à cinéole.

Matériel
Cuillère à soupe, cuillère à café, bol en porcelaine ou en pyrex, casserole, fouet, spatule en silicone, pot en verre avec couvercle de contenance 50 ml au minimum

Cette formule protectrice convient aux soins quotidiens des peaux sèches ou très sèches, comme crème de nuit ou crème de jour. De couleur ivoire, elle a une consistance un peu épaisse.

Voir mode de préparation p. 76.

CRÈME ONCTUEUSE NOURRISSANTE ET HYDRATANTE

Peaux sèches
Conservation : 2 à 3 mois à température ambiante

Niveau de difficulté : moyen
Temps de réalisation : 15 min

Ingrédients
- 3 c. à soupe d'huile d'amande douce ou de tournesol
- 2 c. à café de cire d'abeille
- 2 c. à café d'eau de rose
- 1 c. à café de glycérine
- 8 gouttes d'huile essentielle de petit-grain bigaradier ou de romarin à cinéole

Matériel
Cuillère à soupe, cuillère à café, bol en porcelaine ou en pyrex, casserole, fouet, spatule en silicone, pot en verre avec couvercle de contenance 50 ml au minimum

Cette formule convient elle aussi parfaitement aux soins quotidiens des peaux sèches ou très sèches. D'un blanc nacré, elle a une consistance un peu plus souple que la précédente.

Voir mode de préparation p. 76.

ASTUCES

- **Si vous jugez la consistance finale de la préparation trop épaisse, vous pouvez la faire de nouveau tiédir au bain-marie et y ajouter une petite quantité d'huile pour la rendre plus fluide.**
- **À l'inverse, pour l'épaissir, procédez de la même manière et incorporez un peu de cire d'abeille préalablement fondue.**
- **Si, au bout des quelques jours, des gouttelettes d'eau se forment à la surface de la crème, ce n'est pas grave. Il suffit de retourner le pot et de le secouer légèrement pour les éliminer.**

CRÈME AUX 3 HUILES RICHES

Peaux sèches, matures, ridées
Conservation : 2 à 3 mois à température ambiante

Niveau de difficulté : MOYEN
Temps de réalisation : 15 MIN

Ingrédients

- 1 c. à soupe d'huile de rosier muscat (ou argan, avocat, bourrache, nigelle, onagre...).
- 1 c. à soupe d'huile de germe de blé
- 1 c. à soupe de beurre de karité
- 2 c. à café de cire d'abeille
- 1 c. à café de miel d'acacia
- 2 c. à café d'eau de rose
- 1 c. à café de glycérine
- 8 gouttes d'huile essentielle de petit-grain bigaradier ou de romarin à cinéole
- 4 à 5 gouttes d'huile essentielle de lavande vraie

Matériel

Cuillère à soupe, cuillère à café, bol en porcelaine ou en pyrex, casserole, fouet, spatule en silicone, pot en verre avec couvercle de contenance 50 ml au minimum

---

Voici une crème très nourrissante, qui associe les actions anti-âge de trois huiles végétales hors pair.

Voir mode de préparation p. 76.

ASTUCE

Lorsque vous appliquez une crème ou une huile sur le visage, n'oubliez pas d'en mettre aussi sur le cou et même le décolleté, dont la peau fine et sèche a besoin d'autant de soins. Effectuez un léger massage du menton vers la poitrine, cela ne pourra qu'améliorer les effets de ce soin.

CRÈME ANTIRIDES EXPRESS

Peaux sèches et matures
Conservation : 2 à 3 mois à température ambiante

Niveau de difficulté : MOYEN
Temps de réalisation : 15 MIN

Ingrédients

- 50 g de crème neutre, bio, la plus naturelle possible
- 1 c. à café d'huile riche (par exemple argan, bourrache, germe de blé...)
- 10 à 15 gouttes d'huile essentielle antirides (seule ou en mélange : voir ci-dessous)

Matériel

Bol, fouet, cuillère (stérilisés)

Testez ce soin antirides à la fois efficace et bon marché. En effet, les actifs que vous ajoutez à la crème de base sont employés à petite dose et dureront très longtemps.

---

1 Mettez la crème de base dans un récipient.
2 Incorporez à froid les autres ingrédients un à un. Homogénéisez bien au fouet.
3 Remettez dans le pot.

SÉLECTION D'HUILES ESSENTIELLES ANTIRIDES

Bois de rose, ciste ladanifère, criste marine, encens oliban, immortelle, orange amère, petit-grain bigaradier, sauge sclarée, thym à linalol ou à géraniol. **Voir aussi p. 69.**

CRÈME AU MIEL ET À LA ROSE

Peaux sèches et matures
Conservation : 2 à 3 mois à température ambiante

NIVEAU DE DIFFICULTÉ : MOYEN
TEMPS DE RÉALISATION : 15 MIN

Ingrédients
- 25 ml d'huile d'amande douce ou de tournesol
- 25 ml d'huile de rose musquée
- 1 c. à soupe d'huile de jojoba
- 1 c. à soupe de cire d'abeille
- ½ c. à café de miel d'acacia
- 1 c. à soupe d'eau de rose
- 10 à 15 gouttes d'huile essentielle de rose (ou de bois de rose ou de géranium rosat)

Matériel
Cuillère à soupe, cuillère à café, bol en porcelaine ou en pyrex, casserole, fouet, spatule en silicone, pot en verre avec couvercle de contenance 50 ml au minimum

---

Voici une crème « rosat » à la fois douce et riche. Son petit côté rétro rappelle le raffinement des soins de la Belle Époque.

Voir mode de préparation p. 76.

BAUME À LÈVRES

Toutes peaux (protection climatique)
Conservation : 2 à 3 mois à température ambiante

NIVEAU DE DIFFICULTÉ : FACILE
TEMPS DE RÉALISATION : 5-10 MIN

Ingrédients
- 2 c. à soupe de beurre de karité
- 4 à 6 gouttes d'huile essentielle parfumée (voir encadré)

Matériel
Casserole, bol, cuillère, petits pots ou tubes

Cette recette permet d'obtenir environ 30 ml de baume pour les lèvres. Vous la parfumerez selon votre goût. À noter que le baume compact polyvalent (p. 76) convient également très bien au soin des lèvres.

---

1 Faites fondre le beurre de karité.
2 Hors du feu, ajoutez l'huile essentielle choisie.
3 Versez sans attendre dans de petits pots ou dans des tubes spéciaux pour « rouge à lèvres », vendus dans les boutiques spécialisées (voir carnet d'adresses en fin d'ouvrage).

CRÈME EXPRESS AU GERME DE BLÉ

Le soir, avant d'appliquer votre crème de nuit habituelle, enrichissez-la en y ajoutant, dans le creux de la main, quelques gouttes d'huile de germe de blé (le contenu d'une capsule par exemple) + 1 ou 2 gouttes d'huile essentielle de ciste ladanifère ou de criste marine. Riche en vitamine E, l'huile de germe de blé a des propriétés antioxydantes très bénéfiques pour les peaux matures. Seul petit bémol, son arôme puissant qui peut tout à fait... ne pas plaire !

DES HUILES ESSENTIELLES POUR PARFUMER VOTRE BAUME À LÈVRES

En règle générale, pour parfumer les baumes à lèvres, il faut choisir des huiles essentielles au parfum doux, sucré ou fruité (camomille, carotte, mandarine, orange douce, pamplemousse, petit-grain bigaradier...). Évitez celles qui sont trop aromatiques ou entêtantes.

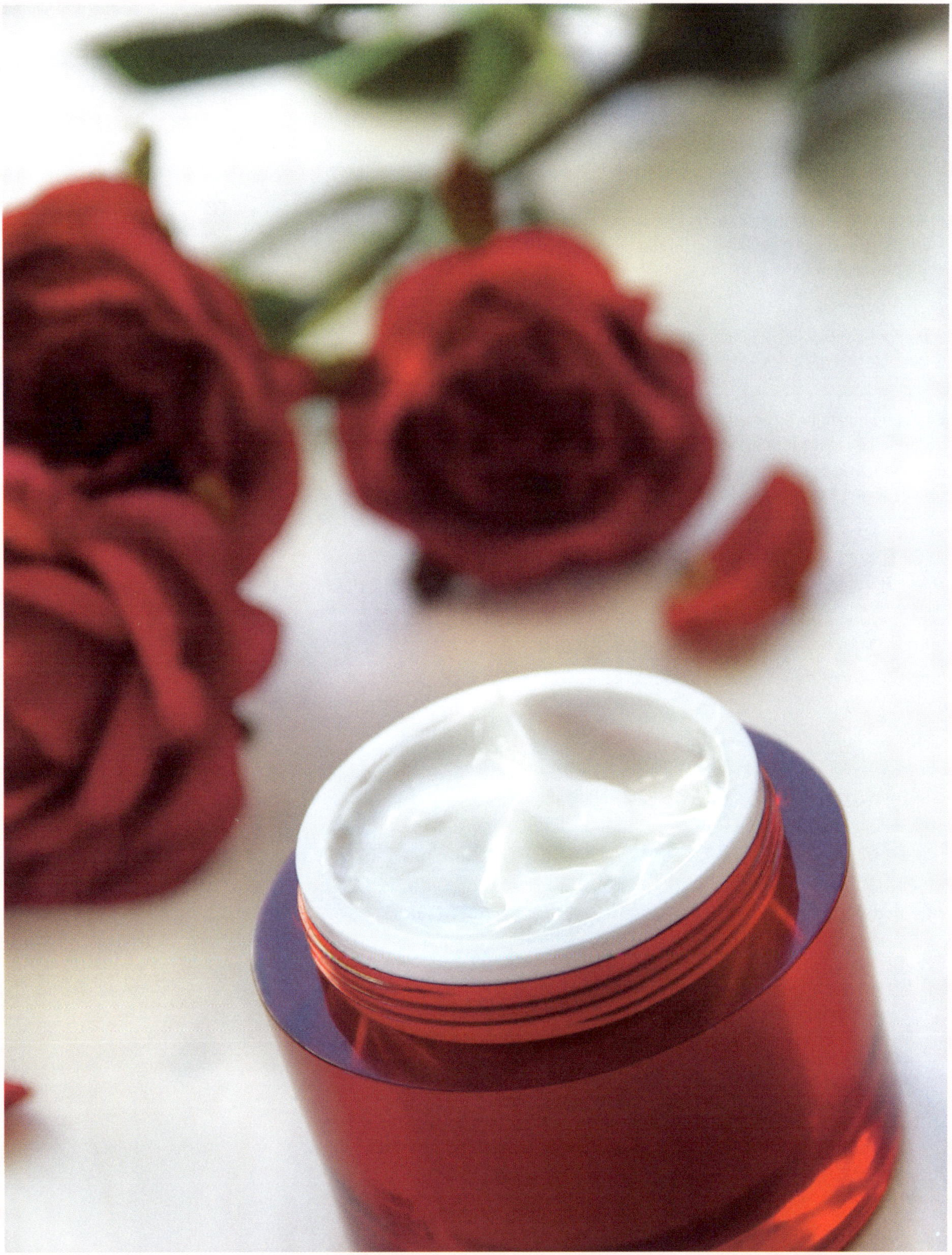

HUILE DE MASSAGE POUR LE VISAGE

NIVEAU DE DIFFICULTÉ : FACILE

TEMPS DE RÉALISATION : 5 MIN

Peaux normales à sèches
Conservation : 2 à 3 mois
à température ambiante

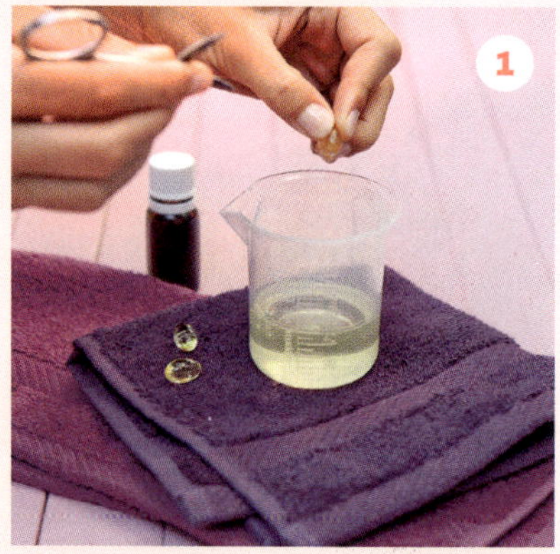

Ingrédients

- 50 ml d'huile de tournesol (soit 3 c. à soupe + 1 c. à café)
- 10 gouttes d'huile essentielle de lavande vraie (ou autre selon votre type de peau, voir p. 67–69)

Matériel

Verre doseur ou cuillère à soupe, cuillère à café et verre, flacon-pompe (si possible de type *airless*) de contenance 50 ml minimum.

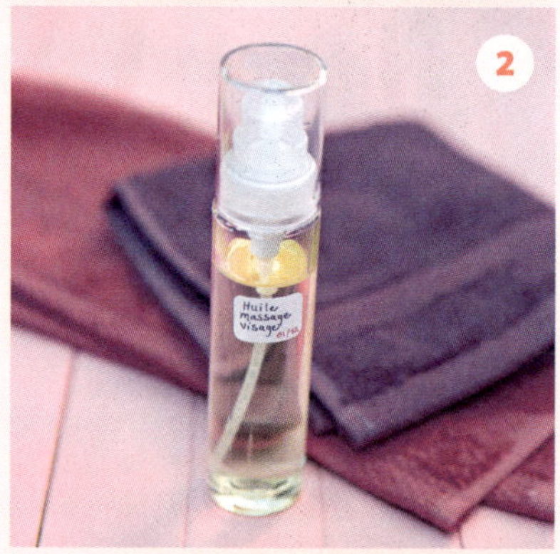

Appliquer une huile de beauté chaque jour avant d'appliquer sa crème de jour ou de nuit est une bonne habitude à tout âge. Elle contribue à nourrir, équilibrer, protéger la peau et à prévenir le vieillissement cutané. De plus, elle constitue une excellente base pour un massage du visage.

1 Nettoyez soigneusement le matériel. Versez l'huile directement dans le flacon ou dans un verre et ajoutez l'huile essentielle. Agitez doucement pour mélanger les ingrédients ou tournez avec le manche d'une cuillère à café bien propre. Versez dans un flacon-pompe si nécessaire et rebouchez.

2 Prenez quelques gouttes de cette huile dans le creux de la main (à titre d'illustration, cela correspond environ à l'équivalent d'une capsule d'huile vendue comme complément alimentaire).

3 Appliquez quelques gouttes de cette huile sur le visage nettoyé, soit le soir en guise de crème de nuit, soit le jour avant d'appliquer une crème hydratante non grasse ou du gel d'aloès. Appliquez en effectuant des mouvements circulaires pour bien faire pénétrer, si possible en effectuant un massage facial complet (voir ci-dessous).

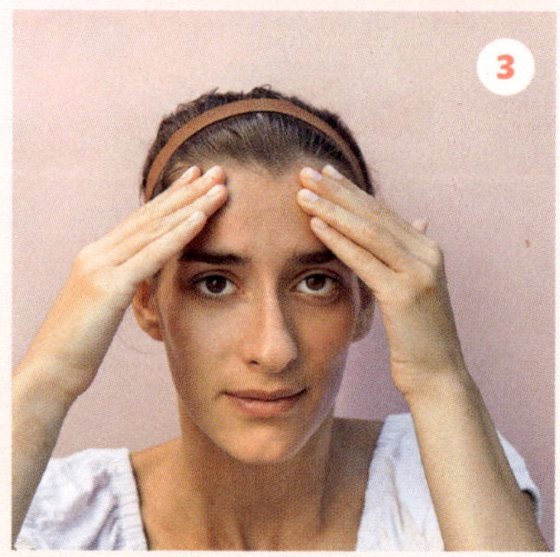

LE MASSAGE FACIAL : UN SOIN COMPLET

Le massage facial stimule et draine la peau, lisse les traits et prévient l'apparition des rides. Il est tout indiqué le soir car il chasse la fatigue de la journée. Il se pratique du bout des doigts, avec un mélange de fermeté et de douceur. Il doit toujours s'effectuer depuis les zones centrales vers la périphérie et du bas vers le haut (sauf au niveau du cou que l'on massera du menton vers le décolleté). On peut terminer en tapotant les joues avec les doigts des deux mains, avant de pratiquer un dernier lissage relaxant.

HUILE DE JOUVENCE

NIVEAU DE DIFFICULTÉ : FACILE

TEMPS DE RÉALISATION : 5 MIN

Peaux matures
Conservation : 2 à 3 mois
à température ambiante

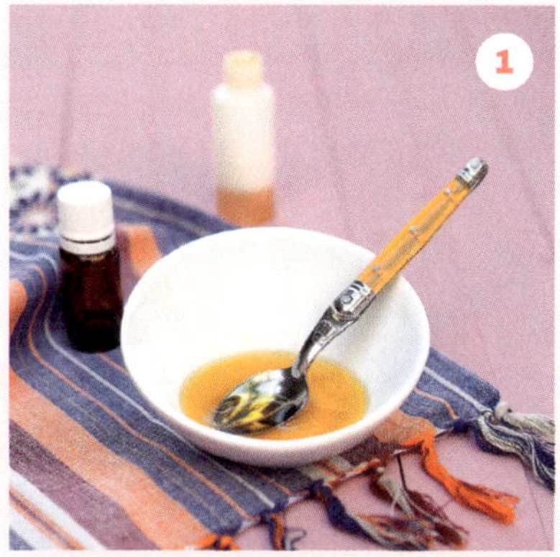

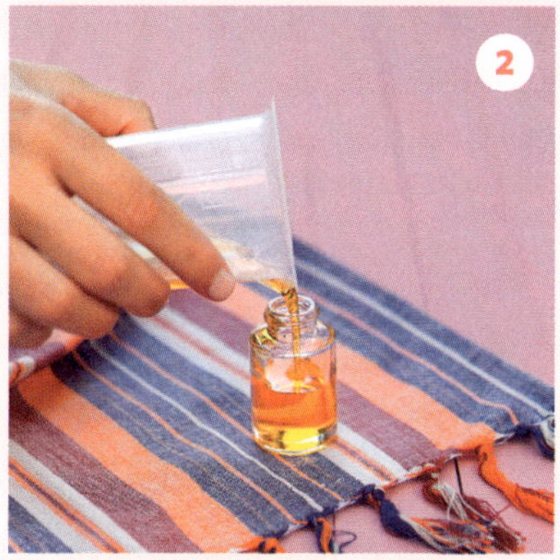

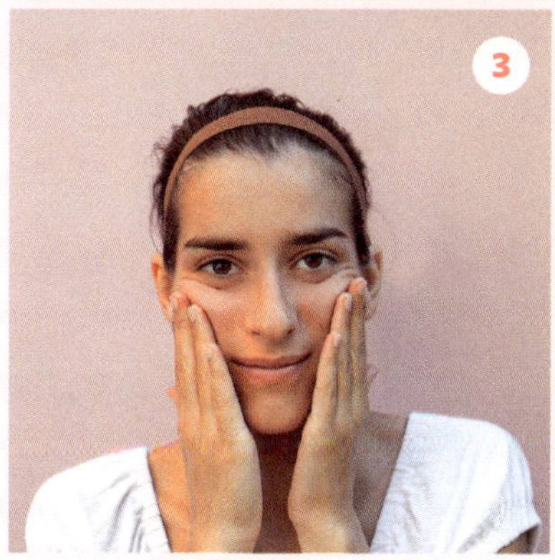

Ingrédients
- 45 ml d'huile de rosier muscat (3 c. à soupe)
- 45 ml d'huile de jojoba (3 c. à soupe)
- 2 c. à café d'extrait au CO_2 d'argousier ou de grenade
- 12 gouttes d'huile essentielle de ciste ladanifère (ou de criste marine)
- 12 gouttes d'huile essentielle de petit-grain bigaradier
- 12 gouttes d'une autre huile essentielle antirides au choix (bois de rose, géranium rosat, lavande vraie, ylang-ylang...)

Matériel
Récipient en porcelaine ou en pyrex, cuillère à café, flacon-pompe (de préférence *airless*) de contenance minimum 100 ml

---

Cette huile s'emploie comme la précédente, mais elle est beaucoup plus concentrée en actifs anti-âge et donc à réserver aux peaux matures.

---

1 Mélangez les huiles et l'extrait d'argousier dans un récipient bien propre et ajoutez les huiles essentielles. Tournez avec une cuillère à café bien propre.

2 Transvasez dans un flacon-pompe. Agitez pour bien mélanger et, si possible, laissez reposer 1 ou 2 jours avant d'utiliser.

3 Appliquez quelques gouttes de cette huile sur le visage nettoyé, soit le soir en guise de crème de nuit, soit le jour avant d'appliquer une crème hydratante non grasse ou du gel d'aloès. Appliquez en effectuant des mouvements circulaires pour bien faire pénétrer, si possible en effectuant un massage facial complet.

À SAVOIR
Vous trouverez de l'extrait d'argousier (voir encadré p. 52) dans les magasins d'ingrédients pour la cosmétique. À défaut, remplacez-le par la même dose d'huile de germe de blé (en vente en magasins bio) ou par des gélules d'huile enrichie en vitamine E (rayon compléments alimentaires) : percez une dizaine de gélules pour obtenir 2 cuillères à café.

HUILE ANTI-ROUGEURS

(PEAUX COUPEROSÉES)

Conservation : 2-3 mois à température ambiante

Niveau de difficulté : facile
Temps de réalisation : 2 min

Ingrédients

- 20 gouttes d'huile essentielle de cyprès
- 2 c. à soupe d'huile d'amande douce (ou 1 c. à soupe d'amande douce et 1 c. à soupe de carthame)

Matériel

1 verre, 1 flacon pompe d'une contenance d'au moins 30 ml

L'huile essentielle de cyprès toujours vert est efficace contre les rougeurs car elle contracte les petits vaisseaux. Vous utiliserez ce soin en cure, selon vos besoins.

1 Versez les gouttes d'huile essentielle de cyprès toujours vert dans l'huile d'amande douce.
2 Transvasez dans le flacon. Agitez pour bien mélanger.
3 Massez délicatement les zones concernées matin et soir avec quelques gouttes de cette huile.

À SAVOIR

Les huiles de soin, plus concentrées en huiles essentielles (3 à 4 %) que les huiles de beauté, doivent être appliquées uniquement sur les zones concernées. Vous pouvez les employer quotidiennement jusqu'à amélioration des problèmes traités. N'en utilisez que quelques gouttes et faites pénétrer, elles seront bien absorbées et ne laisseront pas de film gras.

HUILE CONTRE LES TACHES COLORÉES

(TYPE TACHES « DE SON » OU MASQUE DE GROSSESSE)

Conservation : 2-3 mois à température ambiante

Niveau de difficulté : facile
Temps de réalisation : 2 min

Ingrédients

- 24 gouttes d'huile essentielle de petit-grain bigaradier ou d'huile essentielle de bois de rose (ou 12 gouttes de chaque)
- 2 c. à soupe d'huile de bourrache, d'onagre, de rose musquée ou de lis

Matériel

1 verre, 1 flacon pompe d'une contenance d'au moins 30 ml

Cette huile est efficace après plusieurs semaines de traitement, même si les premiers résultats apparaissent assez rapidement.

1 Versez les gouttes de l'huile essentielle choisie dans l'huile végétale.
2 Transvasez dans le flacon et agitez.
3 Appliquez quelques gouttes du mélange uniquement sur les zones concernées en massant bien. Évitez le contour des yeux.

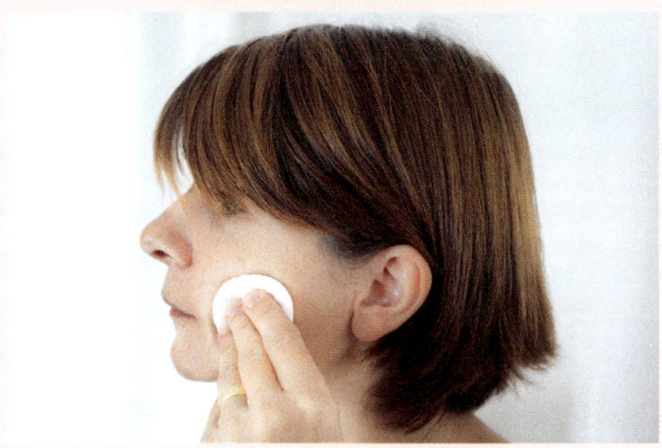

HUILE ANTI-CERNES

Conservation : 2-3 mois à température ambiante

NIVEAU DE DIFFICULTÉ FACILE

TEMPS DE RÉALISATION 2 MIN

Ingrédients

- 3 gouttes d'huile essentielle d'immortelle d'Italie
- 3 gouttes d'huile essentielle de cyprès toujours vert
- 1 c. à café d'huile de carthame
- 1 c. à café d'huile de calophylle inophyle

Matériel

1 verre, 1 flacon pompe d'une contenance d'au moins 30 ml

L'huile de calophylle est efficace pour atténuer les cernes. Associée aux huiles essentielles d'immortelle et de cyprès, elle peut apporter une solution à ce problème esthétique fréquent. Il faut bien entendu éviter tout contact avec les yeux.

---

1 Mélangez les 2 huiles végétales, ajoutez les huiles essentielles. Transvasez dans le flacon et agitez.

2 Appliquez délicatement 1 à 2 gouttes de cette huile de chaque côté, matin et soir, en tapotant légèrement les cernes ou les poches. Évitez soigneusement le contact avec les yeux. Le cas échéant, nettoyez avec un tissu imprégné d'huile d'amande douce, puis rincez à l'eau claire ou au sérum physiologique.

HUILE CONTRE LES PETITES CICATRICES ANCIENNES

Conservation : 2-3 mois à température ambiante

NIVEAU DE DIFFICULTÉ FACILE

TEMPS DE RÉALISATION 2 MIN

Ingrédients

- 6 gouttes d'huile essentielle régénératrice et stimulante, seule ou en mélange (camomille allemande, camomille romaine, carotte ou géranium rosat)
- 2 c. à café d'huile d'avocat ou de macérat de carotte

Matériel

1 verre, 1 flacon pompe d'une contenance d'au moins 30 ml

Appliquez régulièrement cette huile : le résultat sera long à apparaître (plusieurs semaines) mais il pourra donner, à terme, de bons résultats notamment sur les peaux ayant gardé des traces d'une acné ancienne.

---

1 Versez l'huile essentielle dans l'huile végétale.

2 Transvasez dans le flacon et agitez.

3 Appliquez quelques gouttes de cette huile sur la cicatrice, matin et soir, en effectuant un léger massage. Massez la cicatrice de temps en temps entre deux applications.

MASQUE-GOMMAGE MAGIQUE YAOURT, MIEL ET COCO

NIVEAU DE DIFFICULTÉ : FACILE

TEMPS DE RÉALISATION : 5 MIN

Toutes peaux
Conservation : usage immédiat

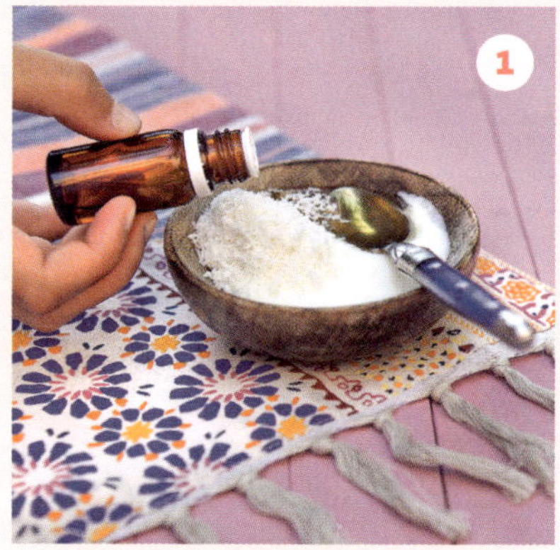

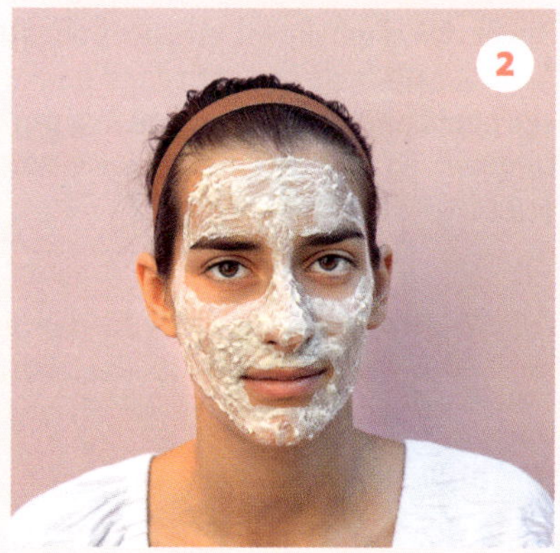

Ingrédients

- 2 c. à soupe rases de yaourt brassé nature
- 2 c. à café de miel d'acacia
- 2 c. à soupe rases de poudre de noix de coco (ou de poudre d'amande ou de noisette)
- 2 gouttes d'huile essentielle de lavande vraie (facultatif)

Matériel

Coupelle, cuillère à soupe, cuillère à café, feuille de papier absorbant ou carré de gaze hydrophile (facultatif : voir ci-dessous)

Le gommage est utile aussi bien pour nettoyer la peau en profondeur que pour la stimuler et activer le renouvellement cellulaire. Ce soin adoucit, satine et purifie la peau. Il éclaircit et ravive le teint. Vous pouvez aussi l'utiliser en masque : laissez alors poser la préparation pendant 10 minutes avant de gommer.

---

1 Mélangez le miel et le yaourt, ajoutez la poudre de noix de coco, puis l'huile essentielle.
2 Appliquez sans attendre le mélange sur le visage. Pour un simple gommage, effectuez aussitôt des massages circulaires, en insistant sur les zones grasses, le cas échéant. Rincez soigneusement à l'eau claire et tamponnez avec une serviette bien propre.
3 Pour un masque-gommage, laissez posez 5 à 10 minutes avant de procéder au gommage.

COMMENT PROCÉDER ?

- **Placez une serviette sur les épaules et un bandeau sur les cheveux pour éviter les salissures.**
- **Massez délicatement le visage pendant quelques minutes avec la préparation en effectuant des mouvements circulaires. Procédez avec plus de douceur encore si vous avez la peau fine, sensible.**
- **Insistez particulièrement sur la zone médiane (front, ailes du nez, menton) si vous avez la peau grasse ou mixte.**
- **Évitez le contour des yeux.**
- **Rincez à l'eau tiède.**
- **Si vous laissez poser la préparation, pour éviter les salissures avec ce type de masque assez liquide, vous pouvez recouvrir votre visage d'une compresse obtenue en découpant dans une feuille de papier absorbant (ou dans un carré de gaze) des trous pour les yeux, le nez et la bouche.**

MASQUE-GOMMAGE À LA FARINE OU AUX PLANTES EN POUDRE

NIVEAU DE DIFFICULTÉ : FACILE

TEMPS DE RÉALISATION : 5 MIN

Toutes peaux
Conservation : usage immédiat

Ingrédients
- 2 c. à soupe rases de poudre (farine de pois chiche, d'avoine, de riz, ou plantes en poudre – pétales de rose, neem, manjishta, curcuma, écorce d'orange)
- 1 c. à soupe environ d'eau de source
- ½ c. à café d'huile d'amande douce (facultatif)

Matériel
Coupelle en porcelaine ou en verre, cuillère ou spatule en porcelaine, silicone ou bois

De nombreuses poudres, une fois réhydratées, permettent la confection de masques. Les farines conviennent à tous les types de peaux, de même que les pétales de rose en poudre, qui ravivent merveilleusement le teint. Neem et manjishta sont des plantes cicatrisantes, réparatrices, stimulantes, assainissantes, qui soulagent quant à elles les peaux à problèmes. Vous pouvez réaliser ce soin une fois par semaine.

1 Versez la poudre dans une coupelle. Incorporez l'eau, de préférence tiède, en tournant avec une cuillère ou une spatule.
2 Mélangez jusqu'à obtenir une pâte épaisse et homogène, mais assez fluide pour être étalée facilement. Ajoutez l'huile si vous souhaitez un masque plus doux.
3 Appliquez cette pâte sur le visage en évitant le contour des yeux et laissez poser 5 minutes environ.
4 Quand le masque commence juste à sécher (environ 5 minutes), humectez-le avec de l'eau et éliminez la plus grande partie avec un linge (gant de toilette, débarbouillette, lingette lavable) en effectuant des mouvements circulaires, comme pour un gommage. Rincez soigneusement à l'eau claire. Appliquez une huile, une crème ou un gel hydratant.

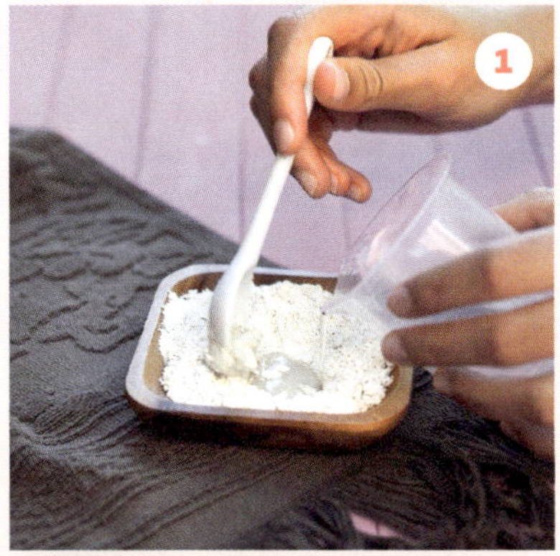

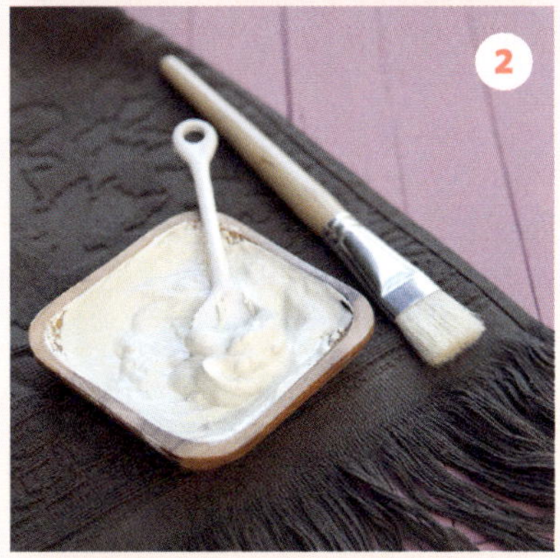

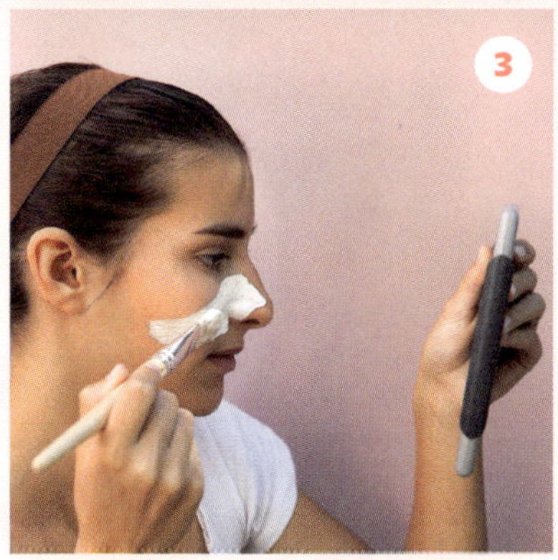

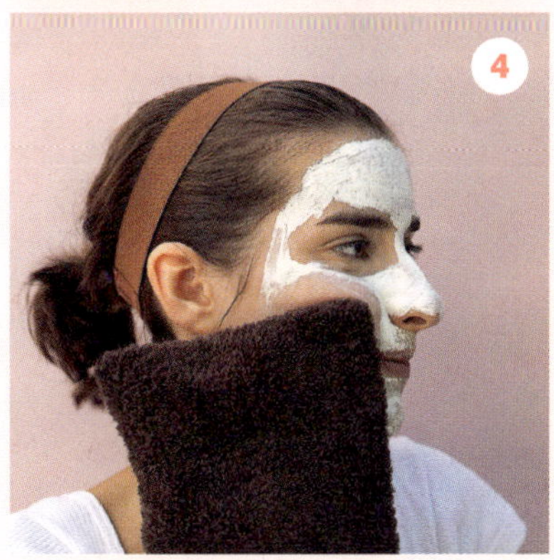

CONSEIL
Pour un programme de soins purifiants ultra-complet, vous pouvez réaliser un de ces masques-gommages après un micro-hammam (voir p. 100-101). Voir aussi Zoom p. 49 : « Gros plan sur les plantes indiennes ».

MASQUE-GOMMAGE DOUCEUR HYDRATANT

NIVEAU DE DIFFICULTÉ : FACILE

TEMPS DE RÉALISATION : 5 MIN

Peaux normales à sèches
Conservation : usage immédiat

Ingrédients

- 1 c. à soupe de poudre d'amande
- 1 c. à café de glycérine
- 1 c. à café d'huile d'amande douce (ou tournesol, colza, pépin de raisin...)
- 2 gouttes d'huile essentielle adaptée à votre peau (voir chap. 1) (facultatif)

Voici un gommage particulièrement doux, qui convient aux peaux peu « encombrées » d'impuretés mais ayant tendance à être ternes, voire sèches. Il laissera une peau de satin.

1 Mélangez la poudre d'amande, la glycérine et l'huile.
2 Ajoutez l'huile essentielle
3 Appliquez le mélange sur le visage. Laissez poser 10 minutes environ (facultatif). Effectuez des massages circulaires. Rincez soigneusement, puis tamponnez avec une serviette bien propre.

LES PRODUITS GOMMANTS NATURELS

Ils éliminent les cellules mortes par un processus mécanique. Les produits suivants conviennent à tous les types de peaux.

- **Farine de son, farine de pois chiche : diluer dans de l'eau ou dans une lotion pour obtenir une pâte épaisse.**
- **Flocons d'avoine finement mixés : mélanger la poudre avec une base (lait démaquillant, huile végétale, yaourt, crème fraîche, jaune d'œuf, miel...) pour obtenir une pâte granuleuse. Évitez les solutions aqueuses (lotions, eaux florales...) car l'eau imprègne trop la poudre et la ramollit.**
- **Poudre d'amande, de noix de coco ou de noisette : procédez comme pour les flocons d'avoine.**
- **Sucre en poudre fin : imprégnez-le avec de l'huile pour obtenir la consistance du miel. Attention, évitez les sucres à grains trop gros ou irréguliers, qui risquent d'agresser la peau.**

MASQUE À L'ARGILE ET À LA CAROTTE

NIVEAU DE DIFFICULTÉ : FACILE
TEMPS DE RÉALISATION : 5 MIN

Peaux normales ou mixtes
Conservation : usage immédiat

Ingrédients
- 2 c. à soupe d'argile verte en poudre
- 2 c. à soupe d'eau
- 2 c. à soupe de jus de carotte

Matériel
Bol, spatule en bois

Voici un masque à l'argile et à la carotte qui convient aux peaux normales (les plus faciles à soigner, quelle chance !). Vous trouverez dans les pages qui suivent plusieurs recettes de masques, toujours à l'argile, pour différents types de peaux. À vous de les tester et d'adopter celle qui vous convient le mieux.

1 Préparez une pâte en mélangeant la poudre d'argile, l'eau et le jus de carotte.
2 Appliquez sur le visage et laissez poser 10 minutes. Rincez soigneusement à l'eau claire et tamponnez délicatement à l'aide d'une serviette propre.
3 Massez ensuite le visage avec de l'huile de jojoba ou de rose muscat, riche en oméga-3.
4 Laissez agir pendant 30 minutes. Enlevez l'excès d'huile avec un mouchoir.

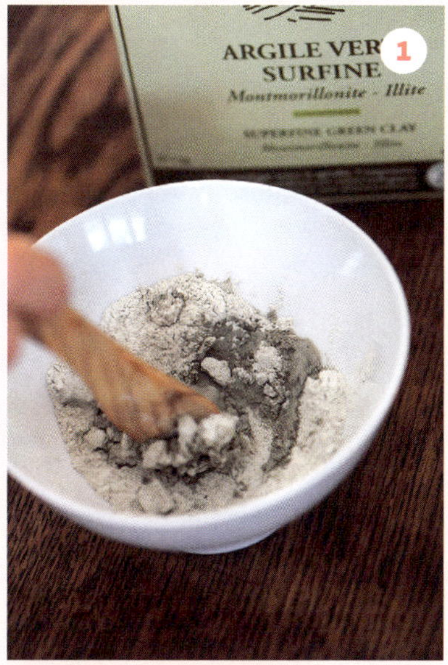

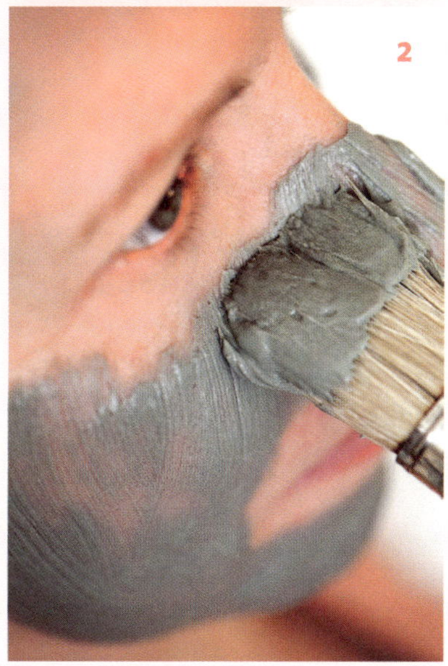

MASQUE À L'ARGILE ET AU CONCOMBRE

Peaux normales jeunes
Conservation : usage immédiat

NIVEAU DE DIFFICULTÉ FACILE

TEMPS DE RÉALISATION 5 MIN

Ingrédients
- ½ concombre
- 2 c. à soupe d'argile verte
- ½ yaourt
- le quart d'un jus de citron

Tout est permis à ce type de peaux. Nous proposons ici deux masques : le classique au concombre et yaourt, qui leur convient très bien, mais aussi une variante à la tomate et à la crème fraîche.

---

1 Passez le demi-concombre au mixeur après l'avoir lavé et épluché.
2 Ajoutez l'argile verte et la moitié du yaourt. Mélangez.
3 Appliquez et laissez poser pendant 10 à 20 minutes.
4 Rincez avec de l'eau tiède additionnée du jus de citron.

MASQUE À L'ARGILE ET À LA TOMATE

Peaux normales jeunes
Conservation : usage immédiat

NIVEAU DE DIFFICULTÉ FACILE

TEMPS DE RÉALISATION 5 MIN

Ingrédients
- 1 tomate
- 2 c. à soupe d'argile blanche (kaolinite)
- 2 gouttes d'huile essentielle de carotte
- 1 c. à soupe de crème fraîche

1 Ébouillantez la tomate, épépinez-la puis mixez la chair.
2 Ajoutez la kaolinite, l'huile essentielle de carotte et la crème fraîche et mélangez bien.
3 Appliquez ce masque pendant 15 minutes.
4 Rincez à l'eau tiède, puis tamponnez délicatement le visage avec un coton ou une lingette lavable imprégnés d'hydrolat de lavande.

MASQUE AUX FRUITS (TONIFIANT, HYDRATANT)

Toutes peaux
Conservation : usage immédiat

NIVEAU DE DIFFICULTÉ MOYEN

TEMPS DE RÉALISATION 5-10 MIN

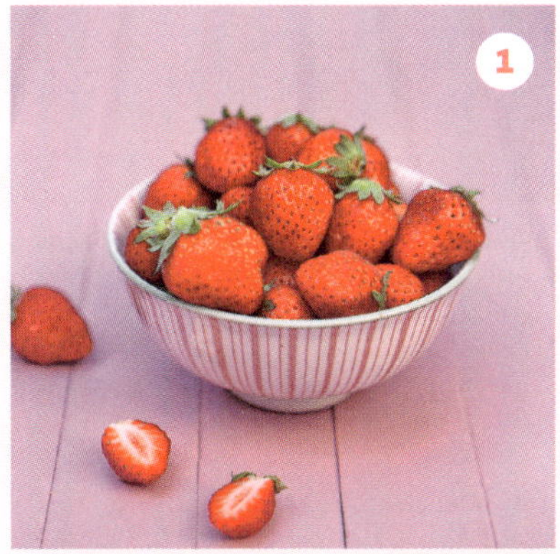

Ingrédients
- 3 grosses fraises ou 2 abricots ou 1 pêche, ou ½ pomme ou poire ou ¼ de concombre, etc.
- Un peu d'argile blanche

Matériel
Couteau, couteau-économe, mixeur blender, bol, cuillère à soupe, feuille de papier absorbant ou carré de gaze hydrophile

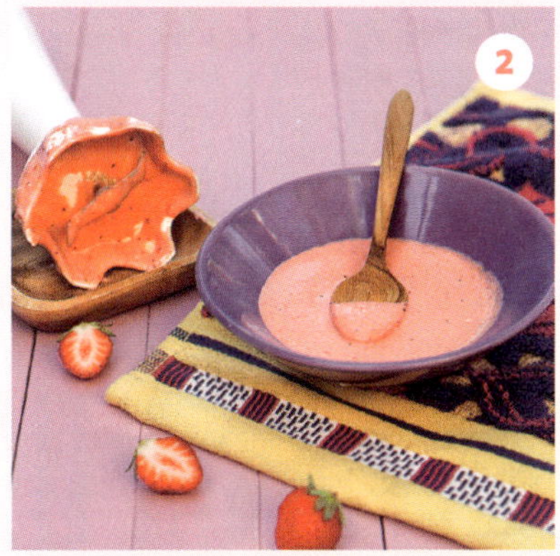

Pour préparer ce masque, n'utilisez pas un fruit auquel vous êtes allergique (fruits rouges notamment) ! Si vous avez la peau très réactive, évitez tous les fruits acides et les ananas, et rincez immédiatement le masque si vous ressentez un picotement. Vous pouvez réaliser ce soin une fois par semaine.

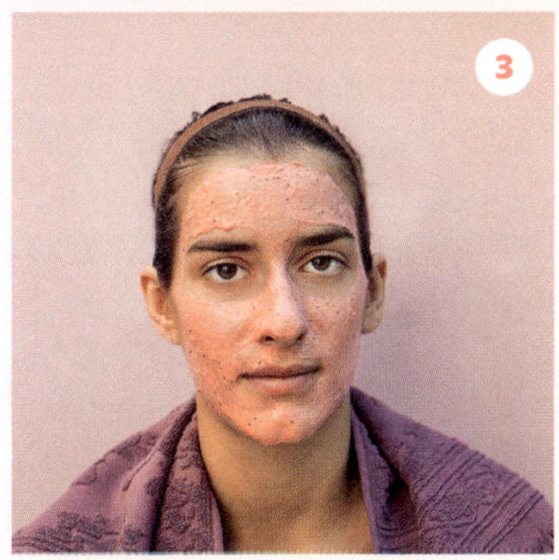

1 Choisissez des fruits de saison, bio ou du jardin, et surtout bien mûrs (voir ci-dessous). Lavez-les, épluchez et épépinez-les si nécessaire. Il est tout à fait possible de faire des mélanges.
2 Mixez le ou les fruits, tout simplement. Vous pouvez employer un mixeur à tête plongeante, un mixeur blender ou tout instrument manuel permettant d'obtenir une « purée » fine et homogène. Le but est d'obtenir environ 2 cuillères à soupe rases de pulpe mixée. Si la consistance est trop liquide, épaississez le masque avec un peu d'argile blanche ou de farine de pois chiche (à défaut, d'avoine ou de froment), afin d'obtenir la texture d'un fromage blanc épais.
3 Étalez le masque sur le visage démaquillé en couche homogène.
4 Appliquez dessus un papier absorbant ou une gaze pour éviter les salissures (voir « Comment procéder » p. 86). Laissez poser 10 minutes, puis rincez à l'eau claire.

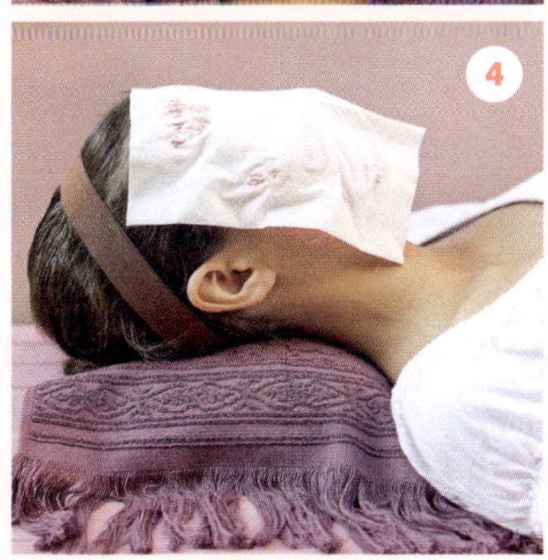

PAS DE FRUIT DÉFENDU POUR AVOIR UNE PEAU DE PÊCHE !

Les fruits, hydratants, nourrissants, régulateurs et adoucissants, conviennent à toutes les peaux, avec toutefois quelques préférences...

- **Peaux normales et mixtes : tous les fruits conviennent, notamment concombre, pomme, poire, abricot, fraise.**
- **Peaux sèches et/ou sensibles : avocat, banane, mélange banane/avocat, poire, framboise, abricot, concombre, pastèque , raisin.**
- **Peaux grasses : tomate, concombre, ananas, fraise, pomme, jus de citron.**

MASQUE À L'ARGILE ET AU JOJOBA

Peaux normales ou mixtes
Conservation : usage immédiat

NIVEAU DE DIFFICULTÉ FACILE
TEMPS DE RÉALISATION 5 MIN

Ingrédients
- 2 c. à soupe d'argile verte en poudre
- 2 c. à soupe de lait
- 1 c. à soupe d'huile de jojoba

Matériel
Bol, spatule en bois

La combinaison de l'argile et de l'huile de jojoba est très intéressante. L'huile de jojoba préserve votre visage du dessèchement, protège la peau des agressions extérieures, veille à son hydratation, vous procurant une réelle sensation de bien-être.

1 Confectionnez une pâte épaisse en mélangeant l'argile en poudre, le lait et l'huile de jojoba.
2 Appliquez pendant 10 minutes sur le visage. Rincez soigneusement à l'eau claire et tamponnez délicatement à l'aide d'une serviette propre.
3 Massez ensuite doucement le visage avec un macérat huileux ou de l'huile de rose muscat.

MASQUE ANTI-ROUGEURS À L'ARGILE ET AU TILLEUL

Peaux fragiles, sensibles, couperosées
Conservation : usage immédiat

NIVEAU DE DIFFICULTÉ FACILE
TEMPS DE RÉALISATION 5 MIN

Ingrédients
- 2 c. à café de kaolinite
- 1 bol de tisane de fleurs de tilleul
- 1 filet d'huile d'argan

Matériel
Bol, cuillère

Voici à présent un masque pour peaux sensibles ayant tendance à rougir facilement, sous l'effet du froid ou de la chaleur.

1 Dispersez la kaolinite dans le bol de tisane.
2 Incorporez l'huile choisie jusqu'à obtenir une pâte souple.
3 Appliquez sur le visage pendant 15 minutes en évitant le contour des yeux.
4 Rincez avec une eau tiède additionnée de 2 gouttes d'huile essentielle de géranium rosat ou avec de l'huile de rose muscat.

MASQUE ANTI-ROUGEURS À L'ARGILE ET AU GERME DE BLÉ

NIVEAU DE DIFFICULTÉ : FACILE

TEMPS DE RÉALISATION : 10 MIN

Peaux fragiles, sensibles
Conservation : usage immédiat

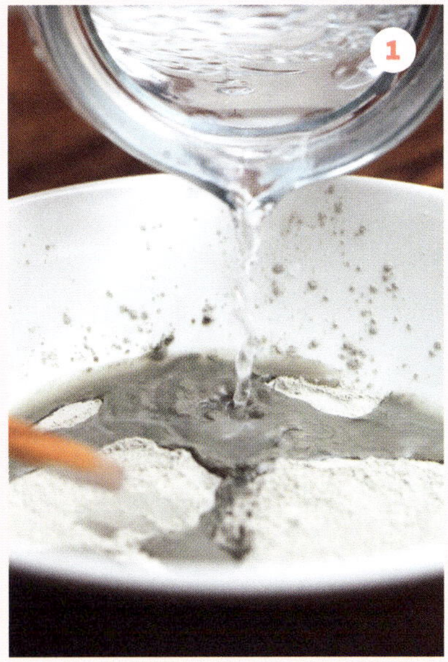

Ingrédients
- 3 c. à soupe d'argile blanche, jaune ou rose
- 1 c. à café d'huile de germe de blé
- 3 gouttes de l'une des huiles essentielles suivantes : lavandin, camomille (romaine, allemande), géranium rosat, bois de rose.

Matériel
Bol, cuillère en bois

Nous vous proposons ici une autre recette de masque anti-rougeurs, toujours à l'argile mais ici, le germe de blé remplace le tilleul. L'huile de germe de blé a une odeur puissante, désagréable à certains. Mais l'ajout de l'une des huiles essentielles proposées atténue cet inconvénient. À essayer, donc !

---

1 Mélangez l'argile et l'huile pour obtenir une pâte épaisse.
2 Ajoutez l'huile (ou les huiles) essentielle de votre choix.
3 Appliquez sur le visage en évitant le contour des yeux.
Laissez poser pendant 15 minutes.
4 Rincez à l'eau claire.

MICRO-MASQUE ANTI-BOUTONS

NIVEAU DE DIFFICULTÉ MOYEN

TEMPS DE RÉALISATION 10 MIN

Peaux mixtes, grasses, à tendance acnéique
Conservation : 1 semaine environ, dans un pot en verre bien fermé

Ingrédients
- 2 c. à soupe d'argile blanche ou verte
- 1 c. à soupe d'eau de rose
- 1 c. à soupe de gel d'aloès en tube
- 2 gouttes d'huile essentielle de lavande vraie
- 2 gouttes d'huile essentielle de tea-tree (ou saro, manuka, ravintsara, fragonia, niaouli...)

Matériel
Cuillère en porcelaine, coupelle en porcelaine, pot à cosmétique en verre muni d'un couvercle fermant bien (cela peut être un pot de yaourt).

En cas de méchant bouton ou d'extraction plus ou moins réussie de comédons, préparez ce soin ciblé très efficace. Il peut aussi être appliqué sur les boutons de fièvre.

---

1 Lavez puis ébouillantez la coupelle, la cuillère en porcelaine et le pot en verre pour les stériliser. Lavez-vous bien les mains avant de commencer la préparation.
2 Dans la coupelle, humectez l'argile avec l'eau de rose, puis ajoutez les autres ingrédients et mélangez bien à l'aide de la cuillère.
Transvasez la pâte obtenue dans le pot et conservez-la à température ambiante, pas plus d'une semaine.
3 Le soir, au coucher, appliquez localement cette pâte, par petites touches, sur les boutons ou les « accidents de perçage ». Laissez poser toute la nuit. Le matin, éliminez délicatement le reliquat à l'eau claire et essuyez soigneusement la peau avec un linge très propre avant de procéder à vos soins habituels.

SOINS POUR ADOS
Vous trouverez des conseils d'hygiène et des recettes adaptées aux peaux très jeunes aux p. 102 à 105.

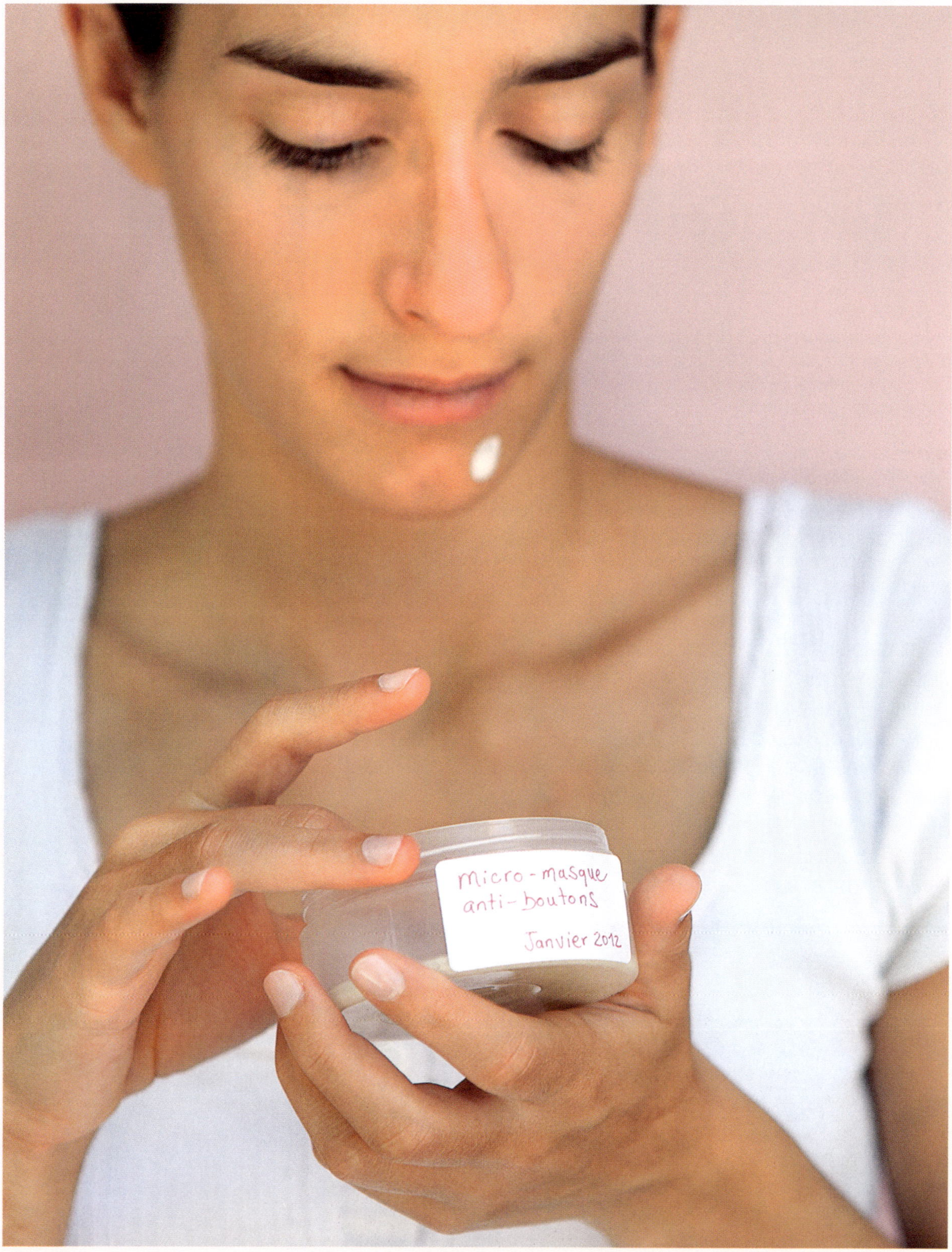
micro-masque
anti-boutons
Janvier 2012

MASQUE MINÉRALISANT ET REVITALISANT AUX ALGUES ET À L'ALOÈS

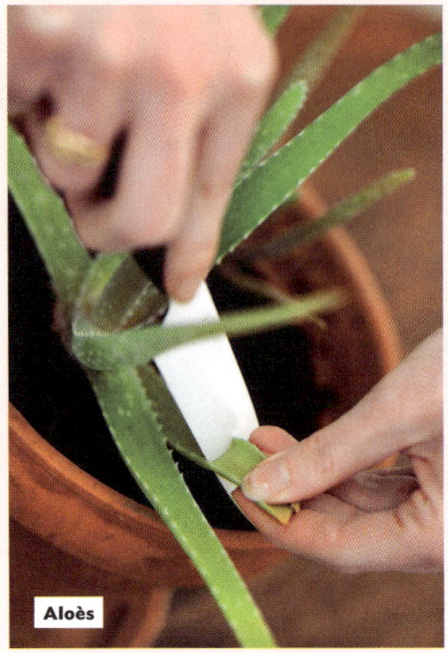
Aloès

NIVEAU DE DIFFICULTÉ FACILE

TEMPS DE RÉALISATION 10 MIN

Toutes peaux
Conservation : usage immédiat

Ingrédients
- 1 c. à soupe d'algues en poudre au choix (fucus, laminaires, lithothamne, mélange d'algues, etc.)
- ½ c. à soupe de gel d'aloès
- ½ c. à soupe de miel liquide

Matériel
Papier absorbant, bol, cuillère

Fraîches, sèches ou en poudre, les algues peuvent être employées de multiples manières dans les soins de beauté maison. Cette recette redonnera du peps à une peau fatiguée.

---

1 Dans un bol, mélangez tous les ingrédients du masque, en ajoutant un peu d'eau de source ou d'eau florale si nécessaire, pour obtenir la consistance d'une pâte onctueuse homogène.
2 Appliquez en couche épaisse sur le visage. Pour éviter les coulures, recouvrez d'une feuille de papier absorbant dans laquelle vous aurez découpé des trous pour les yeux, le nez et la bouche. Laissez poser 15 à 20 minutes.
3 Rincez soigneusement à l'eau claire. Terminez par une aspersion d'eau de rose et appliquez votre soin hydratant habituel.

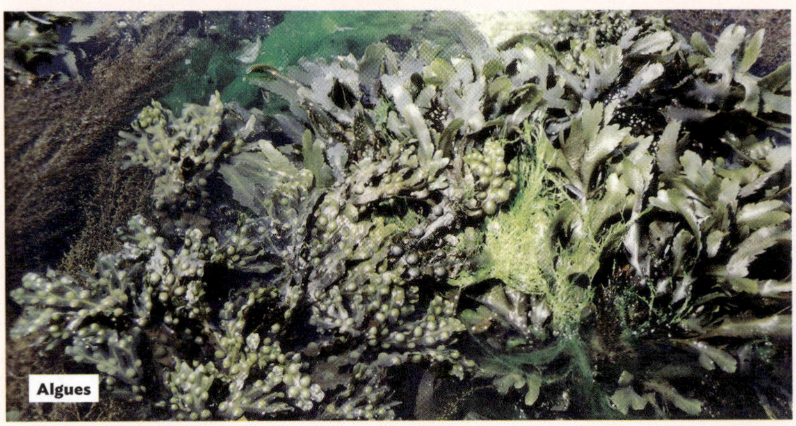
Algues

MASQUE ASSAINISSANT AU BLANC D'ŒUF

Peaux mixtes, peaux grasses
Conservation : usage immédiat

NIVEAU DE DIFFICULTÉ FACILE

TEMPS DE RÉALISATION 5 MIN

Ingrédients
- 1 blanc d'œuf
- ½ c. à soupe de jus de citron ou 2 c. à café de miel

Matériel
Batteur électrique, presse-agrumes, bol, cuillère

Le blanc d'œuf, principalement constitué d'albumine, a des propriétés purifiantes et nettoyantes surprenantes, car elles sont associées à une extrême douceur. Le miel ou le citron, exfoliants, lui sont un parfait complément.

---

1 Montez le blanc en neige bien ferme.
2 Incorporez le jus de citron ou le miel.
3 Appliquez sur le visage en évitant le contour des yeux. Laissez poser pendant 15 minutes.
4 Rincez à l'eau claire.

VARIANTES DE MASQUES ASSAINISSANTS (PEAUX MIXTES ET PEAUX GRASSES)

- **1 c. à soupe de miel, 2 c. à café de chair de concombre mixée**
- **½ verre de chair de concombre mixée, 2 c. à café de jus de citron**
- **1 c. à soupe de miel, 1 c. à café de yaourt nature**

MASQUE ADOUCISSANT ET ÉMOLLIENT À L'AVOINE

Peaux sèches, peaux matures
Conservation : usage immédiat

NIVEAU DE DIFFICULTÉ FACILE

TEMPS DE RÉALISATION 5 MIN

Ingrédients
- 2 c. à soupe de farine d'avoine (ou de crème d'avoine)
- 1 c. à soupe d'huile d'amande douce
- Un peu d'eau de rose

Matériel
Bol, cuillère en bois

L'avoine est bien connue pour sa douceur (pensez aux poudres de bain à l'avoine pour les bébés). Ce masque convient à toutes les peaux, mais les peaux à tendance sèche l'apprécieront tout particulièrement.

---

1 Mélangez la farine d'avoine et l'huile d'amande douce.
2 Ajoutez un peu d'eau de rose pour obtenir une consistance onctueuse.
3 Appliquez sur le visage en évitant le contour des yeux et laissez poser 15 minutes.
4 Rincez soigneusement à l'eau claire et tamponnez délicatement à l'aide d'une serviette propre.

MASQUE NOURRISSANT À LA SPIRULINE

NIVEAU DE DIFFICULTÉ : FACILE

TEMPS DE RÉALISATION : 10 MIN

Peaux matures
Conservation : usage immédiat

Ingrédients
- 1 c. à soupe rase de spiruline en poudre
- 1 c. à soupe de crème fraîche
- 1 c. à café de farine d'avoine
(à défaut, prendre de la farine de froment T55 ou T65)
- 2 gouttes d'huile essentielle de lavande vraie ou d'ylang-ylang
- Eau

Matériel
Papier absorbant, bol, cuillère

La spiruline est un concentré de nutriments dont la plupart sont capables de traverser l'épiderme. Recommandée pour nourrir la peau, surtout si celle-ci est atone, fatiguée, on peut en incorporer à la plupart des masques maison. Par exemple, après avoir mélangé tous les ingrédients, vous pouvez y incorporer le contenu de 1 à 2 gélules de spiruline.

---

1 et **2** Dans un bol, mélangez intimement les ingrédients jusqu'à obtenir une pâte homogène (ajoutez un peu d'eau si la consistance est trop compacte).
3 Ajoutez l'huile essentielle pour parfumer la préparation et lui conférer des propriétés toniques et antirides.
4 Appliquez en couche épaisse sur le visage. Pour éviter les coulures, recouvrez d'une feuille de papier absorbant dans laquelle vous aurez découpé des trous pour les yeux, le nez et la bouche. Laissez poser 15-20 minutes. Rincez soigneusement à l'eau claire. Terminez par une aspersion d'eau de rose et appliquez votre soin hydratant habituel.

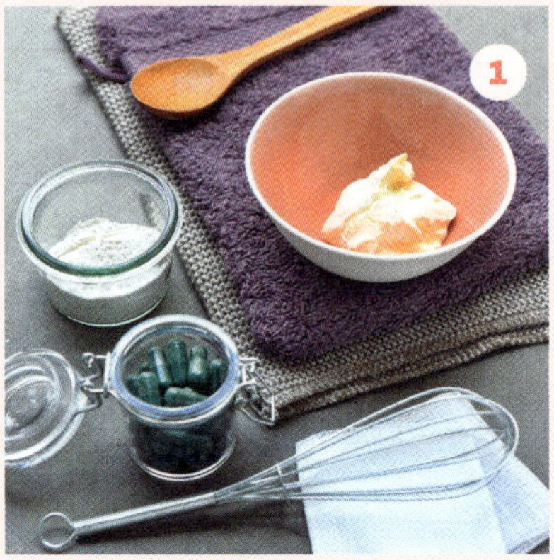

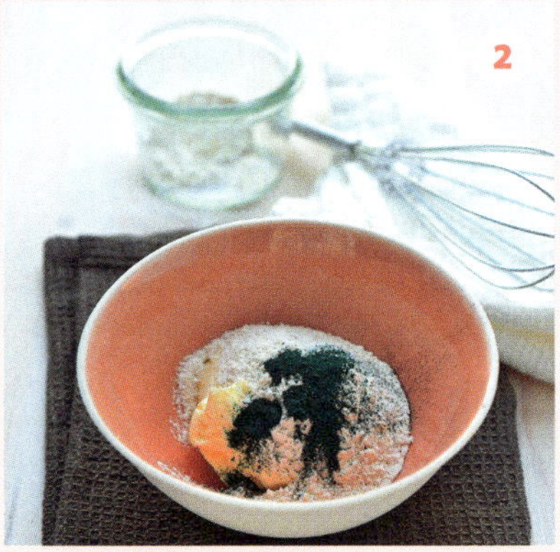

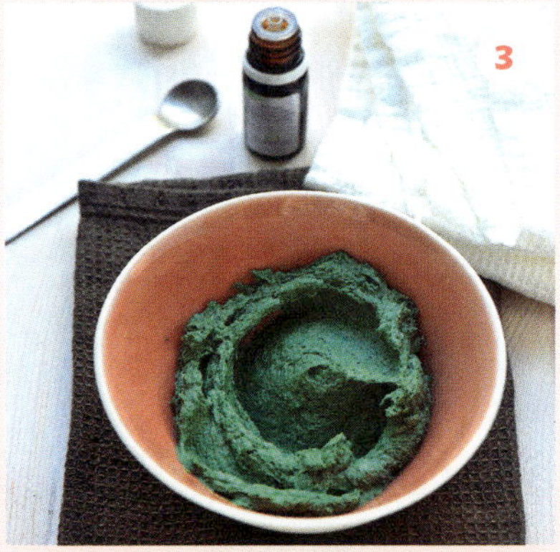

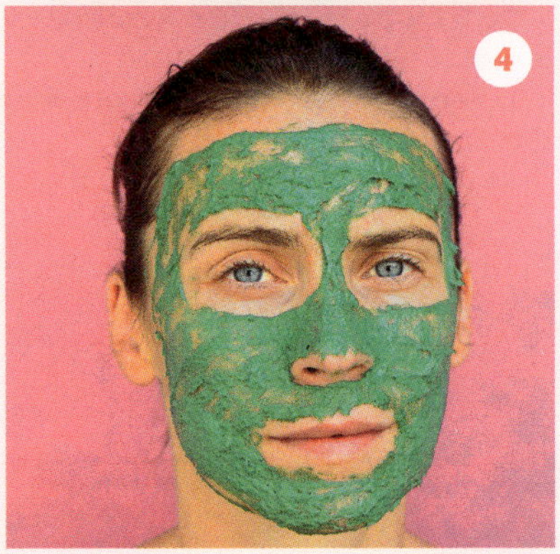

MASQUE TONIFIANT À LA ROSE ET À LA LEVURE

NIVEAU DE DIFFICULTÉ : FACILE

TEMPS DE RÉALISATION : 5 MIN

Peaux matures, atones, fatiguées
Conservation : usage immédiat

Ingrédients

- 3 c. à café rases de levure de boulanger en granulés
- 1 à 2 c. à soupe d'eau tiède
- 1 c. à café rase de pétales de rose en poudre
- Quelques gouttes d'huile de rosier muscat ou autre huile riche (l'équivalent du contenu d'une gélule)
- 2 gouttes d'huile essentielle de lavande vraie ou d'ylang-ylang ou de bois de rose ou de petit-grain bigaradier (facultatif)

Matériel

Coupelle, cuillères à café et à soupe, spatule en silicone

Particulièrement nourrissant et stimulant, mais aussi exfoliant, ce masque « vivant » vous laissera découvrir une peau lisse, tonifiée et un vrai teint... de rose ! Mais attention, il contient des enzymes actives, donc si vous éprouvez une sensation de picotement anormale, rincez aussitôt. Vous pouvez réaliser ce soin une fois par semaine.

---

1 Délayez la levure de boulanger dans l'eau tiède de manière à obtenir la consistance d'une pâte à beignets. Laissez gonfler pendant 10 minutes.
2 Ajoutez les pétales de rose en poudre puis l'huile et mélangez bien avec une spatule pour obtenir une pâte homogène.
3 Ajoutez un peu d'eau ou d'eau de rose si la consistance est trop épaisse. Ajoutez éventuellement l'huile essentielle pour parfumer.
4 Appliquez en couche épaisse (ce masque adhère très bien) et laissez poser 10 à 15 minutes. Humectez vos doigts pour éliminer en gommant, puis rincez soigneusement à l'eau tiède.

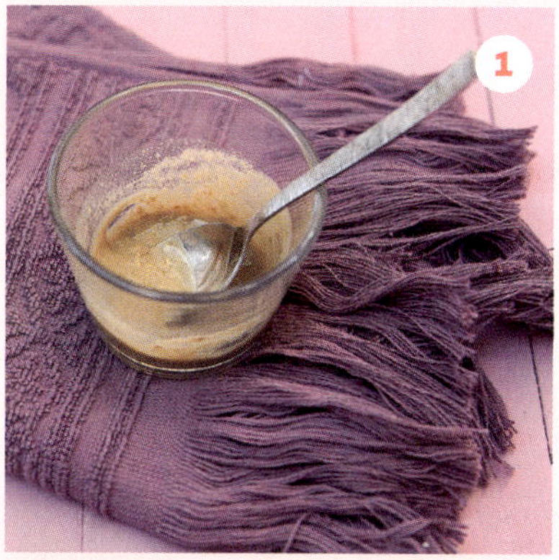

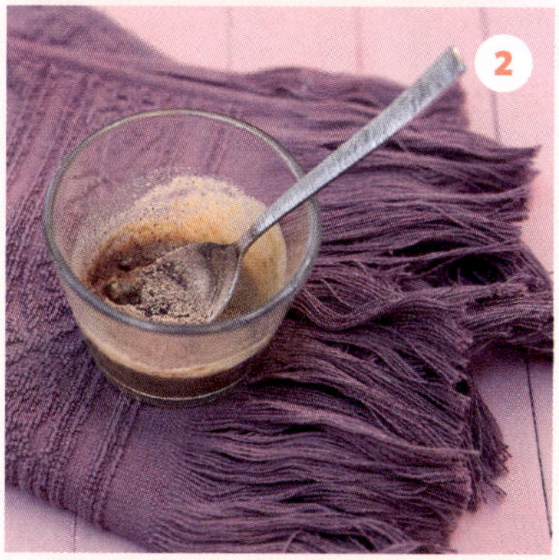

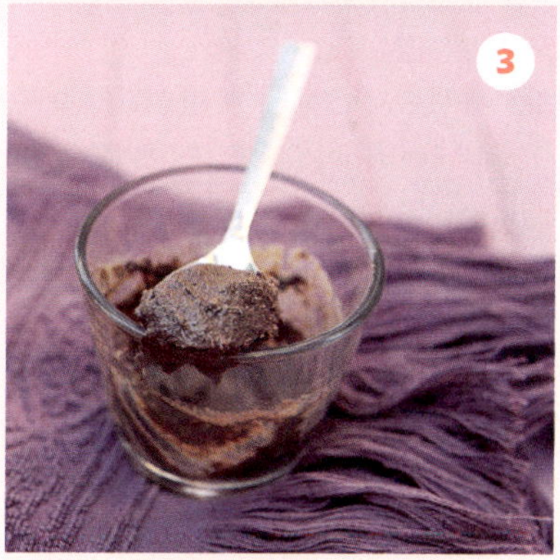

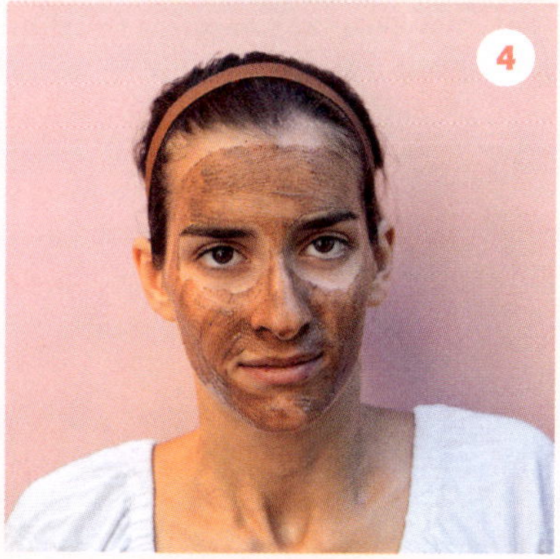

MICRO-HAMMAM AUX HUILES ESSENTIELLES

NIVEAU DE DIFFICULTÉ FACILE

TEMPS DE RÉALISATION 5 MIN

Peaux grasses, à tendance acnéique
Conservation : usage immédiat

Ingrédients

- 250 à 300 ml d'eau froide
- 6-7 gouttes au total d'huiles essentielles antiseptiques, choisies parmi : eucalyptus radié, fragonia, lavande aspic, lavande vraie, lavandin, manuka, niaouli, ravintsara, romarin (CT cinéole ou verbénone), saro, thym (CT linalol ou géraniol)...

Matériel

Casserole, dessous de plat, serviette de toilette

Ce micro-hammam est excellent aussi bien pour les voies respiratoires que pour la peau. Ne vous inquiétez pas si vous êtes un peu rouge après le soin, c'est l'effet naturel de la vapeur.

---

1 Faites bouillir l'eau. Hors du feu, ajoutez la ou les huiles (s) essentielle(s) choisie(s).
2 Sans attendre, placez votre visage au-dessus de la vapeur, une serviette éponge recouvrant la tête et le récipient (comme une petite tente). Restez ainsi pendant 5 minutes.
3 Essuyez votre visage avec une serviette bien propre et procédez à un masque-gommage (voir p. 86, 87, 88) ou appliquez directement un soin hydratant (par exemple l'émulsion hydratante p. 75).

À SAVOIR

**Très purifiant, non irritant, le micro-hammam est particulièrement recommandé pour les peaux mixtes ou grasses, à tendance acnéique (notamment en cas de pores bouchés ou de boutons infectés).
À faire une fois par semaine.**

MICRO-HAMMAM AUX PLANTES

NIVEAU DE DIFFICULTÉ : FACILE
TEMPS DE RÉALISATION : 10 MIN

Peaux grasses, à tendance acnéique
Conservation : usage immédiat

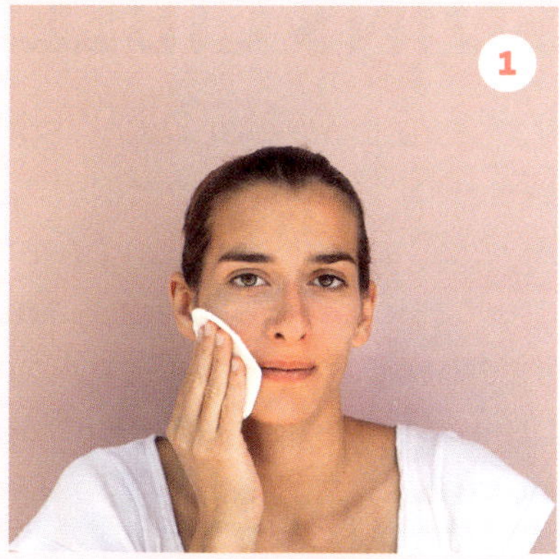

Ingrédients
- 500 ml d'eau froide
- 1 poignée de plantes assainissantes fraîches ou sèches (lavande, romarin, sauge, menthe, thym, sarriette, origan...), seules ou en mélange
- 1 poignée de plantes calmantes fraîches ou sèches (achillée millefeuille, bardane, calendula, camomille, mauve, guimauve, mélisse...) seules ou en mélange

Matériel
Casserole, dessous de plat, serviette de toilette

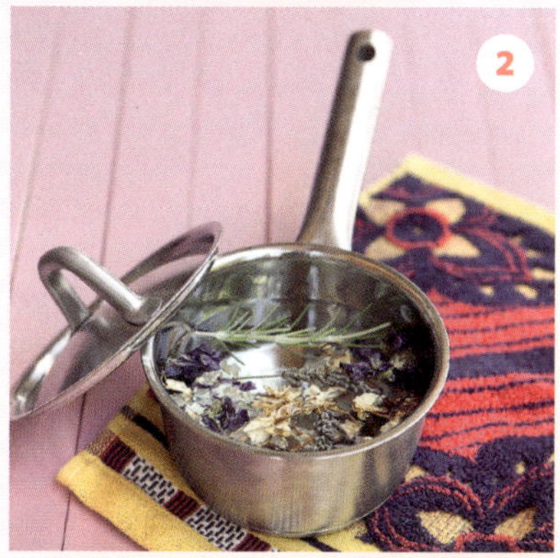

Le micro-hammam consiste à exposer le visage à la vapeur d'eau, enrichie de plantes ou d'huiles essentielles (voir recette ci-contre). Il constitue un soin à lui tout seul, mais c'est aussi une excellente préparation pour un programme plus complet, par exemple si vous le faites suivre d'un masque/gommage très doux. Terminez en appliquant une crème hydratante.

---

1 Nettoyez votre visage avec le lait à l'argile blanche par exemple (voir p. 72) et retenez vos cheveux en arrière.
2 Versez l'eau froide dans une casserole et ajoutez les plantes. Portez à ébullition, baissez légèrement le feu, couvrez et laissez frémir 5 minutes.
3 Retirez du feu, posez le récipient sur un dessous de plat et placez immédiatement votre visage au-dessus de la vapeur, une serviette éponge recouvrant la tête et le récipient (comme une petite tente). Restez ainsi pendant 5 à 10 minutes.

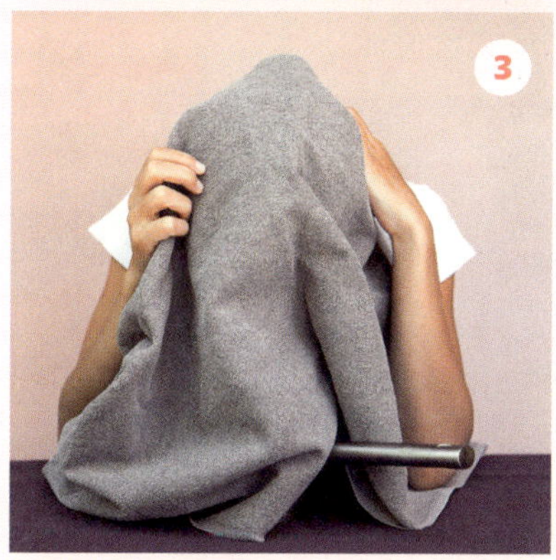

4 Essuyez votre visage avec une serviette bien propre et procédez à un masque/gommage (voir p. 86, 87, 88) ou appliquez directement un soin hydratant (par exemple l'émulsion hydratante p. 75).

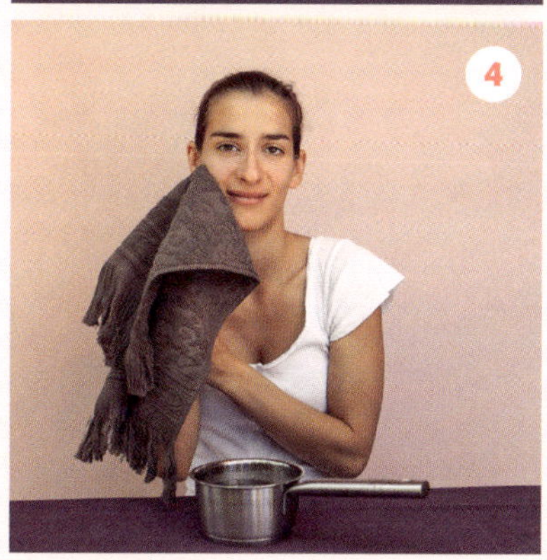

ATTENTION !
Si vous êtes asthmatique, le micro-hammam peut être déconseillé.

SOINS CIBLÉS POUR LES ADOS

La peau grasse et l'acné sont fréquents chez les adolescents et jeunes adultes. Or, ces problèmes, généralement mineurs, se voient souvent aggravés par les soins agressifs proposés en pratique conventionnelle : produits nettoyants qui décapent, crèmes qui dessèchent, antiseptiques qui déstabilisent la flore cutanée, soins internes (antibiotiques, Roaccutane®, traitements hormonaux) qui nécessitent un suivi médical et entraînent des déséquilibres biologiques voire des séquelles durables.

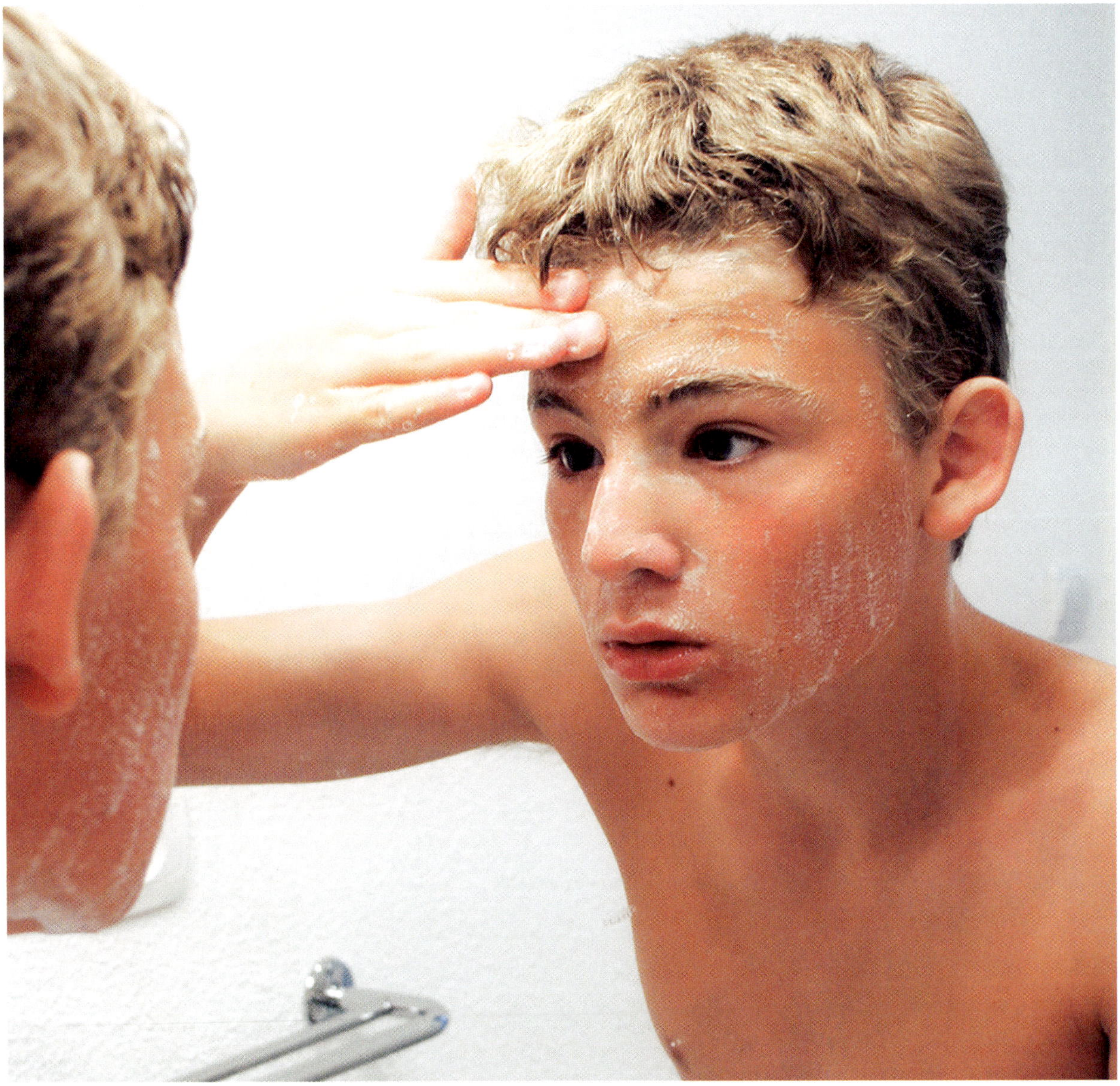

Les acnés sévères, compliquées, constituent certes une réelle pathologie et ne peuvent pas toujours échapper au traitement médical. En revanche, dans les autres cas, des soins réguliers, respectueux de la peau, permettent de venir à bout de ces problèmes tout en douceur.

Certains produits naturels méritent véritablement d'être considérés comme les « amis » des peaux jeunes :

• Huiles essentielles, notamment fragonia, lavande vraie, manuka, pamplemousse, saro, tea-tree, etc. : antiseptiques, équilibrantes et/ou réparatrices.
• Argiles (verte, blanche), boues de la mer Morte : nettoyantes, purifiantes.
• Gel d'aloès : antiseptique, cicatrisant, hydratant.
• Huiles de noisette, d'olive, de jojoba : équilibrantes.
• Eaux florales : rose et hamamélis (astringentes), romarin et lavande (antiseptiques et toniques), tea-tree (antiseptique).
• Citron, thym, romarin, bardane, concombre : plantes et fruits de choix des peaux grasses.
• Extrait de propolis, extrait de pépins de pamplemousse : antibiotiques naturels.

Voici quelques conseils et recettes rapides particulièrement adaptés aux peaux des adolescents.

Soins nettoyants

• Le matin, nettoyez la peau à l'eau de rose, sur un coton ou une lingette lavable. Essuyez délicatement avec une serviette propre.
• Le soir, ôtez le maquillage si nécessaire avec un coton ou une lingette lavable imprégné d'huile de noisette ou d'huile d'olive bio, d'un lait démaquillant bio très doux, d'un lait d'argile (p. 72) ou de l'émulsion dont la recette est donnée ci-après. Rincez à l'eau claire puis vaporisez de l'eau de rose.
• 1 ou 2 fois par semaine (pas plus), nettoyez le visage au savon d'Alep ou au savon de Marseille véritable (à 70 % d'huile d'olive). Rincez abondamment. Ce soin nettoie en profondeur mais s'il est pratiqué trop souvent, il peut dessécher la peau.

Émulsion démaquillante peaux jeunes

Ingrédients

- 2 c. à soupe de gel d'aloès liquide
ou de gel d'aloès en tube
- 2 c. à soupe d'huile de noisette
- 1 c. à soupe d'eau de rose
- 10 gouttes d'huile essentielle de lavande vraie,
de lavandin ou de pamplemousse (ou 10 gouttes
au total d'un mélange des trois).

• Versez un à un les ingrédients dans un flacon-pompe bien propre de contenance d'environ 100 ml (de préférence de type *airless*).
• Agitez énergiquement pour bien mélanger.

Utilisée comme un lait démaquillant, cette émulsion équilibrante nettoie la peau, la nourrit et l'hydrate. Son emploi est très agréable. On peut la conserver 1 à 2 mois à température ambiante.

Masques

Appliquez un masque à l'argile 1 fois par semaine. Laissez poser 10 à 15 minutes. Pour assouplir ces masques, il est possible dans chaque cas d'ajouter ½ à 1 cuillère à café de gel d'aloès.

• Masque nettoyant : argile en pâte ou argile en poudre imprégnée d'eau de source ou d'hydrolat (voir p. 41-43).
• Masque adoucissant : 1 cuillère à soupe d'argile en pâte et 1 cuillère à café d'huile de noisette.
• Masque traitant : 1 cuillère à soupe d'argile en pâte et 3 gouttes d'huile essentielle de tea-tree ou de lavande vraie, ou 3 gouttes d'extrait de pépins de pamplemousse ou 3 gouttes d'extrait de propolis.

Micro-masques

Appliquez-les par petites touches, le soir, sur les lésions. Laissez poser toute la nuit.

• Micro-masque à l'argile : appliquez une touche d'argile en pâte, si possible additionnée de 1 goutte d'huile essentielle de lavande vraie ou de tea-tree.
• Micro-masque « anti-boutons » : voir préparation p. 94. Appliquez par petites touches sur les boutons.

Gommages et soins exfoliants

Procédez toujours en douceur car les peaux acnéiques sont très sensibles. Ne pratiquez pas de gommage en cas de poussée de boutons ou sur les zones irritées. En période d'accalmie, nous recommandons le gommage magique yaourt, miel et coco, avec huile essentielle de lavande vraie (voir p. 86). On peut également appliquer des produits exfoliants (jus de citron, de tomate, de concombre, d'aloès, miel dilué dans un peu d'eau, yaourt, savon noir cosmétique dilué dans de l'eau). Laissez agir 1 à 2 minutes, pas plus, puis rincez abondamment.

Micro-hammam

Le micro-hammam est le soin idéal des peaux ayant tendance aux imperfections, car il purifie la peau en profondeur. Il est conseillé de le pratiquer une fois par semaine. Nous vous renvoyons aux deux recettes proposées p. 100-101. La plante la plus recommandée traditionnellement est la bardane.

Crèmes et huiles

Choisissez une crème pour peaux grasses dans une gamme bio (voir carnet d'adresses). En guise de crème de jour, vous pouvez aussi appliquer du gel d'aloès en tube

ZOOM

Quelques conseils supplémentaires

• Faites pratiquer régulièrement un nettoyage de peau (de plus en plus d'instituts proposent des méthodes naturelles).

• Ne masquez pas les boutons par un fond de teint qui étouffe la peau. À la rigueur, cachez les plus visibles avec un anti-cernes choisi dans les gammes de maquillage bio.

• Évitez d'appliquer sur l'ensemble du visage des solutions antiseptiques (alcool, produits à base de chlorexidine, de chlorure de benzalkonium…), qui doivent être réservées aux soins locaux.

• Appliquez le soir une touche de teinture d'iode sur les boutons naissants, cela accélère leur évolution vers la guérison.

• Ne percez pas les boutons : cela en retarde la guérison et peut aggraver la lésion. En cas d'accident, désinfectez le bouton « trituré » avec une solution antiseptique, puis appliquez 1 à 2 gouttes d'huile essentielle de lavande vraie pure (ou de saro, fragonia, ravintsara, niaouli, tea-tree) à l'aide d'un coton-tige. Laissez sécher pendant quelques secondes et recouvrez d'une touche d'argile verte en pâte, que vous laisserez en place le plus longtemps possible (toute une nuit par exemple).

• Ayez une hygiène irréprochable : essuyez-vous le visage avec du papier absorbant ou des petites serviettes éponges blanches (serviettes d'invités), que vous laverez souvent. Changez aussi de taie d'oreiller le plus souvent possible, surtout en cas de poussée acnéique.

• Évitez de cacher les boutons avec vos cheveux (mèches, frange), car cela peut ralentir la guérison.

ou un mélange à parts égales de gel d'aloès et d'huile de jojoba. Le soir, vous pouvez aussi appliquer l'huile de jojoba seule. Très bien absorbée, elle équilibre la peau et favorise la cicatrisation.

Soins internes

Pour beaucoup, l'acné est le reflet de déséquilibres intérieurs. C'est pourquoi certaines plantes et compléments alimentaires, ainsi qu'un régime approprié, aident souvent à soulager ce problème.

- Préparations dépuratives : les plus réputées contre l'acné sont à base de bardane, de pensée sauvage, de fumeterre (consulter un herboriste ou un pharmacien). L'extrait de pépins de pamplemousse, utilisé en cure (solution ou comprimés), constitue un excellent dépuratif. Mais attention : les cures dépuratives font souvent « sortir » les boutons en début de traitement. Il faut garder le moral car après cette phase, on obtient généralement une amélioration durable.
- Gélules de zinc (Rubozinc®) : elles donnent de bons résultats sur l'acné dans environ la moitié des cas (demandez conseil à un pharmacien ou à un médecin). La dose habituelle est de 2 gélules par jour.
- Comprimés de levure de bière : ils contribuent à renforcer la qualité de la peau.
- Gattilier : il peut être recommandé chez les jeunes filles, lorsque l'acné s'accompagne de troubles hormonaux (règles irrégulières). Demandez conseil à un herboriste.
- Alimentation : une réduction de la consommation de lait (de vache) permet souvent une amélioration de l'acné. De même, il a été montré que de nombreux aliments de « malbouffe » contribuaient aux déséquilibres favorisant l'acné (pâtisseries et viennoiseries industrielles, barres chocolatées, charcuteries, chips, fritures et beignets...).

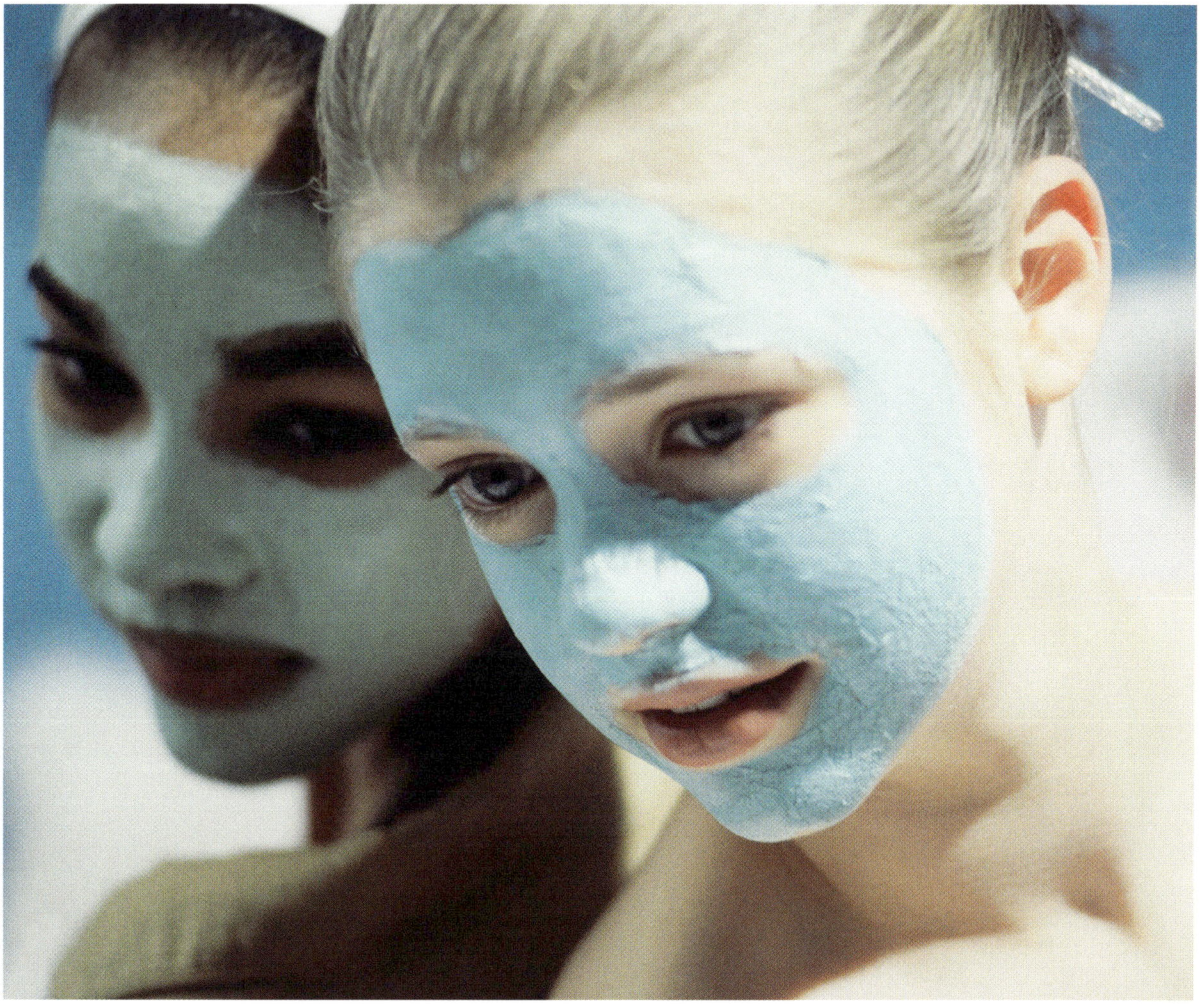

Chapitre 3

LES SOINS DU CORPS

LA VIE EST DE PLUS EN PLUS STRESSANTE : on mange sur le pouce, on court, on transpire, on piétine, dans des environnements rarement propices à la détente. Et notre corps dans tout cela, que fait-il ? Il se sent négligé, il souffre... Alors relax. L'hygiène au quotidien, c'est bien, c'est même nécessaire, mais il faut aussi penser à bichonner ces jambes, ces pieds, ces mains qui nous rendent tant de services. Et la nature, une fois de plus, a pensé à tout !

LES SOINS D'HYGIÈNE ET DE BEAUTÉ

Nous vous indiquons en premier lieu une sélection d'ingrédients pour les soins du corps. Vous les retrouverez dans certaines de nos recettes et pourrez vous reporter à leurs propriétés pour composer les vôtres.

Les bases lavantes liquides

Partout dans le monde, la nature a offert aux hommes de précieuses plantes facilitant la toilette : yucca en Amérique du Nord, noix de savon en Inde, saponaire en Europe, coco sous les tropiques, etc. Ce sont des végétaux riches en saponines, des substances naturelles aux propriétés tensioactives. Toutefois, la préparation de produits lavants à base de plantes n'est pas toujours facile et nécessite un certain savoir-faire. C'est pourquoi, par souci de simplicité, nous vous proposons ici de préparer des produits personnalisés à partir de bases lavantes naturelles et neutres (c'est-à-dire ne contenant aucun actif traitant), que vous trouverez dans le commerce, principalement dans les magasins bio et de produits naturels. Vous trouverez également de nombreuses recettes de savons faits maison dans la partie suivante.

Pour les huiles, laits corporels et gommages (tous types de peaux)

• Huiles : toutes, principalement les huiles « sèches » alimentaires, donc d'un prix abordable (colza, macadamia, noix d'Amazonie, pépins de raisin, sésame, tournesol). Mais toujours bio, ou tout au moins vierges, de première pression à froid.
• Macérats : bellis (pour le buste), carotte, lavande, monoï (tiaré dans huile de coco), vanille.
• Huiles essentielles: principalement choisies pour leur parfum (voir Zoom p. 33).
• Fruits : figue fraîche, fruits secs râpés, kiwi pour les gommages.
• Farines et sons : notamment farine de pois chiche, excellente en gommage.

Pour le bain

HUILES ESSENTIELLES

• Relaxantes : benjoin, bois de rose, cèdre de l'Atlas, encens oliban, géranium rosat, lavande vraie, lemongrass, litsée citronnée, mandarine, nard, orange, petit-grain bigaradier, santal amyris, ylang-ylang.
• Sédatives (aident à l'endormissement) : lavande vraie, mandarine, orange.
• Tonifiantes : citron, cyprès toujours vert, eucalyptus radié, géranium rosat, lavande aspic, lavande vraie, lavandin, lemongrass, palmarosa, ravintsara, romarin, saro, thym.
• Sensuelles : benjoin, galbanum, encens oliban, nard, patchouli, sauge sclarée, vanille (extrait aromatique), ylang-ylang.

PLANTES

Les plantes médicinales du commerce sont un peu chères pour être utilisées dans le bain, étant donné les quantités requises. Aussi, pensez à garnir votre jardin de menthe, de mélisse, de verveine aromatique, etc., et à faire sécher votre récolte en prévision de l'hiver. N'oubliez pas le tilleul : si vous n'en avez pas, un voisin ou un proche, propriétaire d'un de ces beaux arbres, aura sans doute profusion de bractées à vous proposer. Et pensez aux plantes sauvages : achillée, aubépine, lierre, menthe, sauge, serpolet, marjolaine...

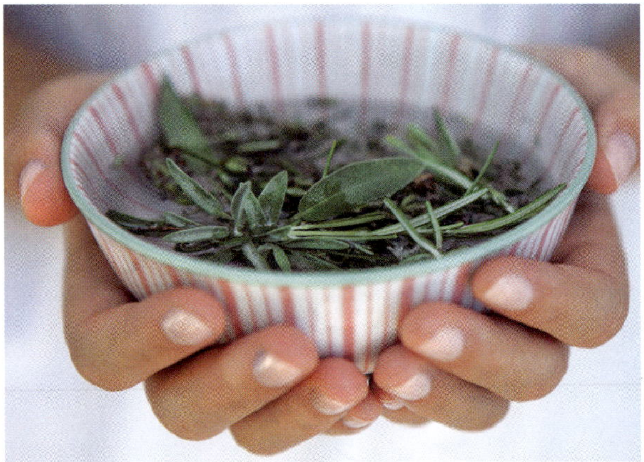

ZOOM

Choisir ses bases lavantes

Avec un minimum de vigilance, on peut trouver des bases lavantes de qualité très satisfaisante, en faisant confiance aux marques qui privilégient le naturel. Voici quelques conseils pour vous guider dans vos achats.

- **Privilégiez les bases lavantes contenant exclusivement des tensioactifs d'origine végétale, plus doux que les agents chimiques. Recherchez notamment les dérivés de la bétaïne (cocobétaïne, cocamidopropyl bétaïne...), du saccharose (caproate, caprylate, etc., de saccharose), ainsi que d'autres dérivés semi-synthétiques obtenus à partir des huiles de coco ou d'olive (coco glucosine et autres ingrédients dont la dénomination INCI comporte les radicaux cooco, cocoyl, olivate, oléate...). Ces bases peuvent être enrichies, par exemple, de glycérine végétale, de lécithine ou d'hydrolats. Le savon liquide, obtenu par saponification à la potasse des huiles d'olive (savon de Marseille liquide), de coco, de palme (potassium oléate, cocoate, palmitate, stéarate...) peut également convenir, mais on recommande de l'éviter pour la toilette intime, en raison de son pH basique. Pour vous aider dans votre choix, la présence de la mention Nature et Progrès est un véritable gage de qualité et de sérieux dans le processus de fabrication.**
- **Évitez en revanche les produits contenant des substances de synthèse, souvent desséchantes et/ou irritantes et potentiellement polluantes. Il s'agit notamment du sodium lauryl sulfate (SLS), du sodium laureth sulfate (SLethS), des polyéthylènes glycol et des polypropylènes glycol (PEGs, PPGs) ainsi que des tensioactifs cationiques dont la dénomination INCI comporte le suffixe « onium » (exemple : chlorure de cetrimonium, chlorure de benzalkonium).**
- **Évitez les produits contenant des colorants inutiles.**
- **Méfiez-vous des produits standard affichant les mentions « usage fréquent » ou « pour bébé », qui ne garantissent pas forcément une formulation de bonne qualité.**
- **Employez toujours les agents moussants avec parcimonie et rincez-les bien, car ils peuvent déstabiliser les systèmes de protection naturelle de la peau.**

• Amincissantes, drainantes : algues (fucus ou varech, lithothamne, laminaire...), citron (tranches ou jus), lierre grimpant, menthe. À associer à du sel marin pour faciliter la sudation.
• Anti-jambes lourdes : achillée millefeuille (fleurs), lierre grimpant, menthe. L'eau ne doit pas être trop chaude.
• Assainissantes (en cas d'acné dorsale) : citron, lavande, romarin, sauge.
• Adoucissantes (en cas de coup de soleil, d'irritation, de tendance à l'eczéma) : avoine, calendula, camomille, guimauve, mauve, tilleul.
• Relaxantes : aubépine, camomille, guimauve, lavande, marjolaine, mauve, mélisse, oranger (feuilles), sarriette, tilleul, valériane officinale (plante entière), verveine citronnelle.
• Stimulantes : citron, eucalyptus, lavande, menthe, pin, romarin, sapin, sarriette, sauge, serpolet, thym.

PROFITEZ DES BIENFAITS DES PLANTES

Le bain permet d'utiliser les vertus des plantes et de plonger (au sens propre du terme !) dans leurs arômes. Versez environ 600 ml d'eau bouillante sur 1 bol de plantes fraîches, soit 150 g (la moitié si vous utilisez des plantes séchées). Couvrez et laissez infuser pendant 15 minutes. Filtrez puis versez dans l'eau du bain (31 à 36 °C). En phytothérapie, la dose recommandée pour un bain traitant est d'environ 500 g de plantes en décoction dans 3 à 4 litres d'eau. La version proposée ici est moins concentrée car elle est simplement destinée à améliorer le bain et non à obtenir des effets thérapeutiques.

PRODUITS DIVERS

Argile blanche, crème liquide, son, flocons d'avoine, lait, laits végétaux, lait de coco en poudre, poudre d'amande ou de coco, sel de mer, teinture de benjoin...

L'ART DU BAIN

Qu'il ait été consacré à l'hygiène, aux soins, à la purification, à l'élévation de l'âme ou simplement à la recherche du plaisir de l'eau, le rituel du bain figure dans la plupart des civilisations. Aujourd'hui encore, le bain constitue un moment de détente, appréciable pour faire face au stress ambiant.

Parfumez l'eau du bain

Voici pour commencer quelques ingrédients simples qui rendront votre bain plus agréable.
• Environ 20 gouttes au total d'huiles essentielles (géranium rosat, lavande vraie, lavandin, litsée citronnée, orange douce, ylang-ylang...). À émulsionner au préalable dans une briquette de crème de coco, ou dans un verre de lait de soja, d'amande ou d'avoine, ou dans une base neutre pour bain, ou dans un bouchon de base lavante neutre.
• ½ litre de décoction de plantes parfumées : jasmin, lavande, œillet, rose, mélisse, verveine citronnelle, etc. (pour préparer une décoction, voir encadré p. 44).
• Quelques gouttes de votre parfum préféré.
• Quelques gouttes d'essence de vanille pour pâtisserie.
• 1 cuillère à soupe de teinture de benjoin.
• 2 ou 3 sachets de thé ou d'infusion très parfumés.

La température idéale d'un bain

Selon le but recherché, adoptez la meilleure température.
• Bain chaud (37-38 °C) : le bain chaud est recommandé pour calmer les douleurs corporelles (après un effort physique) et pour faciliter la détente et la préparation au sommeil. Toutefois, il ne doit surtout pas excéder 15-20 minutes ni être trop fréquent, car cela risquerait à terme de fatiguer l'organisme. Il est contre-indiqué en cas de maladie respiratoire chronique (asthme, bronchite) ou d'insuffisance circulatoire veineuse (notamment varices).
• Bain tiède (31-36 °C) : c'est le plus agréable et le plus relaxant. Il est recommandé en cas de fatigue. Le matin, on conseille de le faire suivre d'une douche rafraîchissante.
• Bain frais ou froid (moins de 27 °C) : il a un effet stimu-

lant. Il raffermit la peau, dynamise l'organisme et stimule la circulation sanguine. Toutefois, il doit toujours être de courte durée (pas plus de 5 minutes), car si l'exposition se prolonge, il peut entraîner un refroidissement excessif du corps.

PRATIQUES,
LES BASES NEUTRES POUR BAIN
Plusieurs marques d'aromathérapie (Docteur Valnet, Puressentiel) proposent des bases dispersantes neutres, destinées à diluer et à faciliter l'emploi des huiles essentielles en bain. Vous les trouverez en pharmacie et dans les magasins de produits naturels (voir Bonnes adresses en fin d'ouvrage).

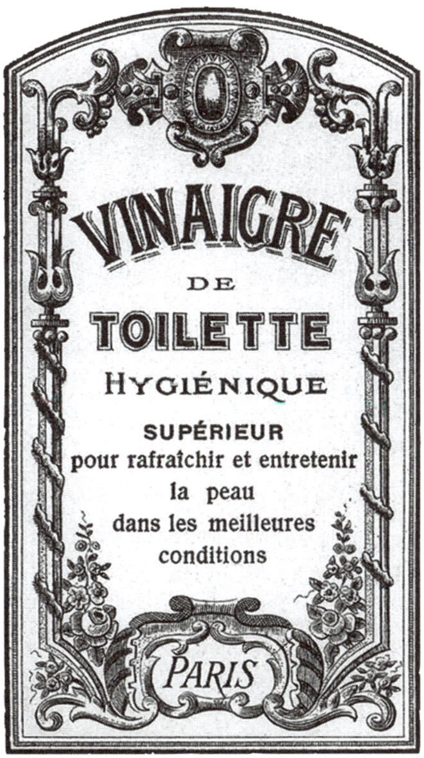

Adoucissez l'eau du bain

Si vous avez la peau sensible (et même si ce n'est pas le cas !), vous pouvez user et abuser des produits ci-dessous. Il n'est d'ailleurs pas interdit d'associer entre eux ces différents ingrédients. Vous ajusterez les doses en fonction du volume de votre baignoire. Certains produits en poudre (argile, farine, lait en poudre) se mélangent mieux à l'eau du bain s'ils sont d'abord délayés dans un petit volume d'eau tiède.

- 1 litre de lait végétal (avoine, coco, riz...).
- 1 briquette de lait concentré non sucré ou de crème liquide (rincez-vous soigneusement après le bain).
- 1 tasse de lait de coco en poudre.
- 1 poignée d'argile blanche surfine.
- ½ verre de vinaigre doux (miel, cidre), de vinaigre de toilette (voir ci-dessous) ou de vinaigre parfumé.
- 1 à 2 poignées de sel marin ou de sels de bain (voir recettes p. 116 et 117).
- 1 à 2 poignées d'amidon ou de fécule (blé, avoine, maïs...).
- ½ litre de décoction de mauve ou de guimauve.

Et maintenant, c'est à vous !

REDÉCOUVREZ
LE VINAIGRE DE TOILETTE !
Il vous faut 2 bonnes poignées de plantes aromatiques, de préférence fraîches, seules ou en mélange (calendula, camomille, lavande, pétales de rose, romarin, sauge, tranches ou zestes de citron, d'orange, un bâton de cannelle...). Portez délicatement à ébullition 1 litre d'alcool blanc (cristal). Ajoutez les plantes et retirez du feu. Versez le tout dans un bocal et laissez macérer pendant au moins 15 jours, à l'abri de la lumière. Filtrez et mettez en bouteille.
Ce vinaigre de toilette s'emploie surtout pour adoucir l'eau calcaire (1 bouchon dans le lavabo, 1 verre dans un bain) ou dans la dernière eau de rinçage des cheveux. Vous pouvez aussi l'appliquer directement sur la peau lors d'irritations, de coups de soleil, de démangeaisons, ou en friction « revigorante ».

BAIN AU LAIT ET AUX FLEURS

Toutes peaux
Conservation : usage immédiat

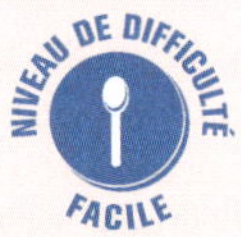

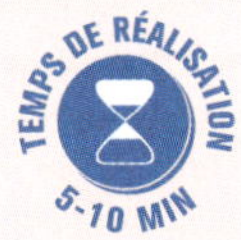

Ingrédients

- ½ litre de décoction de plantes parfumées (jasmin, lavande, rose…)
- 1 litre de lait végétal d'avoine, coco ou riz (ou 1 briquette de crème végétale)
- 10 à 20 gouttes d'huiles essentielles choisies pour leur parfum (voir p. 33)

Matériel

Casserole, bol, tamis ou passoire

Voici un bain très complet et d'une grande douceur, que vous pourrez préparer sur mesure, selon vos goûts personnels et les produits dont vous disposez.

---

1 Préparez une décoction en suivant la recette du bain aux plantes (voir p. 110).
2 Filtrez et versez dans l'eau du bain.
3 Émulsionnez la ou les huiles essentielles choisies dans le lait ou la crème avant de l'ajouter à l'eau du bain.

BAIN AU LAIT ET À LA COCO

Toutes peaux
Conservation : usage immédiat

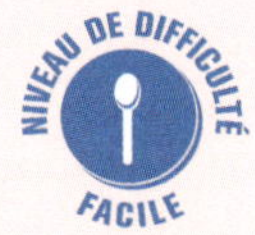

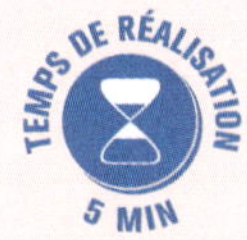

Ingrédients

- 1 tasse de lait de vache ou de brebis
- 3 c. à soupe de lait de coco en poudre ou 1 briquette de crème de coco
- 10 à 20 gouttes d'huiles essentielles choisies pour leur parfum (voir p. 33)

Matériel

Casserole, tasse ou bol

Cette variante de bain au lait est un peu plus simple que la précédente, mais tout aussi agréable.

---

1 Mélangez le lait et le lait de coco.
2 Versez dans une casserole et faites chauffer à feu doux, mélangez bien.
3 Retirez du feu avant frémissement. Ajoutez l'huile ou les huiles essentielles choisies avant de verser dans l'eau du bain.

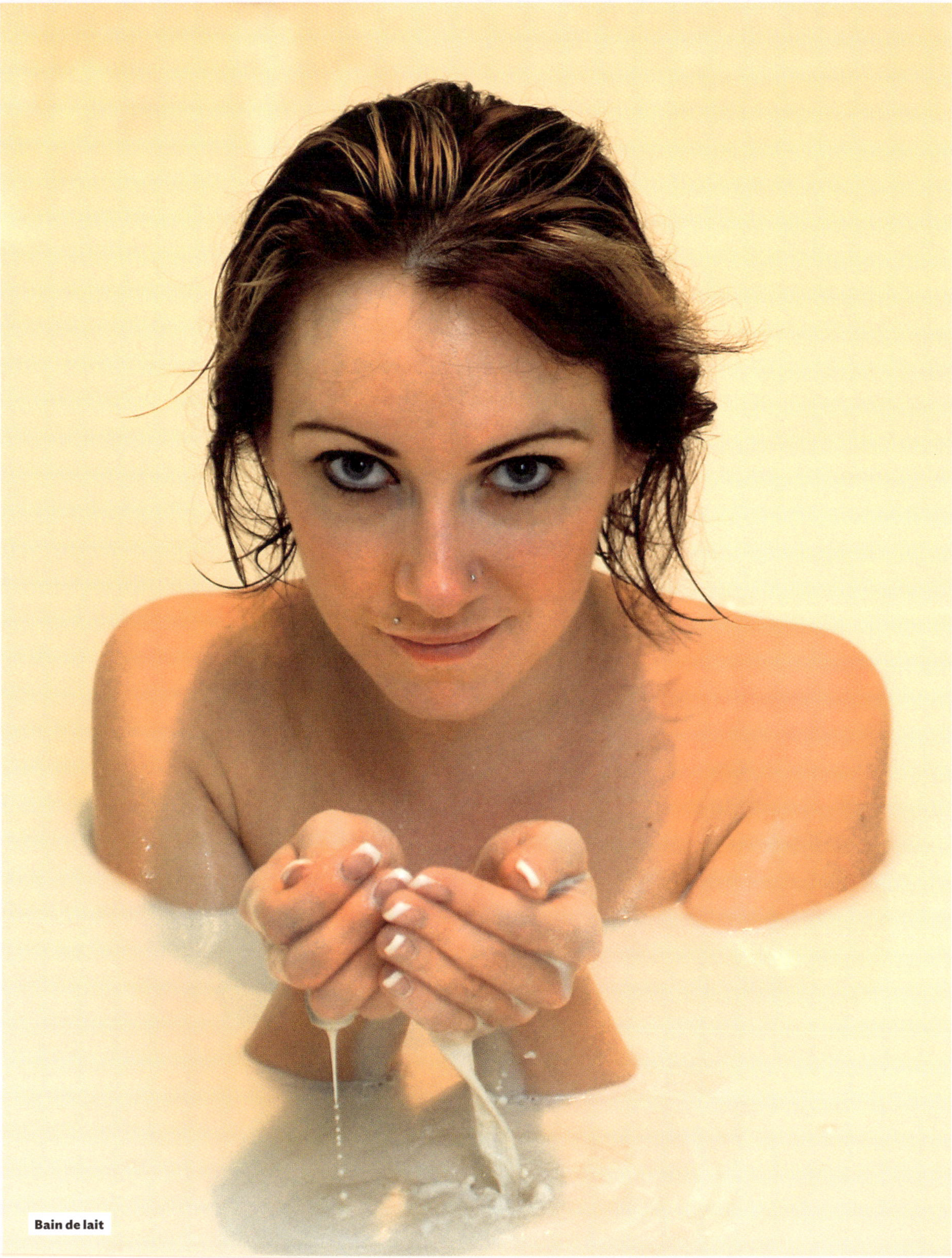

Bain de lait

BAIN AROMATIQUE TONIFIANT

NIVEAU DE DIFFICULTÉ : FACILE
TEMPS DE RÉALISATION : 1 MIN

Toutes peaux
Conservation : usage immédiat

Ingrédients

- 10–15 gouttes au total d'huile(s) essentielle(s) tonifiantes(s) (voir p. 108) ou d'une synergie « tonus » toute prête
- 1 verre de lait végétal ou un bouchon de base neutre pour bain

Matériel

Verre ou bol

Facile à réaliser, ce bain est dynamisé par la présence des huiles essentielles. Pour préparer tout autre bain aromatique, notamment pour la détente, vous pourrez procéder selon la même méthode, en choisissant les huiles essentielles dans la liste de la p. 108.

---

1 Émulsionnez la ou les huiles essentielles dans le lait ou la base.
2 Mélangez bien et versez dans un bain tiède (31-36 °C). Profitez-en une dizaine de minutes.
3 Pour augmenter l'effet tonifiant, faites suivre le bain d'une douche rafraîchissante.

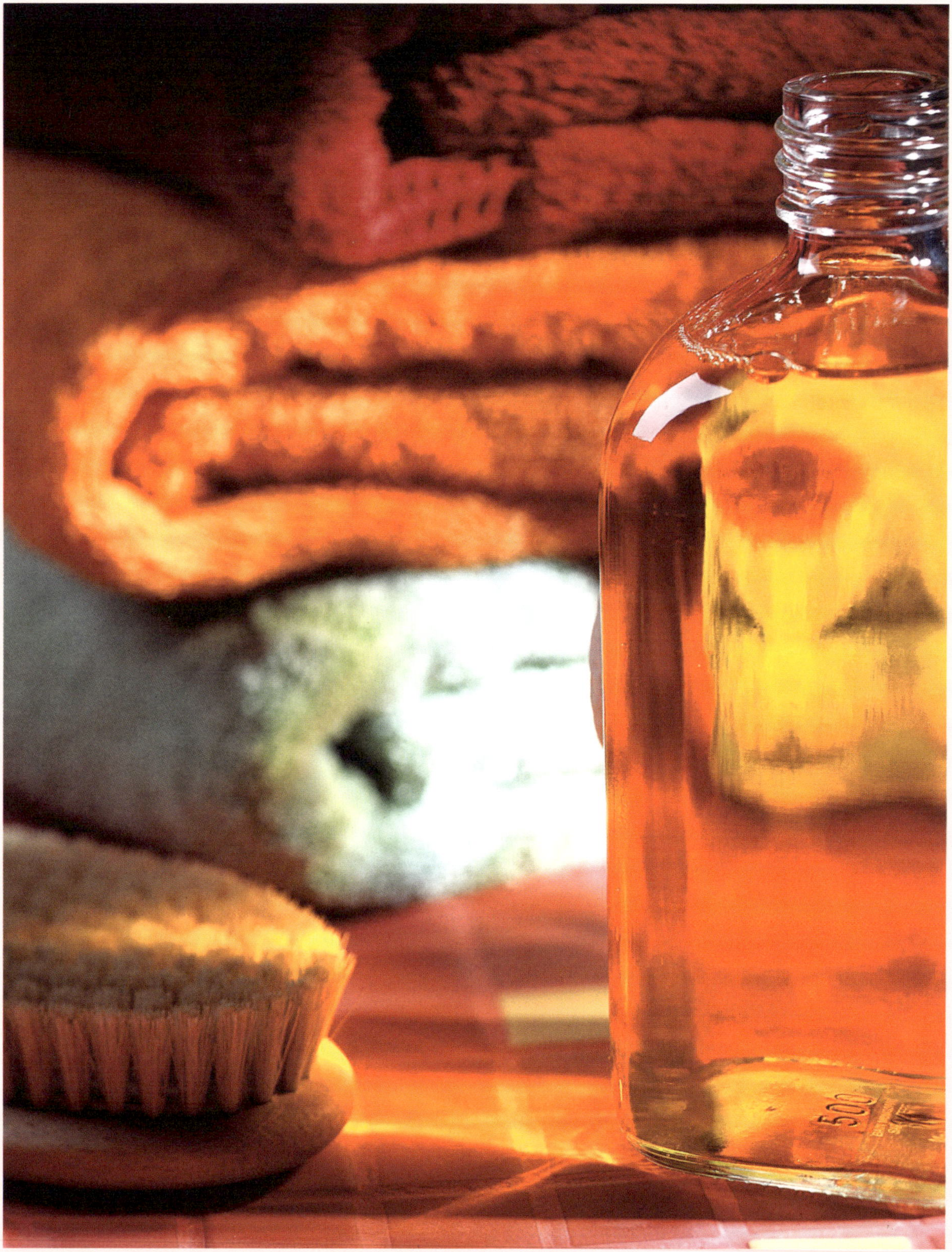

BAIN AUX ALGUES FRAÎCHES

Toutes peaux
Conservation : usage immédiat

Niveau de difficulté : FACILE
Temps de réalisation : 15 MIN

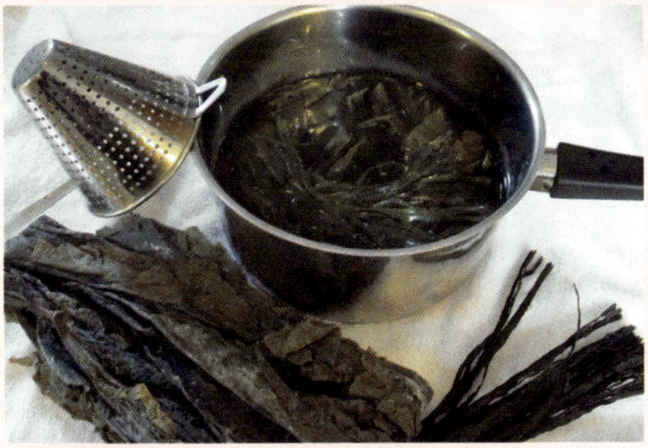

Ingrédients
400 g de fucus vésiculeux frais ou 50 g de fucus séché (ou autres algues fraîches ou séchées : voir Zoom p. 46)

Matériel
Casserole, passoire ou tamis

Les bains aux algues sont reminéralisants. Ils ont des propriétés relaxantes musculaires, défatigantes et tonifiantes. Ils conviennent tout particulièrement après une activité sportive, car ils soulagent aussi bien les douleurs corporelles que les jambes lourdes et les pieds endoloris.

---

1 Faites bouillir les algues dans 2 litres d'eau pendant 15 minutes et filtrez.
2 Ajoutez cette décoction à l'eau du bain, à 38 °C environ. Relaxez-vous pendant 15 à 20 minutes.

BAIN AU SEL MARIN ET AUX ALGUES EN POUDRE

Toutes peaux
Conservation : usage immédiat

Niveau de difficulté : FACILE
Temps de réalisation : 20 MIN

Ingrédients
- 1 à 2 poignées de poudre d'algue (fucus ou autre, vendue en herboristerie)
- 500 g de sel marin

Le bain au sel marin soulage la fatigue, recharge l'organisme en minéraux, contribue à éliminer les toxines, favorise la sudation. Par son action cicatrisante et antiseptique, il soulage les irritations cutanées. Il aurait aussi des vertus amincissantes, notamment lorsqu'il s'accompagne d'algues marines.

---

1 Délayez la poudre d'algue et le sel dans la baignoire, remplie d'eau à 38 °C environ.
2 Relaxez-vous pendant 15 à 20 minutes en profitant de cette « thalasso » maison.
3 Sortez du bain, enfilez un peignoir et allongez-vous 15 minutes.

VARIANTE
Vous pouvez remplacer les algues en poudre par une préparation crémeuse, très concentrée en algues, à diluer dans le bain. On en trouve dans les boutiques spécialisées et dans les magasins bio (voir Bonnes adresses en fin d'ouvrage).

SELS DE BAIN AUX ALGUES

NIVEAU DE DIFFICULTÉ FACILE

TEMPS DE RÉALISATION 15 MIN

Toutes peaux
Conservation : plusieurs semaines à température ambiante, à l'abri de l'humidité excessive

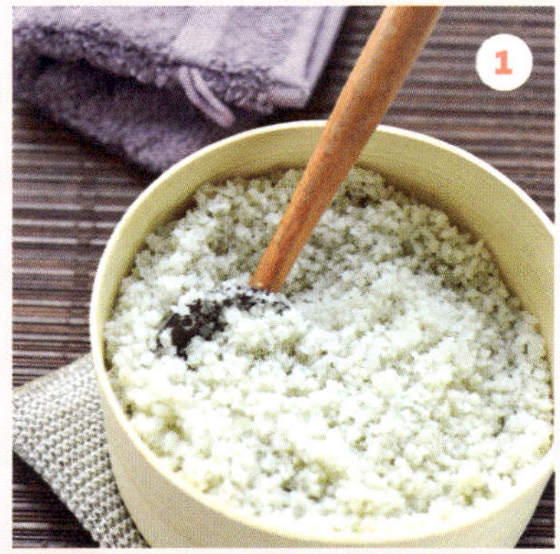

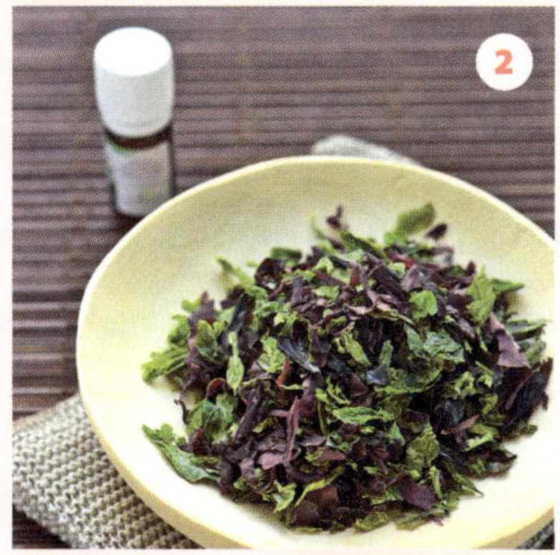

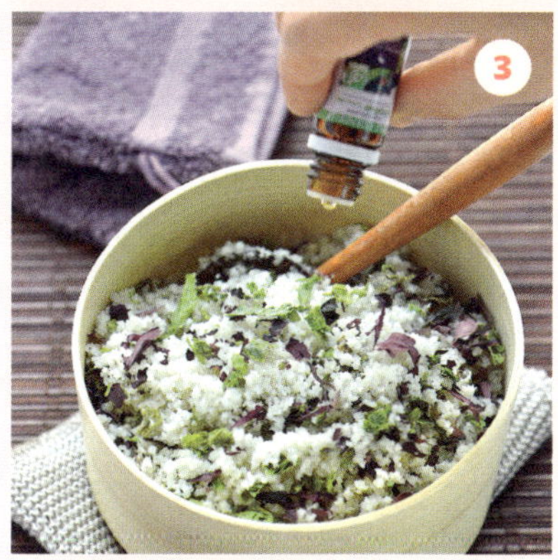

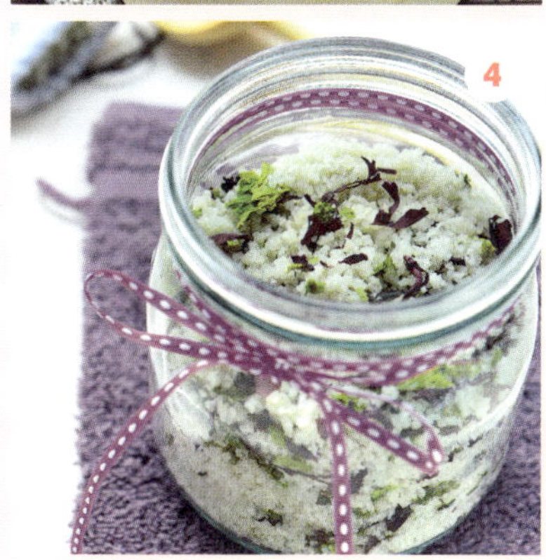

Ingrédients

- 1 kg de sel de mer (type sel de Guérande)
- 2 à 3 poignées d'algues en paillettes (par exemple, mélange d'algues type salade du pêcheur)
- 50 gouttes d'huile essentielle au choix pour parfumer (par exemple lavandin, romarin à cinéole)

Matériel

Grand récipient, gros bocal (ou petits bocaux, ou sachets d'une contenance de 100 g), cuillère en bois ou autre

---

Vous trouverez des algues en paillettes en magasin bio ou dans les boutiques spécialisées (voir Bonnes adresses en fin d'ouvrage). Pour un effet amincissant, choisissez du fucus ou des laminaires.

---

1 et **2** Versez le sel dans un grand récipient, ajoutez les paillettes d'algues et mélangez bien.
3 Versez l'huile essentielle choisie et mélangez de nouveau.
4 Transvasez dans un gros bocal de verre ou de porcelaine ou répartissez des doses de 100 g environ dans de petits bocaux ou sachets (ce qui correspond à la dose pour 1 bain).

D'AUTRES IDÉES DE SELS DE BAIN

- **Sels de bain aux huiles essentielles : versez 40 à 50 gouttes d'huiles essentielles au choix sur 1 kg de gros sel de mer ou de sel fin placé dans un sac en plastique. Fermez le sac et malaxez-le de manière à bien mélanger les ingrédients. Transvasez ensuite ce sel parfumé dans un flacon de verre fermant hermétiquement et attendez une quinzaine de jours avant de l'utiliser (1 à 2 poignées par bain).**
- **Sels de bain aux plantes : remplissez un grand bocal en alternant, tous les 2 à 3 cm, une couche de sel et une couche de plantes parfumées (pétales de rose, lavande...). Fermez hermétiquement le bocal et placez-le dans un endroit sombre durant plusieurs semaines. Après cette période, ajoutez 20 gouttes d'huiles essentielles parfumées (facultatif). Secouez le bocal pour mélanger les ingrédients (1 à 2 poignées par bain).**

SACHET POUR LE BAIN AU LAIT DE COCO

NIVEAU DE DIFFICULTÉ : FACILE

TEMPS DE RÉALISATION : 5-10 MIN

Toutes peaux
Conservation : plusieurs semaines à température ambiante, à l'abri de l'humidité excessive

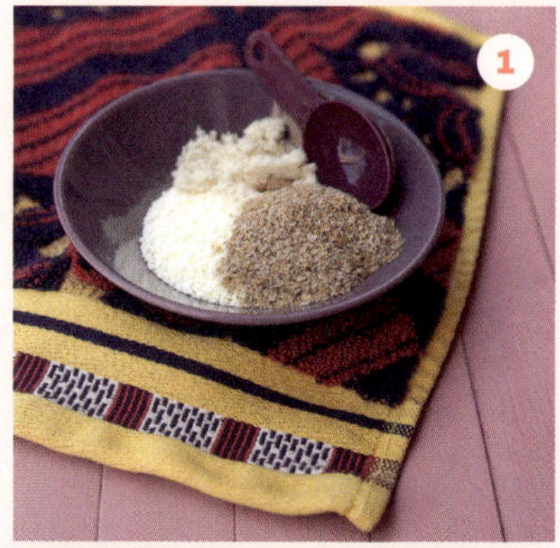

Ingrédients
- 3 c. à soupe de son d'avoine (ou de blé), soit environ 50 g
- 3 c. à soupe de lait de coco en poudre ou, à défaut, de lait de vache en poudre
- 2 c. à soupe de poudre de noix de coco ou d'amandes moulues
- 10 à 20 gouttes d'huiles essentielles parfumées (voir p. 33)

Matériel
Bol ou bocal, cuillère à soupe, sachet en coton ou carré (environ 20 x 20 cm) de tissu coton ou de gaze ou un pied de collant (récupéré sur un collant filé : moins glamour, mais très pratique), ruban ou cordelette pour fermer le sachet

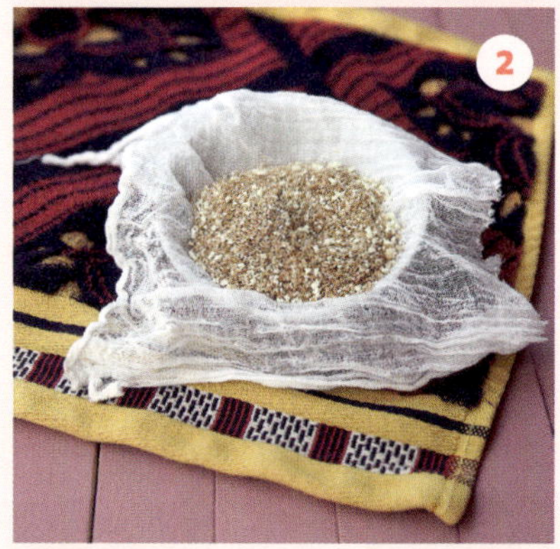

Il est préférable de préparer cette recette à l'avance car les poudres s'imprégneront davantage du parfum des huiles essentielles. Par exemple, multipliez les proportions par 5 ou 10, brassez bien le tout et conservez les sachets dans un bocal bien fermé.

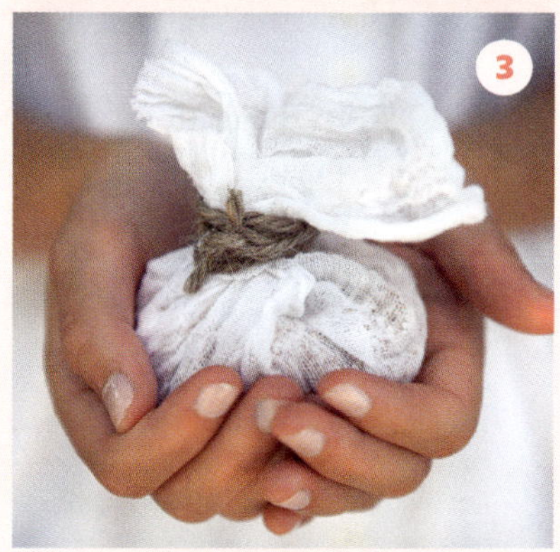

1 Dans un bol ou un bocal, disposez le son d'avoine et les deux poudres, versez dessus les huiles essentielles et mélangez bien avec la cuillère à soupe ou, si vous employez un bocal, en le secouant.
2 Remplissez le sachet de coton (ou le pied de collant) avec le mélange ou disposez celui-ci au centre du carré de tissu ou de gaze que vous replierez en formant une aumônière.
3 Refermez à l'aide d'un ruban ou d'une cordelette. Faites couler votre bain et plongez-y le sachet parfumé. Lorsque vous serez dans l'eau, malaxez-le en pressant bien pour en exprimer le « lait ».

GELS DOUCHES

Le gel douche est une invention récente, remontant au milieu du XXe siècle et lié à l'invention des « syndets » (détergents synthétiques). Pour développer ce marché très rentable, les industriels n'ont pas hésité à discréditer le savon, pourtant efficace et économique, que nous vous invitons à redécouvrir plus loin. Voici néanmoins, pour les inconditionnels, quelques recettes de gels douches naturels et respectueux de la peau, grâce à la présence de tensioactifs végétaux très doux.

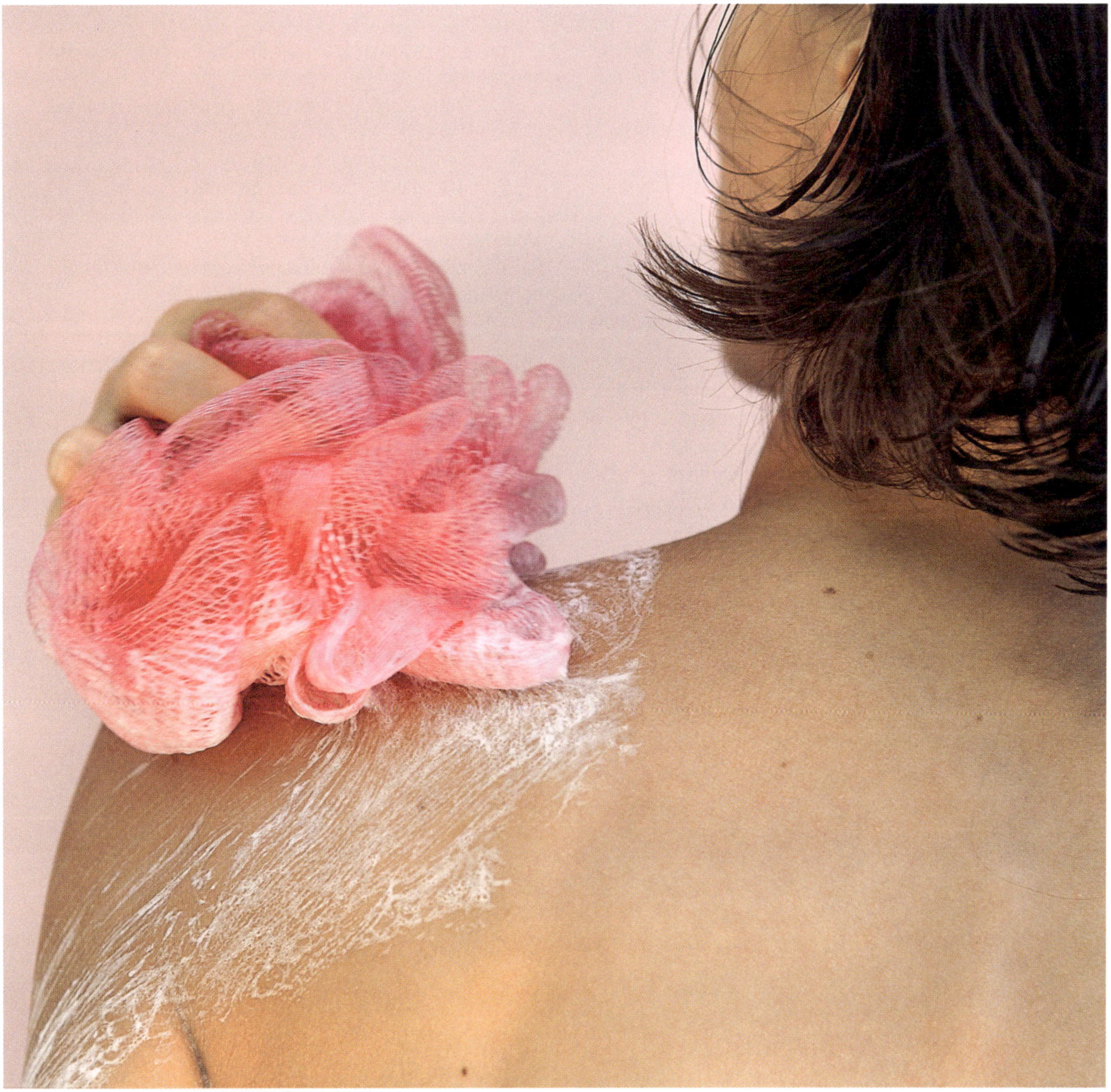

GEL DOUCHE GOURMAND ROSE ORANGÉ

Toutes peaux
Conservation : 6 mois à 1 an,
à température ambiante

Niveau de difficulté : facile
Temps de réalisation : 5 min

Ingrédients

- 10 gouttes d'huile essentielle de petit-grain bigaradier ou d'orange
- 10 gouttes d'huile essentielle de géranium rosat
- 1 c. à soupe de glycérine végétale (à défaut glycérine de pharmacie)
- 250 ml de savon de Marseille liquide (ou de base lavante neutre bio : voir Zoom p. 109)
- 2 c. à soupe d'eau de rose

Matériel

Bocal, cuillère à soupe, verre doseur, entonnoir, flacon souple ou flacon-pompe pour gel douche

---

La glycérine apporte à ce gel douche des propriétés hydratantes. Quant au parfum, vous pouvez le rendre encore plus gourmand en ajoutant une dizaine de gouttes d'huile essentielle de benjoin, à l'arôme délicieux de Cologne ancienne, ou d'extrait de vanille pour pâtisserie.

---

1 Dans un bocal d'au moins un demi-litre, mélangez les huiles essentielles avec la glycérine, puis ajoutez le savon liquide en remuant par exemple avec le manche d'une cuillère à soupe.
2 Incorporez l'eau de rose en tournant délicatement pour éviter de faire mousser.
3 Transvasez dans un flacon souple ou un flacon-pompe. Employez comme tout gel douche.

GEL DOUCHE NOURRISSANT PARFUMÉ

Toutes peaux, notamment peaux sèches
Conservation : 6 mois à 1 an,
à température ambiante

Niveau de difficulté : facile
Temps de réalisation : 5 min

Ingrédients

- 1 tasse de savon de Marseille liquide (ou de base lavante neutre)
- 1 c. à soupe d'huile de tournesol, de pépins de raisin ou d'amande douce
- 6 capsules de vitamine E (facultatif)
- 15 gouttes d'huile essentielle parfumée (voir p. 33)

Matériel

Bol, bouteille, cuillère, entonnoir, flacon souple ou flacon-pompe pour gel douche

---

Voici un gel garanti non desséchant ! Si sa consistance est trop épaisse, ajoutez un peu d'eau ou d'eau florale pour obtenir la texture désirée.

---

1 Dans un bol, mélangez l'huile végétale, les capsules de vitamine E et les huiles essentielles.
2 Versez le savon liquide dans une bouteille d'au moins un demi-litre, puis ajoutez le mélange précédent et secouez.
3 Transvasez le gel douche dans un flacon souple ou muni d'une pompe.

SAVONS PARFUMÉS

Le savon est le résultat de la saponification, réaction chimique entre un ester d'acide gras (le plus souvent huile végétale) et la soude, ou une autre substance basique. Partant de cette réaction simple, il est possible de fabriquer soi-même son savon (voir les chapitres suivants). Nous vous proposons toutefois ici quelques recettes plus rapides à mettre en œuvre, à base de savon en paillettes (copeaux de savon) du commerce ou de savon de Marseille râpé par vos soins. Ces recettes permettent de confectionner de 6 à 8 savons de toilette. Côté moules, vous pouvez employer des moules à pâtisserie en métal ou en silicone, des moules pour objets en plâtre (magasins de loisirs créatifs), des fonds de boîtes à savon, des ramequins ou tout autre objet creux pouvant convenir au démoulage.

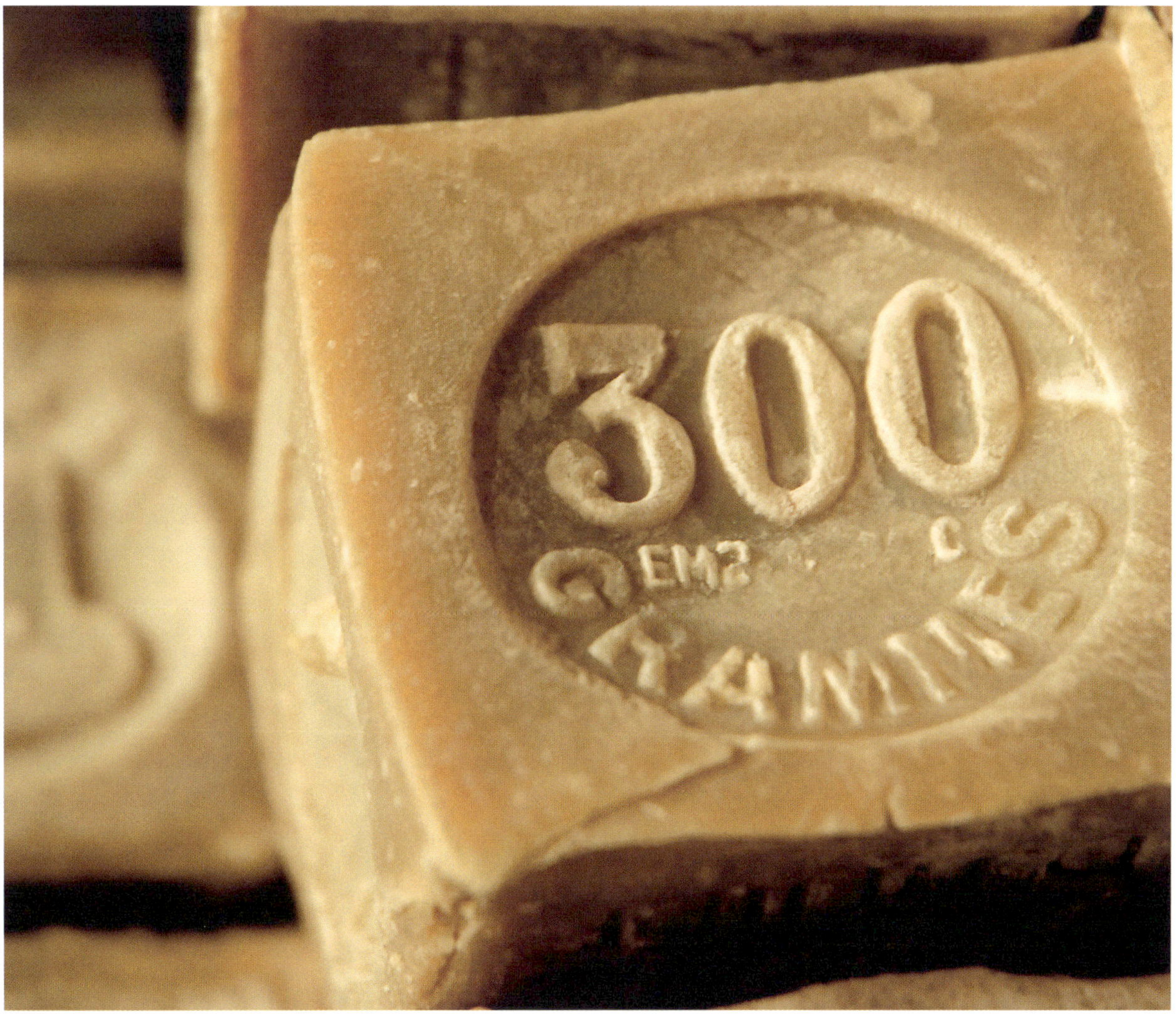

RECETTE DE BASE

Toutes peaux
Conservation : plusieurs mois

NIVEAU DE DIFFICULTÉ MOYEN

TEMPS DE RÉALISATION 20 MIN

Ingrédients
- 1 bol de savon en paillettes ou de savon de Marseille râpé
- 1 tasse d'eau de source, d'infusion de plantes ou d'eau florale
- 2 c. à soupe d'huile fine (amande douce, olive, tournesol...)
- 20 gouttes d'huiles essentielles parfumées (voir p. 33)
- 1 c. à soupe de lait de vache ou de lait de coco en poudre (facultatif)

Matériel
Casserole, bol, fouet, moules

Suivez cette recette pour obtenir facilement un savon parfumé, adouci par l'huile végétale. Avec un peu d'expérience, vous pourrez ensuite la personnaliser selon votre goût.

---

1 Versez l'eau dans un récipient avec le savon râpé. Placez le récipient au bain-marie et ajoutez le lait en poudre lorsque l'ensemble est tiède.
2 Faites fondre en mélangeant sans arrêt (la mousse disparaît lorsque le mélange épaissit).
3 Versez par ailleurs les huiles essentielles dans l'huile végétale. Hors du feu, ajoutez ce mélange au savon. Homogénéisez au fouet.
4 Versez la pâte dans des moules huilés, jusqu'au bord.
5 Placez dans un endroit frais et laissez sécher pendant 2 à 6 semaines.
6 Lorsque les savonnettes sont bien sèches, démoulez-les et enveloppez-les individuellement dans du papier de soie, de la gaze ou du papier kraft.

SAVONS LUXUEUX À LA ROSE

Conservation : plusieurs mois

NIVEAU DE DIFFICULTÉ MOYEN

TEMPS DE RÉALISATION 20 MIN

Ingrédients
- 1 bol de savon en paillettes ou de savon de Marseille râpé
- 1 tasse d'eau de rose
- 2 c. à soupe d'huile de rosier muscat
- 5 gouttes d'huile essentielle de rose
- 15 gouttes d'huile essentielle de géranium rosat
- quelques gouttes de colorant alimentaire rouge (facultatif)

Matériel
Casserole, bol, fouet, moules

Ces savonnettes ont un petit goût de luxe... qui a son prix. Pour en réduire le coût, vous pouvez remplacer tout ou partie de l'huile de rosier par de l'huile d'amande douce et l'huile essentielle de rose par de l'huile essentielle de géranium rosat ou de bois de rose.

Préparez vos savonnettes en suivant la recette de base, ci-contre.

ASTUCES

- **Vous pouvez ajouter à la recette du miel, de la farine d'avoine, du son, quelques gouttes de benjoin, des capsules de vitamine E...**
- **Pour des savonnettes colorées, vous pouvez utiliser une eau préalablement teintée avec quelques gouttes de colorant alimentaire.**

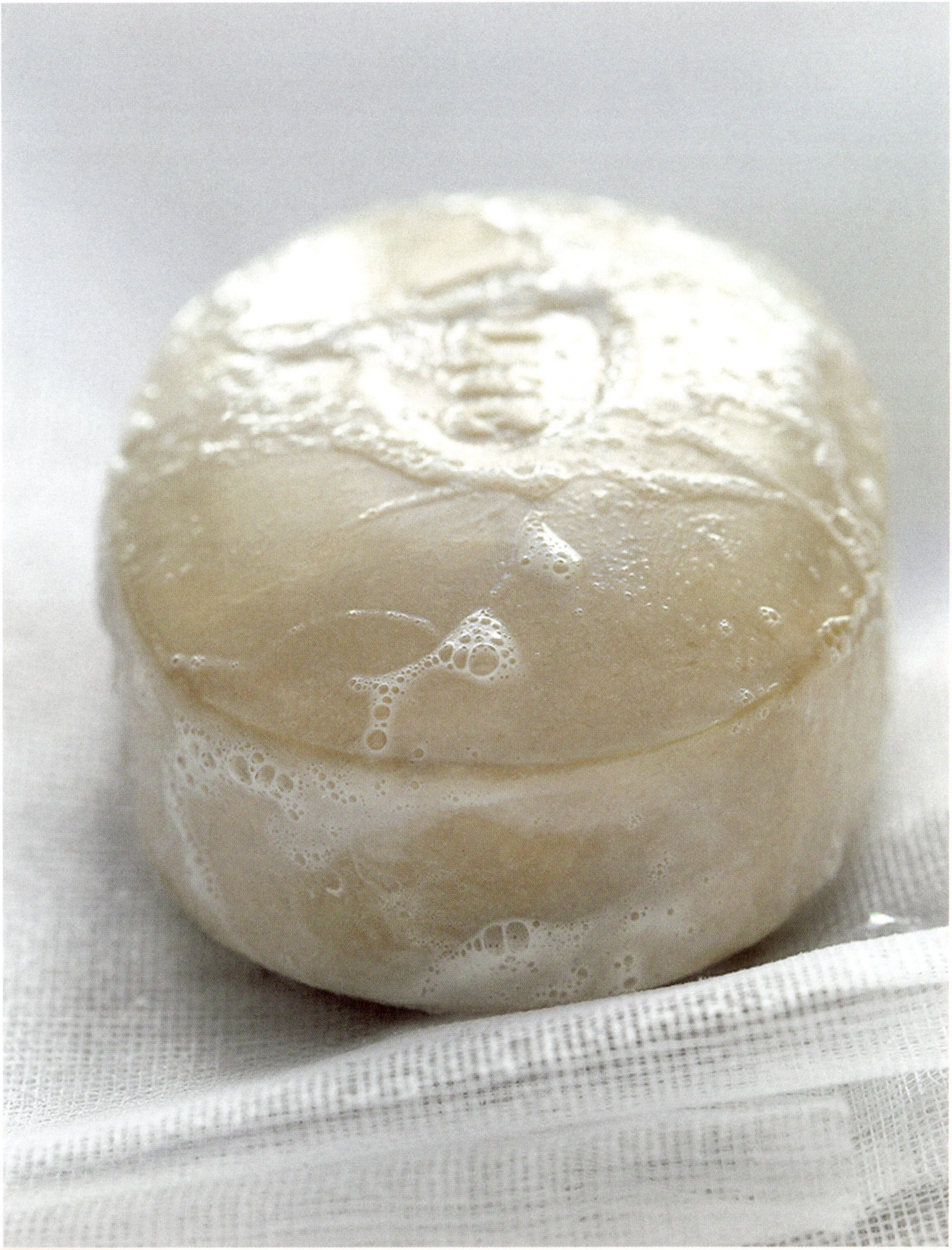

SAVONS HESPÉRIDÉS (AUX AGRUMES)

Toutes peaux
Conservation : plusieurs mois

Niveau de difficulté : MOYEN
Temps de réalisation : 20 MIN

Ingrédients
- 1 bol de savon en paillettes ou de savon de Marseille râpé
- 1 tasse d'eau de fleur d'oranger
- 2 c. à soupe d'huile d'amande douce
- 10 gouttes d'essence d'amande amère (au rayon pâtisserie)
- 10 gouttes d'huiles essentielles d'agrumes : citron, orange amère, orange douce, mandarine, Néroli, petit-grain bigaradier...

Matériel
Casserole, bol, fouet, moules

Le terme hespéridé désigne le parfum des agrumes. On y associe parfois des arômes proches comme la litsea (mais aussi la verveine citronnelle ou la mélisse).

Préparez les savonnettes en suivant la recette de base (p. 122).

SAVONS GOURMANDS AU MIEL

Toutes peaux
Conservation : plusieurs mois

Niveau de difficulté : MOYEN
Temps de réalisation : 20 MIN

Ingrédients
- 1 bol de savon en paillettes ou de savon de Marseille râpé
- 2 c. à café d'huile fine au choix
- 2 bonnes c. à soupe de miel liquide
- 1 c. à café de teinture de benjoin

1 Mélangez le savon, l'huile et le miel dans un récipient et faites-les fondre doucement au bain-marie en mélangeant bien.
2 Hors du feu, ajoutez le benjoin sans cesser de remuer.
3 Versez dans des moules huilés et laissez durcir pendant plusieurs semaines.

GOMMAGES

Le gommage corporel s'effectue sur la peau sèche ou humide, une fois par semaine après la douche ou le bain. Divers produits « granuleux » conviennent : son, marc de café, sable fin (sur la plage), farine de pois chiche, fruits secs râpés (coco, amande), pulpe de kiwi… Le gommage peut aussi s'effectuer à l'aide d'une brosse, d'un gant de massage (crin, luffa…). On trouve dans les magasins orientaux un gant appelé *kessa*, qui permet un gommage à la fois doux et très efficace, notamment si on prépare la peau avec du savon noir. Mais attention, ces soins peuvent être légèrement agressifs : en cas de peau sensible, testez préalablement chaque méthode sur une zone délimitée du corps (l'intérieur du bras par exemple). En règle générale, évitez les gommages trop énergiques sur le décolleté et la poitrine.

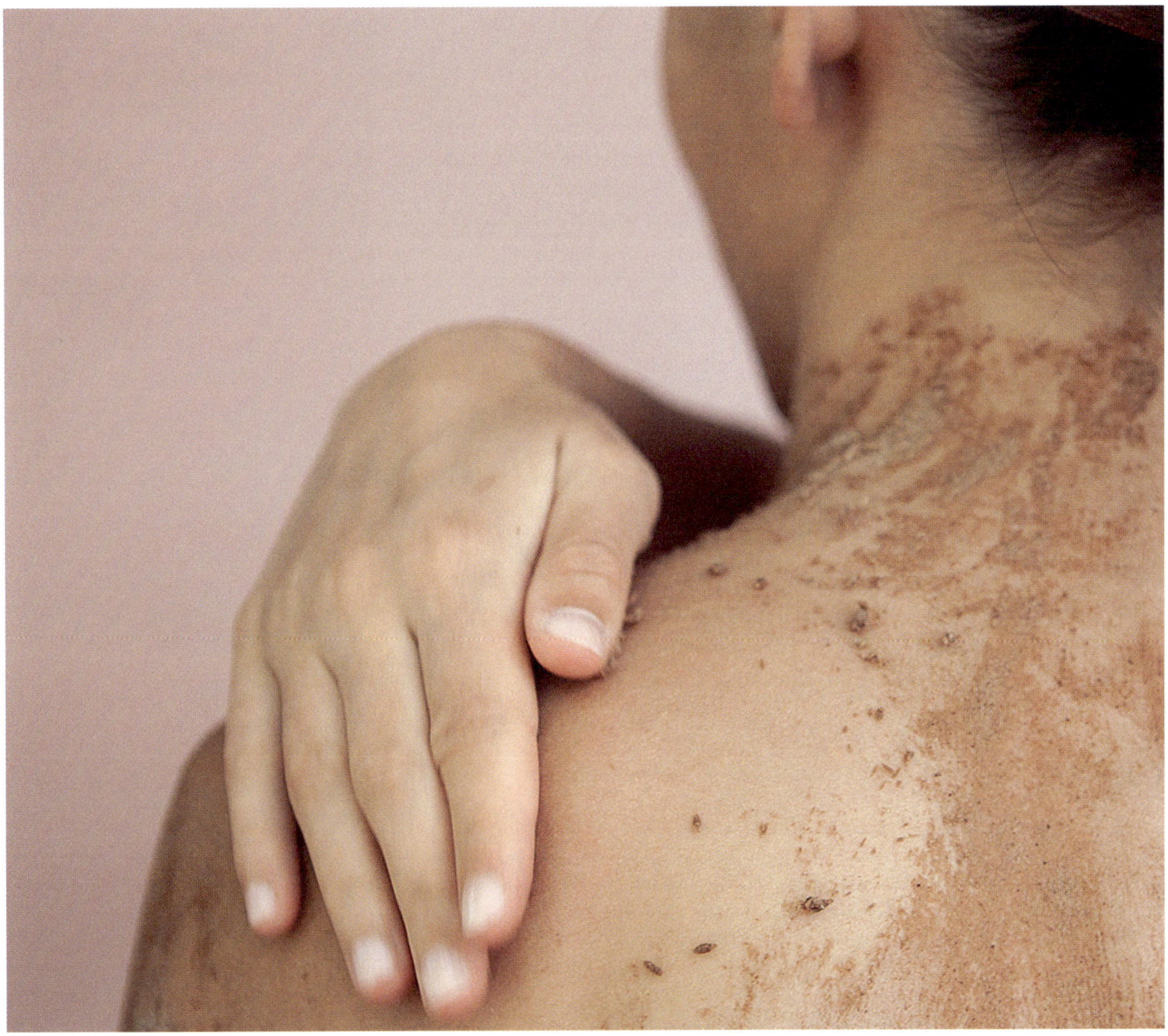

GOMMAGE « INDIEN » À LA FARINE DE POIS CHICHE

Niveau de difficulté : FACILE
Temps de réalisation : 5 MIN

Toutes peaux
Conservation : usage immédiat

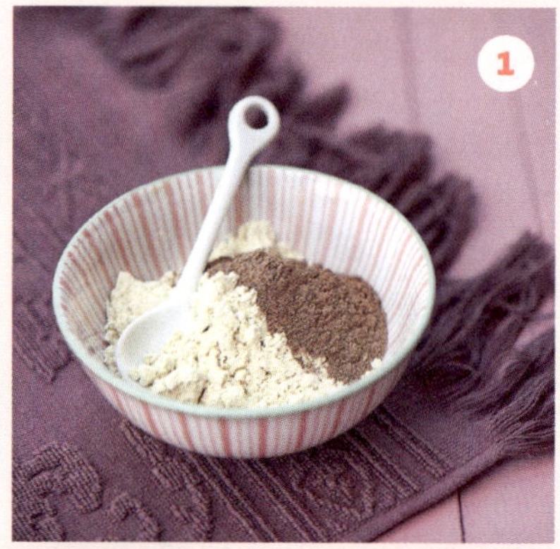

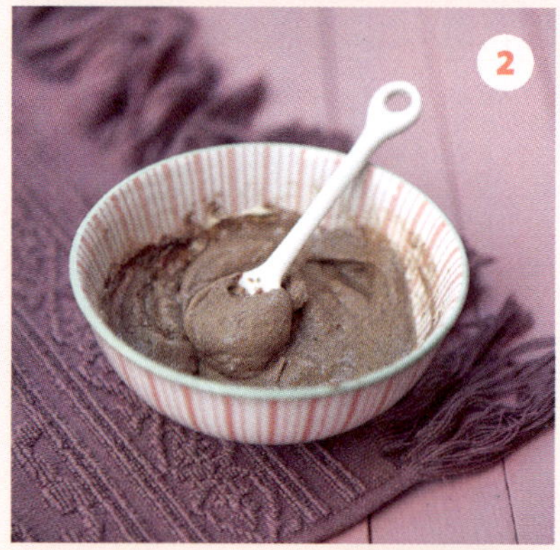

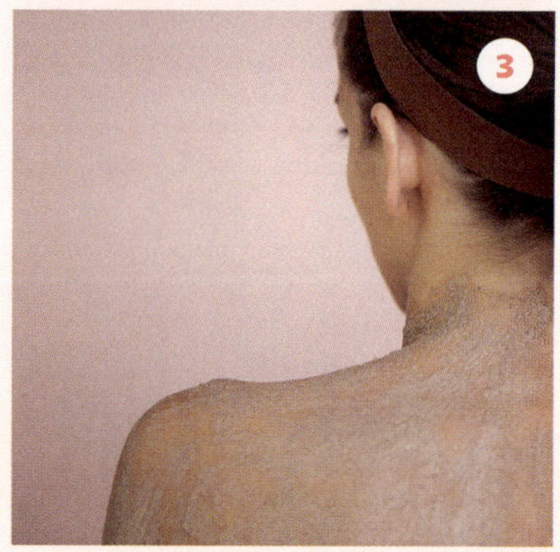

Ingrédients
- 3 c. à soupe bombées de farine de pois chiche (soit environ 50 g)
- 1 c. à soupe rase de pétales de rose en poudre ou de curcuma en poudre (facultatif)
- 15 ml d'huile de tournesol (soit 1 c. à soupe)
- 45–60 ml d'eau de rose ou d'eau claire (soit 3–4 c. à soupe)

Matériel
Cuillère à soupe, bol

Il s'agit là d'un *ubtan*, c'est-à-dire d'un gommage non agressif mais purifiant, issu de l'ayurveda, médecine traditionnelle indienne. En principe, il se prépare sans huile, mais il est fréquent d'en ajouter, pour un soin plus doux. Et pour une recette vraiment « à l'indienne », employez de l'huile de sésame à la place du tournesol.

1 Mélangez la farine et la poudre de rose ou de curcuma.
2 Malaxez avec l'huile, puis ajoutez suffisamment d'eau ou d'eau de rose pour obtenir une pâte fluide et onctueuse, de la consistance d'une pâte à crêpes.
3 Placez-vous dans la baignoire ou la douche et appliquez cette pâte en couche mince sur l'ensemble du corps, y compris le visage (sauf si vous venez d'effectuer un gommage spécifique).
4 Laissez poser environ 5 minutes jusqu'à ce que la pâte commence à sécher, puis procédez au gommage en frottant énergiquement avec les mains à plat. La pâte va tomber en formant des rouleaux. Rincez à l'eau tiède et séchez-vous.

LES COULEURS DU CURCUMA

Le curcuma est très riche en pigments qui lui confèrent des propriétés colorantes. Si vous avez le teint clair, il faut savoir que des traces jaunes peuvent subsister pendant quelques jours sur la peau après rinçage. Dans ce cas, préférez la poudre de rose. Par ailleurs, si des traces persistent sur la baignoire ou dans le récepteur de la douche après nettoyage, pas d'inquiétude, elles disparaîtront en quelques jours.

GOMMAGE « ORIENTAL » AU SAVON NOIR

Toutes peaux, sauf sèches et sensibles
Conservation : usage immédiat

NIVEAU DE DIFFICULTÉ : MOYEN

TEMPS DE RÉALISATION : 5 MIN

Ingrédients
- 10 ml de savon noir en pâte (2 c. à soupe)
- ½ l d'eau

Matériel
Flacon souple (300 à 500 ml de contenance), gant de toilette, gant *kessa*

Voici encore un soin traditionnel, d'origine marocaine cette fois, qui se pratique habituellement au hammam. Après ce soin, vous éprouverez un grand bien-être et vous sentirez comme purifié(e). Très efficace pour faire « peau neuve », il associe les vertus exfoliantes de la vapeur, du savon noir et du gant *kessa*, abrasif mais non irritant.

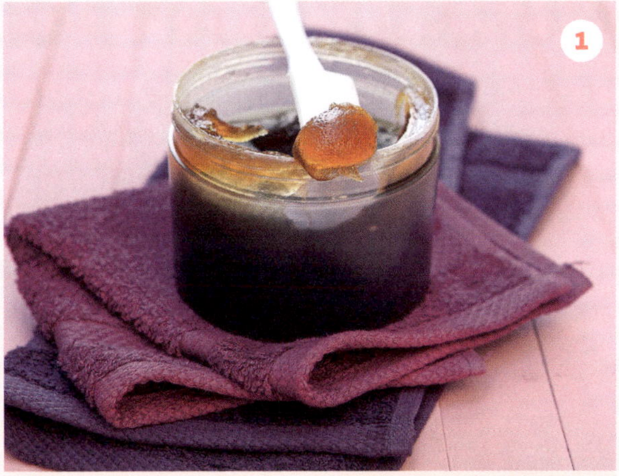

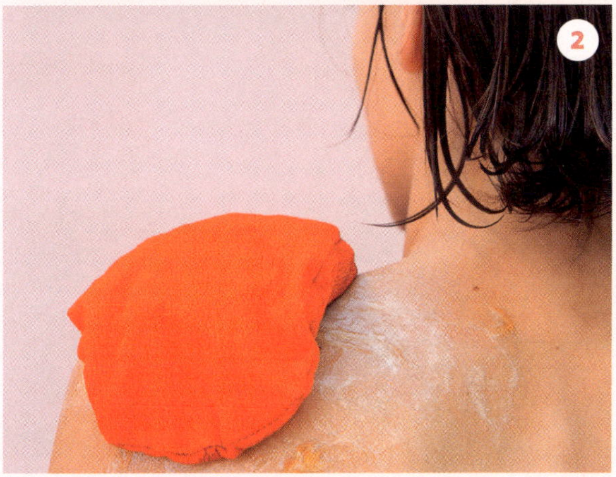

1 Versez le savon noir dans un flacon souple (type flacon de shampoing ou de gel douche de récupération). Complétez avec de l'eau tiède et agitez doucement pour mélanger sans faire mousser. Fermez porte et fenêtre de la salle de bain.

2 Dans la baignoire, faites couler environ 5-10 cm d'eau aussi chaude que vous pouvez supporter (sans dépasser 40 °C). Asseyez-vous dans la baignoire. Imprégnez votre gant de toilette d'eau chaude et passez-le sur tout le corps (si vous n'avez pas de baignoire, prenez une douche bien chaude et restez 2-3 minutes dans la cabine de douche chargée de vapeur, sans vous essuyer).

3 Aspergez-vous du mélange eau et savon et répartissez-le bien sur le corps avec le gant ou les mains (en essayant de couvrir le dos au maximum). Restez ainsi pendant au moins 5 minutes : si l'eau du bain est devenue trop tiède ou si la température dans la cabine de douche a diminué avant ce laps de temps, faites couler un peu d'eau chaude à côté de vous. Dans l'idéal, il faut que vous sentiez toujours une atmosphère chargée de vapeur autour de vous. Au bout de 5 à 10 minutes, rincez-vous à l'eau tiède et séchez-vous en tamponnant avec une serviette.

4 Procédez au gommage à sec avec le gant *kessa*, en insistant sur les coudes, les genoux, les talons. Rincez-le plusieurs fois à l'eau tiède, voire chaude, au cours du gommage. Si le soin est réussi, des « rouleaux » de peau morte doivent se former.

5 Rincez-vous à nouveau et essuyez-vous soigneusement. Terminez en appliquant une huile hydratante pour le corps (voir p. 130).

HUILES ET LAITS CORPORELS

Les huiles corporelles nourrissent et protègent la peau, vous pouvez les employer au quotidien, mais une ou deux fois par semaine suffisent généralement, par exemple après un bain ou un gommage. Si toutefois vous préférez une consistance moins grasse, optez pour nos recettes de laits ou de gels corporels. Nous proposons aussi, en complément à ces soins de base, deux recettes plus spécifiques d'huiles solaires, pour préparer la peau au bronzage ou l'apaiser après une exposition au soleil.

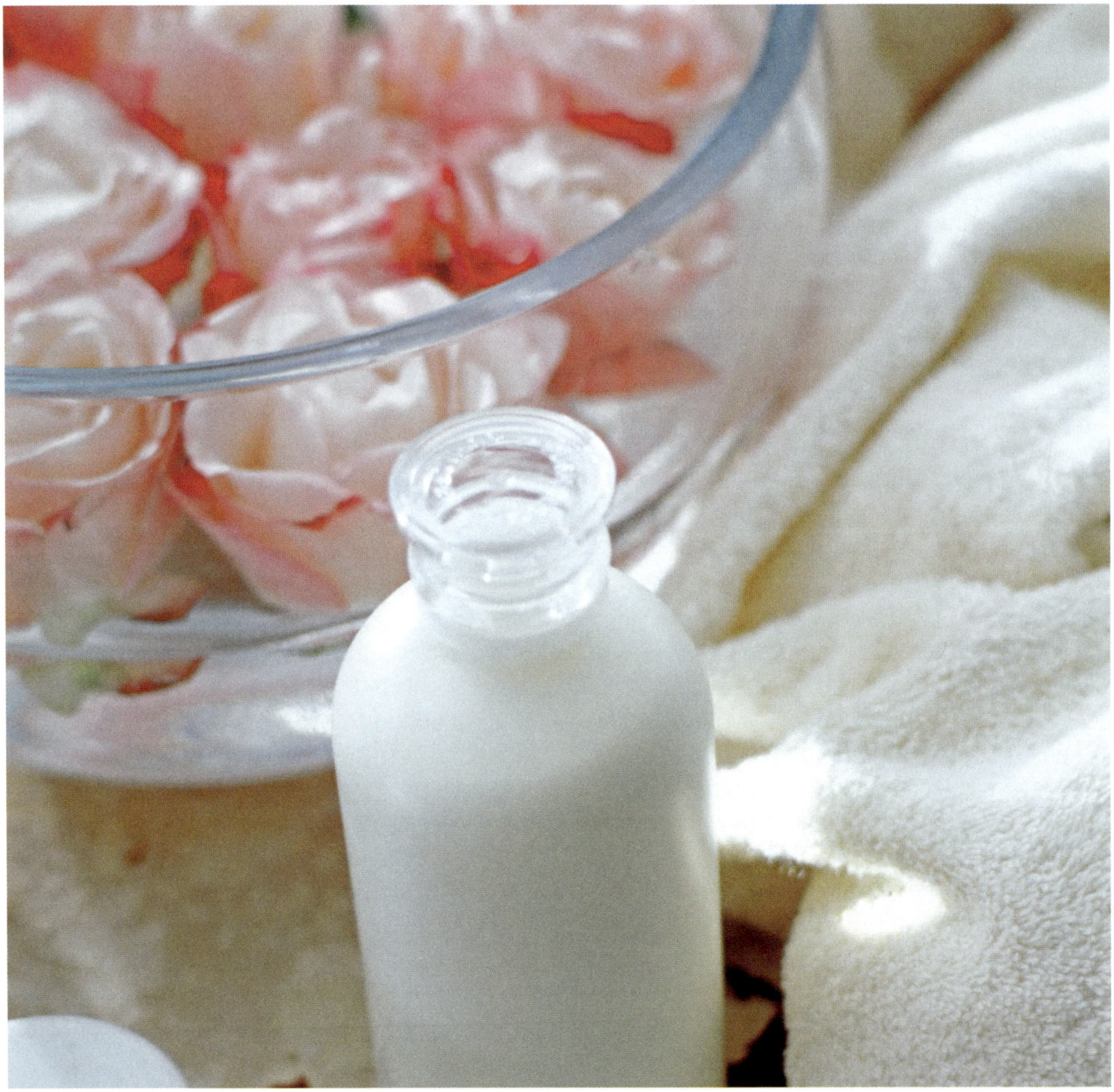

ZOOM

Lavande fine et lavande aspic

Les deux principales espèces de lavande sont la lavande vraie ou lavande fine (*Lavandula angustigolia*) et la lavande aspic (*Lavandula latifolia*). Comme son nom l'indique, la lavande fine est la plus subtile et la plus estimée en parfumerie. La lavande aspic, au parfum plus camphré, bénéficie néanmoins de propriétés médicinales tout à fait intéressantes. Quelques clefs permettent de différencier les deux espèces :

- **la forme des brins. La lavande fine développe de longs pédoncules terminés par une inflorescence, tandis que la lavande aspic présente des tiges ramifiées portant plusieurs épis (aussi appelés inflorescences) ;**
- **l'altitude. La lavande aspic pousse au-dessous de 600 m tandis que l'on trouve la lavande fine à partir de 800 m ;**
- **l'époque de floraison. La lavande fine fleurit en avril-mai, la lavande aspic entre juin et août.**

Huile de massage « allégée »

Si vous n'appréciez pas les préparations au toucher gras, mélangez votre huile de massage avec une quantité équivalente de gel d'aloès du commerce. Vous obtiendrez une émulsion beaucoup moins grasse au toucher et très rapidement absorbée par la peau. Cette astuce peut s'appliquer à toutes les huiles aromatiques et macérations florales.

HUILE INFUSÉE À LA LAVANDE

Toutes peaux
Conservation : 6 mois à température ambiante, dans un flacon opaque fermant bien

NIVEAU DE DIFFICULTÉ : FACILE

TEMPS DE RÉALISATION : 15 MIN

Ingrédients (pour un bocal de 25 cl)
- 2 poignées de fleurs de lavande, de préférence fraîches, cueillies le matin par temps sec
- 200 ml d'huile de tournesol ou de pépins de raisin (environ)

Matériel
Bocal de 250 ml, sachet en papier kraft, filtre à café ou linge propre, flacon de 250 ml en verre opaque, muni d'une pompe.

Employez cette huile très parfumée, hydratante, adoucissante et relaxante, comme soin corporel pour toute la famille, y compris les jeunes enfants (très douce et ne contenant pas d'huile essentielle, elle n'a aucune contre-indication).

---

1 Cueillez la lavande environ 2 jours avant la préparation, formez-en un bouquet et suspendez-le à l'air libre, dans la cuisine par exemple afin de la laisser légèrement sécher. Le jour de la préparation, équeutez les fleurs (sommités fleuries). Remplissez-en le bocal en tassant légèrement, mais pas trop. Versez de l'huile jusqu'en haut du bocal, puis refermez-le bien et secouez délicatement. Veillez à ce que toute la lavande soit immergée dans l'huile.
2 Enveloppez le bocal d'un sachet de papier kraft pour protéger l'huile de la lumière et laissez reposer pendant 2 à 3 semaines, si possible au soleil, en agitant de temps en temps (idéalement, 1 fois par jour).
3 Au bout de ce temps, filtrez soigneusement à travers un linge ou un filtre à café, ce qui peut prendre plusieurs minutes, puis versez dans le flacon en verre opaque.
4 Utilisez comme toute huile corporelle.

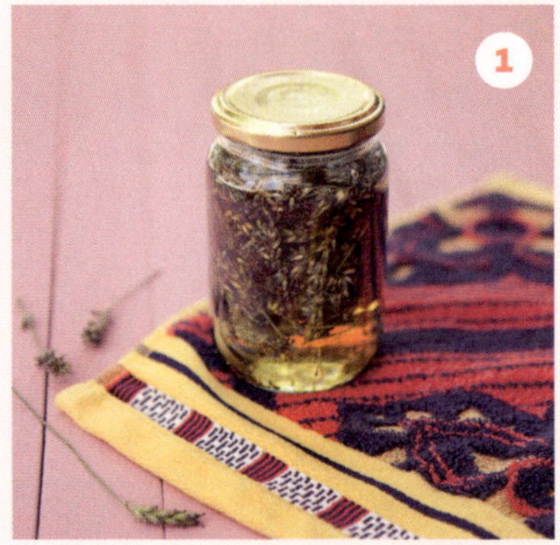

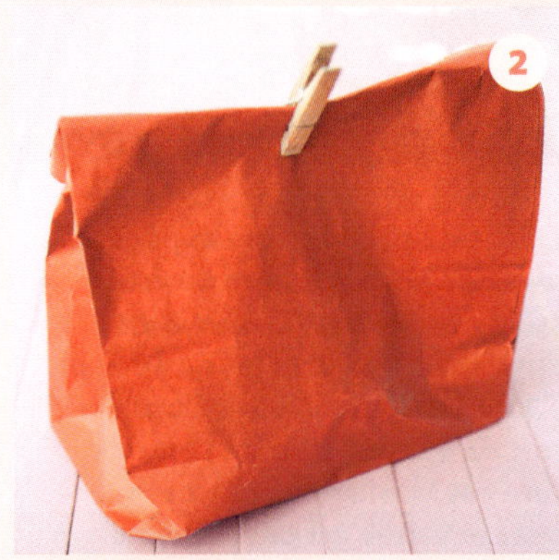

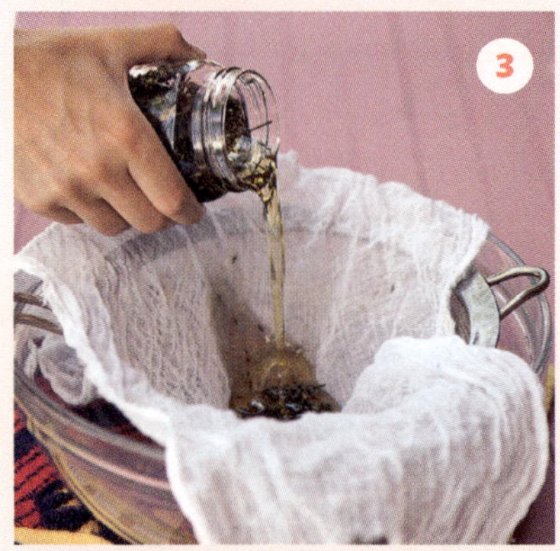

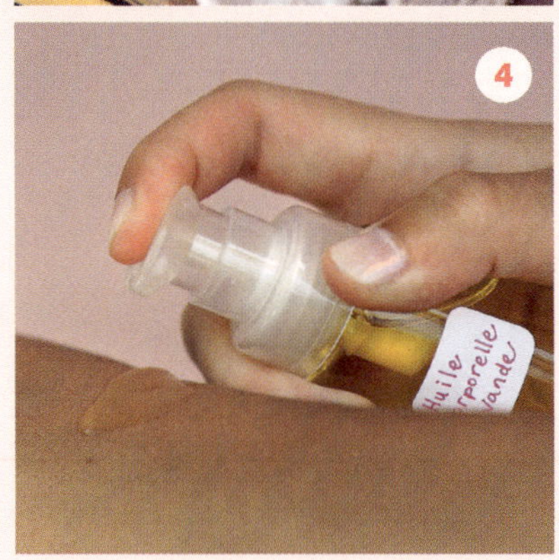

ÉMULSION CORPORELLE EXPRESS À L'ALOÈS

Toutes peaux
Conservation : usage immédiat

Niveau de difficulté : FACILE
Temps de réalisation : 1 MIN

Ingrédients (pour un massage corporel complet)
- 1 c. à soupe de gel d'aloès en tube
- 1 c. à soupe d'huile corporelle au choix
- 1 c. à café de glycérine végétale (facultatif)

Matériel
Coupelle bien propre, cuillères, petit fouet

Le gel d'aloès, on ne peut vraiment pas s'en passer, y compris pour les soins du corps. Il est en effet hydratant et apaisant et complète parfaitement les huiles végétales, dont il facilite la pénétration. Si vous avez la peau sèche, la glycérine boostera encore plus l'effet hydratant de ce soin. Ce gel express saura donc plaire à tous !

1 Versez les ingrédients un à un dans la coupelle à l'aide d'une cuillère ou d'un fouet et mélangez bien pour obtenir une consistance homogène.
2 Appliquez aussitôt en effectuant un massage léger.

LAIT LUXUEUX POUR LE CORPS

Toutes peaux
Conservation : 2 mois dans un flacon fermant bien

Niveau de difficulté : MOYEN
Temps de réalisation : 10-15 MIN

Ingrédients
- 2 c. à café (4 g) de cire d'abeille en granulés ou 4 g de cire de riz
- 60 ml d'huile d'amande douce ou d'abricot (ou mélange 50/50 des deux)
- 60 ml d'eau de source ou d'eau de rose
- 7 à 10 gouttes d'huiles essentielles parfumées (voir p. 33)
- 6 capsules de vitamine E (ou 1 c. à café d'huile de germe de blé)

Matériel
Casserole, bol, fouet, flacon de 150 ml environ (le matériel au contact de la préparation doit être stérilisé au préalable)

Voici un lait corporel classique, pour nourrir et adoucir votre peau, et que vous pourrez parfumer selon vos goûts. Si vous le préparez pour l'été, n'oubliez pas qu'il vaut mieux éviter les huiles essentielles d'agrumes en période ensoleillée.

1 Dans un bol placé au bain-marie, faites fondre la cire d'abeille dans l'huile en tournant de temps en temps (le mélange doit devenir clair et homogène).
2 Hors du feu, incorporez petit à petit l'eau ou l'eau florale et enfin les huiles essentielles, en tournant à l'aide d'un fouet (comme pour monter une mayonnaise).
3 Transvasez dans un flacon-pompe fermant bien.

LAIT CORPOREL HYDRATANT AUX PARFUMS DE SOLEIL

NIVEAU DE DIFFICULTÉ MOYEN

TEMPS DE RÉALISATION 10-15 MIN

Toutes peaux
Conservation : 2 mois dans un flacon fermant bien

Ingrédients
- 2 c. à soupe de cire d'abeille
- 40 ml d'huile d'abricot
- 1 c. à soupe de glycérine
- 40 ml d'huile de coco
- 1 c. à soupe d'eau de fleur d'oranger
- 7 à 10 gouttes d'huile essentielle de benjoin, d'orange douce, de mandarine ou de petit-grain bigaradier

Matériel
Casserole, bol, fouet, flacon de 150 ml environ

Ce lait gourmand pourra mettre du soleil au cœur de l'hiver. Pour un effet « anti-cafard », osez quelques gouttes de Néroli (huile essentielle de fleur d'oranger) dans la composition parfumée (par exemple 4 gouttes de Néroli + 3 de mandarine). C'est un petit luxe, mais si délicieux…

---

1 Stérilisez le matériel au contact de la préparation (voir p. 62).
2 Faites fondre au bain-marie la cire d'abeille dans le mélange d'huiles et de glycérine.
3 Hors du feu, incorporez l'eau de fleur d'oranger puis l'huile essentielle, en fouettant énergiquement.
4 Transvasez dans un flacon-pompe fermant bien.

GEL CORPOREL ULTRAFRAIS À LA GOMME DE GUAR

NIVEAU DE DIFFICULTÉ : MOYEN

TEMPS DE RÉALISATION : 10-15 MIN

Toutes peaux
Conservation : 1 mois à température ambiante, 2-3 mois au réfrigérateur

Ingrédients

- 1 g de gomme de guar (environ ½ c. à café de poudre non tassée)
- 50 ml d'eau de source froide (peu minéralisée)
- 15 ml d'hydrolat au choix (rose, lavande...)
- 15 gouttes d'huile essentielle de lavande vraie
- 5 gouttes d'extrait de pépins de pamplemousse (EPP)

Matériel

Casserole, bol, cuillère à café, verre doseur, balance de précision (si possible), petit fouet (électrique si possible), pot ou flacon fermant bien.

Ce gel hydratant et rafraîchissant, non gras, est parfaitement bien absorbé par la peau. Il est un peu délicat à préparer (attention aux grumeaux), mais particulièrement économique. Une fois que vous aurez acquis la technique, vous pourrez en préparer de nombreuses variantes.

---

1 Stérilisez le matériel (voir p. 62).
2 Mesurez l'eau et versez-la dans un bol.
3 Pesez ou mesurez la gomme de guar et transvasez-la dans une cuillère à café parfaitement sèche. Incorporez-la délicatement à l'eau froide, en la faisant tomber très doucement tout en tournant le mélange à l'aide d'un fouet pour éviter la formation de grumeaux. Il est important de bien l'incorporer au fur et à mesure qu'elle tombe. L'idéal est un fouet électrique, mais un petit fouet à sauce convient.
4 Lorsque le mélange est bien homogène, placez le bol au bain-marie et portez à frémissement en continuant de tourner (à peine une minute), puis retirez du feu.
5 Incorporez l'hydrolat, l'huile essentielle et l'extrait de pépins de pamplemousse en mélangeant à l'aide d'une cuillère ou d'une maryse en silicone. Transvasez ensuite le gel obtenu dans un pot fermant bien.

QUELQUES VARIANTES CIBLÉES

Voici des soins plus spécifiques réalisés selon le même principe, mais plus dosés en huiles essentielles et réservés à des soins locaux. Veillez à les étiqueter clairement.

- **Gel apaisant pour peau irritée : remplacez éventuellement l'eau par une tisane refroidie (infusion de camomille, mauve, guimauve, calendula ou décoction de racine de bardane), utilisez 15 ml d'hydrolat de camomille, de lavande ou de calendula, 10 gouttes d'huile essentielle de lavande vraie, 5 gouttes d'huile essentielle de cyprès bleu, 5 gouttes d'huile essentielle de camomille romaine.**
- **Gel contre les jambe lourdes : employez 15 ml d'hydrolat de menthe, 15 gouttes d'huile essentielle de cyprès toujours vert, 15 gouttes d'huile essentielle d'eucalyptus radié ou de niaouli, 15 gouttes d'huile essentielle de menthe poivrée. Conservez au réfrigérateur pour en booster l'effet rafraîchissant. Réservez strictement à cet usage.**
- **Gel minceur : voir p. 145.**

HUILE POUR PRÉPARER LE BRONZAGE

Toutes peaux
Conservation : 6 mois à température ambiante, dans un flacon opaque fermant bien

Niveau de difficulté : FACILE
Temps de réalisation : 15 MIN

Ingrédients
- 50 ml de macérat de carotte
- 20 gouttes d'huile essentielle de carotte (à défaut, prenez du géranium rosat)

Matériel
Flacon muni d'une pompe, en verre opaque de contenance au moins 50 ml.

Pour préparer l'été ou entretenir votre bronzage, vous pouvez utiliser cette huile à la carotte. Mais attention, elle ne doit pas être employée comme protection solaire car elle peut être photosensibilisante. Par conséquent, suspendez-en l'application au moins 24 heures avant de vous exposer au soleil.

---

1 Préparez un macérat de carotte en suivant la recette de la p. 23 et ajoutez-y l'huile essentielle.
2 Versez le tout dans un flacon en verre opaque.
3 Appliquez cette huile sur le corps tous les jours pendant les deux semaines précédant l'exposition au soleil.

LES BIENFAITS DU JOJOBA

L'huile de jojoba est en fait une cire végétale liquide, qui a des propriétés cosmétiques exceptionnelles (voir p. 17). Elle a également l'avantage d'exercer un léger effet de protection solaire, qui correspondrait à un indice 5 (multipliant par 5 le temps d'exposition avant l'apparition d'un coup de soleil). Pour les peaux claires, sensibles, elle est insuffisante à la plage, mais peut être employée au quotidien pour éviter de rougir au moindre rayon de soleil.

HUILE CALMANTE APRÈS-SOLEIL

Toutes peaux
Conservation : 6 mois à température ambiante, dans un flacon opaque fermant bien.

Niveau de difficulté : FACILE
Temps de réalisation : 2 MIN

Ingrédients
- 50 ml de monoï ou d'huile de coco
- 10 gouttes d'huile essentielle de lavande vraie
- 10 gouttes d'huile essentielle de géranium rosat

Matériel
Flacon-pompe en verre opaque

Cette huile au parfum agréable apaise les coups de soleil et aurait pour effet de prolonger le hâle et de réparer la peau asséchée par l'été. Trois bonnes raisons de la tester !

---

1 Versez le monoï ou l'huile de coco dans le flacon.
2 Ajoutez les huiles essentielles et mélangez bien.
3 Appliquez sur le corps après l'exposition au soleil.

ZOOM

Photosensibilisation

Certaines plantes et certaines huiles essentielles peuvent provoquer une augmentation de la sensibilité au soleil et entraîner, après ingestion ou contact avec la peau, des réactions d'irritation, voire de brûlure. Les apiacées (angélique, berce, carotte, céleri, fenouil, panais...), les rutacées (agrumes) et les moracées (figuier, mûrier) sont parmi les plantes les plus susceptibles d'entraîner de telles réactions. Les substances incriminées sont principalement les coumarines (furocoumarines) et les psoralènes.

Le millepertuis est-il photosensibilisant ?

Il est couramment admis que le millepertuis est photosensibilisant et des réactions au soleil ont effectivement été rapportées, mais uniquement après ingestion. Même dans ce cas, on estime qu'il faut consommer des doses très élevées pour provoquer un tel effet. Par ailleurs, une étude clinique de Schempp *et al.* (2000) n'a montré aucune action photosensibilisante du millepertuis par voie cutanée, sauf une petite tendance chez des sujets à peau très sensible ou après une exposition solaire prolongée. Toutefois, en appliquant le principe de précaution, nous vous conseillons d'éviter d'employer le macérat de millepertuis au soleil si vous avez la peau sensible.

SOINS DES MAINS ET DES PIEDS

Nos mains sont bien souvent soumises à rude épreuve : le jardinage, le ménage, certaines activités sportives, mais aussi le froid et la pollution les abîment et les dessèchent. Quant à nos pieds, à force d'être debout et de piétiner, ils peuvent vite être gonflés et douloureux, tout comme nos jambes. D'où l'importance de bien les nettoyer, mais aussi de les réparer et de les protéger. Vous trouverez dans les pages qui suivent quelques formules spécifiquement élaborées pour chouchouter vos mains et vos pieds.

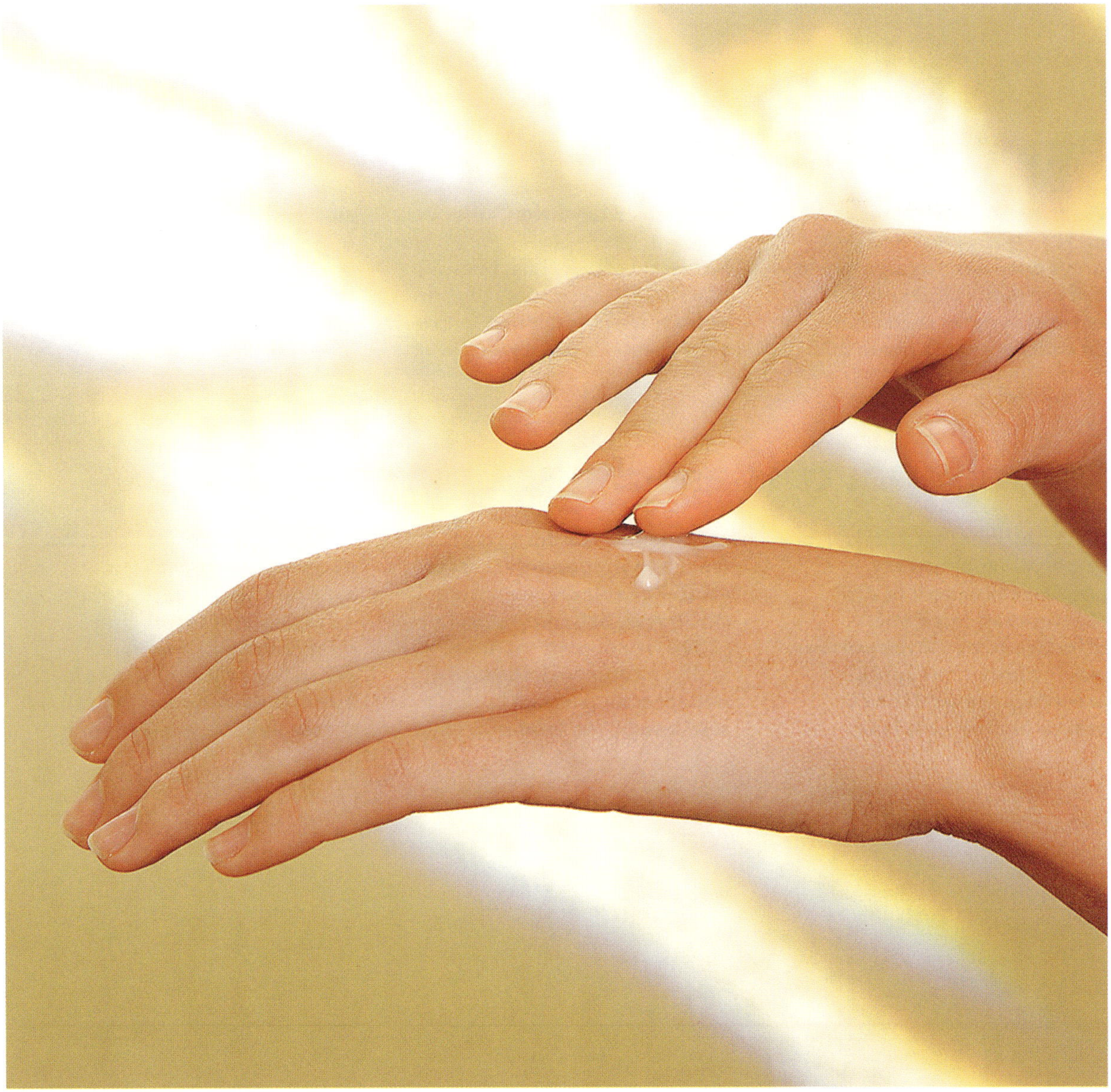

HUILE NOURRISSANTE POUR LES MAINS

Toutes peaux
Conservation : 3 mois dans un flacon en verre opaque

NIVEAU DE DIFFICULTÉ : FACILE
TEMPS DE RÉALISATION : 5 MIN

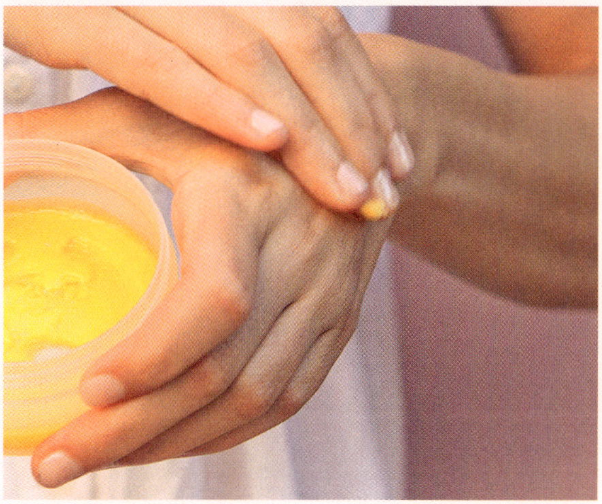

Ingrédients
- 3 c. à soupe d'huile d'olive
- 20 gouttes d'huile essentielle de citron

Matériel
Cuillères, flacon en verre opaque de contenance 50 ml

Nos mains nous rendent tant de services ! Pourtant, nous négligeons trop souvent de les bichonner. Résultat : elles sont sèches, abîmées et peuvent même vieillir prématurément. Cette huile toute simple saura nourrir et renforcer leur épiderme.

1 Versez l'huile d'olive, puis l'huile essentielle dans un flacon de contenance 50 ml. Agitez pour bien mélanger.
2 Appliquez généreusement cette huile sur les mains (environ ¼ de c. à café), massez pour bien faire pénétrer, puis éliminez l'excès à l'aide d'un tissu absorbant.

BAUME HYDRATANT ET PROTECTEUR POUR LES MAINS

Toutes peaux
Conservation : usage immédiat

NIVEAU DE DIFFICULTÉ : FACILE
TEMPS DE RÉALISATION : 5-10 MIN

Ingrédients
- 1 c. à soupe d'huile de coco
- 2 c. à café de cire d'abeille
- 1 c. à soupe d'huile d'amande douce
- 1 c. à soupe de glycérine
- 6 gouttes d'huile essentielle de citron

Matériel
Casseroles, cuillère, petit pot de contenance 50 ml

La cire d'abeille apporte à ce baume une consistance épaisse et couvrante et des propriétés protectrices, bien utiles pour les mains, souvent exposées à diverses agressions.

1 Faites fondre au bain-marie l'huile de coco et la cire d'abeille dans l'huile d'amande douce.
2 Mélangez soigneusement puis ajoutez délicatement la glycérine.
3 Hors du feu, ajoutez l'huile essentielle de citron, et mélangez à nouveau.
4 Transvasez dans un pot à cosmétique fermant bien et étiquetez. Appliquez ce soin sur les mains, jusqu'à 2 fois par jour, en massant bien pour faire pénétrer.

LE PETIT « PLUS » HYDRATANT

Pour apporter un effet hydratant toujours appréciable, ajoutez simplement dans le creux de la main quelques gouttes de glycérine végétale à l'huile nourrissante (1 part de glycérine pour 4 parts d'huile) et massez-vous les mains avec ce mélange.

MASQUE RÉGÉNÉRANT POUR MAINS ABÎMÉES

Toutes peaux
Conservation : 3 mois, de préférence au réfrigérateur

NIVEAU DE DIFFICULTÉ FACILE

TEMPS DE RÉALISATION 10 MIN

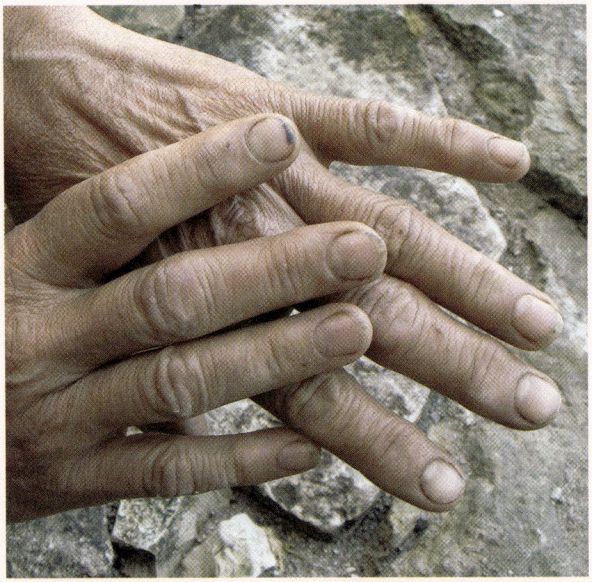

Ingrédients
- 1 c. à soupe de beurre de karité
- 2 c. à soupe d'huile de germe de blé
- 1 c. à soupe d'huile d'avocat
- 10 gouttes d'huile essentielle de géranium rosat

(ou 8 gouttes de géranium et 5 gouttes de citron)

Matériel
Casseroles, cuillère, pot à cosmétique d'une contenance d'au moins 75 ml

Bricolage, jardinage et activités de plein air peuvent à terme abîmer sérieusement les mains. Lorsqu'elles ont besoin de se refaire une beauté, offrez-leur ce masque réparateur. N'hésitez pas à l'appliquer le soir et à le laisser poser toute la nuit. Et c'est encore mieux si vous le réalisez en cure de 3 jours : le résultat vous surprendra.

1 Faites fondre au bain-marie le beurre de karité dans le mélange d'huiles.
2 Hors du feu, ajoutez l'huile essentielle. Laissez légèrement refroidir et transvasez dans un flacon en verre opaque.
3 Appliquez généreusement la préparation sur les mains (près d'une ½ cuillère à café), dessus et dessous, puis enfilez des gants en coton (en vente notamment dans les magasins de déguisements) ou à défaut des gants de toilette et laissez poser au moins 30 minutes.
4 Retirez les gants et éliminez éventuellement l'excès de masque à l'aide d'un tissu absorbant. Conservez au réfrigérateur entre deux applications pour maintenir une bonne consistance au masque.

ZOOM

Quelques soins spécifiques pour les mains

• Contre les mains abîmées
Vous pouvez procéder à une cure réparatrice, comme indiqué pour le masque ci-contre, tout simplement en appliquant généreusement un baume gras, ou environ ½ cuillère à café d'huile d'olive (ou de ricin ou de beurre de karité ou de mangue), éventuellement complétés de glycérine végétale (à hauteur de 20 %). Laissez poser au moins 30 minutes sous des gants et renouvelez le soin 3 jours de suite.

• Contre les taches brunes
Pour estomper les taches brunes liées à l'âge ou à l'exposition solaire, remplacez, dans la recette du masque, la totalité de l'huile essentielle de géranium par de l'huile essentielle de citron, d'orange amère ou de pamplemousse. Pour la pose, procédez comme ci-dessus. Pensez aussi à frotter vos mains aussi souvent que possible avec l'écorce d'un ½ citron ou un noyau de mangue et la pulpe qui y reste attachée, avant de les jeter.

• Contre les ongles cassants
L'huile de ricin (castor oil), très visqueuse, est idéale pour traiter les ongles cassants. On peut l'enrichir avec 2 à 3 % d'essence de citron (4 à 6 gouttes pour 10 ml). Malaxez-en vos ongles ou immergez-les pendant 5 minutes dans un petit récipient rempli d'huile.

• Crème express à l'avocat
La chair de l'avocat bien mûre est un cosmétique en soi. Lorsque vous avez les mains sèches et abîmées, malaxez-en environ une cuillère à café bombée. Frottez bien vos mains, dessus et dessous, en massant pour faire pénétrer. Essuyez l'excédent avec un linge ou, si vous préférez, faites ce soin le soir et laissez-le poser en masque, sous des gants (voir recette ci-contre).

SPRAY RAFRAÎCHISSANT POUR LES PIEDS

NIVEAU DE DIFFICULTÉ : FACILE

TEMPS DE RÉALISATION : 10 MIN

Toutes peaux
Conservation : 6 mois,à température ambiante, dans un flacon-pompe

Ingrédients

- 100 ml d'eau distillée ou mieux, d'hydrolat de rose ou d'hamamélis
- 50 ml de vinaigre de cidre (3 c. à soupe + 1 c. à café)
- 50 ml d'alcool à 40° type vodka ou gnôle (3 c. à soupe + 1 c. à café)
- 10 gouttes d'huile essentielle de géranium rosat
- 10 gouttes d'huile essentielle de lavande vraie
- 10 gouttes d'huile essentielle de palmarosa
- 10 gouttes d'huile essentielle de romarin à cinéole

Matériel

Verre doseur, cuillère à soupe et à café, filtre à café, bouteille en verre de 25 ou 33 cl avec bouchon, flacon vaporisateur de 200 ml minimum

---

Ce spray peu concentré en huiles essentielles (environ 0,5 %) n'a pas à proprement parler de vertus déodorantes. Il est juste rafraîchissant et assainissant. Pour un effet plus puissant, ajoutez 30 gouttes de chaque huile essentielle (au lieu des 10 données dans la formule) et réservez strictement le produit à cet usage.

---

1 Dans une bouteille en verre bien propre, versez l'alcool, les huiles essentielles et le vinaigre.
2 Ajoutez l'eau distillée ou l'eau de rose. Fermez la bouteille et agitez afin de bien mélanger.
3 Laissez reposer une semaine, en secouant énergiquement une fois par jour.
4 Filtrez ensuite le mélange à travers un filtre à café.
5 Versez le produit dans un flacon vaporisateur.
6 Agitez avant emploi et vaporisez sur les pieds le matin après la toilette.

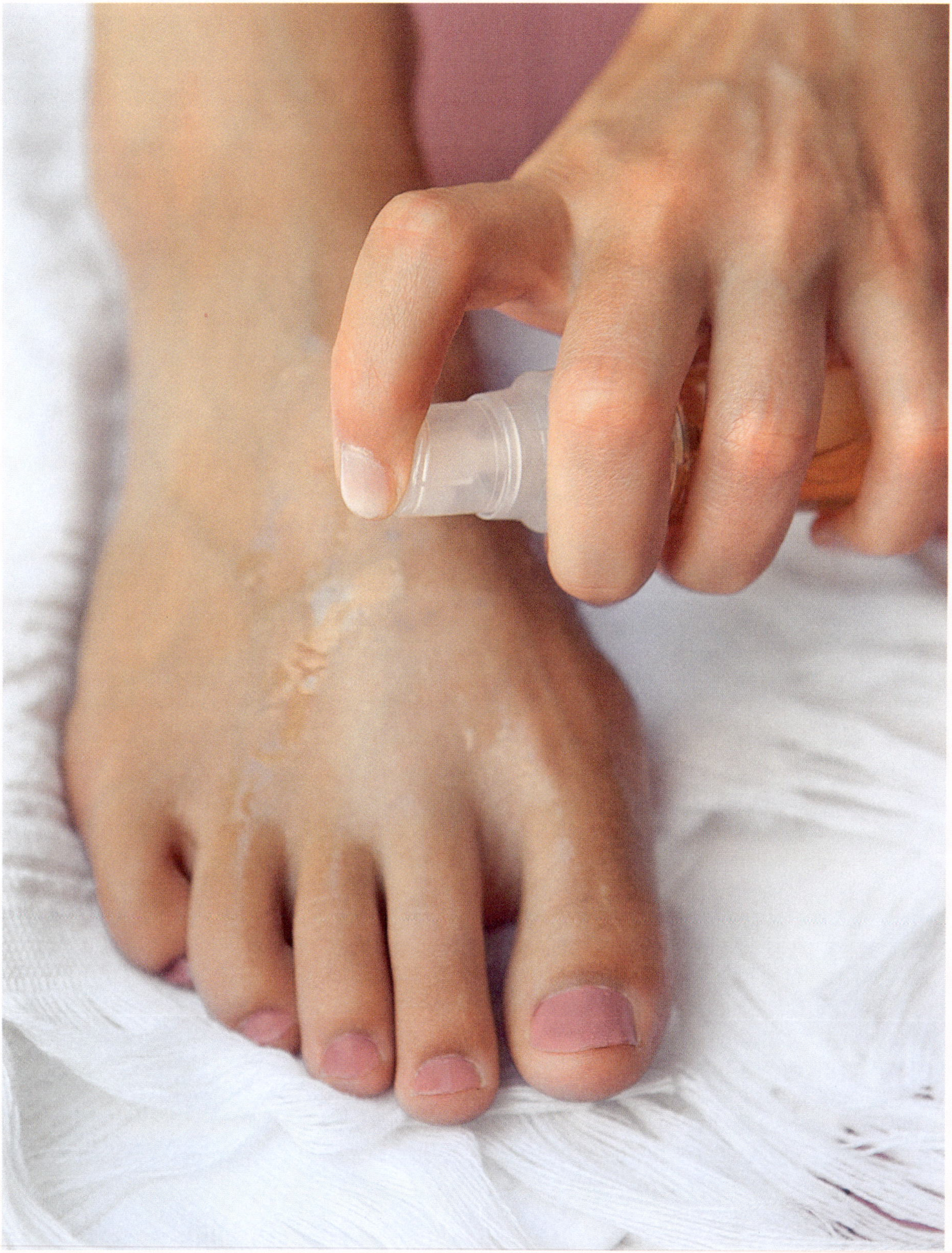

BAIN DE PIEDS CONFORT ET PÉDICURE MAISON

Toutes peaux
Conservation : usage immédiat

NIVEAU DE DIFFICULTÉ : FACILE

TEMPS DE RÉALISATION : 5 MIN

Ingrédients

- 1 c. à soupe de bicarbonate de soude
- 1 c. à soupe de sel de magnésium (chlorure de magnésium, sel d'Epsom ou sel de la mer Morte)
- 2 c. à soupe de lait végétal (ou 1 dose de base pour bain ou de dispersant type Solubol® ou Disper®)
- 3 gouttes d'huile essentielle de lavandin
- 2 gouttes d'huile essentielle de citron
- 2 gouttes d'huile essentielle de cyprès toujours vert

Matériel

Bassine de taille adaptée, verre ou coupelle pour émulsionner les huiles essentielles, cuillère à soupe

---

Ce bain de pieds très complet est relaxant, défatigant, réparateur et assainissant. Il est idéal pour préparer les pieds à une pédicure maison.

---

1 Remplissez la bassine d'eau et placez-la dans un endroit ne craignant pas les éclaboussures. Préférez de l'eau plutôt froide si vos pieds sont gonflés, échauffés ; tiède à chaude s'ils sont endoloris, fatigués ou pour préparer une pédicure.

2 Faites fondre les sels dans l'eau et mélangez bien à la main.

3 Émulsionnez les huiles essentielles dans le lait ou la base et versez le mélange dans la bassine. Mélangez de nouveau.

4 Plongez les pieds dans ce bain pendant 5 à 10 minutes. Rincez sous la douche, puis essuyez soigneusement. Terminez le soin en passant la pierre ponce ou la râpe aux endroits où la corne tend à s'accumuler. Coupez vos ongles et retirez les cuticules autour à l'aide du coupe-cuticule. Rincez puis séchez vos pieds, et appliquez un baume ou une huile de massage pour pieds (voir recettes ci-après). Le beurre de karité ou le baume hydratant et protecteur pour les mains (voir p. 137) conviennent très bien pour cet usage. Dans l'idéal, ce soin est à pratiquer 1 à 2 fois par mois.

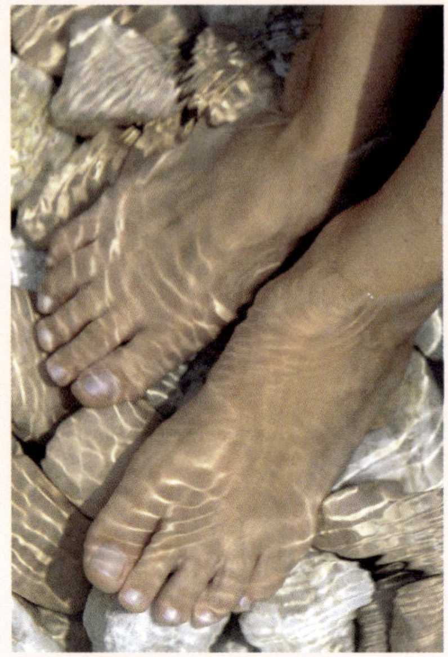

CONSEIL

Il est important d'examiner régulièrement ses pieds et de pratiquer un soin complet 1 à 2 fois par mois (bain suivi d'une pédicure maison). Cela évite bien des désagréments tels que cors, callosités ou verrues plantaires qui se développent et nécessitent un retrait chirurgical.

BAUME NOURRISSANT POUR LES PIEDS

Toutes peaux
Conservation : 3 mois à température ambiante, dans un pot fermant bien

Niveau de difficulté : facile
Temps de réalisation : 10-15 min

Ingrédients
- 40 ml d'huile d'olive
- 10 g de granulés de cire d'abeille soit environ 2 c. à café rases
- 6 gouttes d'huile essentielle de citron
- 6 gouttes d'huile essentielle de géranium rosat
- 6 gouttes d'huile essentielle de lavande vraie

Matériel
Casserole, bol, fouet, cuillère, pot à cosmétique

Ce baume tout simple et agréablement parfumé combine l'effet protecteur et nourrissant de l'huile et de la cire, et les propriétés stimulantes et assainissantes des huiles essentielles.

1 Versez l'huile dans le bol et ajoutez la cire d'abeille. Placez au bain-marie, dans 3-4 cm d'eau frémissante. Maintenez une légère ébullition et remuez régulièrement au fouet.
2 Quand le mélange est limpide et homogène, retirez le bol du bain-marie.
3 Hors du feu, incorporez les huiles essentielles en tournant jusqu'à obtention d'une crème épaisse et homogène.
4 Mettez en pot à l'aide d'une cuillère ou d'une spatule.

HUILE DE MASSAGE POUR LES PIEDS SECS ET ABÎMÉS

Toutes peaux
Conservation : 3 mois à température ambiante dans un flacon en verre opaque

Niveau de difficulté : facile
Temps de réalisation : 5 min

Ingrédients
- 50 ml d'huile de pépins de raisin ou de macadamia
- 10 gouttes d'huile essentielle de lavande fine
- 10 gouttes d'huile essentielle de bois de santal alba
- 10 gouttes d'huile essentielle de géranium rosat

Matériel
Flacon

Desséchés, irrités, voire écorchés par la marche et par toutes les épreuves qu'ils endurent, nos chers petits pieds ont bien besoin de cette huile délicate pour se refaire une beauté, gage de leur bonne santé ! On peut également l'appliquer avant la marche, à plus petite dose, pour prévenir les échauffements ou les engelures.

1 Versez l'huile végétale choisie et les huiles essentielles dans un flacon et agitez pour bien mélanger.
2 Le soir, au coucher, massez les pieds avec cette huile, en insistant sur la plante des pieds, puis enfilez une paire de chaussettes de laine ou de coton pour bien profiter des effets des huiles essentielles.

SOINS MINCEUR

La thalassothérapie fait appel aux soins à base d'algues (mais aussi d'argile) pour améliorer la texture de la peau, lui redonner souplesse et élasticité, soulager les douleurs et lutter contre la cellulite. L'iode des algues, absorbé par la peau, agit localement sur le métabolisme lipidique et aurait un effet antigraisse (lipolytique). On peut associer les algues aux huiles essentielles drainantes, pour une efficacité optimale (notamment genévrier, lavande, romarin, citron, cyprès toujours vert, etc.).

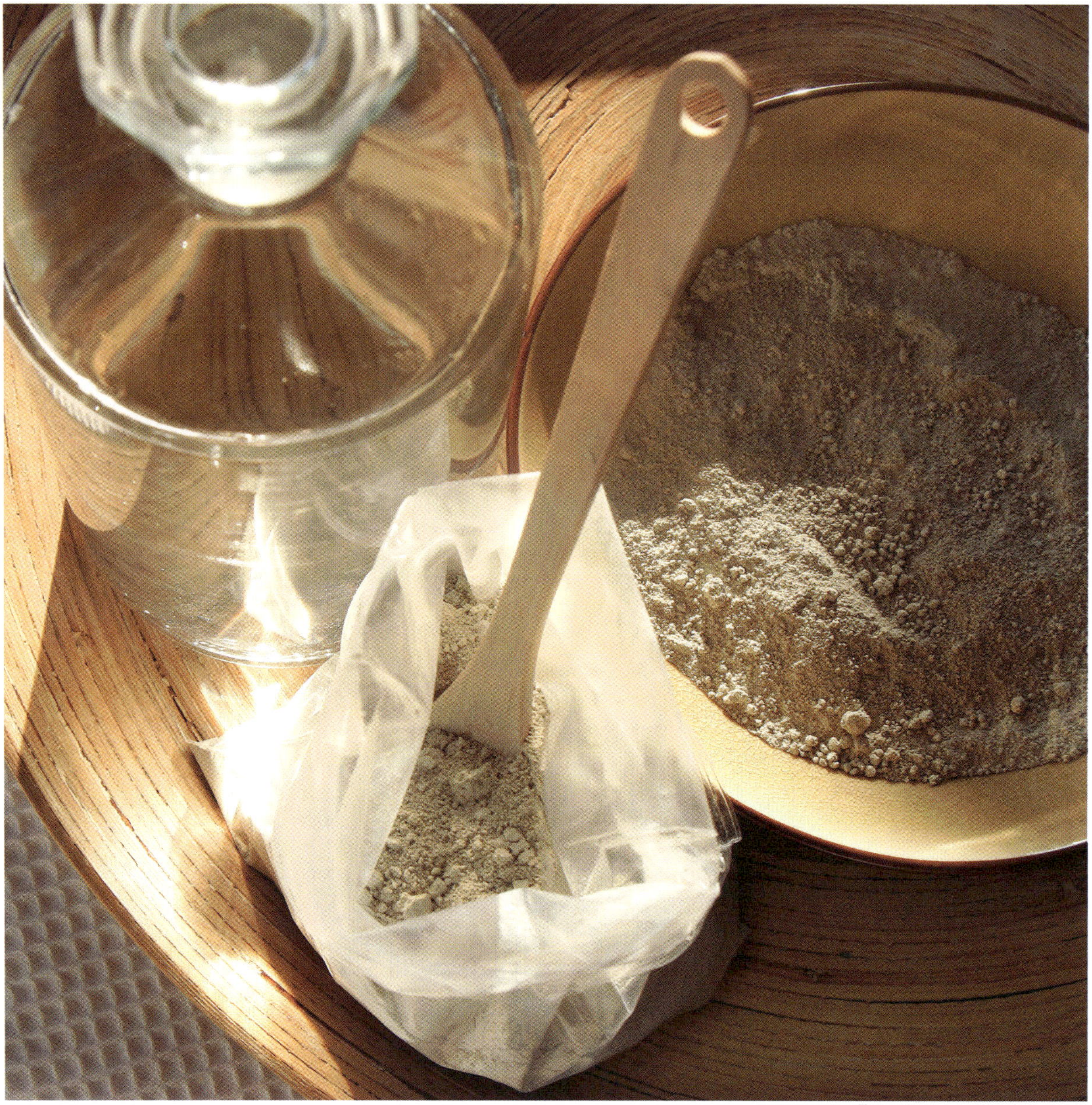

BAIN MINCEUR AUX ALGUES ET HUILES ESSENTIELLES

Toutes peaux
Conservation : usage immédiat

Niveau de difficulté : Facile
Temps de réalisation : 10-20 min

Ingrédients

- 6 gouttes d'huile essentielle de romarin à cinéole
- 6 gouttes d'huile essentielle de citron zeste
- 6 gouttes d'huile essentielle de genévrier
- 1 cuillère à soupe de lait végétal ou de base pour bain
- 2 litres de décoction d'algues (ou 1 dose de crème d'algue, ou 1 à 2 poignées de poudre d'algues)
- 500 g à 1 kg de sel de mer

Offrez-vous une thalasso maison avec ce bain combinant les effets minceur des algues et des huiles essentielles proposées. Le sel de mer devrait activer la sudation et favoriser l'élimination des toxines accumulées dans les tissus. N'hésitez pas à boire un grand verre d'eau après ce soin.

---

1 Préparez un bain aux algues, comme indiqué p. 116.

2 Ajoutez le sel, les huiles essentielles préalablement émulsionnées dans le lait ou la base, puis mélangez bien le tout dans la baignoire remplie d'eau à 38 °C environ. Relaxez-vous pendant 15 à 20 minutes, en n'hésitant pas à masser les zones ciblées (ventre, cuisses).

3 Rincez-vous à l'eau tiède, essuyez-vous, enfilez un peignoir et allongez-vous pendant une quinzaine de minutes.

GEL MINCEUR

Conservation : 1 mois à température ambiante, 2-3 mois au réfrigérateur

Niveau de difficulté : Moyen
Temps de réalisation : 10-15 min

Ingrédients

- 1 gramme de gomme de guar (environ ½ c. à café de poudre non tassée)
- 50 ml de décoction d'algues (refroidie)
- 15 ml d'hydrolat de cèdre, de cyprès ou de romarin
- 10 gouttes d'huile essentielle de citron
- 10 gouttes d'huile essentielle de criste marine (à défaut, de géranium rosat)
- 15 gouttes d'huile essentielle de lavande vraie
- 5 gouttes d'extrait de pépin de pamplemousse (EPP)

Matériel

Casserole, bol, cuillère à café, verre doseur, balance de précision (si possible), petit fouet (électrique si possible), pot ou flacon fermant bien. Le matériel au contact de la préparation doit être stérilisé au préalable.

Ce gel frais et très pénétrant repose sur les vertus drainantes et amincissantes des algues, boostées par les huiles essentielles. Mais il va de soi que, comme tout soin localisé, il n'est pas suffisant pour garder la ligne et que le contrôle du poids passe aussi et surtout par une alimentation équilibrée, suffisante mais sans excès, et par un exercice physique régulier.

---

1 Préparez au préalable une décoction d'algues fraîches ou séchées.

2 Procédez ensuite comme pour le gel corporel ultrafrais à la gomme de guar (p. 133), en remplaçant l'eau de source par la décoction d'algues.

3 Une fois le gel obtenu, ajoutez l'hydrolat et les huiles essentielles. Massez les zones concernées, puis appliquez ce gel une fois par jour pendant 3 semaines.

HUILE MINCEUR

Toutes peaux
Conservation : 3 mois à température ambiante

NIVEAU DE DIFFICULTÉ FACILE
TEMPS DE RÉALISATION 5 MIN

Ingrédients
- 100 ml d'huile de tournesol ou de pépins de raisin
- 50 ml d'huile de calophylle inophyle
- 30 gouttes d'essence de citron
- 30 gouttes d'huile essentielle de géranium rosat
- 20 gouttes d'huile essentielle de cèdre de l'Atlas

Matériel
Flacon en verre opaque de contenance au moins 150 ml

Voici un soin localisé, ciblant principalement la « peau d'orange ». Faites précéder son application d'un bon massage stimulant mais non irritant, par exemple avec une « pieuvre » en plastique. Et si vous trouvez l'huile trop... grasse, mélangez-la à 50/50 avec du gel d'aloès avant l'application. Comptez 1 cuillère à soupe rase de chaque pour un massage quotidien du ventre, des cuisses et des fesses.

---

1 Mélangez l'huile de base et l'huile de calophylle dans un flacon, ajoutez les huiles essentielles et agitez pour bien mélanger.
2 Appliquez une fois par jour en massant les zones concernées pour bien faire pénétrer. À faire en cure de 3 semaines.

CATAPLASME ANTICELLULITE

Toutes peaux
Conservation : usage immédiat

NIVEAU DE DIFFICULTÉ FACILE
TEMPS DE RÉALISATION 5-10 MIN

Ingrédients
- 2 c. à soupe d'algues en poudre (magasins diététiques)
- 8 c. à soupe d'argile verte ou de rassoul réduit en poudre
- 10 gouttes d'huile essentielle de cyprès toujours vert
- 10 gouttes de lavande fine
- 200 ml de décoction forte de feuilles de lierre tiède (voir encadré p. 44)

Matériel
Bol, cuillère en bois ou en porcelaine

Pour compléter votre programme « thalasso », réalisez cet enveloppement d'algues qui pourra cibler les zones qui vous tracassent... Pour augmenter son efficacité, vous pouvez vous « emballer » dans un film de plastique alimentaire étirable : essayez, c'est un coup à tenter !

---

1 Mélangez les algues, l'argile en poudre et les huiles essentielles.
2 Versez la décoction de feuilles de lierre sur le mélange jusqu'à obtenir une pâte onctueuse.
3 Appliquez en massant sur les endroits concernés et laissez agir pendant 20 minutes, éventuellement sous un film de plastique.
4 Rincez sous la douche. Vous pouvez réaliser ce soin une fois par semaine, pendant 1 à 2 mois.

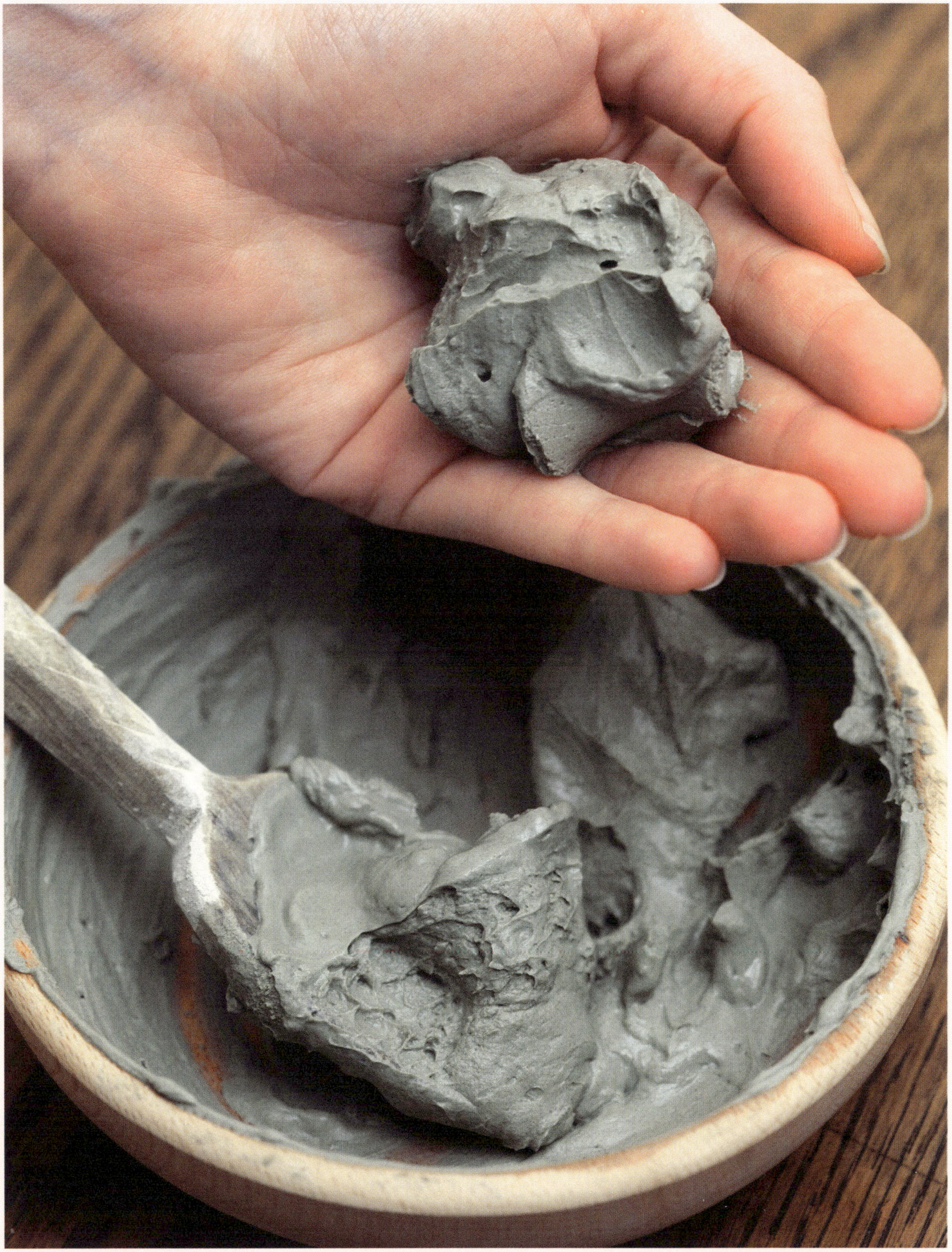

Savons et parfums

2

Mise en garde
À la date où les chapitres concernant les savons ont été écrits, et au mieux des connaissances des auteurs, les informations qui suivent sont exactes et conformes aux règles de sécurité, ainsi qu'aux bonnes pratiques de la savonnerie à froid. Le caractère indicatif de ces informations ne saurait toutefois engager la responsabilité des auteurs et de l'éditeur en cas de dommages de toute nature pouvant être provoqués, de façon directe ou indirecte, par leur mise en œuvre, notamment en cas de mauvaise interprétation de ces informations.

Chapitre 1

LES SAVONS À FROID

EXPLOREZ LE RAYON COSMÉTIQUE D'UN SUPERMARCHÉ, poussez la porte d'une parfumerie, d'une pharmacie ou d'un magasin bio. Des milliers de produits de toilette rivalisent de formes, parfums, couleurs et slogans pour attirer notre regard, exciter notre odorat, assouvir notre besoin insatiable de propreté : gel douche, savon liquide, savon sans savon, savon de Marseille, d'Alep, de Provence, d'ici et d'ailleurs. Nous n'avons que l'embarras du choix, mais sommes toujours aussi impuissants à déchiffrer les ingrédients de cette armée décapante. La cosmétique industrielle est bien rodée et a su imposer son image auprès des médias. Après cinquante années de pilonnage publicitaire, nous accordons toujours une confiance aveugle à nos marques favorites, aussi chères soient-elles. Il est temps de reprendre notre toilette en main !

L'UNIVERS DU SAVON

En 2005, l'émission télévisuelle Envoyé spécial frappe l'industrie cosmétique comme un coup de tonnerre : le consommateur découvre soudain que les principes actifs issus de la Nature ne représentent que quelques pour cent du produit cosmétique conventionnel. S'ensuit une impressionnante série d'études, d'ouvrages, d'émission, et de campagnes de sensibilisation. Le consommateur, choqué, se tourne alors vers le nouveau label bio des cosmétiques. Les marques se multiplient, le rayon bien-être des magasins bio s'étire à vue d'œil. Un vrai raz-de-marée !
À grand renfort d'emballages et de publicité, le marketing reprend rapidement ses droits : les grands groupes conventionnels rachètent de petits laboratoires précurseurs, la grande distribution sort sa marque cosmétique bio à bas prix.

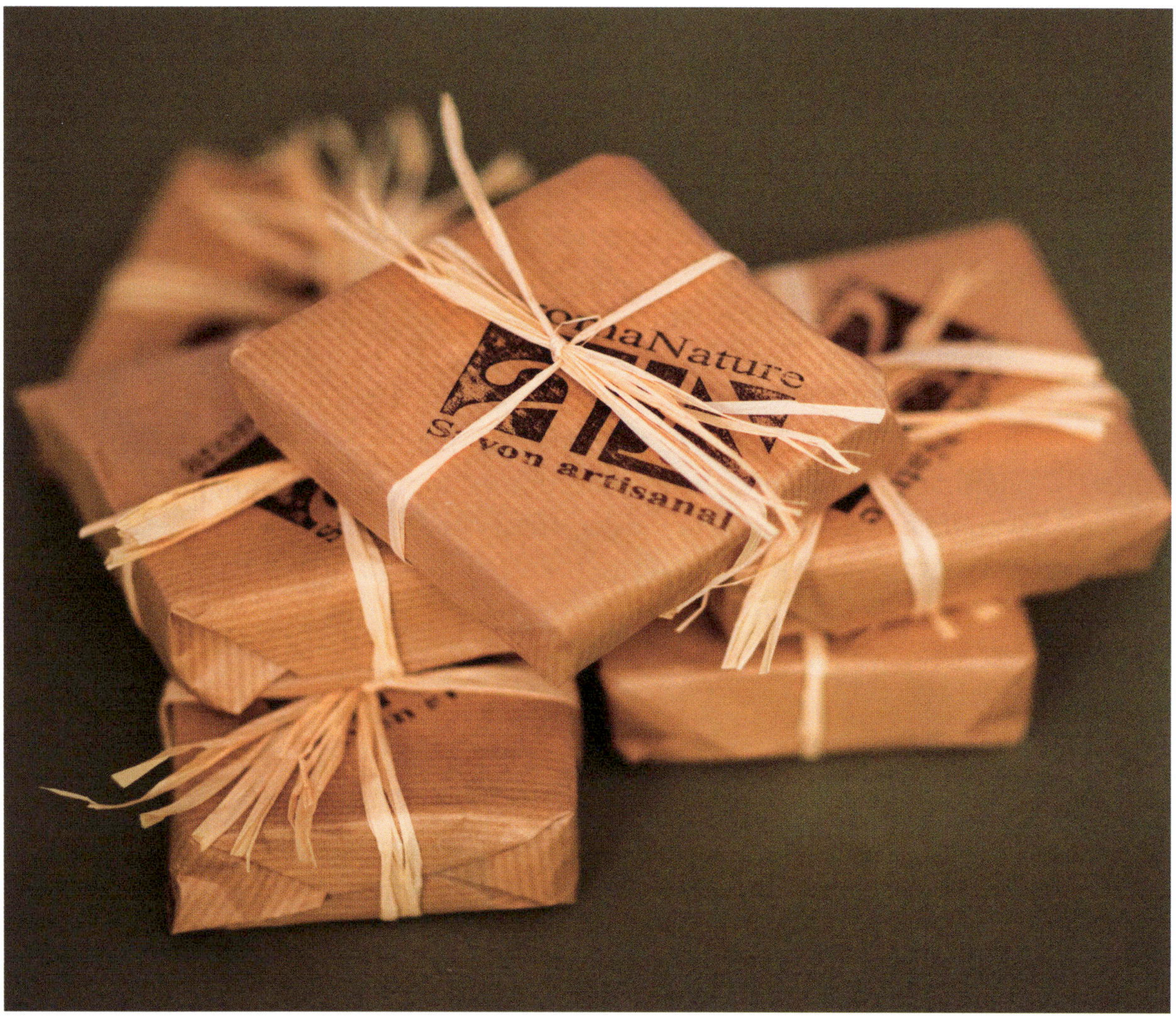

Prise de conscience

Dans cette jungle consumériste, une partie des utilisateurs est toujours en quête de plus de transparence et de simplicité. Les sources grand public d'information et de formation commencent enfin à s'étoffer. Le public réalise peu à peu qu'il s'agit plus de cuisine que de laboratoire et que les ingrédients de base actifs sont accessibles et côtoient très souvent l'alimentaire. D'ailleurs, les recettes de beauté d'autrefois reposaient sur des combinaisons simples puisant dans l'environnement direct. Le savon en faisait partie. Pourtant, depuis la Seconde Guerre mondiale, nous avons abandonné sa fabrication domestique. Plus grave encore, une grande majorité des populations des pays du tiers-monde s'en est remise à nos grandes marques pour ses affaires de toilette, au détriment d'un savon local sans emballage ni additifs chimiques.

Alors, à tous ceux et celles qui souhaitent reprendre en main leur toilette, qui veulent s'assurer de la bonne transparence des ingrédients, la solution s'impose d'elle-même… fabriquez vous-même votre savon ! En achetant tous les ingrédients nécessaires, vous aurez la garantie sur l'origine et la qualité de votre savon. Vous saurez vite trouver des producteurs pour quelques-unes de vos matières premières, et pour d'autres, le jardin ou la nature environnante vous réserveront quelques bonnes surprises. Quel plaisir aussi que celui de créer de vos propres mains un objet utile et beau. Non seulement vous en serez très fier(e), mais vous aurez aussi l'immense bonheur de le partager avec votre famille et vos proches. Véritable support pour votre créativité, vous améliorerez sensiblement la qualité du bain de toute votre famille. Quant aux considérations environnementales, gardez à l'esprit que votre savon, dénué de tout emballage, est 100 % biodégradable et constitue un puissant antiseptique.

Ces chapitres vous apprendront comment créer un savon qui vous ressemble et prend soin de votre peau. Commencez par réaliser des recettes simples et respectez scrupuleusement nos indications. Vous serez ensuite à même de formuler vos propres mélanges et il n'y aura alors plus de limites à votre passion pour la savonnerie à froid.

UN MOT INCONNU ?
Reportez-vous au glossaire en fin d'ouvrage.

Un peu de chimie

Le savon est le produit de la saponification. Au cours du processus, on mélange un acide gras (huile ou graisse) à une solution de soude caustique ou de potasse dissoute dans l'eau, que l'on appelle la « base ». Sous l'action de la chaleur (dégagée par la réaction chimique elle-même ou produite par chauffage externe) et du mixage, l'acide et la base se combinent pour former du savon, mais aussi de la glycérine.

La molécule de savon présente deux extrémités qui s'opposent par le caractère hydrophile de l'une (elle aime l'eau) et le caractère hydrophobe de l'autre (qui fuit l'eau). Pendant le lavage, les particules grasses ou non aqueuses se trouvent enrobées par les têtes hydrophobes des molécules de savon avec les têtes hydrophiles vers l'extérieur. L'eau de rinçage évacue facilement les petites sphères de saleté emprisonnées par ces molécules. Véritable tensioactif, le savon favorise aussi la pénétration de l'eau dans le linge et la peau.

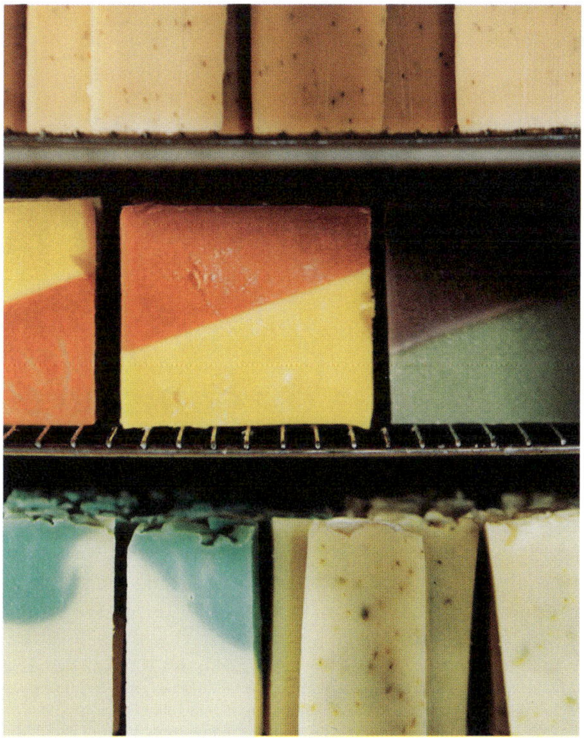

Un peu d'histoire

Imaginez... Par un beau soir d'été, à l'abri d'une caverne, un chasseur préhistorique fait griller sa dernière prise sur une belle flambée. Le gras de l'animal fond et se mêle en grésillant aux cendres encore brûlantes. Soudain l'orage éclate et la pluie ruisselle gentiment jusqu'aux cendres (riches en potasse). Tous les ingrédients sont réunis pour que le savon surgisse du néant !

La plus ancienne trace de l'utilisation du savon remonte à quelques milliers d'années avant Jésus-Christ ; il s'agit de tablettes d'argiles écrites en sumérien – langue parlée en Mésopotamie (l'Irak actuel). Il semblerait que le savon était alors utilisé pour préparer la laine avant teinture.

Au début de notre ère, les Romains en font grande consommation pour éclaircir la chevelure. Les Gaulois l'utilisent aussi dans les tanneries et la lessive. Sa fabrication emploie principalement les graisses animales et la cendre de bois comme le hêtre.

On ne trouve trace d'huile d'olive dans l'histoire du savon en France qu'à partir du XVe siècle. Au fil des siècles, des expériences sont tentées avec d'autres corps gras tels que les huiles de poisson et les huiles tropicales que les marchands d'esclaves ramènent des comptoirs coloniaux dès le XVIIe siècle. En 1791, Nicolas Leblanc inaugure la chimie moderne en élaborant, à partir de sel de cuisine, de la soude caustique qui facilite la production de savon. En 1823, inspiré par ses prédécesseurs, Eugène Chevreul élabore la théorie de la saponification (voir ci-après) : la savonnerie moderne est née.

Jusqu'à l'avènement de la savonnerie industrielle, le savon a toujours été fabriqué à partir de corps gras et de potasse (forme rudimentaire et impure de carbonate de potassium obtenu à partir des cendres de plantes). Ce procédé ancestral est toujours employé dans certains pays du tiers-monde.

LA MÉTHODE MARSEILLAISE : UN PROCÉDÉ ANCESTRAL

La méthode marseillaise passe par une longue cuisson des ingrédients. La soude est dissoute dans l'eau, puis incorporée aux matières grasses. L'émulsion obtenue est ensuite chauffée durant de longues heures et mélangée jusqu'au point d'équilibre (c'est-à-dire jusqu'à obtention d'une pâte à savon). Du sel est ensuite ajouté à la pâte obtenue pour éliminer l'excès de soude et la glycérine contenue dans l'émulsion. Puis le savon est lavé pour évacuer le sel. Enfin, la pâte est déversée dans de grands moules ou à même le sol. Peu après, on débite le savon en barres qui sont mises à sécher.

LA MÉTHODE À FROID : POUR LA FABRICATION « MAISON »

Déjà connue au XVIIe siècle, cette méthode connaît un essor important au XIXe siècle – durant la Conquête de l'Ouest – au sein des communautés de pionniers. Ce procédé est devenu très précis de nos jours et les ingrédients de base (soude caustique, graisses et eau) sont pesés au gramme près.

Le grand avantage de cette méthode est qu'elle ne nécessite pas de cuisson externe : c'est l'action de remuer qui lance la réaction chimique. L'émulsion est mise en moule en début de réaction. Exploitant sa propre chaleur, la saponification se prolonge dans son moule sans autre manipulation. Simple et attractive, la méthode ne peut toutefois s'appliquer à l'échelle industrielle.

Les savons du commerce

Bien que le savon ait une place importante dans notre vie quotidienne, sa composition est généralement méconnue. Il est pourtant facile de retrouver les ingrédients de base... pour peu que l'on sache déchiffrer la composition INCI[1] inscrite en tout petits caractères sur l'emballage du produit. En France, depuis 1998, tous les produits cosmétiques doivent voir figurer sur leur emballage les ingrédients qui les composent par ordre décroissant.

Sur l'étiquette de votre savon, vous trouverez d'abord une formule du type « sodium ...ate ». Elle vous indique que vous avez affaire à une huile végétale ou animale saponifiée, qui constitue toute forme de vrai savon. Dans le cas contraire, le savon est à base de détergent, un composé chimique généralement issu du pétrole.

Dans les centaines de savons vendus dans le commerce, quelle que soit la zone géographique observée, on

1. International Nomenclature of Cosmetic Ingredients (Nomenclature internationale des ingrédients cosmétiques) : codification des ingrédients par leur nom latin, botanique ou chimique, employée pour l'étiquetage des produits cosmétiques afin de répondre à la réglementation européenne.

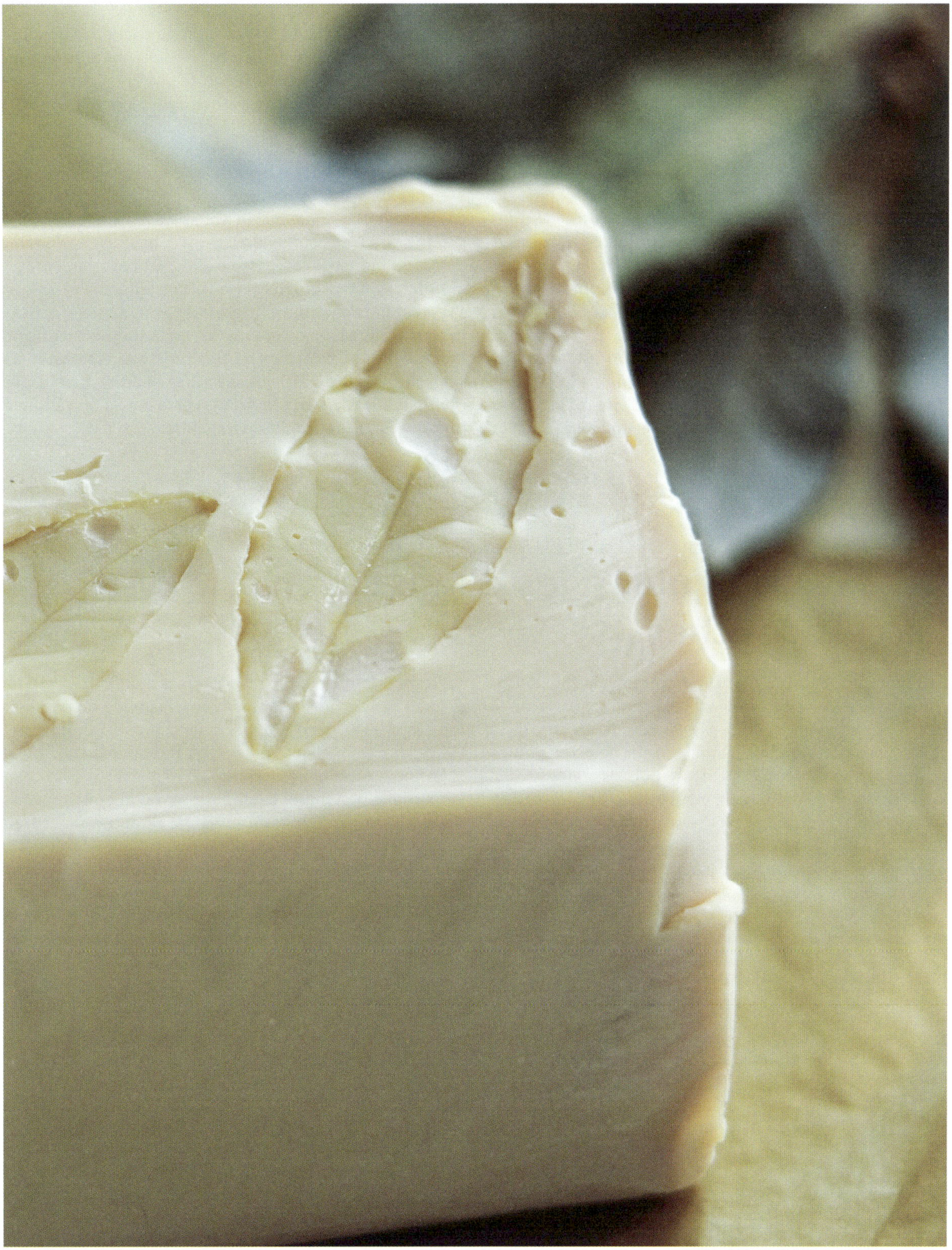

retrouve systématiquement deux ou trois des cinq acides gras saponifiés suivants :

- sodium tallowate (graisse de bœuf saponifiée), la plus répandue ;
- sodium cocoate (huile de coco saponifiée) ;
- sodium palmate (huile de palme saponifiée) ;
- sodium palm kernalate (huile de palmiste saponifiée) ;
- et, rarement, sodium olivate (huile d'olive saponifiée).

Puis viennent les noms latins, botaniques ou chimiques des autres additifs : huiles non saponifiées ajoutées (souvent en infime pourcentage) pour enrichir le savon et dont le marketing se délecte, parfums (dont la composition chimique n'est jamais détaillée), conservateurs (ETDA par exemple), colorants, etc.

Dans le monde entier, des usines fabriquent en flux continu cette base très bon marché. Durant le processus, les graisses saponifiées destinées à être refaçonnées sont vidées de leur glycérine naturelle, qui colle dans les machines et que l'industrie cosmétique achète à bon prix pour ses propriétés hydratantes. Si vous achetez un savon fabriqué à froid, notez l'absence de glycérine dans la liste des ingrédients. Celle-ci y est naturellement présente.

Sous forme de petites billes appelées aussi « bondillons », cette base est ensuite enrichie, colorée, parfumée, puis débitée en jolies barres de savon, estampillées aussi bien par les marques réputées que par l'artisan savonnier traditionnel. La vague du bio a aussi déversé une nouvelle gamme de savons biologiques dont la base est également d'origine industrielle et issue d'ingrédients similaires... mais bio ! Un vrai progrès, cela va sans dire...

En conclusion, qu'il soit premier prix, de luxe, artisanal, ou bio, le savon du commerce reste toujours d'origine industrielle, à l'exception de très rares savonneries marseillaises. Depuis 2010, les savonneries dite « à froid » se multiplient et l'on assiste depuis cette date à un véritable renouveau de la savonnerie française.

Les savons liquides, les « sans savon », les gels douches...

Le savon sans savon – ou pain dermatologique – a tout d'une bonne barre de savon : il lave comme un savon, il mousse comme un savon, il a la texture du savon... mais ce n'est pas du savon ! Recommandé aux peaux sensibles par une armée de dermatologues depuis les années 1950, la composition de notre barre miracle n'a pourtant rien de naturel : détergent, agent moussant, paraffine, conservateurs, parfums de synthèse, etc.

Unanimement adoptés, car tellement plus pratiques, les gels douches et savons liquides sont à classer dans la famille des détergents et n'ont rien à envier à votre... liquide vaisselle ! Ils se vident aussi vite qu'une bonne bouteille de vin à la différence que leur emballage plastique se recycle difficilement !

Notons tout de même l'existence d'un vrai savon liquide à base d'huiles saponifiées à la soude de potasse. Petit indice : le nom INCI de l'huile d'olive saponifiée devient potassium olivate (au lieu de sodium olivate).

Enfin, le Melt & Pour (M&P en anglais) est une base industrielle bon marché qui permet de créer des savons maison sans manipuler de soude. Malheureusement, sa composition mêle sans complexe vrai savon, détergents et additifs chimiques. Si vous vous rendez dans ces magasins qui vendent des savons attractifs, souvent à la coupe, exercez votre droit à consulter la liste complète des ingrédients sans vous fier au discours du vendeur qui vous parlera de « secret de fabrication » !

ZOOM

L'impact des détergents sur l'environnement

Les détergents sont produits et utilisés à hauteur de plusieurs millions de tonnes par an (dont 56 % pour la lessive et 8 % pour l'hygiène corporelle). Certains composants sont difficilement biodégradables et se trouvent donc dispersés dans les milieux aquatiques. L'influence néfaste des détergents est constatée actuellement, notamment sur la vie marine, et l'on déplore une atteinte au niveau de la chaîne alimentaire et de l'habitat. De plus, il existe des synergies rendant les détergents plus nocifs encore en présence d'autres polluants (métaux, pesticides, produits pétroliers, etc.). La prise de conscience de ces phénomènes et une réglementation adaptée peuvent seules éviter l'impact des détergents sur l'équilibre des écosystèmes.

Les avantages du savon à froid

Le savon à froid offre bien des avantages dont les savons industriels sont dépourvus :

- toute la glycérine issue de la saponification est conservée ; or elle produit un effet hydratant incomparable ;
- l'absence de cuisson permet d'utiliser des matières grasses et des huiles essentielles sans trop en altérer les propriétés ;
- le coût de fabrication est faible : le procédé à froid nécessite un investissement matériel dérisoire et les matières premières sont très accessibles, même localement ;
- l'impact sur l'environnement est nul (à condition d'acheter de la soude issue du procédé à membranes, voir page suivante) : pas de soude résiduelle dans la fabrication, pas d'emballage, infime consommation d'énergie ;
- il y a autant de bases d'huiles mises en œuvre que de recettes, ce qui assure une extraordinaire diversité de propriétés cosmétiques ;
- ce procédé est à la portée de tous (moyennant quelques précautions dans la manipulation de la soude). Vous pouvez laisser libre cours à votre inspiration et créer vos propres recettes.

Vous trouverez dans les pages qui suivent une description des ingrédients qui vous seront nécessaires pour fabriquer vos savons à froid. Certains, comme la soude caustique et la matière grasse (huile, beurre végétal ou graisse animale) sont indispensables, d'autres vous permettront de varier les textures et les couleurs.

LA SOUDE CAUSTIQUE

L'hydroxyde de sodium (soude caustique, ou NaOH, en abréviation chimique) est nécessaire à la réalisation de tout savon solide (l'hydroxyde de potassium, ou KOH, ne permettant de fabriquer que des savons liquides). L'industrie chimique produit la soude caustique par électrolyse à partir du chlorure de sodium (sel de table). Les usines les plus anciennes (utilisant les cellules à mercure) rejettent encore du mercure dans l'environnement. Un procédé plus propre et plus économique a vu le jour dans les années 1970 (cellules à membrane) et fournit aujourd'hui un tiers de la production européenne. La situation évolue positivement par le remplacement progressif des installations obsolètes. L'idéal est donc de vous procurer de la soude caustique en poudre ou en micro-perles issue du procédé industriel à membrane.

On utilise la soude pour lancer la réaction chimique mais elle disparaît du produit fini si vous n'avez pas commis d'erreur durant la fabrication. Lors de votre achat, vérifiez qu'il s'agit bien d'hydroxyde de sodium et assurez-vous de son degré de pureté, qui doit être de 98 % minimum.

LES HUILES ET BEURRES VÉGÉTAUX

Toute matière grasse peut être saponifiée (à l'exception des huiles minérales ou de synthèse comme la paraffine ou la vaseline). Extraites de graines ou de fruits oléagineux par pression mécanique, les graisses végétales font part égale avec les graisses animales dans la savonnerie moderne.

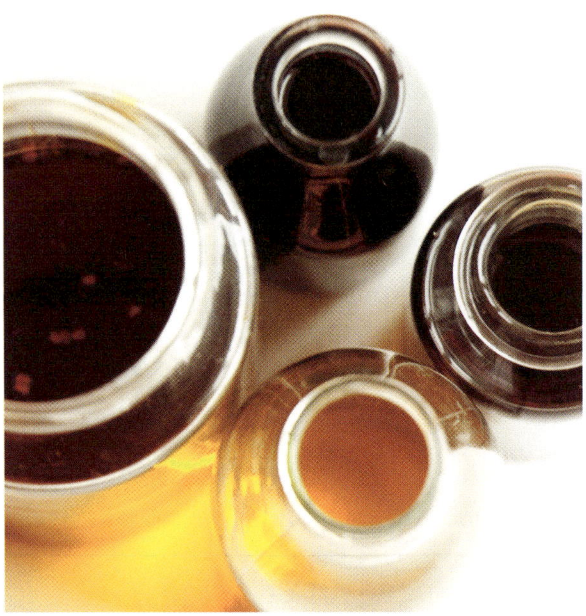

Les régions françaises produisent une grande diversité d'huiles végétales et nous ne pouvons que vous encourager à choisir des huiles locales. Vous pourrez aisément privilégier les petits producteurs du terroir – et leurs huiles peu communes – ou bien vous orienter vers les agriculteurs cultivant de petites surfaces d'oléagineux (pour faire leur agrocarburant). Vous achèterez à bon prix chez eux les huiles de colza et de tournesol.

Vous trouverez dans la liste qui suit certaines huiles déjà évoquées dans le chapitre 1 de cet ouvrage. Néanmoins, nous vous les redonnons ici, avec des propriétés complémentaires et vous conseillons de relire les lignes qui leur sont consacrées plus haut. Pour chaque huile, nous vous indiquons une recommandation d'usage (exprimée en pourcentage par rapport au poids total des huiles employées). Cela n'a rien de restrictif et nous vous encourageons à entreprendre les expériences les plus insolites lorsque vous maîtriserez les principes de fabrication de vos savons à froid.

AMANDE DOUCE

Prunus dulcis (Europe) | De 4 % à 15 % | €€

Riche en acide linoléique (24 %) et en vitamines A, B et E, elle est adaptée aux peaux fragiles et délicates des bébés, car elle produit un effet adoucissant très apaisant. Pour ces qualités, elle est préconisée en cas d'eczéma et de psoriasis. L'huile d'amande douce se saponifie bien et contribue à faire un savon très doux.

ARACHIDE
Arachis hypogaea | Jusqu'à 20 % | €
Parmi les plus consommées au monde, l'huile d'arachide contient 52 % d'acide linoléique. Elle affiche des propriétés nourrissantes et assouplissantes pour la peau. Huile de base bon marché, elle produit peu de mousse dans un savon. Si vous en mettez trop, votre savon devient mou.

AVOCAT
Persea gratissima (Europe) | De 2 % à 15 % | €€€
Voici une huile végétale merveilleuse pour l'épiderme, car pleine de bonnes vitamines (A, B, C, D, E, H, K, PP). En outre, l'huile d'avocat est riche en insaponifiables qui favorisent l'hydratation des couches superficielles de l'épiderme. Elle agit de façon préventive sur le vieillissement cutané.

BEURRE DE CACAO
Theobroma cacao | Jusqu'à 15 % | €€
Dommage que l'inimitable parfum de chocolat exhalé par le beurre de cacao ne résiste pas à la saponification ! D'autant qu'il a de merveilleuses qualités hydratantes et nourrissantes : il laisse sur l'épiderme une fine pellicule protectrice, qui prolonge l'effet hydratant. Trop de beurre de cacao peut rendre le savon cassant.

BEURRE DE KARITÉ
Butyrospermum parkii | 3 % minimum | €€
Le beurre de karité est largement employé en soin quotidien des peaux et des cheveux en Afrique. Issu de l'arbre à karité, il contient un très haut pourcentage d'insaponifiables, ce qui garantit beaucoup de douceur au savon. Un régal !

BOURRACHE
Borago officinalis (France) | De 3 % à 10 % | €€€
Du fait d'un rendement laborieux, le prix élevé de l'huile de bourrache limite les possibilités et expédie votre savon en classe grand luxe. Riche en acide gamma-linoléique, la bourrache est réputée pour ses propriétés hydratantes et son action antivieillissement.

CAMELINE
Camelina sativa (France) | De 3 % à 15 % | €€
Peu connue, mais parmi les plus anciennes huiles de l'alimentation humaine, l'huile de caméline contient un taux exceptionnel d'acide alpha-linoléique (30 à 42 %), soit dix fois plus que la moyenne des autres huiles. Elle est particulièrement adaptée aux peaux très sensibles. En outre, elle agit de façon bénéfique en soins capillaires.

CARTHAME
Carthamus tinctorius | France/Europe | Jusqu'à 15 % | €€
Avec 74 % d'acide linoléique et 20 % d'acide oléique, l'huile de carthame permet d'élaborer un savon doux et hydratant, qui aide à maintenir l'équilibre des peaux très sèches. Elle est aussi recommandée en soins capillaires. Un excès de carthame dans la formulation donne un savon mou.

CHANVRE
Cannabis sativa | France/Europe | Jusqu'à 25 % | €€
On assiste au retour du chanvre dans nos champs et c'est tant mieux ! Cette plante résistante, facile à cultiver, ne nécessitant aucun traitement particulier, est exploitée pour ses nombreuses applications : textile, construction, alimentaire et cosmétique. Extraite des graines de la plante, l'huile contient une grande quantité d'acides gras essentiels et représente un excellent choix pour tous types de peaux.

CIRE D'ABEILLE
Cera alba | France | De 2 % à 6 % | €€
Les tribus primitives l'employaient déjà comme antiseptique pour soigner les blessures. Bactéricide, la cire d'abeille a aussi des effets émollients, assouplissants et calmants. En outre, elle facilite la rétention d'eau par l'épiderme. Très utile pour accroître la dureté d'un savon, elle laisse un parfum léger et sucré de miel dans une barre neutre.

COCO (COPRAH)
Cocos nucifera | De 10 % à 30 % | €
C'est la grande découverte qui a révolutionné la savonnerie moderne. Le motif principal pour incorporer cette graisse solide dans votre savon, c'est son effet… moussant ! Eh oui, sans elle, point ou peu de mousse. Employée en excès, elle peut avoir un effet asséchant sur la peau. Le produit que l'on trouve sous la dénomination « graisse à frire » dans les supermarchés et les magasins bio est presque toujours composé à 100 % d'huile de coco.

COLZA
Brassica napus | France | Jusqu'à 20 % | €
Riche en vitamine E, cette huile possède d'indéniables qualités cosmétiques et s'accorde parfaitement aux soins de la peau. Disponibilité locale (souvent bio) et bon marché.

GERME DE BLÉ

Triticum vulgare | France | De 3 % à 10 % | €€

Par sa richesse en vitamine E, l'huile de germe de blé nourrit, rajeunit et régénère. Riche en insaponifiables (5 %), elle produit des effets bénéfiques contre le vieillissement de la peau et sa perte d'élasticité.

JOJOBA

Simmondsia chinensis | De 3 % à 10 % | €€€

Contrairement à sa dénomination et en raison de sa composition chimique, l'huile de jojoba s'apparente plutôt à une cire liquide. Elle possède des propriétés très proches de celles du sébum et constitue donc un excellent hydratant. Elle revitalise aussi le cuir chevelu. Tout aussi étonnant, elle nourrit, assouplit et régénère l'épiderme. Anti-inflammatoire, elle possède aussi l'énorme avantage de ne pas rancir.

MACADAMIA

Macadamia ternifolia | De 5 % à 30 % | €€

Huile stable aux propriétés régénératrices et adoucissantes, elle constitue un choix judicieux pour le soin du visage et la peau des bébés. Très pénétrante, elle ne laisse pas de sensation de gras sur la peau et se conserve longtemps sans altération.

NEEM

Azadirachta indica | Jusqu'à 30 % | €€

Originaire d'Inde, le neem possède de nombreuses propriétés thérapeutiques qui couvrent un large spectre de pathologies, en particulier les maladies de peau. Son huile est reconnue pour ses puissantes propriétés insectifuges et antiparasitaires. Ses applications sont nombreuses : traitements vétérinaires, shampoing antipoux, sans oublier le verger et l'étable en agriculture biologique.

NIGELLE

Nigella sativa | De 3 % à 10 % | €€€

Originaire d'Afrique du Nord, l'huile de cumin noir est déjà citée dans le Coran pour ses nombreuses vertus. Avec presque 60 % d'acide linoléique (oméga-6), elle est particulièrement adaptée aux peaux grasses et atypiques et aux soins du cuir chevelu et des cheveux.

NOISETTE

Corylus avellana | France | De 3 % à 15 % | €€€

Riche en vitamines A et E, l'huile de noisette est préconisée en cas d'irritation des peaux sèches et sensibles, et pour redonner souplesse et élasticité à l'épiderme. Très fluide, elle pénètre rapidement sans laisser de sensation de gras.

NOIX

Juglans regia | France/Europe | Jusqu'à 10 % | €€€

Originaire du Proche-Orient, elle est aujourd'hui cultivée en France et en Europe. Avec 65 % d'acide linoléique et un taux de vitamine B6 élevé, l'huile de noix sera une alliée du soin des cheveux. Elle nourrit et hydrate la peau. Sa conservation est très limitée.

NOYAU D'ABRICOT

Prunus armeniaca | France | De 3 % à 20 % | €€

Par sa fluidité et son parfum d'amande, l'huile de noyau d'abricot s'adapte parfaitement à la savonnerie. Riche en vitamine A qui lui confère des propriétés régénératrices, elle hydrate, nourrit et tonifie les peaux fines et fatiguées. Très pénétrante, ne laissant aucun effet brillant sur la peau, elle constitue une huile de premier choix en substitut d'une crème de jour.

OLIVE

Olea europea | France | Jusqu'à 100 % | €

Prix d'excellence pour la reine des huiles de la savonnerie. Avec l'huile de coco, elle forme le duo idéal de presque toutes nos recettes favorites. Une huile d'olive pure fait un merveilleux savon, très doux, qui laisse une fine pellicule hydratante sur la peau sans pour autant l'étouffer. Un savon réalisé uniquement à base d'huile d'olive donne une barre remarquable par ses qualités émollientes, avec une texture légèrement visqueuse, mais il produit très peu de mousse.

ONAGRE

Œnothera biennis | France | De 3 % à 10 % | €€€

En cosmétique, cette huile rare et onéreuse agit très bien contre la déshydratation de l'épiderme. Avec 72 % d'acide linoléique, elle est généralement employée comme antirides et produit un effet régénérant sur les peaux sèches et atypiques.

PALME

Elaeis guineensis | De 10 % minimum à 100 % | €

Extraite de la pulpe de la noix du palmier à huile, la graisse de palme est employée en savonnerie depuis deux siècles. En effet, elle confère au savon tenue et dureté et remplace traditionnellement le suif (tallow ou graisse de bœuf) dans les formules 100 % végétal. Selon la température, l'huile de palme raffinée est solide ou semi-solide avec une couleur blanc cassé. L'huile non raffinée est vendue dans les supermarchés asiatiques.

ZOOM

Le palmier à huile

Cultivé essentiellement en Asie du Sud-Est, le palmier à huile a un très grand rendement et tient la dragée haute devant les autres cultures mondiales d'oléagineux. En raison de son prix compétitif, l'huile de palme occupe une place très importante dans l'économie mondiale et 80 % de sa production sert l'industrie agroalimentaire du monde entier. Les 20 % restants sont utilisés pour fabriquer des agrocarburants, des produits cosmétiques, des détergents, et du savon.
Depuis les années 2000, sa culture intensive explose pour répondre à la demande alimentaire des pays émergents comme la Chine et l'Inde et à celle des pays occidentaux en agrocarburants (heureusement remise sérieusement en question depuis 2007). En résulte une déforestation massive qui anéantit toute biodiversité sur des millions d'hectares, souvent dans des zones très riches de notre planète. Des initiatives de production plus responsable et durable ont pourtant vu le jour dans de nouveaux pays (en Colombie par exemple) et le label biologique garantit un peu moins de destruction à votre pauvre savon. Cet ouvrage contient une douzaine de recettes sans huile de palme. Elles sont signalées par le picto suivant :

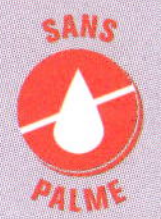

Quels pourcentages d'huiles utiliser ?

Pour réaliser un savon qui lave sans assécher et produit une mousse agréable, vous devez utiliser 50 % minimum d'huiles solides à température ambiante (comme l'huile de palme, de coco, les beurres végétaux ou des graisses animales). Cela donnera un savon dur, ne fondant pas trop vite sous la douche. Pour les 50 % restants, vous pouvez combiner plusieurs huiles liquides.
Exception à la règle, vous pouvez vous passer des huiles solides en chargeant la recette avec un pourcentage élevé d'huile d'olive (> 60 %).

PALMISTE

Elaeis guineensis | De 10 % minimum à 100 % | €

Très employée dans l'industrie du savon, l'huile de palmiste est extraite du noyau de la noix. C'est une autre composante de la grosse industrie du savon, car l'huile de palmiste saponifiée produit une mousse aussi onctueuse et abondante que celle de coprah. Approvisionnement en France principalement réservé à l'industrie.

PÉPINS DE RAISIN

Vitis vinifera | France | Jusqu'à 10 % | €€

Riche en vitamine E, l'huile de pépins de raisin est excellente pour l'épiderme. Elle convient à tous les types de peaux, et tout particulièrement aux peaux grasses. Elle a aussi une action réparatrice sur les cheveux secs, cassants ou abîmés. Facilement oxydable, elle rancit rapidement. Veillez à garder un surgras raisonnablement bas (voir p. 188).

PRUNE

Prunus domestica (France) | Jusqu'à 20 % | €€€

Issue par pression à froid d'amandons de prunes d'Ente cultivées et récoltées dans le Sud-Ouest de la France, l'huile de prune vierge adoucit et nourrit l'épiderme. Très riche en vitamine E, elle pénètre rapidement la peau. Avec 70 % d'acide oléique et près de 20 % d'acide linoléique, elle s'oxyde lentement et se conserve donc longtemps.

RICIN

Ricinus communis | De 2 % à 10 % | €€

D'une couleur jaune pâle, très visqueuse, l'huile de ricin est traditionnellement utilisée aux Antilles et en Afrique comme base d'huiles de soin pour les mains, le corps et les cheveux. Captant l'eau puis la retenant dans l'épiderme, elle constitue un excellent choix cosmétique. En excès, elle peut faire perdre de sa tenue au savon mais en quantités raisonnables, elle le rend très émollient, avec une mousse onctueuse. Elle trouve naturellement sa place dans les barres de shampoing et les savons à barbe.

ROSE MUSQUÉE

Rosa rubiginosa | De 3 % à 15 % | €€€

Par sa haute teneur en vitamine A, cette huile végétale restructure et régénère les peaux abîmées grâce à ses grandes propriétés antirides et cicatrisantes. Elle est recommandée pour les peaux sèches, couperosées et acnéiques, sur les eczémas et le psoriasis.

SÉSAME

Sesamum indicum | De 3 % à 10 % | €€

L'huile de sésame est riche en principes actifs (vitamine E, minéraux, protéines et lécithine) et est indiquée pour les peaux sèches ou abîmées. Très pénétrante, elle régénère et assouplit l'épiderme, tonifie les ongles et les cheveux. Elle se conserve bien.

SOJA

Glycine max | Jusqu'à 20 % | €

L'huile de soja convient à tous les types de peaux, et notamment aux peaux fatiguées ou acnéiques. Riche en vitamine E, elle est facilement absorbée par l'épiderme et aide à régénérer les couches superficielles de la peau. L'huile de soja rancit facilement.

SON DE RIZ

Oryza sativa | Jusqu'à 20 % | €€

L'huile de son de riz contient plus de cent antioxydants : vitamines, minéraux, enzymes, acides gras, etc. Ceux-ci contribuent à stimuler les cellules de la peau et des cheveux. Idéal pour formuler une bonne barre de shampoing.

TOURNESOL

Heliantus annus | France | De 5 % à 20 % | €

Très commune dans nos régions françaises, l'huile de tournesol produit des effets adoucissants et hydratants sur la peau. Très riche en vitamine E et concentrée en acides gras essentiels, elle renforce la fonction barrière de l'épiderme et aide à la préservation de l'hydratation cutanée. Un choix bon marché et local particulièrement judicieux pour votre savonnerie domestique.

LES GRAISSES ANIMALES

BŒUF (SUIF) ET PORC (SAINDOUX)

Historiquement liée à la savonnerie traditionnelle, la graisse de bœuf constitue toujours la base de l'industrie moderne du savon. Malgré leur image peu séduisante, ces deux graisses animales ne font pas un mauvais savon. Cependant, l'élevage intensif ne plaide pas en leur faveur. Une huile végétale vierge pressée à froid sera probablement moins polluée. La plus intéressante propriété du suif et du saindoux réside dans leur effet très décapant (recherché pour les lessives). Si vous êtes éleveur, n'hésitez pas à récupérer le gras de votre cheptel pour fabriquer un savon d'excellente qualité. Votre boucher se fera aussi un plaisir de vous en fournir gratuitement.

CANARD ET OIE

Ces graisses sont faciles à récupérer dans les campagnes françaises. Approchez les producteurs locaux pour trouver de la graisse vierge non salée. Elle contribue à durcir votre savon tout en lui conférant des propriétés adoucissantes.

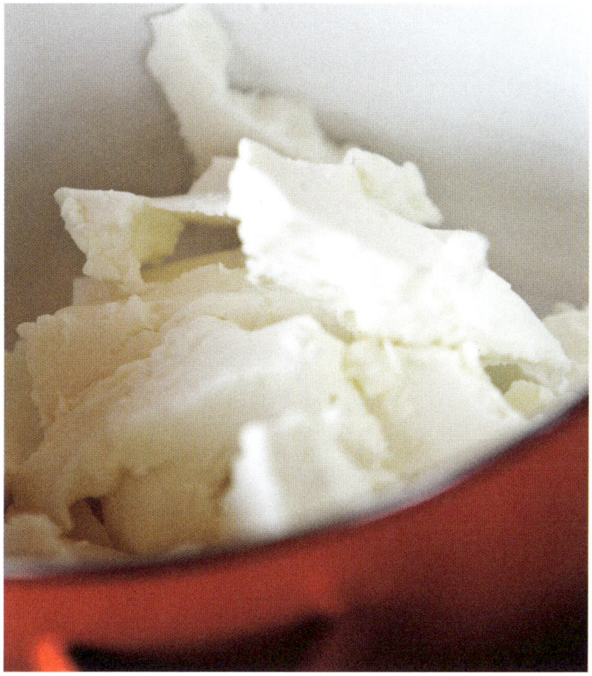

CLARIFIER DU GRAS ANIMAL

Pour réaliser un savon à base de graisse animale, vous devez d'abord clarifier votre gras, si vous ne l'avez pas acheté tout préparé. Cela consiste à chauffer le gras de la viande jusqu'à ce qu'il soit suffisamment liquide pour le filtrer et retirer les impuretés ainsi que les morceaux durs. Hachez 1 kg de gras de bœuf par exemple à l'aide d'un hachoir électrique. Placez le gras haché dans un faitout et recouvrez d'eau. Ajoutez 6 feuilles de laurier, 3 clous de girofle, une demi-tasse de vinaigre blanc (effet désodorisant garanti) et 4 cuillères à soupe de gros sel. Portez à ébullition puis laissez mijoter 30 minutes environ. Versez dans un saladier profond, tout en filtrant à l'aide d'une grande passoire. Mettez à refroidir complètement au réfrigérateur. Démoulez votre disque de graisse et lavez-le délicatement à l'eau froide en brossant la partie inférieure. Cassez-le en morceaux. Conservez-le au frais.

ZOOM

Faites un test

Avant de mettre en route une recette, nous vous conseillons de tester le parfum souhaité.
1. Créez votre synergie en parts d'huiles essentielles, le nombre de parts pour chacune d'entre elles variant selon leur force. Par exemple, pour une recette contenant 1 kg d'huiles, vous voulez incorporer 40 g d'huiles essentielles (4 %). Vous les répartirez de la manière suivante :
- 1 part d'huile essentielle de lavande (10 g) ;
- 3 parts d'huile essentielle d'orange (30 g).

Déposez sur un mouchoir 1 goutte d'huile essentielle de lavande (1 part) et 3 gouttes d'huile essentielle d'orange (3 parts).
2. Placez le mouchoir dans un bocal propre fermé.
3. Ouvrez le pot 1 ou 2 heures plus tard et respirez le parfum qui s'en dégage. Méthode pas vraiment scientifique, mais elle donne une petite idée du rendu final de cette combinaison !

Précautions d'usage

Avec les huiles essentielles, il est primordial de respecter certaines précautions d'emploi :
- conservez les huiles essentielles hors de portée des enfants ;
- en cas de contact d'une huile essentielle avec les yeux, d'ingestion abusive ou de brûlure de l'épiderme, utilisez une huile végétale ou une crème pour diluer les effets et contactez un centre antipoison ;
- certaines huiles essentielles ont l'étrange propriété de « manger » le plastique. Veillez à ne pas utiliser de récipients ou ustensiles en plastique et protégez votre plateau de balance ou votre plan de travail lorsque vous manipulez les huiles essentielles.

Voir aussi p. 40 et p. 170.

LES HUILES ESSENTIELLES

Nous présentons ci-après les huiles essentielles que nous employons dans nos savons. Nous indiquons pour chaque huile essentielle son nom commun, son nom latin, et les notes de parfum (tête, cœur et/ou fond) auxquelles elle se rattache, ainsi qu'une indication de son prix de € à €€€. Nous donnons également leurs propriétés et indications (lorsque celles-ci concernent la peau), ainsi que les meilleurs mariages olfactifs. Vous pouvez aussi consulter le chapitre 1 dans lequel vous trouverez des informations complémentaires (p. 28-39). Cette liste est non exhaustive et chaque année qui passe amène son lot de nouveautés olfactives et de trouvailles étonnantes. Quel parfum merveilleux votre créativité va-t-elle maintenant libérer ?

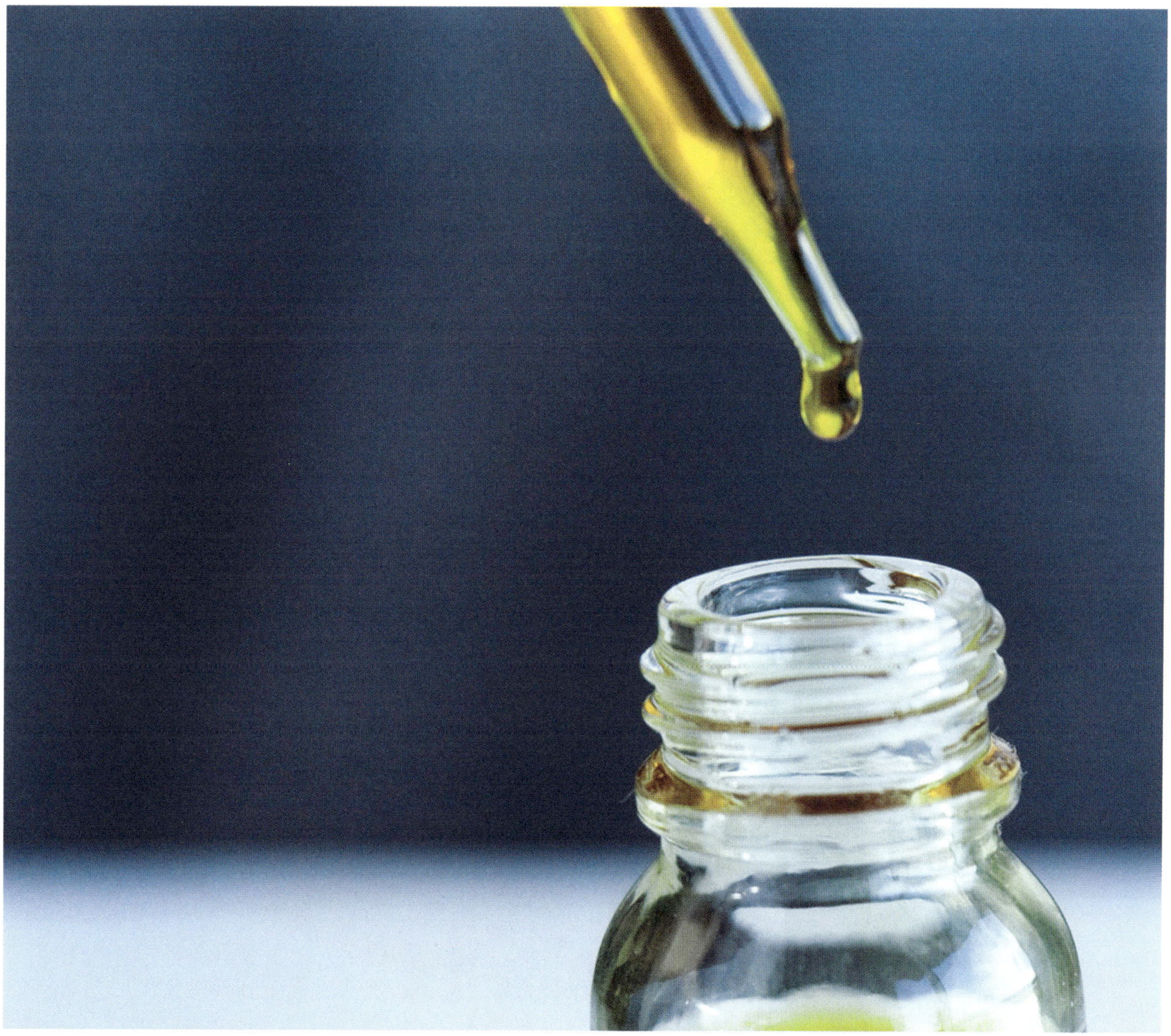

Il existe des milliers de parfums synthétiques, dont une bonne partie spécifiquement élaborée pour la savonnerie, mais nous ne les utilisons pas dans cet ouvrage : beaucoup de personnes sont réactives aux arômes de synthèse. Laissons donc l'industrie conventionnelle de côté et concentrons-nous sur ce que les huiles essentielles (HE) nous offrent. Adieu thé vert, figue, muguet, fruits rouges et pomme verte qui n'appartiennent pas au répertoire des plantes distillées ! Pour parfumer vos savons, vous allez utiliser des huiles essentielles, riches en qualités aromatiques (voir précautions d'emploi et contre-indications p. 40 et p. 170). En général, une quantité d'huiles essentielles représentant 2 à 5 % du poids total des huiles végétales de votre recette doit suffire pour donner un parfum qui dure suffisamment longtemps.

Les notes de parfum sont les suivantes :

- **note de tête :** fraîche et légère, elle s'évapore rapidement. C'est la toute première odeur perceptible dans un mélange ;
- **note de cœur :** s'évaporant plus lentement, elle est considérée comme le corps du parfum ;
- **note de fond :** le parfum est riche ; il émerge doucement et s'éternise plusieurs jours.

Voir aussi p. 227.

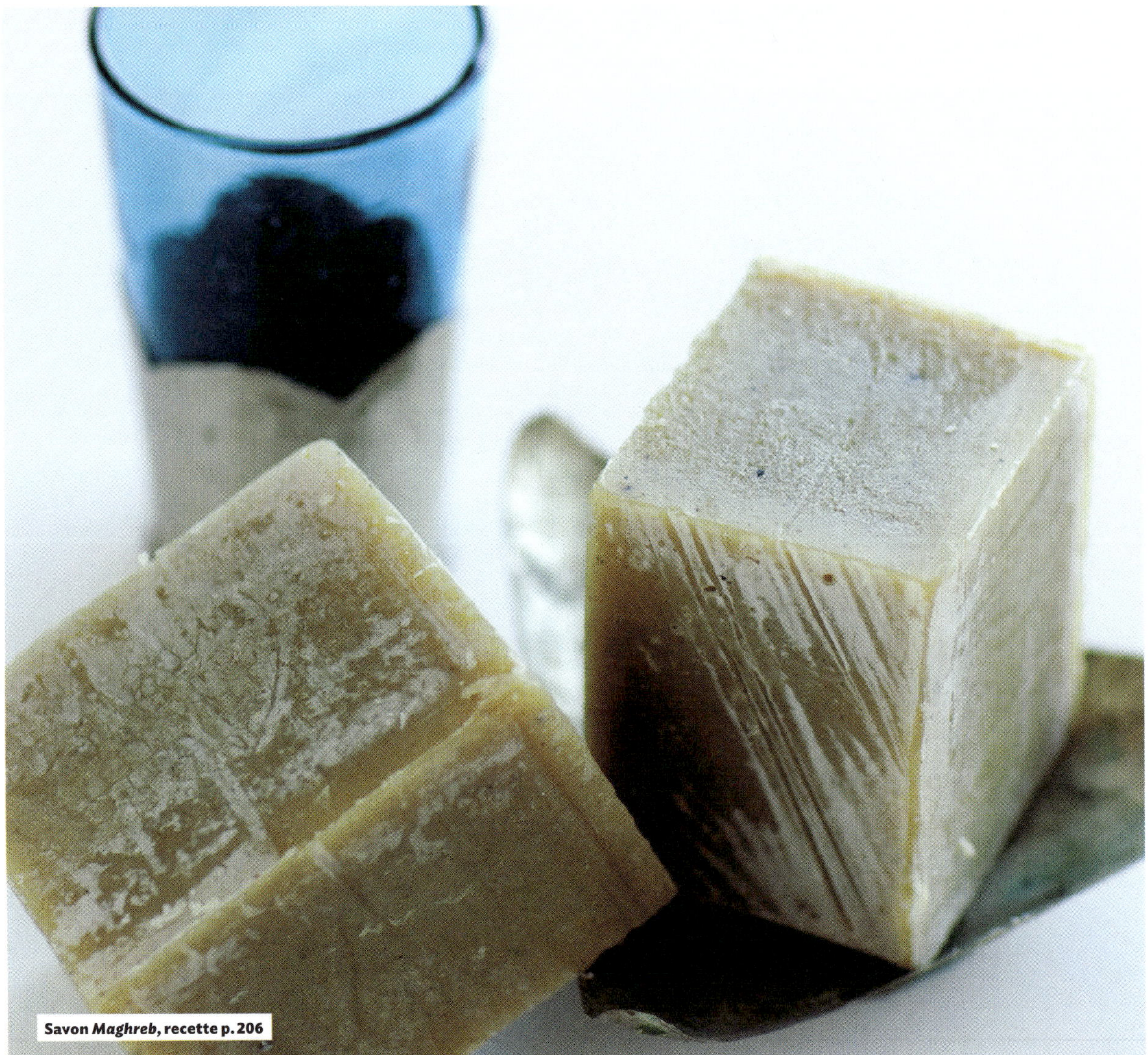

Savon *Maghreb*, recette p. 206

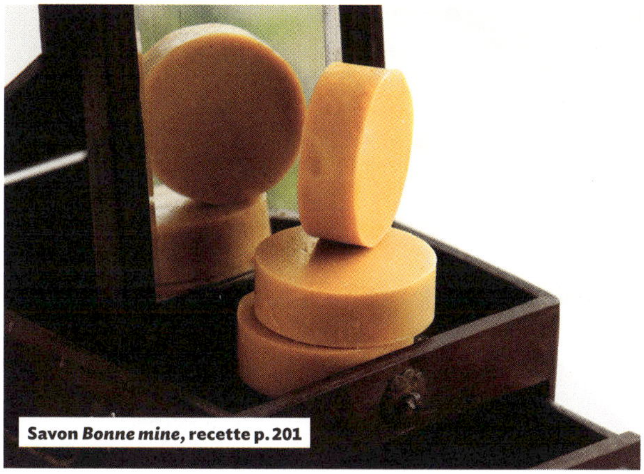
Savon *Bonne mine*, recette p. 201

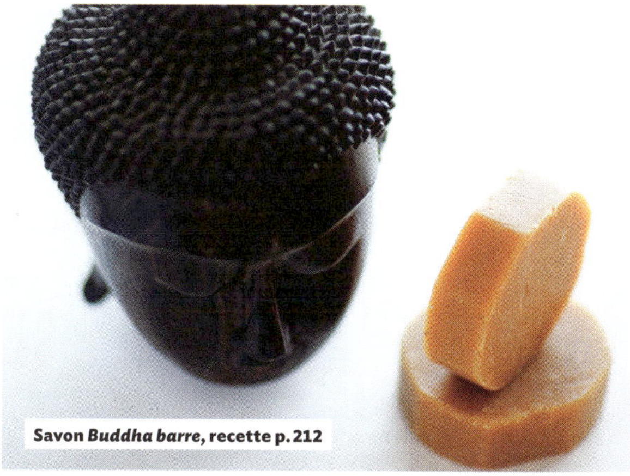
Savon *Buddha barre*, recette p. 212

AMYRIS
Amyris balsamifera | €€
Note de fond. Parfum boisé, balsamique, note sucrée de citron
Se marie avec : bergamote, gingembre, ylang-ylang
Antiseptique

BASILIC
Ocimum basilicum | €
Note de tête. Parfum sucré, anisé, frais, herbacé, légèrement camphré
Se marie avec : la plupart des huiles essentielles

BAY SAINT-THOMAS
Pimenta racemosa | €€€
Note de cœur. Parfum médicinal, fruité, épicé, masculin
Se marie avec : agrumes, basilic, bergamote, cannelle, cèdre, eucalyptus, géranium, gingembre, girofle, lavande, menthe, patchouli, pin, romarin, sauge sclarée, vétiver, ylang-ylang
Peaux grasses, pellicules

BERGAMOTE
Citrus bergamia | €€€
Note de tête. Parfum fruité, agrume, rafraîchissant
Se marie avec : citron, géranium, lavande, ylang-ylang
Peaux acnéiques

BOIS DE HÔ
Cinnamomum camphora | €€
Note de fond. Parfum boisé proche du bois de rose
Se marie avec : agrumes, basilic, géranium, lavande, marjolaine, romarin, sauge sclarée
Antiseptique, déodorante, adoucissante

CANNELLE (FEUILLE)
Cinnamomum zeylanicum | €
Note de fond. Parfum épicé, musqué, chaud et sucré
Se marie avec : citron, mandarine, orange, ylang-ylang
Antiseptique puissant, active la circulation, stimulante

CARDAMOME
Elettaria cardamomum | €€€
Note de tête/Note de cœur. Parfum épicé, boisé, sucré
Se marie avec : agrumes, baie, cannelle, cèdre, coriandre, gingembre, girofle, palmarosa, patchouli, petit-grain, poivre noir, vétiver, ylang-ylang

CAROTTE
Daucus carota | €€€
Note de cœur. Parfum fruité, terreux
Se marie avec : agrumes, cèdre, géranium
Antirides, peaux sèches et matures

CÈDRE
Cedrus atlantica/deodora | €
Note de fond. Idéal pour fixer les notes de tête. Parfum boisé, doux
Se marie avec : bergamote, orange, patchouli
Peaux acnéiques, grasses, psoriasis

CITRON
Citrus limonum | €
Note de tête. Parfum citronné, zesté, rafraîchissant, qui ne tient pas longtemps dans le savon
Se marie avec : eucalyptus, géranium, lavande, rose, ylang-ylang
Antibactérien, astringent, anti-acné, anti-herpès

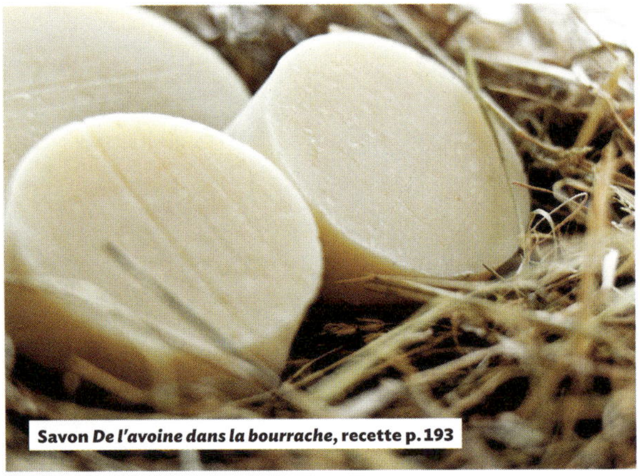
Savon *De l'avoine dans la bourrache*, recette p. 193

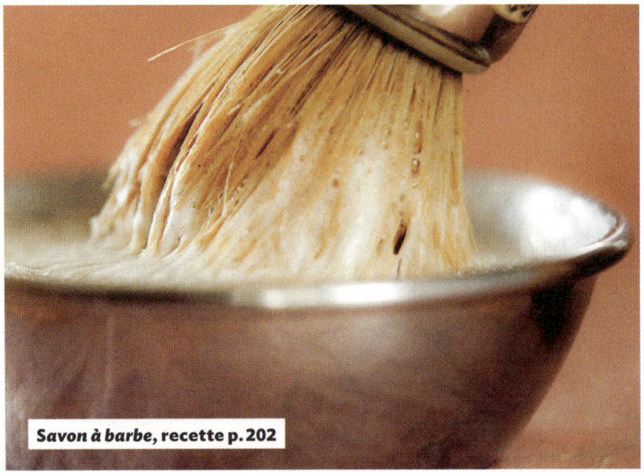
Savon à barbe, recette p. 202

CLOU DE GIROFLE
Eugenia caryophyllata | €€€
Note de cœur. Parfum poivré, boisé, chaud
Se marie avec : bergamote, citron, géranium, lavande, mandarine, palmarosa, pamplemousse, sauge sclarée, ylang-ylang
Antiseptique

CYPRÈS VERT, CYPRÈS TOUJOURS VERT
Cupressus sempervirens | €€
Note de cœur. Parfum frais, balsamique, résineux
Se marie avec : citron, lavande, pin, thym
Décongestionnant

ELEMI
Canarium luzonicum | €€
Note de fond. Parfum citronné, frais, poivré, épicé
Se marie avec : autres huiles essentielles d'épices, cannelle, encens, lavande, myrrhe, romarin, sauge
Cicatrisant, peaux matures

EUCALYPTUS
Eucalyptus globulus/radiata | €
Note de tête. Parfum frais, boisé, camphré, médicinal
Se marie avec : cèdre, lavande, lemongrass, menthe poivrée, romarin, tea-tree

GENÉVRIER
Juniperus communis | €€€
Note de cœur. Parfum boisé, balsamique, doux
Se marie avec : bergamote, géranium, marjolaine, romarin
Peaux acnéiques, eczéma

GÉRANIUM
Pelargonium graveolens | €€€
Note de cœur. Parfum floral, fruité, rosé
Se marie avec : agrumes, lavande, palmarosa, romarin
Régénérant de l'épiderme, anti-eczéma

GINGEMBRE
Zingiber officinalis | €€€
Note de cœur. Parfum épicé, chaud, boisé
Se marie avec : mandarine, orange, palmarosa, ylang-ylang

LAVANDE VRAIE, LAVANDE FINE, LAVANDE OFFICINALE
Lavandula angustifolia/officinalis | €€
Note de tête/note de cœur. Parfum floral, herbacé, frais. C'est la plus versatile des huiles essentielles
Se marie avec : la plupart des autres huiles essentielles. Superbe seule dans le savon

LEMONGRASS
Cymbopogon flexuosus | €€
Note de tête. Parfum citronné
Se marie avec : cèdre, eucalyptus, géranium, litsea cubeba
Anti-acnéique

LITSÉE CITRONNÉE (OU MAY CHANG)
Litsea cubeba | €
Note de tête/note de cœur. Parfum citronné, aide à fixer les autres agrumes
Se marie avec : agrumes, pamplemousse, tea-tree, vétiver
Anti-acnéique, peaux grasses

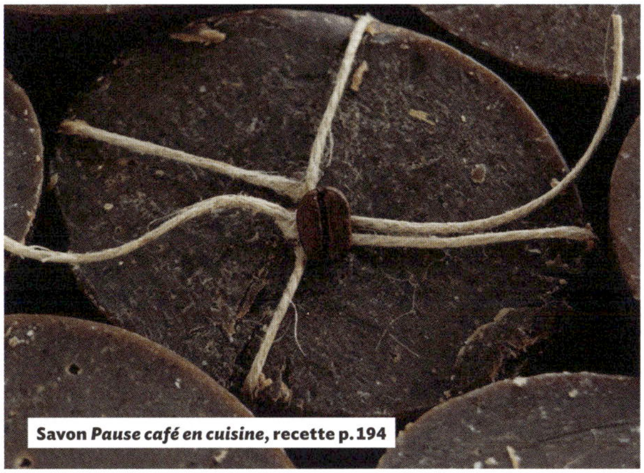

Savon *Pause café en cuisine*, recette p. 194

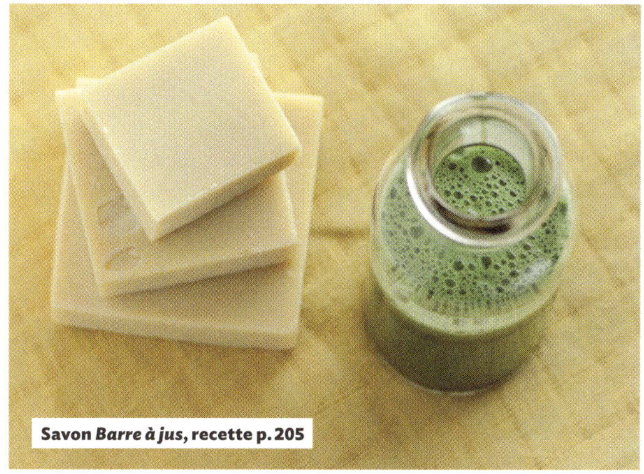

Savon *Barre à jus*, recette p. 205

MANDARINE
Citrus reticulata | €€€
Note de tête. Parfum vert, zesté et acidulé
Se marie avec : agrumes et épices
Cicatrisante, apaisante (sédative), antivergetures

MARJOLAINE
Origanum majorana | €€€
Note de cœur. Parfum agreste, aromatique, foin
Se marie avec : cèdre, eucalyptus, lavande, orange

MENTHE POIVRÉE
Mentha piperita | €€
Note de tête. Parfum mentholé, herbacé, frais
Se marie avec : eucalyptus, géranium, lavande, romarin
Stimulante

MUSCADE
Myristica fragrans | €€€
Note de cœur. Parfum boisé, épicé, doux
Se marie avec : agrumes, cannelle, clou de girofle, coriandre, cyprès, patchouli, poivre noir, tea-tree
Tonique général

MYRTE
Myrtus communis | €€€
Note de tête/Note de cœur. Parfum camphré
Se marie avec : citron, eucalyptus, géranium, palmarosa, pin, ravensare, sapin
Stimulant, antiseptique, astringent

NIAOULI
Melaleuca viridiflora | €
Note de cœur. Parfum aromatique, frais
Se marie avec : agrumes, coriandre, genévrier, lavande, menthe poivrée, romarin, pin
Antiseptique, antibactérien, acné

ORANGE DOUCE
Citrus sinensis | €
Note de cœur. Parfum doux, sucré, zesté
Se marie avec : agrumes et épices, cèdre, géranium, lavande
Antistress, déodorante

PALMAROSA
Cymbopogon martinii | €€
Note de cœur. Parfum fleuri, frais, doux, rosé
Se marie avec : géranium, ylang-ylang
Régulateur de la production de sébum, antiseptique

PAMPLEMOUSSE
Citrus paradisi | €
Note de tête. Parfum zesté, sucré, amer acidulé
Se marie avec : bergamote, citron, lavande, palmarosa, romarin
Peaux grasses, acnéiques

PATCHOULI
Pogostemon cablin | €€€
Note de fond. Parfum terreux, boisé, épicé
Se marie avec : bergamote, cèdre, géranium, lavande
Calmante, anti-eczéma, antirides

PETIT-GRAIN BIGARADIER
Citrus aurantium L. | €€
Note de cœur/Note de fond. Parfum frais, floral, herbacé, vert
Se marie avec : bergamote, citron, géranium, lavande, palmarosa, sauge sclarée
Calmante, antitranspirante, antiseptique, régulatrice du sébum, pellicules, peau acnéique

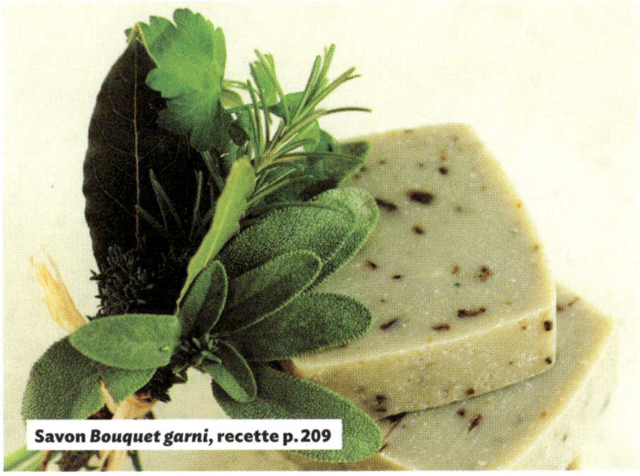
Savon *Bouquet garni*, recette p. 209

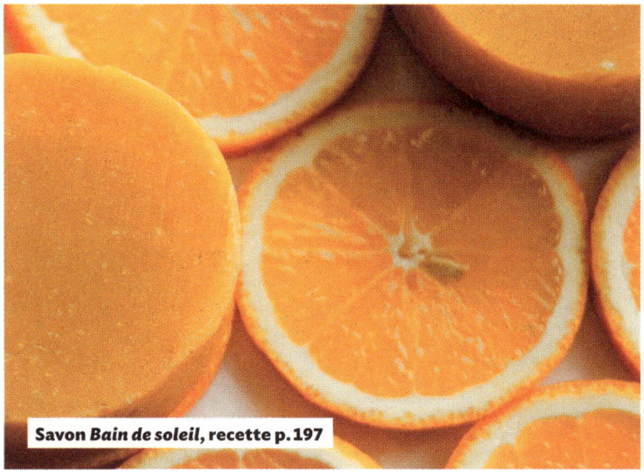
Savon *Bain de soleil*, recette p. 197

PIN
Pinus sylvestris | €€
Note de cœur. Parfum camphré et plutôt masculin
Se marie avec : cèdre, géranium, eucalyptus, lavande, mandarine

POIVRE NOIR
Piper nigrum | €€€
Note de tête/Note de cœur. Parfum boisé, épicé, frais
Se marie avec : lavande, marjolaine, romarin, ylang-ylang
Stimulant

ROMARIN
Rosmarinus officinalis | €€
Note de cœur. Parfum camphré, frais, mentholé, piquant
Se marie avec : lavande, menthe poivrée, thym
Soin des cheveux

TEA-TREE
Melaleuca alternifolia | €€
Note de tête. Parfum médicinal, camphré, boisé
Se marie avec : eucalyptus, lavande, marjolaine, pin, romarin
Antiseptique, anti-herpès, anti-acné

THYM
Thymus vulgaris | €€€
Note de cœur. Parfum herbacé
Se marie avec : citron, géranium, palmarosa, pamplemousse
Peaux grasses, anti-acné

VÉTIVER
Vetiveria zizanoides | €€€
Note de fond. Parfum boisé, terreux, fumé
Se marie avec : citron, patchouli, orange
Relaxante, antistress

YLANG-YLANG
Cananga odorata | €€
Note de fond. Parfum sucré, fleuri, jasminé, enivrant
Se marie avec : bergamote, orange, vétiver
Relaxante, sédative, antistress

CONTRE-INDICATIONS

- **Huiles destinées aux professionnels (car présentant des risques majeurs pour la santé) : amande amère, anis vert, acore vrai, arnica, armoise, aunée, camphre, casse, cannelle (écorce), costus, génépi, genévrier, sapin, menthe pouliot, moutarde, musc des chênes, origan, pin nain, raifort, sarriette, sauge officinale, sasæsafras, tanaisie, thuya.**
- **Huiles à éviter en cas d'antécédent d'épilepsie : fenouil, hysope, romarin.**
- **Huiles à éviter durant toute la grossesse : basilic, bois de Hô, bouleau, cèdre, cyprès, estragon, genièvre, géranium, hysope, jasmin, marjolaine, menthe poivrée, myrte, muscade, romarin, sauge sclarée, thym.**
- **Huiles à éviter durant les trois premiers mois de grossesse : camomille, lavande, rose.**
- **Huiles photosensibles : angélique, bergamote, citron, orange, mandarine, lemongrass.**
- **Si vous prenez un antidépresseur, un anxiolytique ou êtes traité pour un trouble de l'humeur, n'utilisez pas d'huiles essentielles sans l'avis d'un expert (il peut y avoir des interactions entre les médicaments et certaines huiles essentielles).**

LES COULEURS

Pour donner de la couleur à vos savons, nul besoin de faire appel à des produits synthétiques. Monde minéral et monde végétal offrent à la savonnerie un extraordinaire panel de nuances. Il suffit d'un peu d'expérience pour maîtriser l'utilisation de ces ingrédients naturels. Ainsi, les pigments végétaux présentent quelques caractéristiques auxquelles il convient de s'adapter.

• La couleur des ingrédients végétaux peut être modifiée par la saponification (vous pourriez être surpris de voir un superbe jus de betterave violacé parer votre savon d'un marron terne).
• Certaines couleurs tiennent longtemps, tandis que d'autres s'estompent rapidement.
• Les plantes incorporées sous forme de macérat ou d'infusion peuvent moisir si elles n'ont pas été bien séchées au préalable (voir p. 23). Une bonne herboristerie ou – mieux – un producteur de plantes aromatiques vous ouvrent des perspectives quasi illimitées pour enjoliver votre barre de savon.
• Les argiles (voir aussi p. 24), quant à elles, constituent l'un des meilleurs choix naturels pour colorer vos savons. Non seulement l'éventail des couleurs est très large, mais surtout – atout supplémentaire avec lequel bien des pigments végétaux ne peuvent rivaliser – la couleur ne bouge pas dans le temps. Vous pouvez mélanger les ocres entre elles à loisir pour nuancer les couleurs de base. Vous ne devriez pas avoir de peine à dénicher de la terre colorée sous forme de poudre prête à l'emploi ou… dans une carrière d'argile à proximité (en vous assurant que le gisement n'est pas pollué).

LES COULEURS DE LA TERRE

Pour profiter de la palette offerte par les argiles, il vous suffit de diluer 10 g d'argile en morceaux ou en poudre dans un peu d'eau, et de l'ajouter à votre mélange.
- **Argile blanche : utile pour éclaircir les autres argiles.**
- **Argile jaune : la couleur dominante des ocres se décline dans une infinité de palettes dorées.**
- **Argile rouge : donne une teinte rouge brique et des nuances de rose en la mélangeant avec l'argile blanche.**
- **Argile verte : vous trouverez diverses nuances de vert selon l'origine géographique.**
- **Rhassoul : argile originaire des montagnes de l'Atlas au Maroc, de teinte grisée.**

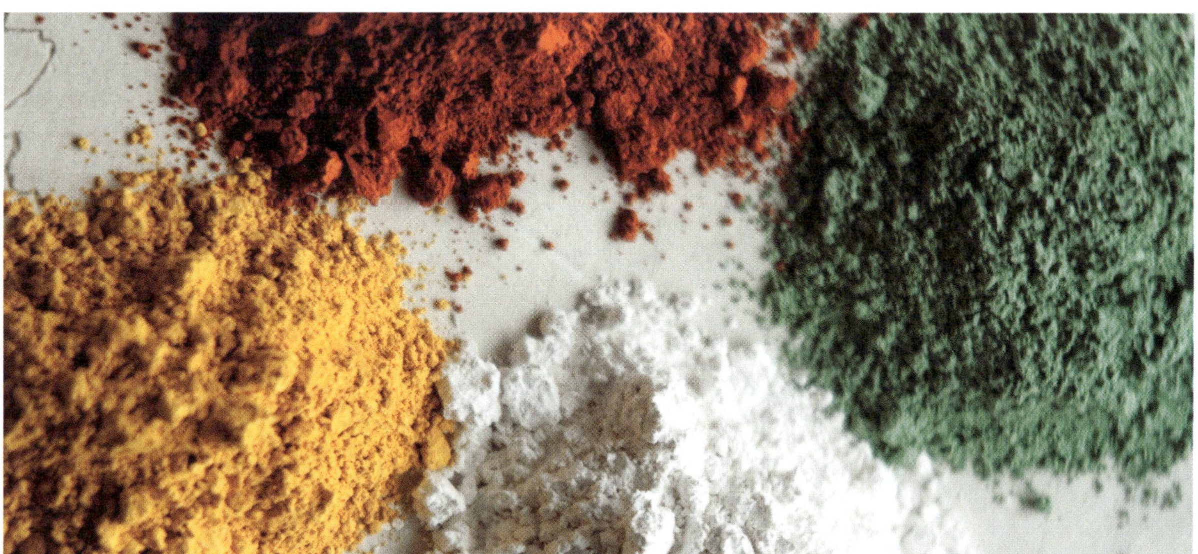

La liste de couleurs qui suit s'accompagne de quelques conseils pour utiliser les ingrédients naturels (les dosages suggérés sont estimés pour colorer une recette de 1 kg d'huiles).

Du marron (qui dure)

Cacao (poudre) : donne une teinte chocolat laiteuse ou foncée à votre barre de savon. Idéal pour obtenir un ton riche uni ou marbré qui tire sur le chocolat noir. ½ cuillère à café.
Café (poudre) : doté d'une puissante propriété désodorisante. Remplacez l'eau par le café dans votre recette ou ajoutez une petite cuillère de café moulu au moment de la trace (voir p. 182).
Cannelle (poudre) : crée un marron chaleureux. N'en mettez pas trop, car elle peut irriter l'épiderme. ½ cuillère à café.
Clou de girofle (poudre) : ajoute un joli effet moucheté. ½ cuillère à café.

Du jaune et de l'orange (qui durent longtemps)

Carotte (jus) : donne à votre savon une teinte fabuleuse, qui va du jaune ou orange léger à un orange vif. Il suffit de remplacer tout ou partie de l'eau de la recette par le jus de carotte tiédi au bain-marie. Et les bonnes vitamines d'un jus frais ne peuvent pas faire de mal !
Carthame (pistils) : plante très utilisée dans le monde pour contrefaire l'inaccessible safran. Incorporez les pistils dans l'émulsion pour créer un effet visuel, ou bien réalisez une infusion ou une macération.
Curcuma (poudre) : pour un beau jaune doré, diluez 1 à 2 cuillères à café de poudre dans 1 ou 2 cuillères à soupe de votre émulsion, puis incorporez dans le savon au début de la trace. Une macération peut aussi être concoctée à partir de racines entières coupées en morceaux.
Palme (huile vierge) : une très petite quantité suffit pour colorer votre pain entier de savon d'une teinte orange vif. Essayez de réduire progressivement le dosage pour aller chercher un beau jaune. Utilisez cette huile jusqu'à 20 % dans votre recette ou ajoutez 1 ou 2 cuillères à café au moment de la trace.
Potiron (jus) : en jus ou en purée, utilisez-le comme le jus de carotte.
Rocou (graine) : colorant alimentaire de base employé dans les produits laitiers comme le beurre. Vous pouvez facilement préparer une macération à partir des graines ou de la poudre du *Bixa orellana*, et colorer votre huile d'une jolie teinte orange foncé. Selon les quantités employées, vous obtiendrez une palette de tons allant du jaune pâle à l'orange vif.
Souci (fleur) : l'une de nos plantes préférées pour ses propriétés cicatrisantes et calmantes. Pour obtenir une couleur homogène, réduisez les pétales en poudre. 1 à 2 cuillères à café de poudre ou de pétales entiers directement incorporés dans l'émulsion avant la trace pour créer un très joli style floral. N'utilisez pas le mixeur une fois les

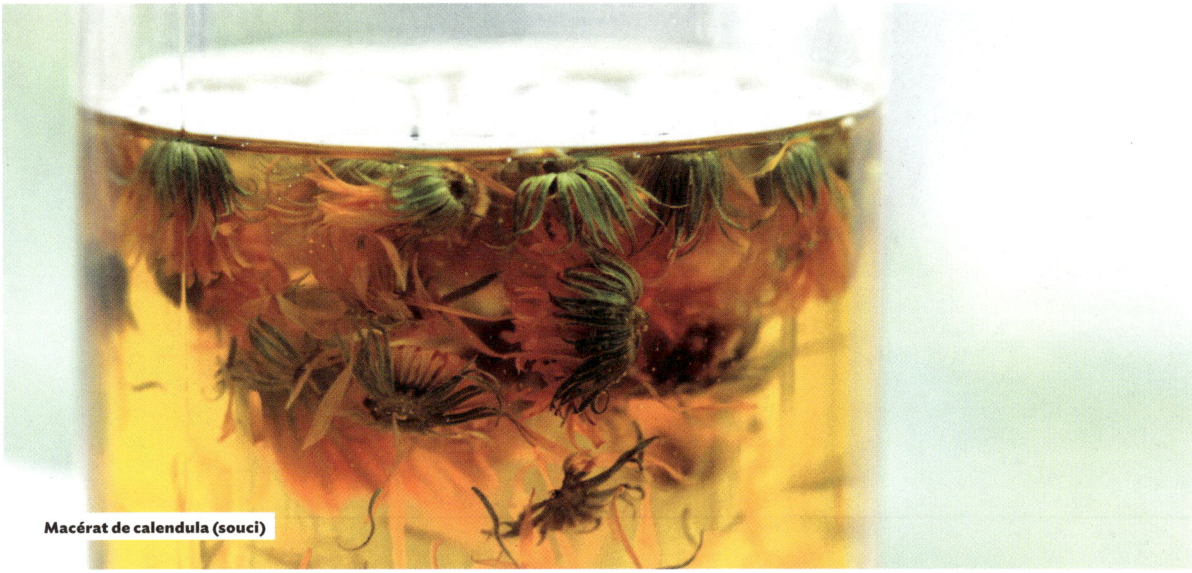

Macérat de calendula (souci)

pétales incorporés dans l'émulsion afin de les conserver entiers dans le savon fini. Essayez aussi la macération des fleurs entières séchées, qui donne une belle couleur orangée à votre huile.

Du vert végétal (qui ne dure pas)

Avocat (pulpe) : utilisez 1 avocat par kilo de recette. Réduisez en purée bien lisse et ajoutez à la trace.
Chlorophylle (poudre) : couramment extraite de l'alfalfa *(Medicago sativa)*, elle se dilue facilement dans l'eau et donne un vert vif soutenu. ½ cuillère à café.
Concombre (jus) : en remplacement de tout ou partie de l'eau de votre recette, le jus d'un concombre entier (avec la peau) passé à la centrifugeuse donne un joli vert clair. Vous pouvez aussi passer le concombre dans un mixeur, puis le filtrer pour enlever les parties solides.
Herbes aromatiques (feuilles) : vous pouvez sécher toutes les espèces avant de les réduire en poudre et les ajouter au moment de la trace. Des herbes à feuilles fines, comme le persil, peuvent être séchées entières et employées pour l'esthétique de votre barre de savon. 1 cuillère à soupe.
Orties (feuilles) : employez-les en infusion ou incorporez les feuilles séchées réduites en poudre au moment de la trace. 1 cuillère à soupe.
Spiruline (poudre) : une plante marine qui crée un joli vert foncé. 1 cuillère à café diluée dans un peu d'eau.

Du rose et du rouge (qui durent)

Églantine (baie) : attention aux poils à gratter qui tapissent l'intérieur de la coque. Faites une infusion d'églantine assez forte et utilisez-la à la place de l'eau de votre recette. Cela produit une couleur rosée. Vous pouvez aussi ajouter l'églantine séchée réduite en poudre au moment de la trace.
Garance (poudre) : réduite en poudre, la racine de cette plante peut être ajoutée au moment de la trace ou infusée dans tout ou partie de l'eau de votre recette. ½ cuillère à café donne un rose ancien.
Paprika (poudre) : dilué dans 1 ou 2 cuillères de votre mélange d'huiles chaudes, ajoutez-le au moment de la trace jusqu'à obtenir une couleur saumon mouchetée. N'en abusez pas ou l'effet exfoliant sera très prononcé. 1 cuillère à café.

Du bleu et du violet (qui durent)

Indigo (poudre) : l'*Indigofera suffruticosa* est un vrai bleu végétal donnant des teintes du bleu clair au bleu jean, dont le puissant pouvoir colorant appelle à la modération. Commencez vos expériences avec une pincée de votre indigo en poudre bien diluée dans une ou deux cuillères à soupe de vos huiles chaudes prélevées de la casserole.
Orcanette (poudre) : la racine séchée de l'*Alkanna matthioli* est employée par les ébénistes pour teinter le bois. Extraordinaire dans le savon, l'orcanette est une version végétale du papier pH. En effet, elle va d'abord colorer l'huile végétale en rouge mais, une fois en contact avec la solution alcaline de soude, la couleur vire du bleu lavande au bleu foncé. Pour incorporer la plante dans votre savon, remplacez une partie d'une huile de votre recette par la même quantité d'huile macérée avec l'orcanette. Préparez votre macérat à partir de 200 ml d'huile et de 1 cuillère à soupe d'orcanette. Il n'est pas utile de filtrer ensuite, car la poudre reste collée au fond du bocal.
Ratanjot (poudre) : cette plante est beaucoup moins connue et plus difficile à trouver, mais le violet obtenu avec la racine de l'*Onosma hispidum* est encore plus beau (suivez les mêmes instructions que pour la poudre d'orcanette).

Du noir et du gris (qui durent)

Charbon végétal (poudre) : le charbon est idéal pour introduire toutes les teintes de gris dans votre savon sans oublier le noir d'encre. Le noir se prête d'ailleurs bien aux effets marbrés (voir p. 223). Utilisez-le en toute petite quantité, dilué avec un peu d'huile chaude prélevée dans votre mélange. Incorporez ensuite cette huile teintée très progressivement dans votre émulsion (en début de trace) jusqu'à l'obtention de la nuance recherchée. Attention, le charbon vendu en gélules tache énormément.

LES TEXTURES

Pour donner de la texture au savon et créer des effets exfoliants (gommage), il est possible d'utiliser graines, noix ou autres plantes séchées. Servez-vous d'un moulin à café (électrique ou non), et ajoutez la matière au moment de la trace (voir p. 182). À vous de juger si votre matière a besoin d'être moulue et jusqu'à quelle finesse. Tout dépend de sa dureté, de sa grosseur, et surtout de sa texture plus ou moins agressive qui peut griffer la peau si la matière choisie n'est pas suffisamment moulue.

Suggestions pour gommage

- Céréales en grains, flocons ou farines (avoine, maïs, blé, seigle, quinoa, millet, etc.)
- Son de céréales (blé, avoine, etc.)
- Germes de blé
- Graines de fruits (raisin, fruit rouge, etc.)
- Graines (lin, sésame, courge, pavot, café)
- Amandes (noix, noisettes, etc.)
- Loofa
- Thé
- Encens (résine réduite en poudre)
- Pierre ponce (employée aussi pour sa couleur)

Suggestions pour un effet visuel

- Algues séchées
- Épices en poudre (Cayenne, cannelle, girofle, cardamome, paprika, badiane, etc.)
- Herbes séchées (plantes aromatiques, ortie, etc.)
- Pétales de fleurs (souci, tournesol, camomille, carthame…)

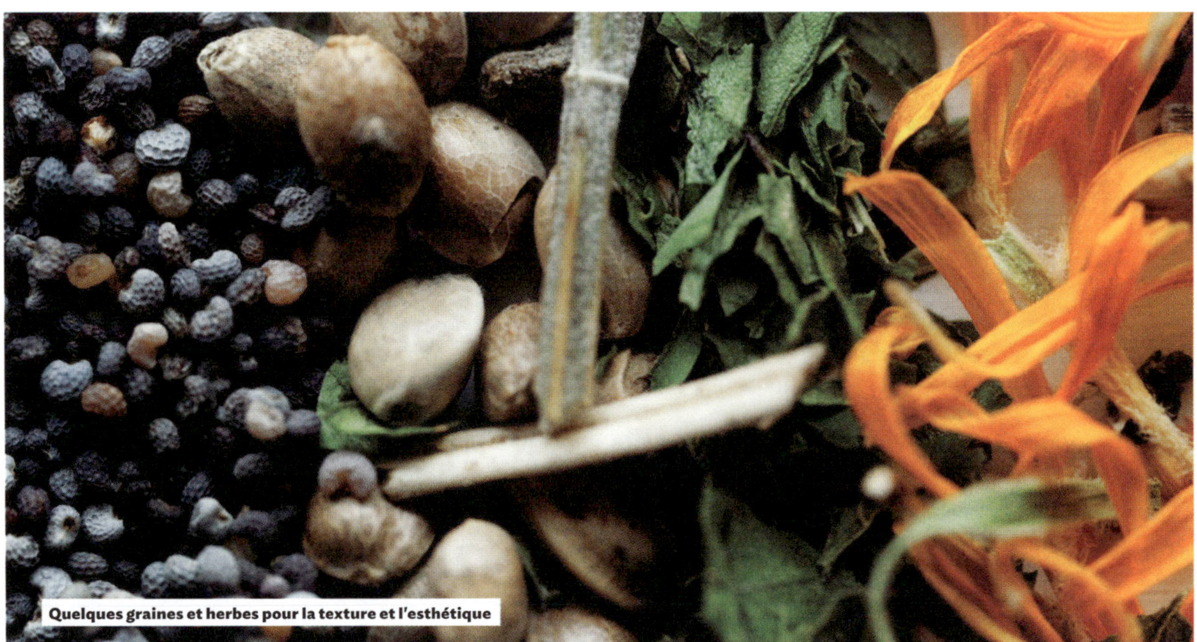

Quelques graines et herbes pour la texture et l'esthétique

LES AUTRES ADDITIFS

Inclassables, d'autres ingrédients apportent de merveilleuses propriétés cosmétiques (vous pouvez aussi vous reporter au chapitre 1, p. 26-27).

ALOÈS (ALOE VERA)

Le gel extrait des feuilles de cette plante grasse renferme de puissantes propriétés thérapeutiques qui soulagent bon nombre de maux, tels que brûlures, coups de soleil, blessures diverses, hémorroïdes, acné, etc. Apaisant et très hydratant, il stimule le développement des cellules jeunes. Si vous utilisez des feuilles fraîches, assurez-vous de bien prélever le gel qui se trouve au centre. La partie située juste sous la feuille peut être très irritante pour la peau. Le jus d'aloès est aussi disponible dans les magasins bio et diététiques : 1 à 2 cuillères à soupe de jus frais d'aloès par kilogramme d'huiles (à adapter à la quantité d'eau requise pour la recette).

LAIT

Les matières grasses contenues dans le lait se saponifient et vous donneront un **vrai** savon au lait. Nous privilégions les laits à haute teneur en matières grasses comme ceux de brebis, vache, chèvre. Plus la matière grasse est présente dans le lait et plus la fabrication du savon est délicate. Le plus facile consiste à remplacer jusqu'à 40 % de la quantité d'eau par du lait, en destinant l'eau restante à la dissolution de la soude caustique. Mesurez le lait séparément, mettez-le au bain-marie, et amenez-le à température ambiante. Ajoutez-le très lentement à votre mélange, une fois la solution de soude bien incorporée aux huiles. Si vous souhaitez remplacer toute l'eau de votre recette par le lait, pesez votre lait, puis congelez-le en glaçons ou partiellement sous forme de glace pilée. Incorporez très doucement (prenez quelques minutes) la soude caustique dans le bain de glaçons. Le mélange va commencer à fondre rapidement, mais vous éviterez de « brûler » votre lait et limiterez la saponification précoce de ses matières grasses. La solution soude-lait ne sent pas très bon, prend une couleur sombre avec une texture bizarre. Tout redevient normal une fois la solution incorporée dans les huiles et bien mélangée. Les laits à basse teneur en matières grasses, comme les laits d'ânesse et de jument, sont plus faciles à employer dans ce cas. Les végétaliens pourront bien sûr se tourner vers les laits végétaux.

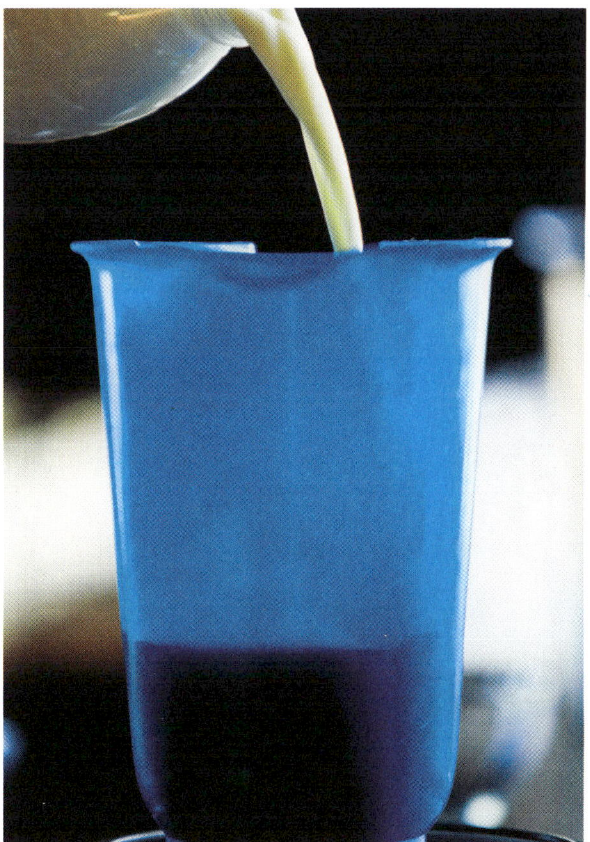

Le lait maternel destiné aux tout-petits peut tout aussi bien faire l'affaire (si votre bébé vous en laisse un peu !). Les savons au lait ont tendance à tracer rapidement et à produire une phase de gel plus chaude (voir p. 183).

MIEL

Le miel produit si généreusement par les abeilles compte sans conteste parmi les plus vieux soins cosmétiques du monde encore en usage aujourd'hui. Il raffermit la peau et on lui accorde volontiers des propriétés antirides. C'est aussi un émollient et un humectant. Toutes les variétés de miel sont bienvenues dans la savonnerie à froid et vous obtiendrez un agréable parfum sucré dans votre savon en l'associant avec la cire d'abeille.

Utilisez le miel jusqu'à 5 % du poids de vos huiles. Diluez-le avec juste ce qu'il faut d'eau très chaude, puis incorporez-le après avoir versé votre solution de soude dans vos huiles. Si vous l'incorporez trop tard, il se peut que votre savon contienne des poches de miel. Les savons au miel « tracent » vite en général, et leur phase de gel est plus intense (voir p. 183).

PRÉCAUTIONS D'EMPLOI

La fabrication de savon à froid requiert l'emploi de soude caustique qui est potentiellement dangereuse si vous ne respectez pas les consignes de base. Ce produit très corrosif provoque en effet de graves brûlures. Que vous soyez débutant ou que vous ayez quelques recettes à votre actif, soyez toujours vigilant et conscient des dangers liés à l'emploi de la soude caustique. Il est donc impératif de respecter les règles de sécurité suivantes :

• portez des lunettes de protection, gants, manches longues, pantalon et chaussures fermées lorsque vous manipulez la soude et l'émulsion ;

• n'utilisez jamais de matériel en aluminium, car la soude caustique corrode ce type de métal. Préférez l'inox, l'émaillé ou des équipements en verre ou plastique résistant à la chaleur ;

• interdisez l'espace de fabrication aux enfants et aux animaux pendant vos séances de savonnerie ;

• stockez la soude dans un endroit inaccessible aux enfants et aux animaux domestiques ;

• étiquetez clairement l'emballage afin d'éviter toute confusion ;

• mélangez la soude et l'eau dans une pièce bien ventilée ou, mieux, à l'extérieur. Si ce n'est pas le cas, portez un masque spécial vapeurs organiques pour éviter d'inhaler les émanations produites par la dissolution de la soude dans l'eau ;

• versez toujours la soude dans l'eau et jamais l'inverse. Car si vous versez de l'eau sur de la soude caustique sèche, il se produit une réaction avec projections en tous sens ;

• si votre peau entre directement en contact avec la solution de soude ou l'émulsion, rincez à grande eau. De même, si les yeux sont atteints, rincez-les avec beaucoup d'eau aussi longtemps que possible, et consultez le médecin en urgence. En cas d'ingestion, buvez un peu d'eau et allez aux urgences (et/ou appelez un centre antipoison).

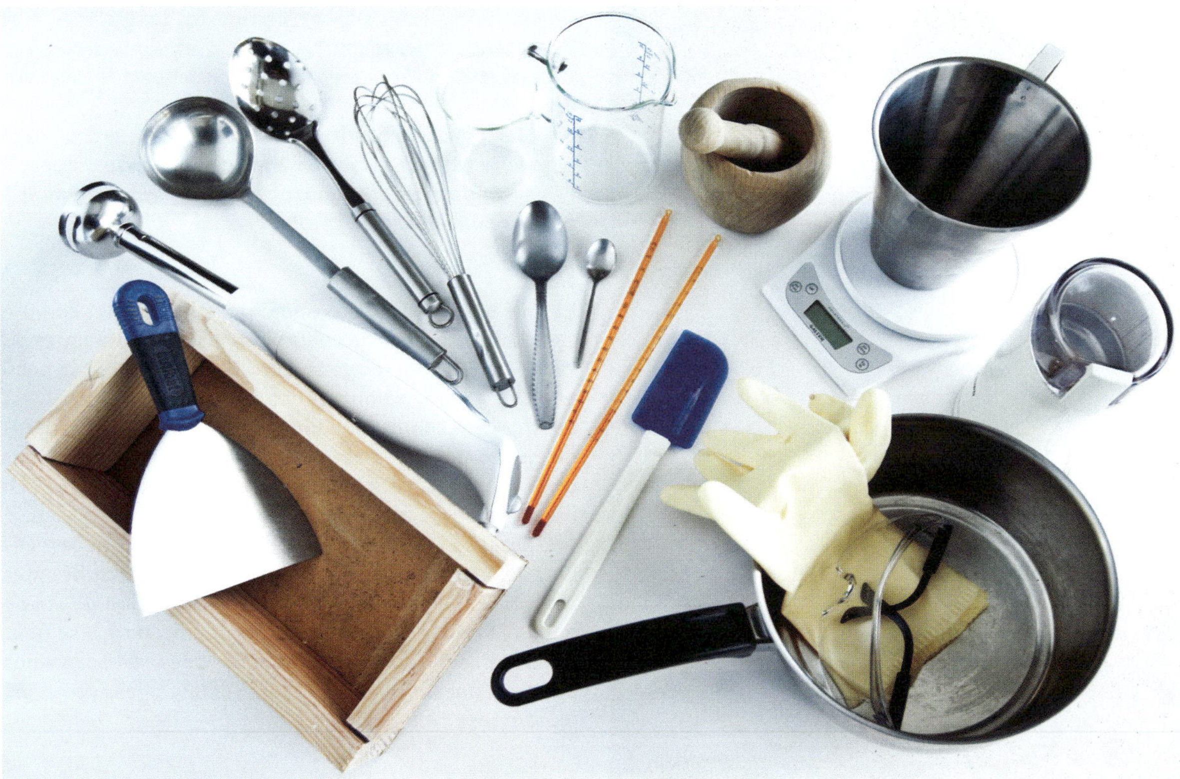

LE MATÉRIEL

La liste du matériel nécessaire à la fabrication de savon à froid n'est pas très longue et elle ne vous ruinera pas. En outre, elle est composée d'ustensiles qui sont déjà dans vos placards de cuisine ou que vous trouverez facilement au supermarché ou dans un magasin de bricolage. Ayez si possible votre équipement réservé uniquement à la fabrication de savon. Inutile de vous dire que des bulles de savon dans une assiette de bonne soupe maison ne sont pas du meilleur goût ! Il vous faut :

- casserole en inox ou émaillée (contenance 2 l) ;
- grande cuillère ou fouet en inox ;
- mixeur électrique ;
- pichet doseur résistant à la chaleur (contenance 1 l) ;
- 2 récipients avec bec verseur (verre ou plastique) ;
- 2 thermomètres (à sucre, à lait ou de laboratoire 30 °C-100 °C)
- balance alimentaire digitale (précision 1 g) ;
- film alimentaire ;
- spatule en caoutchouc ;
- gants de vaisselle ;
- tablier de cuisine ;
- lunettes de protection ;
- masque à cartouche (si vous ne travaillez pas dans un endroit bien ventilé) ;
- torchons et serviettes (pour couvrir et isoler le savon une fois dans son moule) ;
- cuillères à café et à soupe ;
- moulin à café ;
- louche ;
- boîte à onglets (facultatif) ;
- papier sulfurisé (facultatif : pour chemiser un moule) ;
- moule à savon ou moules individuels (voir encadré) ;
- couteau, spatule ou fil de pêche pour la découpe de vos savons.

QUELS MOULES UTILISER ?

Vous pouvez utiliser une foule d'objets hétéroclites pour les moules, comme des caisses en bois, des cartons, des boîtes à chaussures, des briques alimentaires, des pots de yaourt, etc. Partez à la chasse aux emballages ! La menuiserie vous parle ? fabriquez vos moules en bois que vous chemiserez soigneusement avec du papier sulfurisé avant d'y verser votre savon.

Les moules en silicone tenteront les plus paresseux d'entre vous. Il est vrai qu'ils ont bien des avantages : pas de chemisage, lavage facile, durables. Ils sont parfaits pour réaliser des petites portions individuelles aux formes inédites. Soyez créatifs !

À présent, tournez la page : le monde de la savonnerie à froid s'offre à vous !

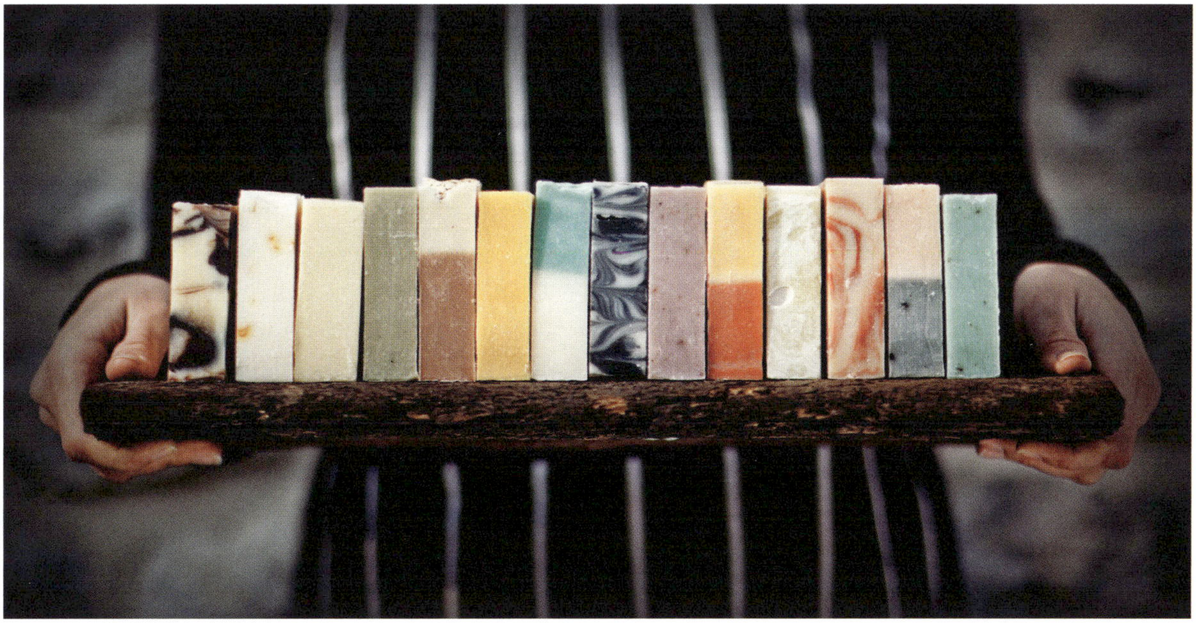

Chapitre 2

LES RECETTES

CE CHAPITRE DÉCRIT D'ABORD EN DÉTAIL les différentes étapes nécessaires à la fabrication des savons proposés ensuite. Suivez-les à la lettre, en commençant par le savon de base (p. 190) pour vous faire la main avant de tester les autres… puis de vous lancer dans vos propres créations. Toutes les recettes données dans ce livre emploient 1 kg (1 000 g) d'huiles et de graisses. La taille du savon obtenu correspond au contenu d'un moule à cake en silicone. C'est l'idéal pour démarrer. Bien sûr, vous pouvez diviser par deux les quantités ou les doubler, selon votre envie ou la taille du moule que vous avez choisi. Dans tous les cas, amusez-vous bien, car c'est maintenant que les choses vont devenir intéressantes !

LA FABRICATION ÉTAPE PAR ÉTAPE

De la méthode avant toute chose ! La réalisation des savons à froid n'est pas difficile en soi, mais elle nécessite une bonne organisation. Il est notamment essentiel de disposer de tout son matériel et d'avoir la recette sous les yeux pour n'oublier aucun ingrédient et bien respecter les étapes dans l'ordre… et les règles de sécurité. C'est le secret de la réussite !

Le temps de réalisation est identique pour toutes les recettes de ce livre : pour préparer l'équipement et les ingrédients, comptez plus ou moins 30 minutes. Pour la mise en œuvre, comptez également plus ou moins 30 minutes. Prévoyez en plus le temps de refroidissement (de 30 minutes à 2 h).

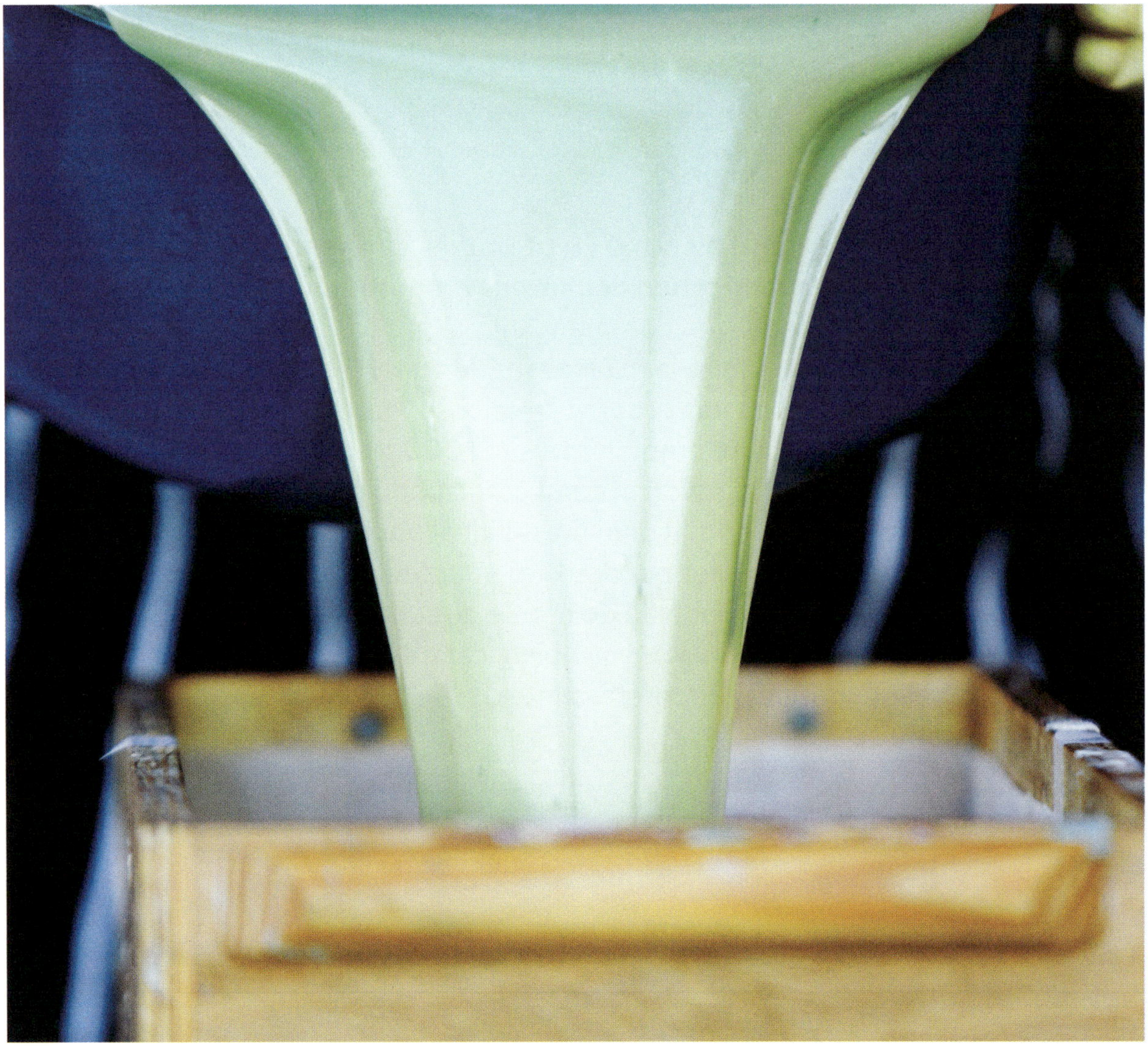

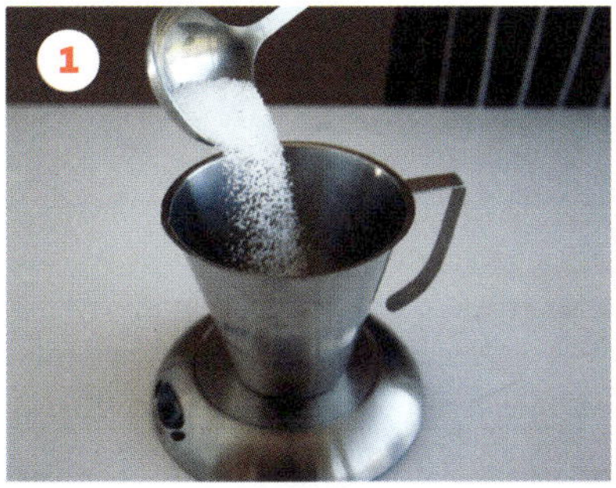

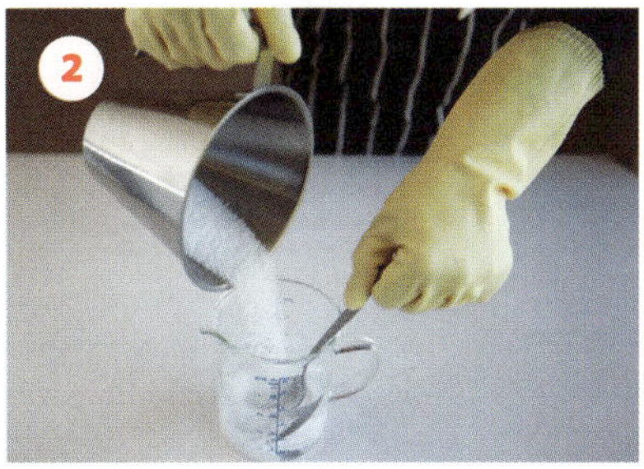

Préparation du plan de travail

Nettoyez votre plan de travail, notamment si vous fabriquez votre savon dans la cuisine, et sortez tout votre matériel. Préparez votre moule à savon, chemisez-le avec du papier sulfurisé si nécessaire.

Préparation de la solution de soude caustique

Pesez l'eau dans votre pichet doseur et placez-y une cuillère à soupe en inox.

1 Mettez votre tablier et vos gants (et éventuellement votre masque à cartouche), vos lunettes de protection, puis pesez la soude dans un récipient en verre ou en plastique muni d'un bec verseur.

2 Dans un endroit bien ventilé, commencez à verser doucement la soude dans l'eau tout en remuant doucement et régulièrement jusqu'à sa complète dissolution. Le mélange produit quelques vapeurs pendant 2 à 3 minutes et se met à chauffer jusqu'à 70 °C-90 °C. Placez le thermomètre dans le récipient pour surveiller la température.

À SAVOIR

- **N'oubliez pas vos huiles sur le feu pour ne pas perdre une partie de leurs propriétés… ou provoquer un incendie ! Cela arrive plus vite que vous ne le croyez quand, par exemple, vous répondez au téléphone.**
- **Afin d'éviter toute erreur, pensez à remettre votre balance à zéro après chaque pesée. Assurez-vous aussi que les piles électriques de votre balance sont en bon état.**
- **1 l d'eau = 1 kg d'eau. 1 l huile d'olive = 920 g**

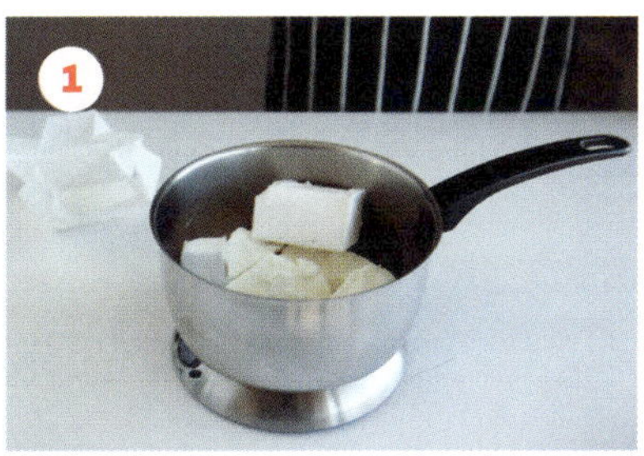

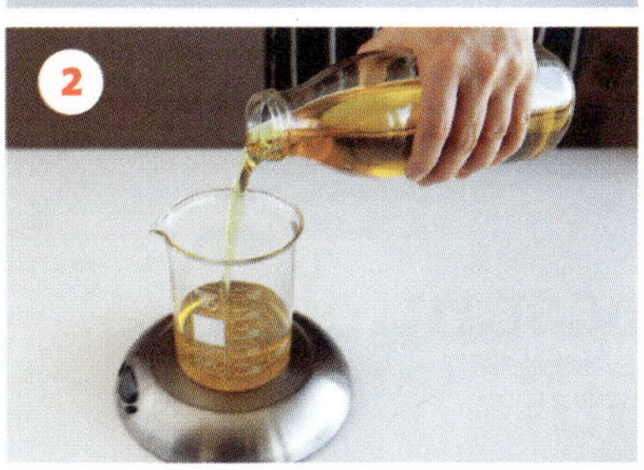

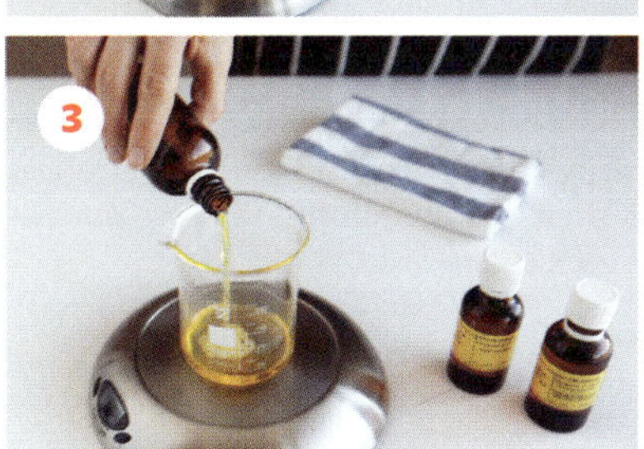

Préparation des graisses et des huiles

1 Pendant que la solution de soude refroidit, sortez toutes les graisses et les huiles. Commencez par peser les graisses solides ou semi-solides de votre recette. Faites-les chauffer doucement jusqu'à ce qu'elles aient presque fondu. Retirez alors du feu. La casserole continuant à chauffer hors du feu, les derniers morceaux de graisse disparaissent rapidement.

2 Pesez maintenant les huiles liquides et versez-les dans la même casserole, mélangez bien au fouet. Placez un thermomètre et laissez refroidir votre mélange d'huiles à la température souhaitée.

3 Pendant que les deux mélanges (la soude d'un côté et les huiles de l'autre) refroidissent, pesez vos huiles essentielles dans un récipient en verre. Couvrez-le avec du film alimentaire pour ne pas laisser les huiles essentielles – très volatiles – s'évaporer. Préparez aussi les autres additifs, et mettez-les de côté.

Réalisation du savon

Pour toutes les recettes, commencez à faire votre savon lorsque **les deux mélanges arrivent à la même température** (variant de 38 à 48 °C selon les recettes).

1 Remettez vos lunettes de protection et enfilez vos gants de vaisselle. Versez doucement la solution de soude dans la casserole d'huiles, tout en remuant au fouet ou avec une cuillère.

2 Tournez en dessinant un huit afin de garder le mélange en mouvement et d'atteindre tous les côtés de la casserole. Si vous utilisez un mixeur, remuez d'abord manuellement pendant au moins 5 minutes (ou jusqu'à ce que vous obteniez une émulsion homogène), puis mixez 5 secondes par intervalles de 30 secondes pour ne pas fatiguer le moteur du mixeur. Entre les intervalles, utilisez-le comme une cuillère pour continuer à remuer. Lorsque vous mixez, veillez à ce que votre mixeur soit assez immergé dans le mélange pour éviter tout risque d'éclaboussures accidentelles.

3 Vous allez maintenant rechercher ce que l'on appelle la trace : arrêtez votre mixeur, relevez-le et déplacez-le à la surface de votre émulsion. De l'extrémité s'écoule un mince filet sur la surface du mélange. Si un cordon se dessine en relief et reste visible quelques instants, c'est la trace !

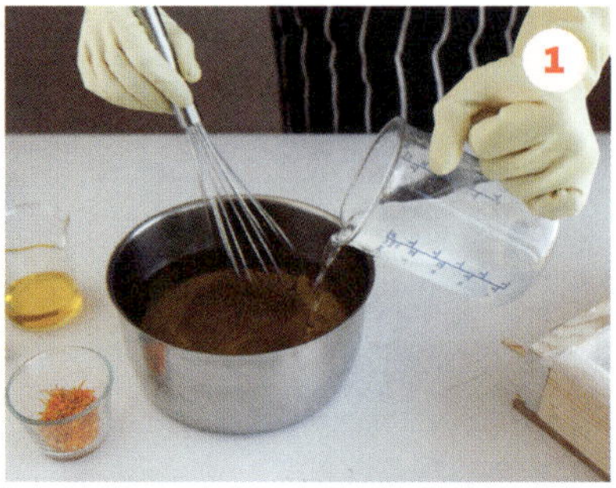

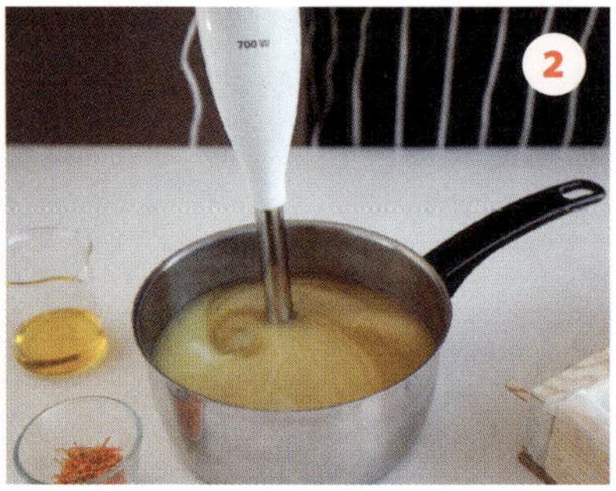

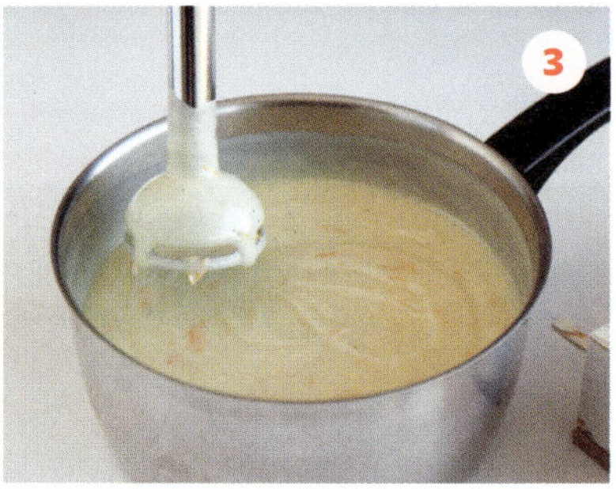

POURQUOI UTILISER UN MIXEUR ?

Même si vous pouvez vous en passer, l'emploi du mixeur électrique accélère grandement la phase d'émulsion. Essayez au moins une fois de faire un savon sans mixeur pour vous rendre compte de la différence. Le mélange exclusivement manuel peut prendre de 15 minutes... à plus de 2 heures selon les recettes ! L'emploi du mixeur électrique peut révéler la trace en quelques minutes. À vous de voir !

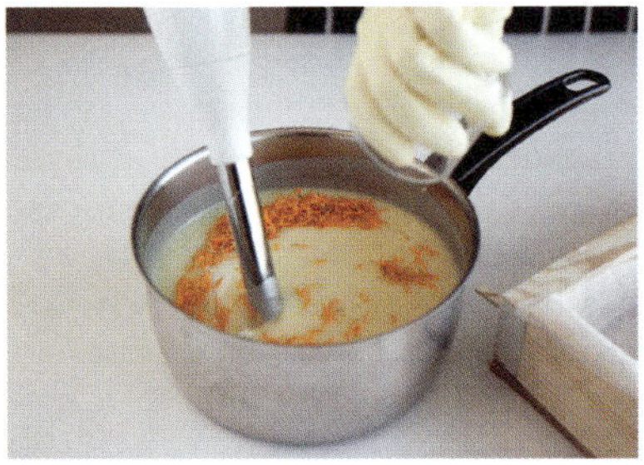

Ajout des huiles essentielles et des autres additifs

D'une manière générale, on ajoute les huiles essentielles et les autres additifs lorsque l'on voit la trace. Toutefois, chaque recette est différente et, pour certaines, des ingrédients spécifiques peuvent être ajoutés plus tôt. Ne traînez pas, car le savon s'épaissit plus vite dans la casserole une fois la trace constituée.

Phase de coulée

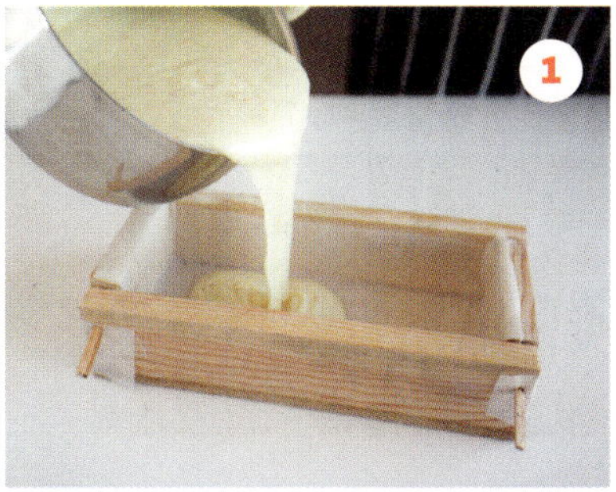

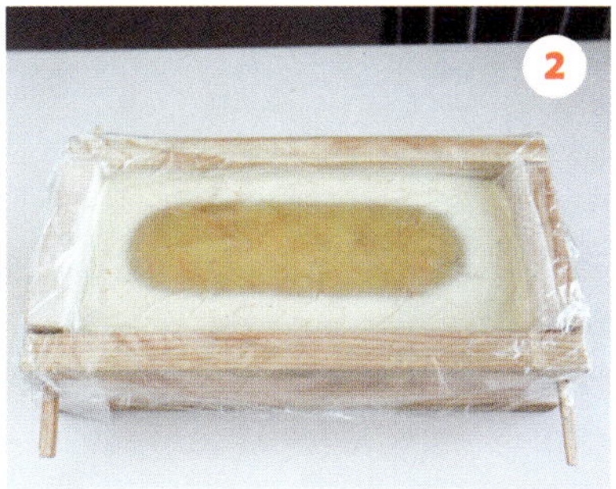

1 Une fois tous les ingrédients incorporés, versez le savon dans le moule. Utilisez une spatule en caoutchouc pour racler le fond de la casserole. Il est conseillé de verser le savon qui adhère aux parois de la casserole dans un autre récipient, par exemple des moules individuels en silicone qui donneront au final de jolies petites savonnettes.

2 Recouvrez délicatement la surface de votre savon avec du film alimentaire (il doit venir directement en contact avec l'émulsion, cela évite la formation d'une fine poudre blanche – nommée « cendre de soude » – à la surface du savon). Couvrez votre moule avec une serviette pour l'isoler jusqu'au démoulage, 18 à 24 heures plus tard. À partir de là, la réaction chimique dite de saponification a pleinement commencé. Bien isolé dans son moule, votre savon passe par une phase de « gel ».

NB. Si vous remarquez quelque chose d'anormal dans le déroulement de la saponification ou à la découpe, dans l'aspect ou la texture de votre savon, rendez-vous à la rubrique « Problèmes et solutions » (voir p. 189).

QU'EST-CE QUE LA PHASE DE GEL ?

Cela signifie que, après avoir traversé une phase solide, le savon, créant sa propre chaleur, devient mou et translucide comme un gel, en partant du centre vers les bords du moule. Vous serez tout émerveillé d'observer votre premier gel, phase finale étonnante de la saponification à froid. N'hésitez donc pas à jeter un œil de temps à autre sous la serviette pour vivre ce moment unique !

La phase de gel ne conditionne pas une bonne saponification, mais l'accélère considérablement. Si votre savon ne fait pas de gel, il se peut que la saponification ne soit pas achevée au bout de 24 heures. Elle profitera des premiers jours de séchage pour aboutir (si vous avez suivi correctement la recette).

Découpe, séchage et stockage des savons finis

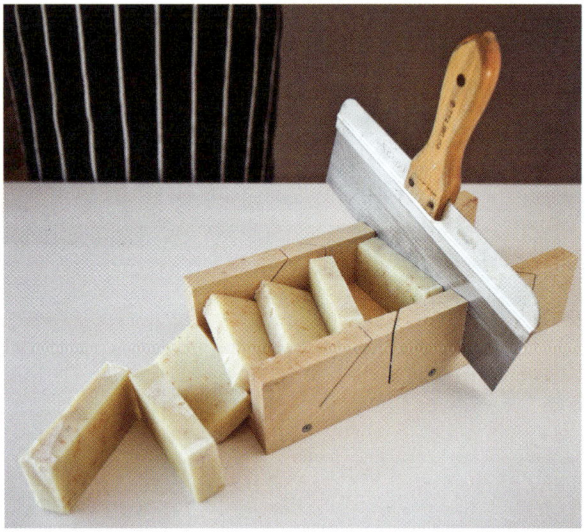

Lorsque le savon est complètement refroidi et solidifié, démoulez-le sur une surface propre. Selon la taille du moule, il se peut que vous ayez à découper votre savon en barres. Vous pouvez utiliser, au choix, une large spatule en métal (de celles qu'on utilise pour faire des enduits), un fil à beurre, une lyre à fromage, un coupe-foie gras, ou même un grand couteau de cuisine. Une boîte à onglets peut vous servir de guide pour débiter des barres régulières.

Après la coupe, vos savons ont besoin de sécher pendant au moins 4 semaines dans un endroit bien ventilé à température ambiante. Cela donne le temps à l'eau résiduelle qu'ils contiennent de s'évaporer. Ils vont durcir sensiblement.

Vous pouvez les mettre à sécher sur n'importe quel type de surface, à l'exception de l'aluminium. L'emploi d'une grille permet à toutes les faces du savon d'être en contact avec l'air. Dans le cas où ils reposent sur une surface pleine, vous devez retourner vos savons au moins une fois pendant la période de séchage.

Si vous souhaitez emballer vos barres de savon, faites-le après la période de séchage. Évitez de les emballer dans du plastique ou de la cellophane, car ils ne peuvent plus respirer et risquent de « suer » (ce qui va écourter sensiblement leur durée de conservation).

Une fois séchés, stockez vos savons à température ambiante, à l'abri de la lumière (pour une plus longue conservation des couleurs et des parfums), dans des boîtes fermées en bois ou en carton (mais non étanches pour que vos barres continuent à respirer).

Dans ces conditions, le savon se conserve de nombreuses années. On perd progressivement la puissance olfactive des huiles essentielles, ainsi que certaines couleurs d'origine végétales.

ASTUCE

Au fil de vos découpes, vous allez probablement accumuler quantité de chutes de savon. N'en perdez pas une miette : râpez-les grossièrement, puis formez à la main des boules plus ou moins grosses. Cette opération est plus facile avec un savon encore frais. N'hésitez pas à mélanger les couleurs.

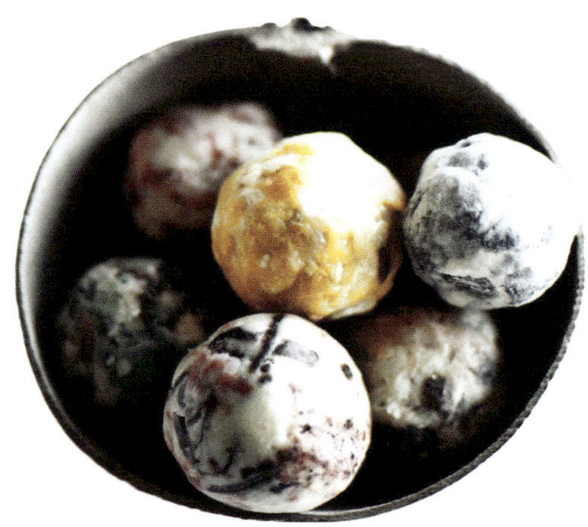

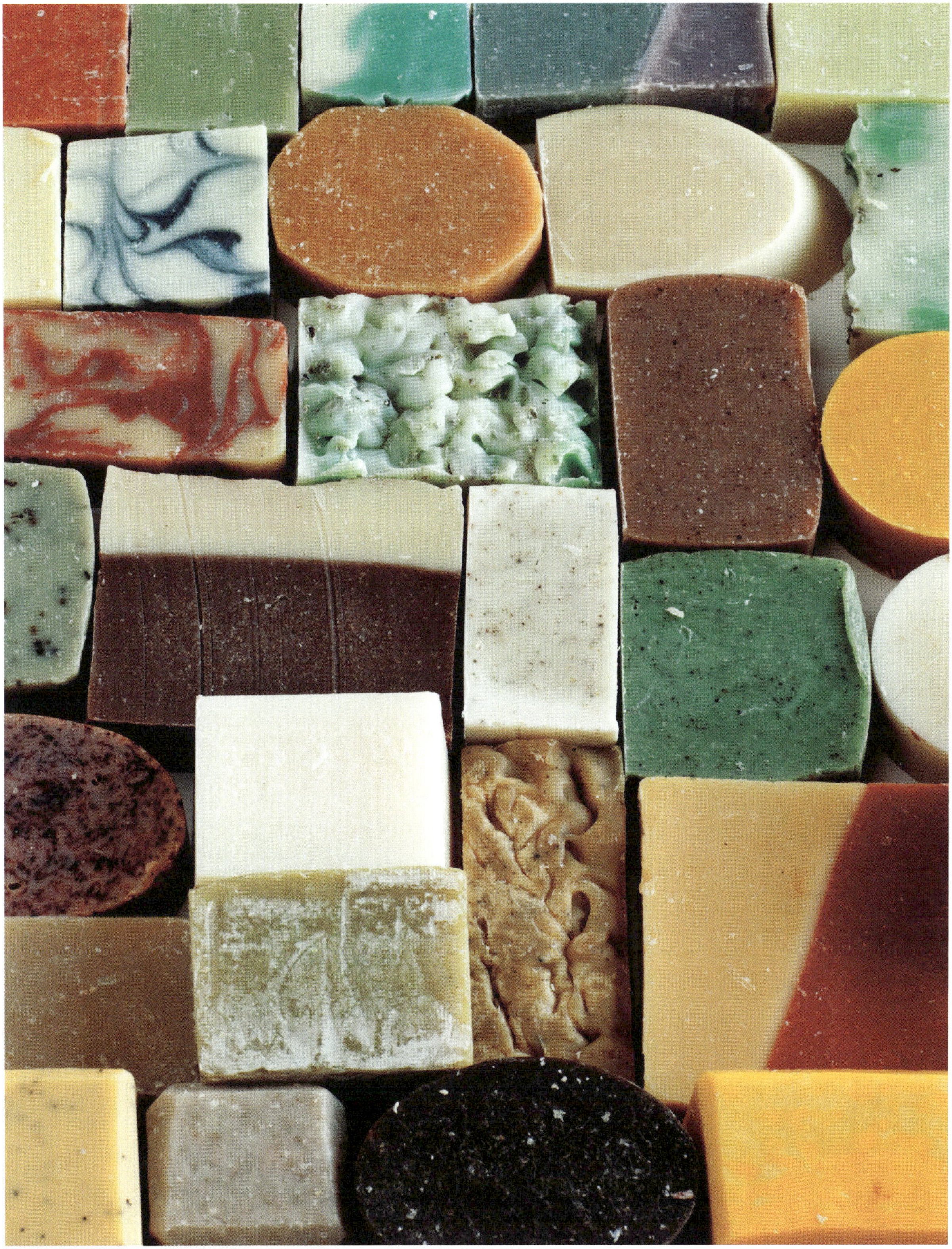

TABLE DE SAPONIFICATION ET PROPRIÉTÉS DES CORPS GRAS

L'outil de base du savonnier s'appelle une table de saponification. Elle reprend les valeurs de saponification (SAP) des graisses les plus communes. Pour faire simple, la valeur de saponification d'un corps gras représente la quantité de soude nécessaire à la saponification de 1 g dudit corps gras. Ainsi, selon le tableau ci-dessous, il faut utiliser 0,136 g d'hydroxyde de sodium (NaOH) pour transformer 1 g d'huile d'amande douce en savon.
Des calculateurs sont disponibles sur Internet ou utilisables directement en ligne. Un conseil : apprenez d'abord à l'aide de cette table pour vous faire la main et comprendre comment ça marche.

Table de saponification et propriétés des huiles saponifiées

HUILES ET GRAISSES	SAP VALEURS NaOH	PROPRIÉTÉS DU SAVON			TRACE RAPIDE
		DURETÉ	MOUSSE	ADOUCISSANT ET ASSOUPLISSANT	
Amande	0,136	/	Légère	Oui	/
Arachide	0,136	/	Légère	Oui	/
Avocat	0,133	/	Légère	Oui	/
Beurre de cacao	0,137	Oui	Légère	Oui	Oui
Beurre de karité	0,128	Oui	Légère	Oui	Oui
Bœuf (suif)	0,140	Oui	Légère	Oui	Oui
Bourrache	0,136	/	Légère	Oui	/
Caméline	0,132	/	Légère	Oui	/
Canard (graisse)	0,138	Oui	Légère	Oui	Oui
Carthame	0,136	/	Légère	Oui	/
Chanvre	0,135	/	Légère	Oui	/

HUILES ET GRAISSES	SAP VALEURS NaOH	PROPRIÉTÉS DU SAVON			TRACE RAPIDE
		DURETÉ	MOUSSE	ADOUCISSANT ET ASSOUPLISSANT	
Cire d'abeille	0,069	Oui	Légère	Oui	Oui
Coco (coprah)	0,190	Oui	Abondante	/	Oui
Colza	0,124	/	Légère	Oui	/
Germe de blé	0,131	/	Légère	Oui	/
Jojoba	0,069	/	/	Oui	Oui
Macadamia	0,139	/	Légère	Oui	/
Neem	0,139	Oui	Légère	Oui	/
Nigelle	0,139	/	Légère	Oui	/
Noyau d'abricot	0,135	/	Légère	Oui	/
Noisette	0,136	/	Légère	Oui	/
Noix	0,135	/	Légère	Oui	/
Oie (graisse)	0,136	Oui	Légère	Oui	Oui
Olive	0,134	/	Légère	Oui	/
Onagre	0,136	/	Légère	Oui	/
Palme	0,141	Oui	Légère	/	Oui
Palmiste	0,156	Oui	Abondante	/	Oui
Pépins de raisin	0,127	/	Légère	Oui	/
Porc (saindoux)	0,138	Oui	Légère	Oui	Oui
Prune	0,133	/	Légère	Oui	/
Ricin	0,129	/	Abondante	Oui	/
Rose musquée	0,138	/	Légère	Oui	/
Sésame	0,133	/	Légère	Oui	/
Soja	0,135	/	Légère	Oui	/
Son de riz	0,131	/	Légère	Oui	/
Tournesol	0,134	/	Légère	Oui	/

FORMULEZ VOTRE PROPRE RECETTE

Au fil de vos expériences, vous aurez sans doute envie de personnaliser des recettes de savon existantes, voire d'en créer de nouvelles. Choisissez les huiles végétales qui composeront votre savon en fonction des qualités cosmétiques recherchées (voir p. 12 et 158). Après avoir déterminé les pourcentages ou les quantités d'huiles désirées, vous devrez calculer la quantité de soude et d'eau nécessaire à la saponification de ces huiles. Consultez la table de saponification et suivez cet exemple :

Pour un savon de 1 kg environ avec 500 g d'huile d'olive, 150 g d'huile de chanvre, 200 g de beurre de karité et 150 g d'huile de coco. En consultant les valeurs de saponification, les quantités de soude à ajouter pour chaque huile sont respectivement :

- Huile d'olive : 500 x 0,134 = 67,0 g
- Huile de chanvre : 150 x 0,135 = 20,3 g
- Beurre de karité : 200 x 0,128 = 25,6 g
- Huile de coco : 150 x 0,190 = 28,5 g
- Total de soude : 141,4 g

Nous recommandons de toujours réduire la quantité de soude de 5 à 9 % d'une part pour des raisons de sécurité, et d'autre part pour obtenir un savon surgras. La quantité de soude étant insuffisante pour saponifier la totalité des huiles, il reste quelques pourcents d'huiles non saponifiées dans le savon, pour le plus grand bien de votre épiderme !

Si l'on poursuit cet exemple, pour obtenir un savon surgras de 5 %, on doit ôter 5 % au total de soude précédemment calculé. La recette définitive emploie donc :

141,4 g x 0,95 = **134,3 g de soude** (5 % surgras) arrondi à 134 g.

ATTENTION !
Lors des pesées, prenez l'habitude d'arrondir la quantité de soude finale au gramme inférieur, et les quantités d'huiles au gramme supérieur.

Pour déterminer la quantité d'eau, nous vous recommandons d'utiliser entre 30 et 35 % du poids total des huiles. Voici comment calculer le poids de 32 % d'eau pour une recette de 1 kg d'huiles :
- 1 000 g x 0,32 = 320 g d'eau

Pour les matheux, les formules de base sont donc les suivantes :
- Quantité d'huile x Valeur Sap = Quantité de NaOH (sans surgras)
- (Quantité d'huile x Valeur Sap) x 0,95 = Quantité de NaOH (avec surgras 5 %)
- Quantité totale d'huiles x 0,32 = Quantité d'eau (avec 32 % d'eau)

ASTUCE
Certains ingrédients précipitent la réaction et sont de véritables accélérateurs de trace (notamment quelques huiles essentielles – dont le clou de girofle –, le miel, le lait, etc.). Pour ralentir le processus, vous pouvez choisir un pourcentage d'eau plus élevé (35 %) ou démarrer votre mélange soude-huiles avec une température plus basse (38-40 °C).

PROBLÈMES ET SOLUTIONS

Préparez-vous bien, prenez tout votre temps et vous ne serez pas abonné à ce paragraphe. Mais nous sommes des humains et commettons tous des erreurs. Commencez par suivre à la lettre les instructions de la fabrication étape par étape. Ensuite, vérifiez quelques points importants :

- Votre balance fonctionne bien.
- Vous avez mis tous les ingrédients de la recette choisie bien en vue sur le plan de travail pour prévenir tout oubli (huiles végétales et essentielles, colorants, textures, moule).
- Vous utilisez une règle plate ou un surligneur pour pointer ligne par ligne les ingrédients que vous incorporez dans la recette.
- Relisez la liste de tous les ingrédients à la fin de l'étape de pesée.
- Même si le mixeur électrique n'est pas obligatoire, passez-le quand même 1 minute dans votre émulsion pour vous assurer d'une bonne homogénéité.
- Ne vous laissez pas distraire par le téléphone ou les visites impromptues pendant la fabrication.

Si, malgré toutes ces précautions, votre barre de savon reste assez éloignée de la perfection, les indications suivantes peuvent vous aider à comprendre ce qui cloche.

- Savon dur, cassant, qui s'émiette : pas assez d'eau, ou s'il est caustique (voir ci-contre), trop de soude. Ne pas utiliser.
- Poches de liquide caustique ou de poudre de soude : trop de soude ou mélange insuffisant. Ne pas utiliser.
- Pas de trace : c'est fonction des huiles que vous avez utilisées. Certaines d'entre elles peuvent nécessiter 90 minutes pour faire la trace si elles sont employées seules dans une recette. Exception faite d'une erreur de pesée, continuez à mixer.
- Mélange qui durcit instantanément dans la casserole : températures trop élevées ou trop basses. C'est aussi une réaction très courante à une huile essentielle ou à un parfum de synthèse. Mettez le savon dans votre moule (en faisant au mieux !). Malgré son apparence « cabossée », il pourra être utilisé.
- Séparation : si vous observez une couche liquide et grasse sur le dessus du savon dans son moule ou, même à la découpe, sous forme de cavités huileuses, il s'agit souvent d'un problème lié à la température ou à la présence de lait ou de miel dans la recette. Veillez à ce que le lait ne soit pas trop chaud lorsque vous l'incorporez à l'émulsion, et n'isolez pas trop votre moule.
- Morceaux blancs dans le savon : trop de soude ou mélange insuffisant. Si les parties blanches sont caustiques, ne pas utiliser le savon.
- Périmètre du savon caustique : il se peut que le gel n'ait pas atteint les bords du pain de savon et cela va se résorber au séchage. Vérifiez à la fin de cette étape.
- Savon mou : trop d'eau ou trop d'huile. Si vous êtes sûr de ne pas avoir commis d'erreur dans votre formulation ou en mesurant vos ingrédients, et si le savon durcit bien après 5 ou 6 semaines, tout est normal.
- Points orange sur la barre de savon : c'est le signe d'un rancissement probable. Les points apparaissent souvent quand le savon est trop surgras ou stocké dans un endroit trop chaud, trop humide, ou étanche à l'air.

Par un heureux concours de circonstances, notre langue est un instrument très fiable pour déterminer si un savon est propre à la consommation. De tout temps, les savonniers ont goûté la pâte à savon : c'est à vous maintenant de reprendre le flambeau ! Placez le bout de votre langue sur la surface du savon (ou d'une partie qui vous semble suspecte). Si vous ne ressentez rien, la causticité de votre savon est acceptable. En revanche, si vous ressentez un picotement, comme lorsque vous placez votre langue sur les deux lamelles métalliques d'une pile plate, alors la causticité de votre savon est supérieure à la normale. Plus la sensation est forte (et désagréable), plus le savon est caustique.

Si le test qui s'est avéré positif a été réalisé à la découpe du savon, attendez la fin du séchage pour renouveler l'expérience et réformer définitivement votre savon.

Les moins téméraires d'entre vous peuvent utiliser du papier pH. Posez-le sur la surface mouillée d'un savon et interprétez le résultat avec l'échelle de couleurs fournie avec le papier.

UNE MESURE CHIMIQUE : LE pH

Le pH est la mesure chimique d'un milieu en particules d'hydrogène. Il détermine l'acidité du milieu par une échelle de 1 à 14. La valeur 7 étant le point d'équilibre (le fameux pH neutre de notre peau ou de l'eau distillée), les milieux acides sont en dessous et les milieux basiques au-dessus. Le pH d'un savon doit être compris entre 9 et 10.

SAVON DE BASE

Toutes peaux

NIVEAU DE DIFFICULTÉ : FACILE

SAVON 6 % SURGRAS

Ingrédients
- 300 g d'huile de palme
- 220 g d'huile de coco
- 480 g d'huile d'olive
- 139 g de soude caustique
- 350 g d'eau

Facultatif :
- 30 g d'huile essentielle au choix (note de cœur de préférence, voir p. 166)
- 1 grande c. à soupe de pétales de fleurs de souci séchées par exemple

---

Très simple, cette première recette donne un savon bien blanc. Vous pouvez le colorer ou le parfumer à volonté pour tester vos inspirations en matière de teintes, textures et senteurs. Réalisez-le en suivant rigoureusement les étapes de fabrication (voir p. 180-184). Vous prendrez alors confiance pour découvrir les autres recettes de ce livre qui ont toute leur charme.

---

1 Pesez la soude, faites-la dissoudre dans 350 g d'eau et mettez de côté.
2 Faites fondre les graisses de palme et de coco, puis ajoutez l'huile d'olive.
3 Pendant que les mélanges refroidissent, pesez l'huile essentielle et préparez les autres ingrédients éventuellement employés.
4 Lorsque les deux mélanges sont à 45 °C environ, versez votre solution de soude dans les huiles et mélangez bien jusqu'à observer une bonne trace.
5 Incorporez éventuellement l'huile essentielle et les pétales de fleurs.
6 Versez dans votre moule.

POUR LE BAIN DES BAMBINS

Peaux fragiles, sèches, sensibles

NIVEAU DE DIFFICULTÉ : FACILE

SAVON 8 % SURGRAS

SANS PALME

Ingrédients
- 150 g d'huile de coco
- 200 g de beurre de karité
- 600 g d'huile d'olive macérée avec des fleurs de camomille ou de souci (macérat)
- 50 g d'huile d'avocat
- 129 g de soude caustique
- 310 g d'eau

Entraînez-vous avec cette merveilleuse barre de savon réservée aux peaux fragiles et aux bébés ! Recette facile, sans couleur ni texture, cette barre est exceptionnellement riche grâce à la variété des huiles végétales qu'elle contient. Le pourcentage élevé d'huile d'olive et de beurre de karité contribue à lui donner une grande douceur, particulièrement appréciée des peaux sèches et sensibles.

---

1 Préparez un macérat de fleurs au moins 2 jours avant la fabrication (voir p. 23).
2 Pesez la soude, faites-la dissoudre dans 310 g d'eau et mettez de côté.
3 Faites fondre la graisse de coco et le beurre de karité, puis ajoutez l'huile d'olive ou le macérat et l'huile d'avocat.
4 Lorsque les deux mélanges sont à 45 °C environ, versez la solution de soude dans les huiles et mélangez bien jusqu'à observer une bonne trace.
5 Versez dans le moule.

ATTENTION !
Ne mettez pas d'huiles essentielles dans les formulations destinées aux enfants de moins de 2 ans.

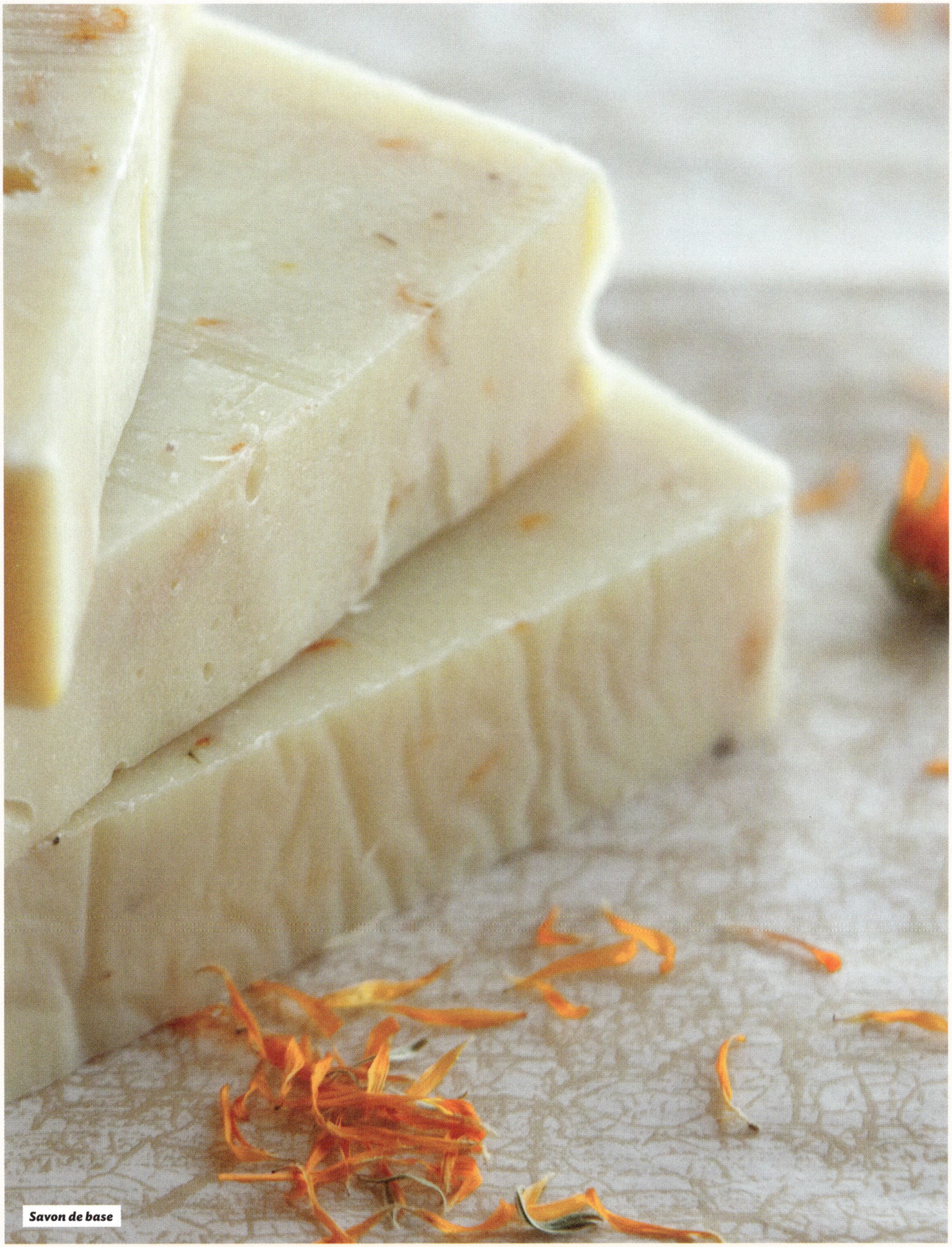

Savon de base

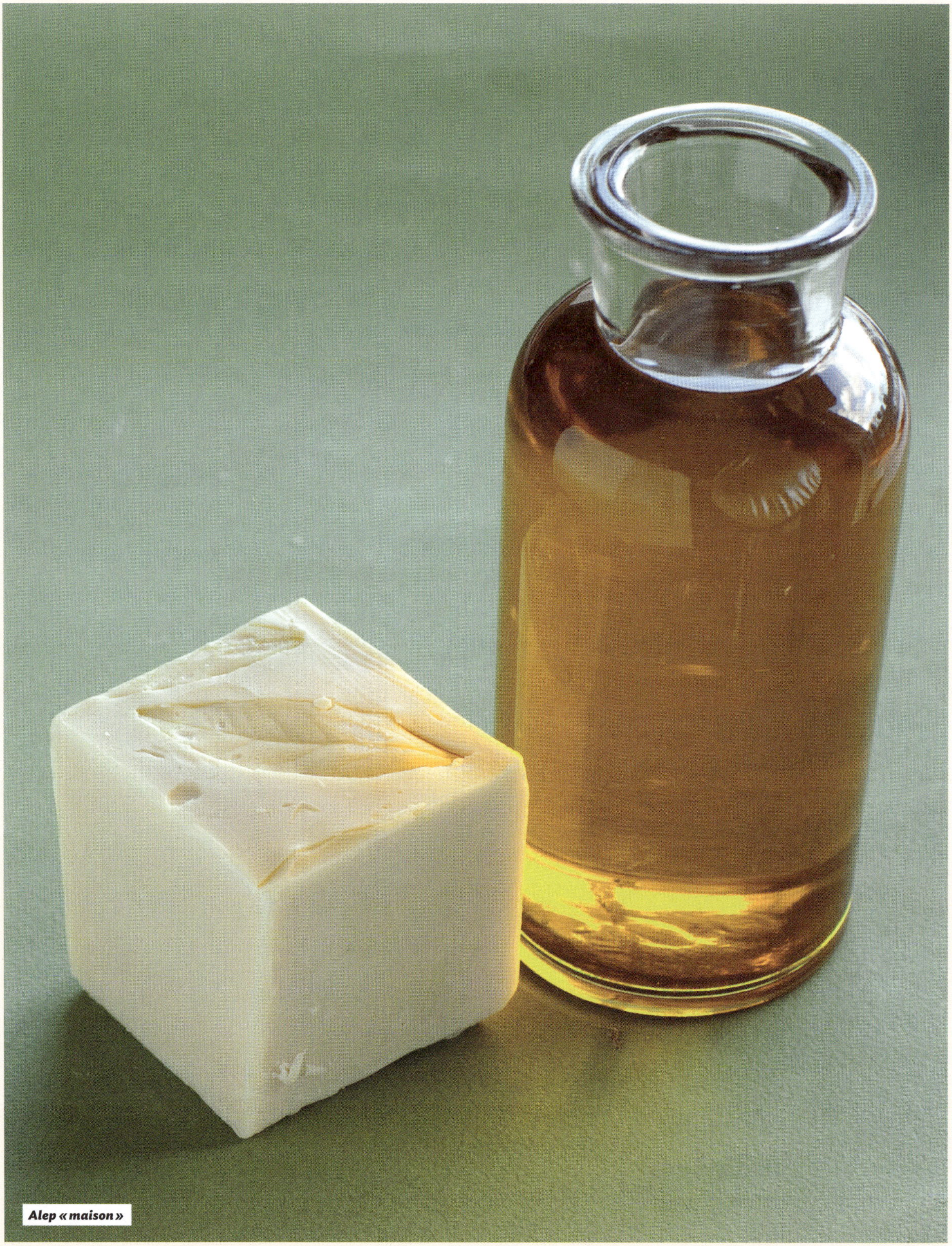
Alep « maison »

ALEP « MAISON »

Peaux sèches, fragile, sensibles

NIVEAU DE DIFFICULTÉ FACILE
SAVON 7 % SURGRAS
SANS PALME

Ingrédients
- 1 000 g d'huile d'olive avec ou sans macération de baies et feuilles de laurier
- 124 g de soude caustique
- 340 g d'eau

Voici une version « maison » du fameux savon d'Alep à l'origine fabriqué en Syrie. Sans parfum, ce savon ultra simple constitue un choix d'excellence pour les peaux très sèches et sensibles. Il devient très dur au séchage.

1 Préparez le macérat de laurier au moins 2 jours avant la fabrication (voir p. 23).
2 Pesez la soude puis faites-la dissoudre dans 340 g eau. Mettez de côté.
3 Quand la soude tiédit autour de 45 °C, faites chauffer l'huile d'olive jusqu'à 45 °C.
4 Versez la solution de soude dans l'huile et mélangez bien jusqu'à la trace.
5 Versez dans le moule.

À SAVOIR

• Ne cherchez pas la mousse, il n'y en a pas ou très peu. Selon la qualité d'huile d'olive employée, la trace sera plus ou moins longue à venir et le savon plus ou moins long à durcir dans son moule.

• L'huile végétale de baies de laurier produite en Turquie étant assez peu disponible, une bonne macération de feuilles et de baies prélevées directement sur le laurier de votre jardin fera très bien l'affaire.

DE L'AVOINE DANS LA BOURRACHE

Toutes peaux

NIVEAU DE DIFFICULTÉ MOYEN
SAVON 6 % SURGRAS

Ingrédients
- 300 g d'huile de palme
- 250 g d'huile de coco
- 240 g d'huile d'olive
- 110 g d'huile de colza
- 100 g d'huile de bourrache
- 140 g de soude caustique
- 330 g d'eau
- 4 g d'huile essentielle de menthe poivrée (1 part)
- 15 g d'huile essentielle de lavande ou de lavandin (4 parts)
- 15 g d'huile essentielle d'eucalyptus globulus ou radiata (4 parts)
- 10 g de flocons d'avoine

Notre épiderme apprécie l'avoine, qui aide à soulager l'eczéma et le psoriasis. Légèrement exfoliante, cette barre de savon vous débarrasse des peaux mortes pendant votre toilette. Son parfum mentholé, tonique, vous réveille sous la douche du matin.

1 Pesez la soude puis faites-la dissoudre dans 330 g eau. Mettez de côté.
2 Faites fondre les graisses de palme et de coco, puis ajoutez les autres huiles liquides (olive, colza, bourrache, riche en oméga-3).
3 Pendant que la solution de soude et les huiles refroidissent, pesez les huiles essentielles.
4 Préparez les autres ingrédients : réduisez les flocons d'avoine en poudre fine à l'aide d'un moulin à café électrique (ou au mortier pour les puristes). Incorporez-les aux huiles essentielles avant de commencer votre savon.
5 Quand les deux mélanges atteignent environ 45 °C, versez la solution de soude dans les huiles et mélangez bien jusqu'à la trace.
6 Incorporez ensuite les huiles essentielles et l'avoine en mélangeant bien, puis versez dans le moule.

CHANVRISSIME

Toutes peaux

NIVEAU DE DIFFICULTÉ MOYEN — SAVON 6 % SURGRAS — SANS PALME

Ingrédients

- 250 g d'huile de coco
- 550 g d'huile d'olive
- 200 g d'huile de chanvre
- 140 g de soude caustique
- 290 g d'eau
- 4 g d'huile essentielle de menthe arvensis *(mentha arvensis)* (1 part)
- 8 g d'huile essentielle de cannelle (2 parts)
- 8 g d'huile essentielle de pin (2 parts)
- 1 c. à café de chlorophylle en poudre

Sa belle teinte verte lui vient de la chlorophylle en poudre. Contenant un grand pourcentage d'acides gras insaturés, cette barre de savon peut rester très molle quelque temps. Attendez plusieurs jours avant de la démouler et allongez le temps de séchage de quelques semaines.

---

1 Pesez la soude, puis faites-la dissoudre dans 290 g d'eau. Mettez de côté.
2 Faites fondre la graisse de coco, puis ajoutez les huiles d'olive et de chanvre.
3 Pendant que la solution de soude et les huiles refroidissent, pesez les huiles essentielles.
4 Préparez les autres ingrédients : diluez la chlorophylle en poudre avec 1 cuillère à soupe d'eau et passez les graines de chanvre au moulin à café.
5 Quand les deux mélanges atteignent environ 44 °C, versez la solution de soude dans les huiles. Ajoutez la chlorophylle diluée avant de passer au mixeur, puis mélangez bien jusqu'à la trace.
6 Ajoutez les graines moulues aux huiles essentielles et incorporez le tout dans l'émulsion.
7 Mélangez bien et versez ensuite dans le moule.

PAUSE-CAFÉ EN CUISINE

Toutes peaux

NIVEAU DE DIFFICULTÉ MOYEN — SAVON 7 % SURGRAS

Ingrédients

- 250 g d'huile de palme
- 250 g d'huile de coco
- 300 g d'huile d'olive
- 100 g d'huile de noyau d'abricot
- 50 g d'huile de ricin
- 50 g d'huile de jojoba
- 136 g de soude caustique
- 330 g de café (liquide)
- 8 g d'huile essentielle de sauge (*Salvia lavandufolia*) (1 part)
- 8 g d'huile essentielle de thym (1 part)
- 33 g d'huile essentielle d'orange douce (4 parts)
- 1 c. à soupe de café moulu

Le café possède des qualités désodorisantes indéniables. Cette barre de savon judicieusement placée sur le coin de votre évier est un vrai bonheur. L'huile de ricin enrichit la mousse du savon et l'effet exfoliant du café adoucit vos mains. Assurez-vous de la bonne dénomination de l'huile essentielle de sauge *(Salvia lavandufolia)*, car d'autres espèces ne sont pas recommandées dans les produits de toilette.

---

1 Pesez la soude, puis faites-la dissoudre dans 330 g de café refroidi. Mettez de côté.
2 Faites fondre les graisses de palme et de coco, puis ajoutez les huiles liquides (olive, ricin, abricot, jojoba).
3 Pendant que la solution de soude et les huiles refroidissent, pesez les huiles essentielles et ajoutez-y le café moulu.
4 Quand les deux mélanges atteignent environ 45 °C, versez la solution de soude dans les huiles. Mélangez bien jusqu'à la trace.
5 Incorporez les huiles essentielles au café moulu, mélangez bien et versez dans le moule.

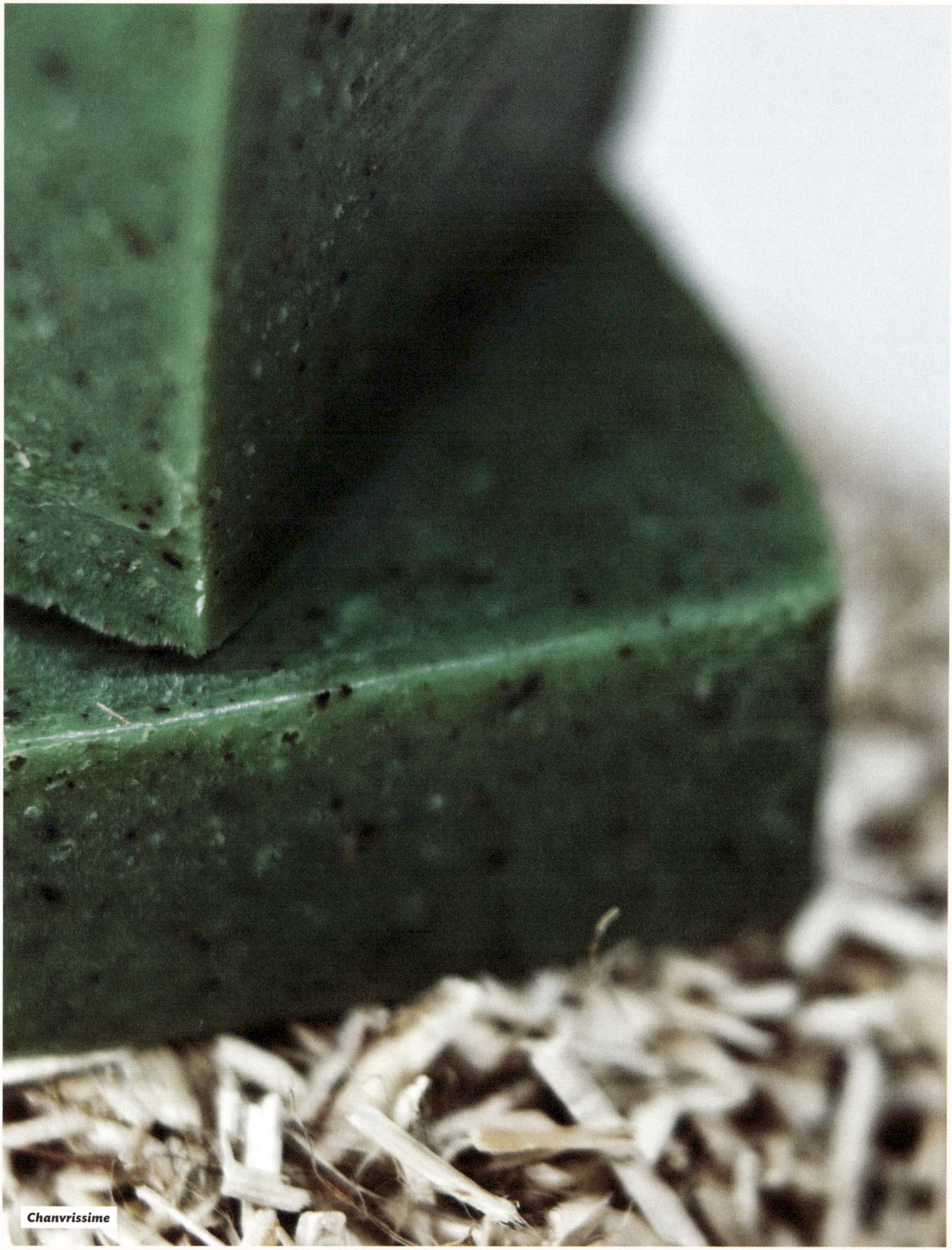

Chanvrissime

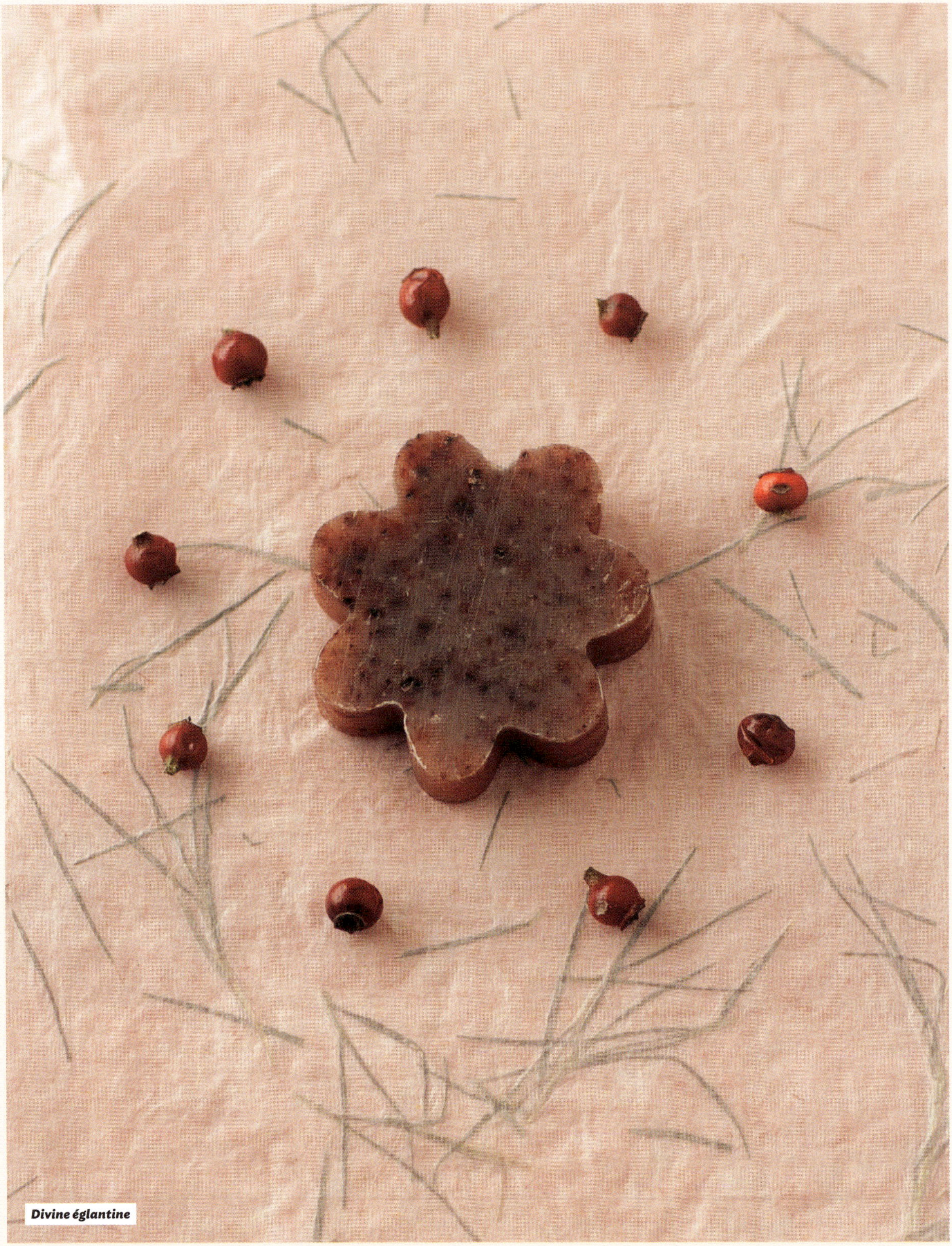

Divine églantine

BAIN DE SOLEIL

Toutes peaux

NIVEAU DE DIFFICULTÉ FACILE

SAVON 8 % SURGRAS

Ingrédients
- 250 g d'huile de coco
- 150 g d'huile de palme vierge (orange)
- 150 g de beurre de karité
- 450 g d'huile d'olive
- 136 g de soude caustique
- 350 g d'eau
- 5 g d'huile essentielle d'ylang-ylang (1 part)
- 15 g d'huile essentielle de citron (3 parts)
- 15 g d'huile essentielle de pamplemousse (3 parts)
- 15 g d'huile essentielle de bergamote (3 parts)

Avec son parfum sucré et ensoleillé d'agrumes, ce savon offre une agréable parenthèse estivale au cœur de l'hiver. De plus, la tonalité acidulée des agrumes renforce cet effet antistress. La couleur provient uniquement de l'emploi d'huile de palme vierge. Si vous le souhaitez, vous pouvez aussi teinter votre barre de soleil avec des graines de rocou macérées dans l'huile d'olive de la recette.

1 Pesez la soude, puis faites-la dissoudre dans 350 g d'eau. Mettez de côté.
2 Faites fondre les graisses de palme, de coco et le beurre de karité, puis ajoutez l'huile d'olive.
3 Pendant que la solution de soude et les huiles refroidissent, pesez les huiles essentielles.
4 Quand les deux mélanges atteignent environ 42 °C, versez la solution de soude dans les huiles et mélangez bien jusqu'à la trace.
5 Incorporez les huiles essentielles, mélangez bien, puis versez dans le moule.

DIVINE ÉGLANTINE

Peaux sèches

NIVEAU DE DIFFICULTÉ FACILE

SAVON 7 % SURGRAS

Ingrédients
- 150 g d'huile de coco
- 150 g d'huile de palme
- 620 g d'huile d'olive
- 80 g d'huile de rose musquée
- 133 g de soude caustique
- 310 g d'eau
- 1 c. à soupe de coques de baies d'églantine moulues
- 8 g d'huile essentielle de patchouli (1 part)
- 16 g d'huile essentielle de rosalina (*melaleuca ericifolia*) (2 parts)
- 24 g d'huile essentielle de bigarade *(Citrus aurantium)* (3 parts)

Les coques de baies d'églantine créent un joli effet visuel dans le savon. Par les huiles essentielles employées dans cette recette, le bouquet sucré et floral du savon est sans aucun doute très féminin. L'utilisation de l'huile de rose musquée, associée à un pourcentage élevé d'huile d'olive, classe ce savon en haut du tableau pour la toilette du visage.

1 Pesez la soude, puis faites-la dissoudre dans 310 g d'eau. Mettez de côté.
2 Faites fondre les graisses de palme et de coco, puis ajoutez les huiles d'olive et de rose musquée.
3 Pendant que la solution de soude et les huiles refroidissent, pesez les huiles essentielles et réduisez en poudre les coques d'églantine. Mélangez-les avec les huiles essentielles.
4 Quand les deux mélanges atteignent environ 45 °C, versez la solution de soude dans les huiles. Mélangez bien jusqu'à la trace.
5 Incorporez les huiles essentielles et les coques moulues, mélangez bien, puis versez dans le moule de votre choix.

SAVON DES JARDINIERS

Toutes peaux

Niveau de difficulté : moyen

Savon 7 % surgras

Ingrédients
- 260 g d'huile de palme
- 240 g d'huile de coco
- 360 g d'huile d'olive
- 100 g d'huile de tournesol
- 40 g d'huile de bourrache
- 138 g de soude caustique
- 310 g d'eau
- 6 g d'huile essentielle d'amyris (1 part)
- 18 g d'huile essentielle de basilic (3 parts)
- 24 g d'huile essentielle de citron (4 parts)
- 35 g de semoule de maïs (moyenne ou fine)
- 5 g d'argile jaune
- 2 c. à café de graines de pavot

Ce superbe savon exfoliant et parfumé est destiné aux mains abîmées des jardiniers, des mécanos et des bricolos qu'il saura réparer et adoucir.

---

1 Pesez la soude, puis faites-la dissoudre dans 310 g d'eau. Mettez de côté.
2 Faites fondre les graisses de palme et de coco, puis ajoutez les huiles liquides (olive, tournesol, bourrache).
3 Pendant que la solution de soude et les huiles refroidissent, pesez les huiles essentielles et préparez les autres ingrédients : diluez l'argile avec une cuillère à café d'eau. Dans un autre récipient, réalisez une pâte en mélangeant 2 cuillères à soupe d'huiles fondues avec la semoule et les graines de pavot.
4 Quand les deux mélanges atteignent environ 42 °C, versez la solution de soude dans les huiles et, tout en remuant, ajoutez l'argile diluée. Mélangez bien jusqu'à la trace.
5 Incorporez les huiles essentielles et les autres ingrédients, mélangez bien, puis versez dans le moule.

LAVANDE SUPERSTAR

Toutes peaux

Niveau de difficulté : moyen

Savon 6 % surgras

Ingrédients
- 300 g d'huile de palme
- 250 g d'huile de coco
- 290 g d'huile d'olive
- 110 g d'huile de tournesol (dont 50 g de macération d'orcanette, voir p. 173)
- 50 g d'huile de noyau d'abricot
- 1 c. à soupe de fleurs de lavande moulues
- 30 g d'huile essentielle de lavande
- 141 g de soude caustique
- 330 g d'eau

Surprenez votre entourage grâce au parfum authentique et saisissant de l'huile essentielle de lavande contenue dans ce savon. Paradoxalement, sa belle couleur ne provient pas des fleurs de lavande mais de l'orcanette.

---

1 Pesez la soude, puis faites-la dissoudre dans 330 g d'eau. Réservez.
2 Faites fondre les graisses de palme et de coco, puis ajoutez les autres huiles liquides (olive, tournesol, macération d'orcanette dans l'huile de tournesol, abricot).
3 Pendant que les mélanges refroidissent, pesez l'huile essentielle.
4 Réduisez les fleurs de lavande en poudre à l'aide d'un moulin à café électrique. Ajoutez-les à l'huile essentielle avant de commencer votre savon.
5 Quand les deux mélanges atteignent environ 45 °C, versez la solution de soude dans les huiles et mélangez bien jusqu'à la trace.
6 Incorporez bien le mélange d'huile essentielle et de fleurs de lavande, puis versez dans le moule.

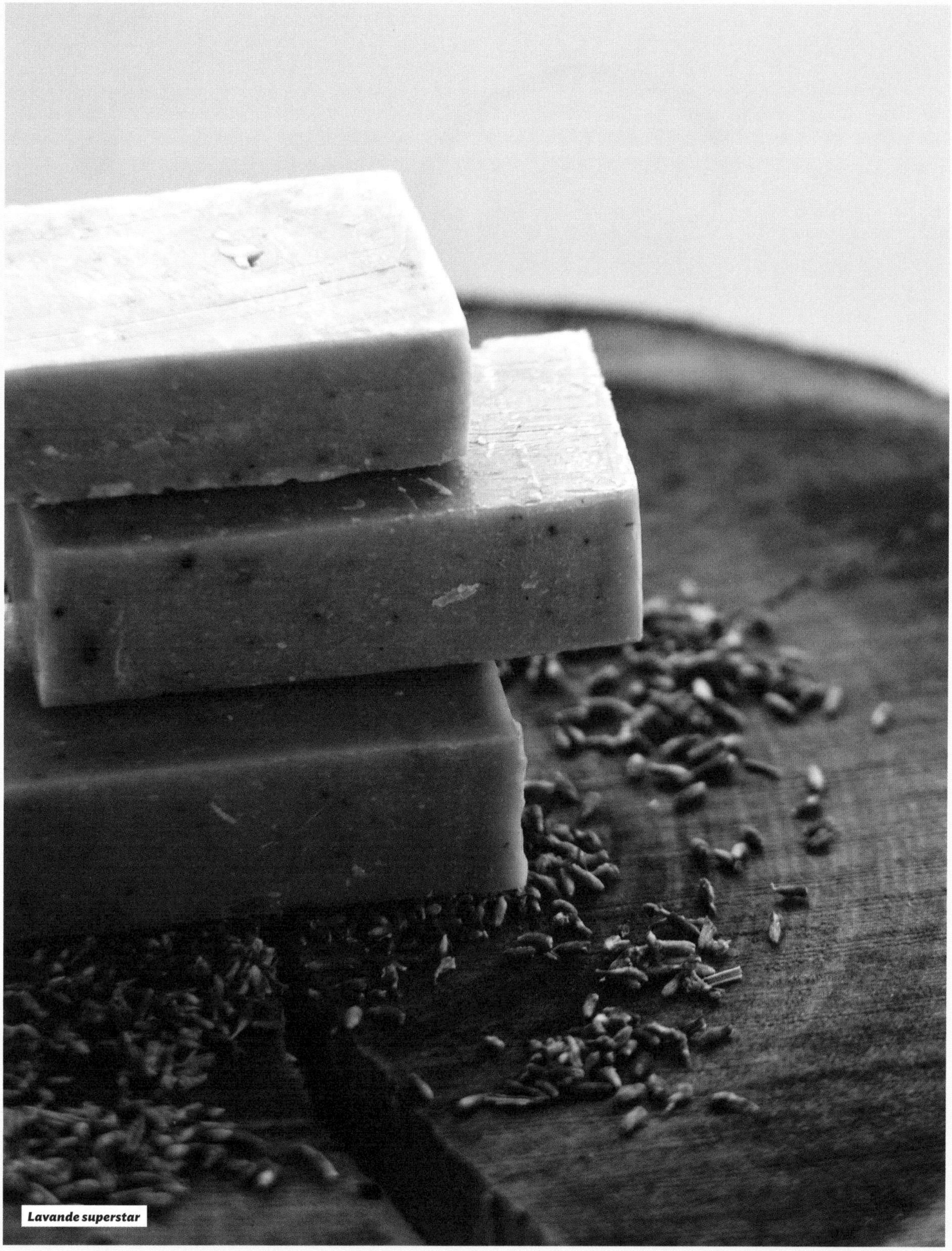

Lavande superstar

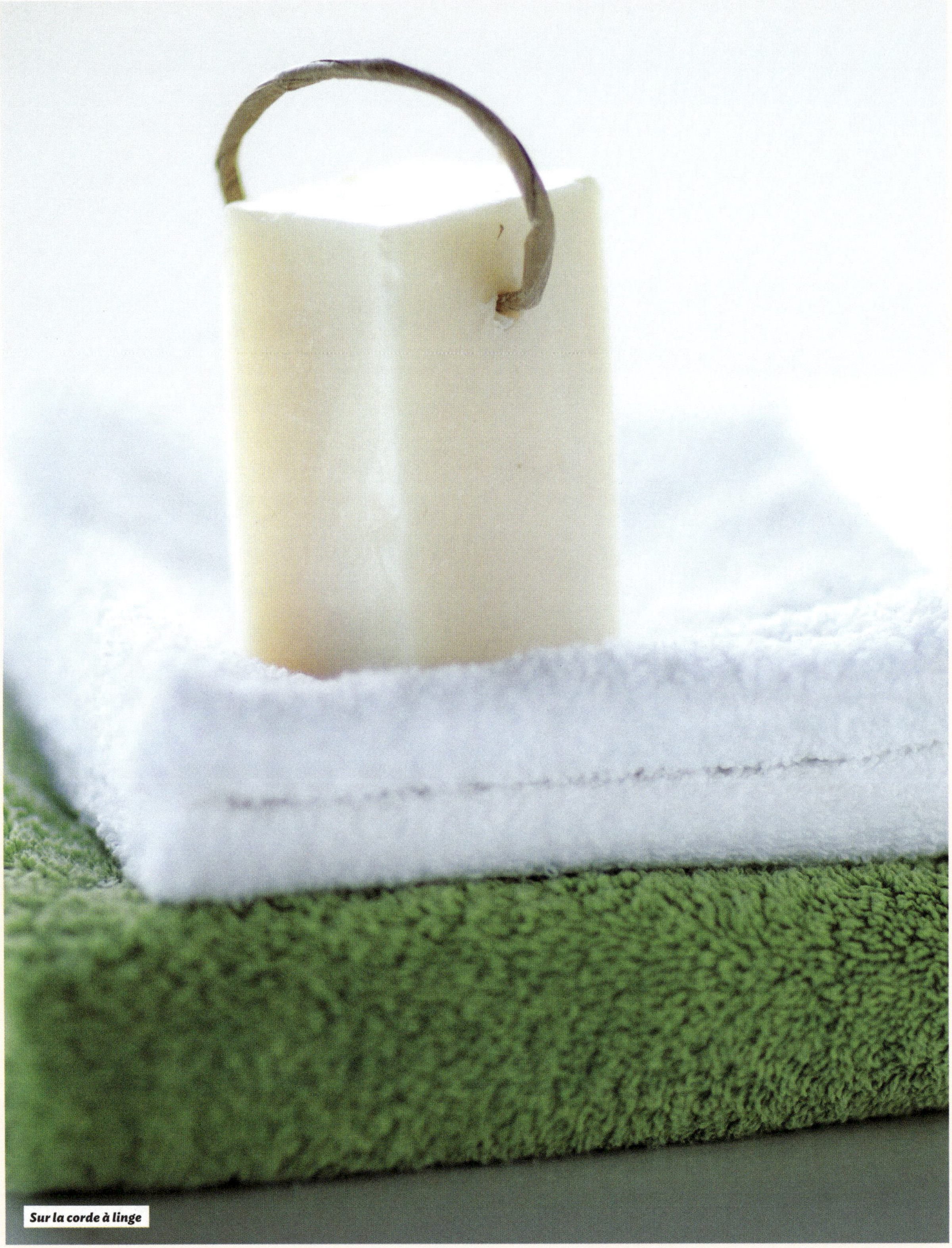

Sur la corde à linge

SUR LA CORDE À LINGE

Savon de lessive à la main

NIVEAU DE DIFFICULTÉ : FACILE — SAVON 2 % SURGRAS — SANS PALME

Ingrédients
- 900 g de graisse de bœuf clarifiée (voir p. 163)
- 100 g d'huile de coco
- 142 g de soude caustique
- 330 g d'eau
- 10 g d'huile essentielle de romarin (1 part)
- 20 g d'huile essentielle de lavandin *(Lavandula burnati briquet)* (2 parts)
- 20 g d'huile essentielle de pin sylvestre (2 parts)

Ce savon domestique est destiné au lavage des mains et... de votre linge ! La plupart des graisses animales saponifiées ont de puissants effets détachants (voir p. 163). En abaissant le surgras, on augmente d'autant le pouvoir lavant du savon. En outre, le mélange d'huiles essentielles fait office de déodorant et de désinfectant dans ce véritable savon de lessive.

1 Pesez la soude, puis faites-la dissoudre dans 330 g d'eau. Mettez de côté.
2 Faites fondre les graisses de bœuf et de coco.
3 Pendant que la soude et les graisses refroidissent, pesez les huiles essentielles.
4 Quand les deux mélanges atteignent environ 45 °C, versez la solution de soude dans les graisses. Mélangez bien jusqu'à la trace.
5 Incorporez les huiles essentielles, mélangez bien, puis versez dans le moule.

BONNE MINE

Peaux sensibles, sèches

NIVEAU DE DIFFICULTÉ : MOYEN — SAVON 7 % SURGRAS

Ingrédients
- 260 g d'huile de palme
- 150 g d'huile de coco
- 70 g de beurre de karité
- 30 g d'huile de ricin
- 440 g d'huile d'olive
- 50 g d'huile d'avocat
- 133 g de soude caustique
- 180 g d'eau
- 140 g de jus de carotte frais
- 6 g d'huile essentielle de bois de Hô (1 part)
- 12 g d'huile essentielle de lavande (2 parts)
- 12 g d'huile essentielle de géranium (2 parts)

Spécialement formulé pour nettoyer les peaux sensibles du visage, ce savon au joli teint fait aussi office de démaquillant doux. La carotte est un puissant antioxydant qui contribue à limiter les agressions que la peau subit au quotidien.

1 Pesez la soude, puis faites-la dissoudre dans 180 g d'eau. Mettez de côté.
2 Faites fondre les graisses de palme, de coco, et le beurre de karité, puis ajoutez les autres huiles liquides (ricin, olive, avocat).
3 Pendant que la solution de soude et les huiles refroidissent, préparez et mesurez le jus de carotte, ainsi que les huiles essentielles.
4 Faites tiédir le jus de carotte au bain-marie.
5 Quand les deux mélanges atteignent environ 45 °C, versez la solution de soude dans les huiles et mélangez. Ajoutez le jus de carotte avant de passer au mixeur, mélangez bien jusqu'à la trace.
6 Incorporez les huiles essentielles, mélangez bien et versez dans le moule.

COMPTOIR DES ÎLES

Peaux sèches

NIVEAU DE DIFFICULTÉ : ÉLABORÉ

SAVON 6 % SURGRAS

Ingrédients

- 340 g d'huile de palme
- 260 g d'huile de coco
- 50 g de beurre de karité
- 280 g d'huile d'olive
- 70 g d'huile de sésame
- 141 g de soude caustique
- 250 g d'eau
- 120 g de lait de coco
- 1 ou 2 c.s à café d'épices moulues (badiane, cannelle, clou de girofle, paprika)
- 6 g d'huiles essentielles de clou de girofle (1 part)
- 12 g d'huiles essentielles d'ylang-ylang (2 parts)
- 12 g d'huiles essentielles de poivre noir (2 parts)

Le paprika donne à ce savon sa belle teinte chaude. L'huile essentielle de clou de girofle précipite sensiblement l'apparition de la trace. Afin de ralentir le processus, on ajoute davantage d'eau à cette recette.

1 Pesez la soude, puis faites-la dissoudre dans 250 g d'eau. Mettez de côté.

2 Faites fondre les graisses de palme, de coco et le beurre de karité, puis ajoutez les huiles d'olive et de sésame.

3 Pendant que la solution de soude et les huiles refroidissent, pesez les huiles essentielles (celle de clou de girofle séparément), et préparez les autres ingrédients : mettez les épices moulues dans le lait de coco et faites tiédir le mélange à température ambiante.

4 Incorporez l'huile essentielle de clou de girofle aux huiles végétales et mélangez bien.

5 Quand la solution de soude et les huiles atteignent environ 40 °C, versez la solution de soude dans les huiles et mélangez. Ajoutez le lait de coco contenant les épices moulues avant de passer au mixeur. Mélangez bien jusqu'à la trace. Incorporez les huiles essentielles restantes, mélangez bien, puis versez dans le moule.

SAVON À BARBE

Toutes peaux à raser

NIVEAU DE DIFFICULTÉ : MOYEN

SAVON 6 % SURGRAS

Ingrédients

- 280 g d'huile de palme
- 250 g d'huile de coco
- 280 g d'huile d'olive
- 80 g d'huile de carthame
- 60 g d'huile de chanvre
- 50 g d'huile de ricin
- 140 g de soude caustique
- 340 g d'eau
- 4 g d'huile essentielle de patchouli (1 part)
- 8 g d'huile essentielle de gingembre (2 parts)
- 12 g d'huile essentielle de Bay Saint-Thomas (3 parts)
- 16 g d'huile essentielle de citron vert (*Citrus aurantifolia*) (4 parts)
- 9 g d'argile blanche

Le secret de ce savon à barbe ? Un peu d'argile blanche qui favorise la glisse du rasoir. Quelques allers-retours sur la barbe mouillée, une friction manuelle ou au blaireau pour faire un peu mousser et vous voilà prêt... à vous raser de près ! La Bay Saint-Thomas, au parfum puissant, est souvent utilisée dans les cosmétiques masculins.

1 Pesez la soude, puis faites-la dissoudre dans 340 g d'eau. Mettez de côté.

2 Faites fondre les graisses de palme et de coco, puis ajoutez les huiles liquides (olive, ricin, carthame, chanvre).

3 Pendant que la solution de soude et les huiles refroidissent, pesez les huiles essentielles et l'argile. Faites bien dissoudre l'argile dans 1 cuillère à soupe d'eau.

4 Quand les deux mélanges atteignent environ 45 °C, versez la solution de soude dans les huiles. Avant de passer au mixeur, ajoutez l'argile diluée. Mélangez bien jusqu'à la trace.

5 Incorporez les huiles essentielles, mélangez bien et versez dans le moule de votre choix (ou dans des bols individuels pour les utilisateurs de blaireau).

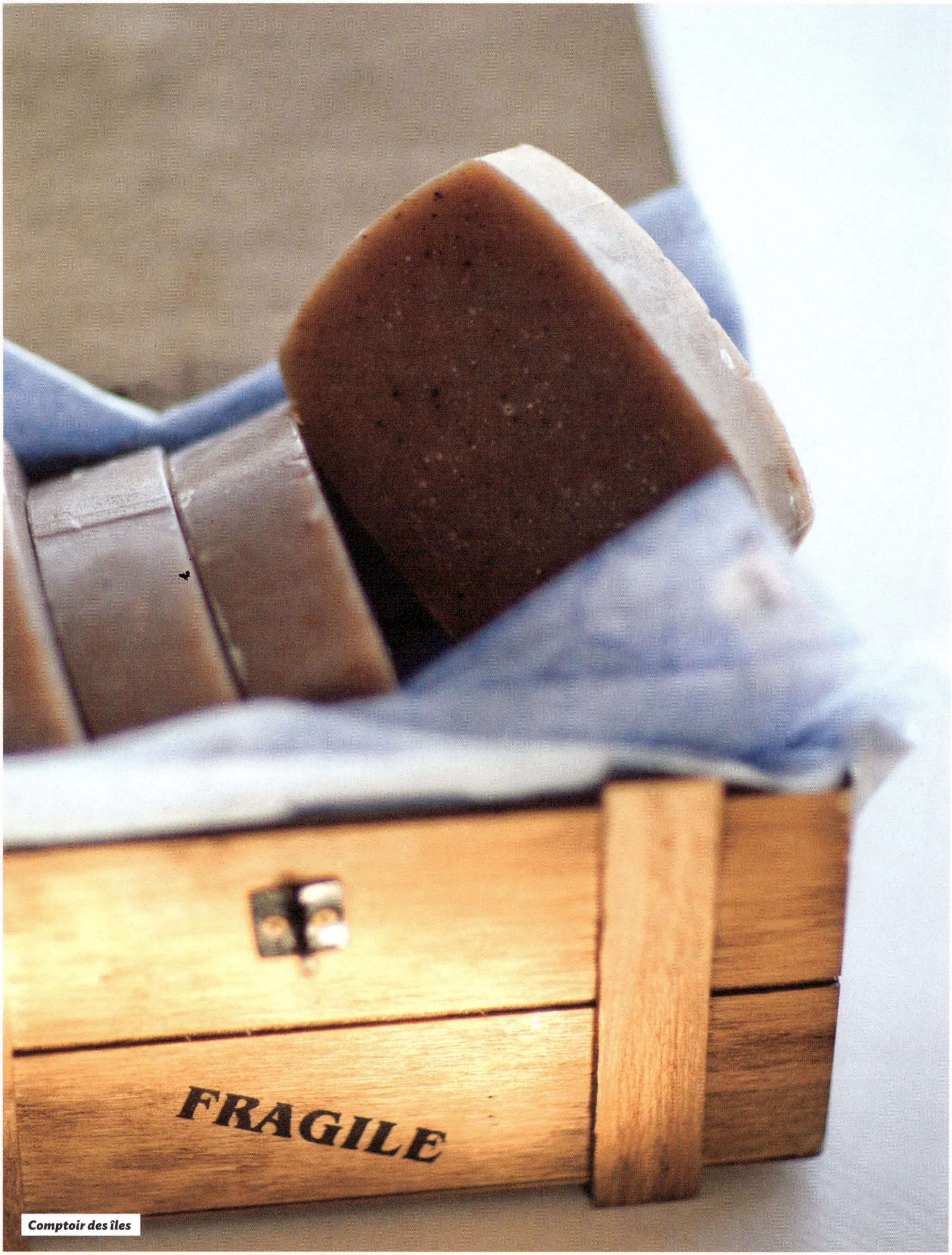
FRAGILE
Comptoir des îles

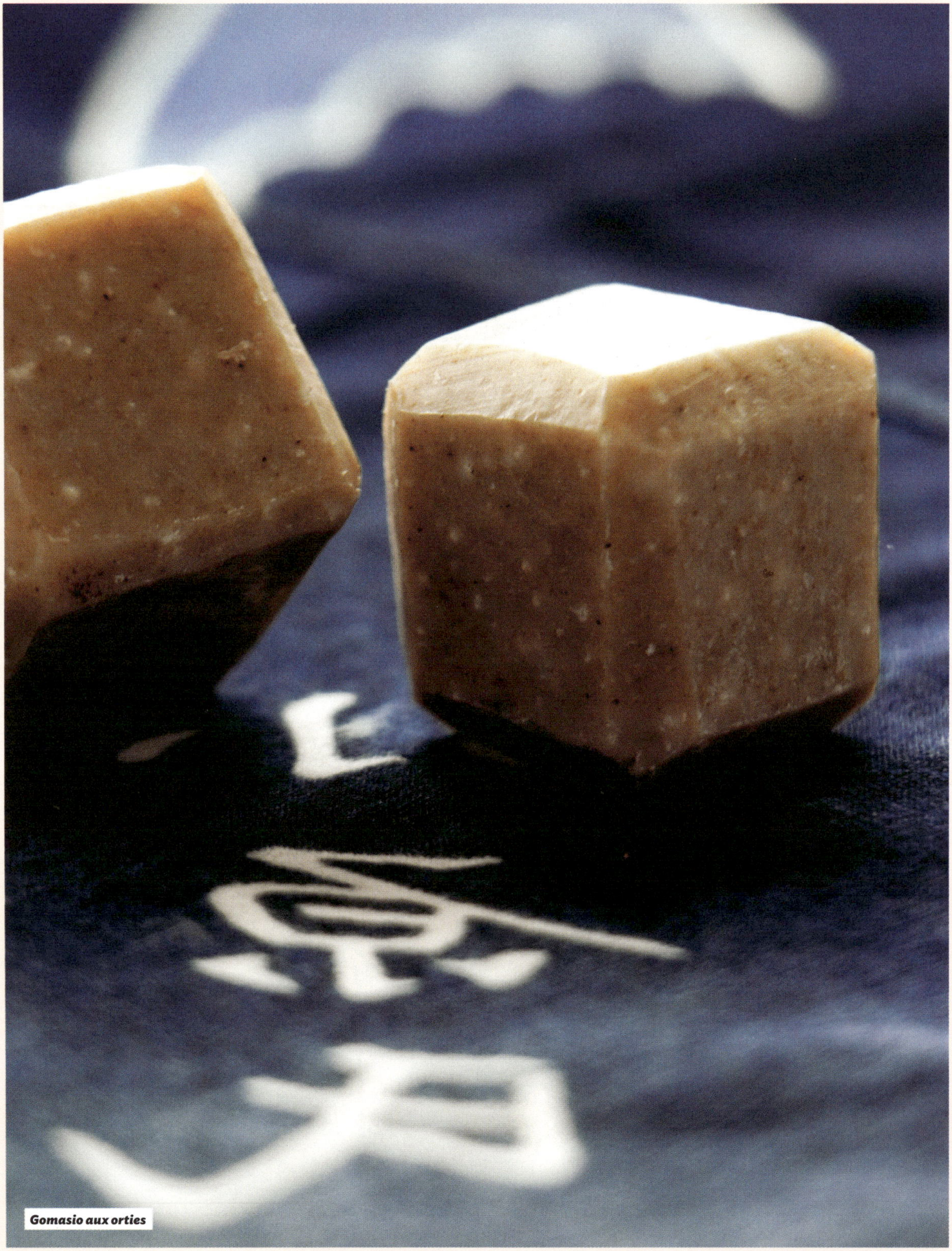

Gomasio aux orties

GOMASIO AUX ORTIES

Toutes peaux, gommage

NIVEAU DE DIFFICULTÉ MOYEN — SAVON 6 % SURGRAS

Ingrédients
- 300 g d'huile de palme
- 230 g d'huile de coco
- 380 g d'huile d'olive
- 90 g d'huile de sésame
- 139 g de soude caustique
- 330 g d'eau
- 9 g d'huile essentielle de niaouli (1 part)
- 9 g d'huile essentielle de sauge sclarée *(Salvia sclarea)* (1 part)
- 6 g d'huile essentielle de myrte (2 parts)
- 1 c. à café de sel de mer fin
- 1 c. à soupe de graines de sésame moulues
- 1 c. à soupe de feuilles d'ortie séchées et moulues

Cette recette nous a été inspirée par un génial producteur qui a élaboré ses produits à partir de l'ortie de nos jardins et de gomasio, condiment japonais traditionnel à base de graines de sésame, de sel de mer et d'algues. C'est sain et, en plus, cela fait un excellent gommage corporel.

1 Pesez la soude, puis faites-la dissoudre dans 330 g d'eau. Mettez de côté.
2 Faites fondre les graisses de palme et de coco, puis ajoutez les huiles d'olive et de sésame.
3 Pendant que la solution de soude et les huiles refroidissent, pesez les huiles essentielles et préparez les autres ingrédients. Prélevez 2 cuillères à soupe d'huiles fondues dans un récipient et incorporez-y le sel, le sésame moulu et les orties.
4 Quand les deux mélanges atteignent environ 43 °C, versez la solution de soude dans les huiles et mélangez bien jusqu'à la trace.
5 Incorporez les huiles essentielles et les autres ingrédients, mélangez bien, puis versez dans le moule.

BARRE À JUS

Toutes peaux

NIVEAU DE DIFFICULTÉ MOYEN — SAVON 8 % SURGRAS — SANS PALME

Ingrédients
- 200 g d'huile de coco
- 680 g d'huile d'olive
- 70 g d'huile de macadamia
- 50 g d'huile de pépins de raisin
- 133 g de soude caustique
- 300 g de jus de concombre
- 8 g d'huile essentielle de tagète *(Tagetes minuta)* (1 part)
- 8 g d'huile essentielle de palmarosa (1 part)
- 16 g d'huile essentielle de monarde *(Monarda fistulosa)* (2 parts)
- 16 g d'huile essentielle de petit-grain bigaradier (2 parts)
- 30 g de jus d'aloès

Voici un joli savon de saison à réaliser le jour où votre potager regorge de concombres. Les effets apaisants de l'aloès alliés à un merveilleux arôme floral intensifieront le plaisir de vous laver avec cette barre vert pâle.

1 Pesez la soude, puis faites-la dissoudre dans 300 g de jus de concombre. Mettez de côté.
2 Faites fondre la graisse de coco, puis ajoutez les autres huiles (olive, macadamia, pépins de raisin).
3 Pendant que la solution de soude et les huiles refroidissent, pesez les huiles essentielles et l'aloès.
4 Quand les deux mélanges atteignent environ 45 °C, versez la solution de soude dans les huiles. Avant de passer au mixeur, ajoutez l'aloès. Mélangez bien jusqu'à la trace.
5 Incorporez les huiles essentielles, mélangez bien, puis versez dans le moule.

CONSEIL
Utilisez une centrifugeuse en conservant la peau du concombre pour sa couleur. Si vous n'avez pas de centrifugeuse, passez le concombre au mixeur, puis à la passoire pour récupérer le jus.

LE VILAIN PETIT CANARD

Toutes peaux

NIVEAU DE DIFFICULTÉ MOYEN — SAVON 7 % SURGRAS — SANS PALME

Ingrédients

- 600 g de graisse de canard clarifiée (voir p. 163)
- 150 g d'huile de coco
- 250 g d'huile de tournesol
- 134 g de soude caustique
- 340 g d'eau
- 15 g d'huile essentielle de cèdre (1 part)
- 30 g d'huile essentielle de genévrier (2 parts)
- 1 c. à soupe de grains de maïs séchés et moulus (facultatif)

Dans de nombreuses régions françaises où la fabrication de foie gras est une tradition bien ancrée, vous n'aurez aucun mal à récupérer de la graisse de canard vierge et non salée. Pour cette recette, nous mettons des grains de maïs moulus pour créer un effet exfoliant.

1 Pesez la soude, puis faites-la dissoudre dans 340 g d'eau. Mettez de côté.
2 Faites fondre les graisses de canard et de coco, puis ajoutez l'huile de tournesol.
3 Pendant que la soude et les huiles refroidissent, pesez les huiles essentielles et réduisez les grains de maïs en poudre. Incorporez-les aux huiles essentielles.
4 Quand les deux mélanges atteignent environ 45 °C, versez la solution de soude dans les huiles. Mélangez bien jusqu'à la trace.
5 Incorporez les huiles essentielles avec le maïs moulu, mélangez bien, puis versez dans le moule.

À SAVOIR

Nous avons utilisé ici le grand roux, variété ancienne de maïs du Sud-Ouest, remarquable par la couleur rouge vif de ses grains.

MAGHREB

Peaux sèches

NIVEAU DE DIFFICULTÉ MOYEN — SAVON 5 % SURGRAS — SANS PALME

Ingrédients

- 300 g d'huile de coco
- 530 g d'huile d'olive
- 60 g d'huile de nigelle
- 60 g d'huile de prune
- 50 g d'huile de noyau d'abricot
- 143 g de soude caustique
- 320 g d'eau
- 4 g d'huile essentielle de menthe verte *(Mentha viridis)* (1 part)
- 8 g d'huile essentielle de cèdre (2 parts)
- 32 g d'huile essentielle de mandarine (8 parts)
- 10 g de rhassoul
- 1 ou 2 c. à café de graines de nigelle moulues

Ce savon est inspiré par les fantastiques ingrédients que l'Afrique du Nord met à notre disposition : rhassoul, huile de nigelle, menthe verte, bois de cèdre et mandarine. Les graines de nigelle, pour le gommage, viennent compléter ce tableau très oriental.

1 Pesez la soude, puis faites-la dissoudre dans 320 g d'eau. Mettez de côté.
2 Faites fondre la graisse de coco, puis ajoutez les huiles liquides (olive, nigelle, prune, abricot).
3 Pendant que la solution de soude et les huiles refroidissent, pesez les huiles essentielles et préparez les autres ingrédients : faites dissoudre le rhassoul avec juste ce qu'il faut d'eau pour en faire une pâte fluide, puis incorporez-y les graines de nigelle moulues.
4 Quand les deux mélanges atteignent environ 45 °C, versez la solution de soude dans les huiles. Ajoutez ensuite la pâte avec les graines avant de passer au mixeur. Mélangez jusqu'à la trace.
5 Incorporez les huiles essentielles, mélangez bien, puis versez dans le moule de votre choix. Comptez au moins 5 semaines de séchage.

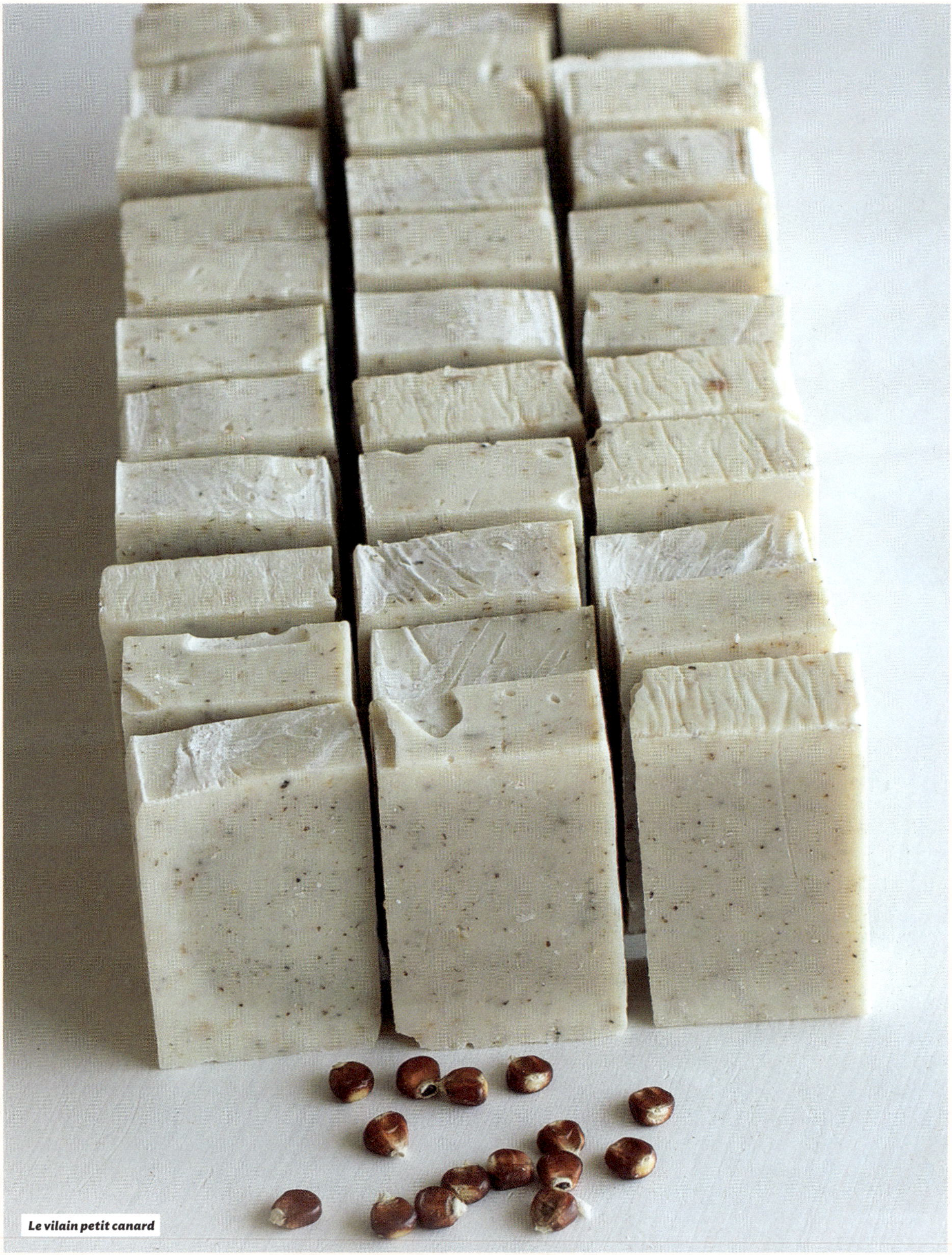

Le vilain petit canard

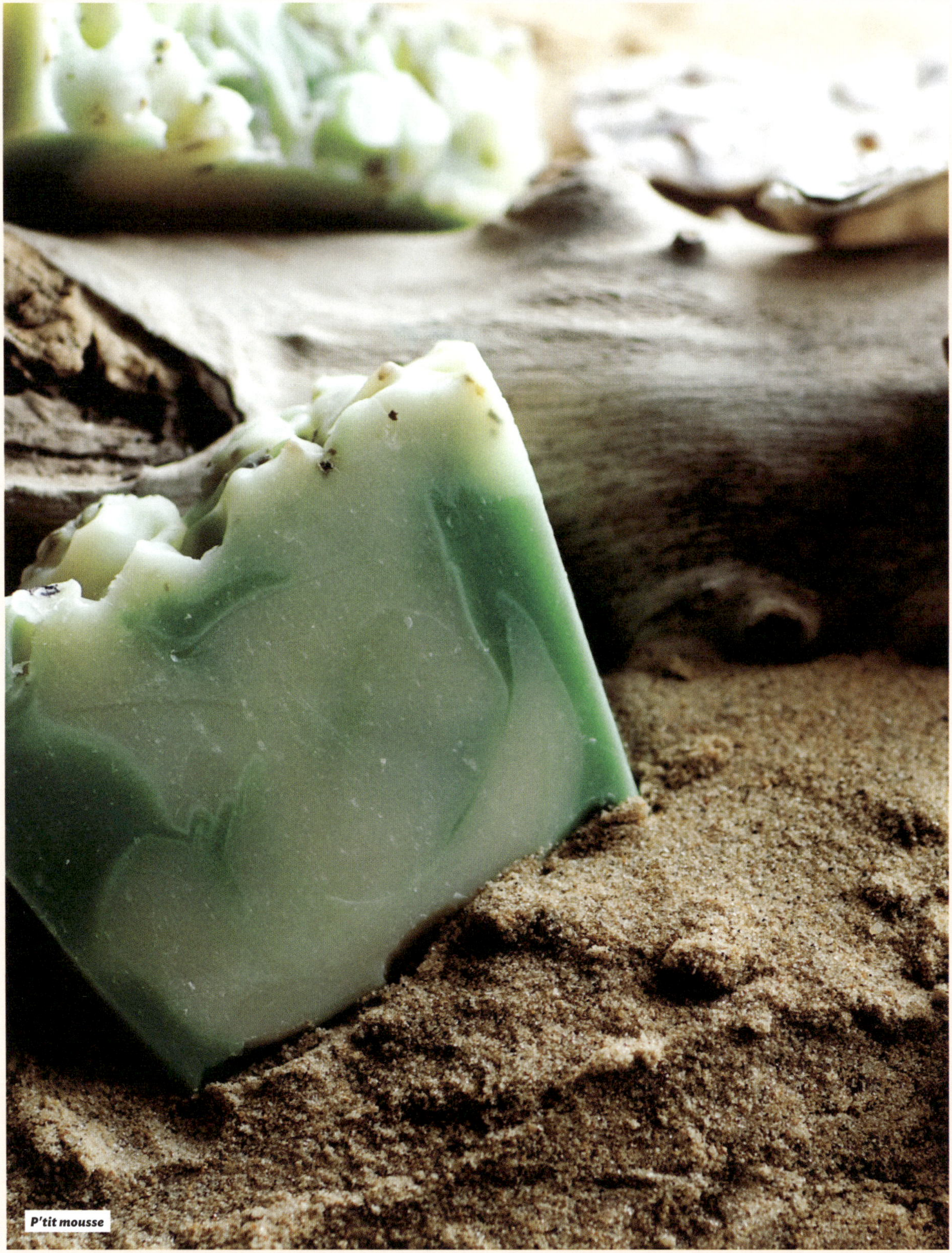
P'tit mousse

BOUQUET GARNI

Peaux sèches

NIVEAU DE DIFFICULTÉ MOYEN · SAVON 7 % SURGRAS · SANS PALME

Ingrédients
- 200 g d'huile de coco
- 650 g d'huile d'olive
- 50 g d'huile de colza macérée avec du thym (ou du romarin, de la sauge, etc., voir p. 23)
- 50 g d'huile d'onagre
- 50 g d'huile de bourrache
- 134 g de soude caustique
- 330 g d'infusion de sauge et de prêle (filtrée)
- 10 g d'huile essentielle de gingembre (1 part)
- 10 g d'huile essentielle de coriandre *(Coriandrum sativum)* (1 part)
- 30 g d'huile essentielle de citron (3 parts)
- ½ c. à café d'argile verte
- 1 c. à soupe d'origan ou persil séché

Cette recette aux exceptionnelles qualités cosmétiques utilise toutes les manières d'incorporer une plante dans un savon – pour sa couleur, sa texture ou ses vertus médicinales. Le temps de séchage minimum est de 5 semaines.

---

1 Pesez la soude, puis faites-la dissoudre dans les 330 g d'infusion refroidie. Mettez de côté.
2 Faites fondre la graisse de coco, puis ajoutez les huiles liquides (colza macéré, olive, onagre, bourrache).
3 Pendant que la solution de soude et les huiles refroidissent, pesez les huiles essentielles et préparez les autres ingrédients : mettez l'argile à dissoudre dans un peu d'eau pour en faire une pâte assez liquide.
4 Quand la solution de soude et les huiles atteignent environ 44 °C, versez la solution de soude dans les huiles. Ajoutez l'argile avant de passer au mixeur. Mélangez jusqu'à la trace.
5 Utilisez un fouet pour incorporer les huiles essentielles et l'origan séché, mélangez bien, puis versez dans le moule de votre choix.

P'TIT MOUSSE

Peaux grasses

NIVEAU DE DIFFICULTÉ ÉLABORÉ · SAVON 15 % SURGRAS · SANS PALME

Ingrédients
- 1 000 g d'huile de coco
- 161 g de soude caustique
- 350 g d'eau
- 13 g d'huile essentielle de cèdre (1 part)
- 39 g d'huile essentielle de bergamote (3 parts)
- 2 c. à café d'algues séchées (et moulues si trop grossières)
- ½ c. à café de spiruline en poudre

C'est le seul savon qui produit de la mousse lorsqu'il est en contact avec de l'eau de mer. Offrez-le donc à un ami adepte de la plaisance au long cours !

---

1 Pesez la soude, puis faites-la dissoudre dans 350 g d'eau. Mettez de côté.
2 Faites fondre la graisse de coco, puis mettez de côté.
3 Pendant que la solution de soude et l'huile refroidissent, pesez les huiles essentielles et préparez les autres ingrédients : diluez la spiruline en poudre dans 1 cuillère à soupe d'eau.
4 Quand les deux mélanges atteignent environ 40 °C, versez la solution de soude dans l'huile puis mélangez jusqu'à l'obtention d'une trace légère. Incorporez les huiles essentielles, et prélevez un tiers du mélange, à placer dans un autre récipient. Incorporez-y la spiruline diluée, mélangez bien.
5 Versez les deux préparations dans le moule en faisant couler la seconde d'une certaine hauteur pour qu'elle pénètre bien dans l'épaisseur de la première, saupoudrez d'algues moulues. Introduisez un grand couteau ou une fourchette dans l'émulsion et faites des zigzags dans le moule pour accentuer l'effet marbré.

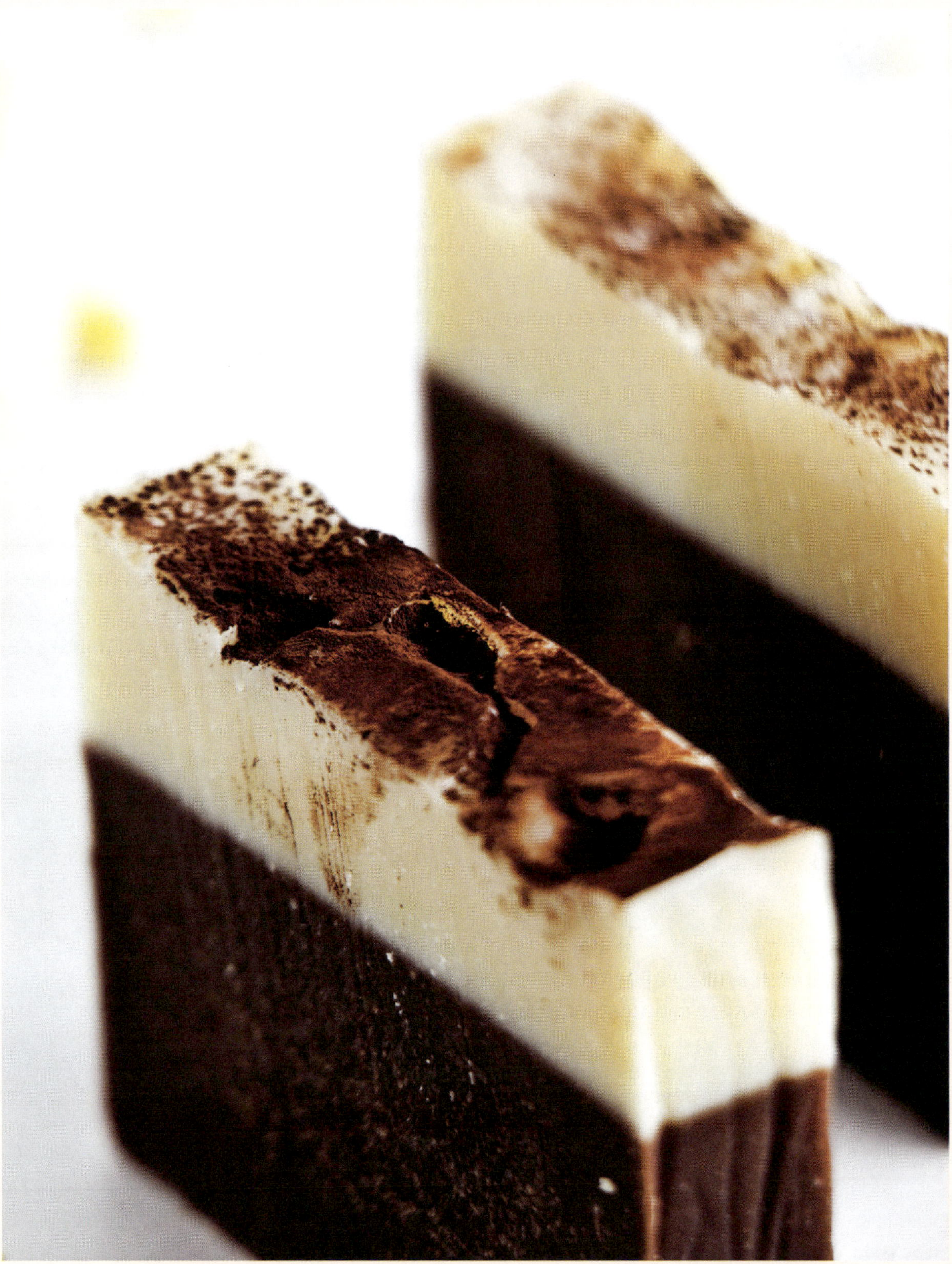

CHOCOLAT LIÉGEOIS

Toutes peaux

NIVEAU DE DIFFICULTÉ MOYEN — SAVON 6 % SURGRAS — SANS PALME

Ingrédients

Pour la partie colorée au chocolat

- 133 g d'huile de coco
- 67 g de beurre de cacao
- 400 g d'huile d'olive
- 67 g d'huile de tournesol
- 90 g de soude caustique
- 130 g d'eau
- 103 g de lait de soja
- 1 c. à café de cacao en poudre
- 5 g d'huile essentielle de cannelle (1 part)
- 15 g d'huile essentielle d'orange douce (3 parts)

Pour la partie non colorée

- 100 g d'huile de coco
- 200 g d'huile d'olive
- 33 g d'huile d'amande douce
- 46 g de soude caustique
- 110 g d'eau
- 6 g d'huile essentielle de cannelle
- Un peu de café moulu

Voici une technique de savon bicolore facile à faire. Il est composé de deux recettes réalisées l'une après l'autre, à peu de temps d'intervalle. Teintée avec du chocolat, la partie sombre constitue les deux tiers de la recette complète et contraste fortement avec la partie non colorée.

Réalisation de la partie colorée

1 Pesez la soude, puis faites-la dissoudre dans 130 g d'eau. Mettez de côté.

2 Faites fondre la graisse de coco et le beurre de cacao, puis ajoutez les huiles d'olive et de tournesol.

3 Pesez le lait de soja dans un verre, ajoutez le cacao en poudre et laissez-le tiédir légèrement au bain-marie. Mélangez bien avec une fourchette pour dissoudre les éventuels grumeaux. Mettez de côté.

4 Pendant que la solution de soude et les huiles refroidissent, pesez les huiles essentielles.

5 Quand les deux mélanges atteignent environ 45 °C, versez la solution de soude dans les huiles et mélangez bien. Une fois que l'émulsion réalisée au fouet est bien homogène, et avant de passer au mixeur, ajoutez le lait de soja tiédi. Utilisez ensuite le mixeur pour obtenir une trace.

6 Incorporez les huiles essentielles, puis versez dans le moule. Ne mettez pas de film alimentaire à la surface du savon. Recouvrez avec une serviette pour garder le mélange au chaud en attendant la deuxième couche.

Réalisation de la partie non colorée

1 Pesez la soude, puis faites-la dissoudre dans 110 g d'eau. Mettez de côté.

2 Faites fondre la graisse de coco, puis ajoutez les huiles d'olive et d'amande douce.

3 Pendant que la solution de soude et les huiles refroidissent, pesez l'huile essentielle.

4 Quand les deux mélanges atteignent environ 45 °C, versez la solution de soude dans les huiles et mélangez bien. Une fois l'émulsion réalisée au fouet bien homogène, utilisez le mixeur pour obtenir une trace légère.

5 Incorporez l'huile essentielle, mélangez bien, puis versez dans le moule, sur la partie chocolatée. À l'aide d'une passoire en inox, saupoudrez le café moulu sur la surface du savon.

LE SAVIEZ-VOUS ?

L'emploi de lait de soja propulse cette création au rang de savon au lait… pour les végétaliens bien sûr ! Certes, il s'agit ici d'une fantaisie de savonnière gourmande et le choix des couleurs reste au bon vouloir de votre humeur. Mais sachez que le délicat parfum épicé de cannelle de cette barre « liégeoise » est un vrai délice de comptoir !

SAVON TRÈS LAIT

Peaux sèches et sensibles

NIVEAU DE DIFFICULTÉ MOYEN — SAVON 5 % SURGRAS — SANS PALME

Ingrédients

- 200 g d'huile de coco
- 600 g d'huile d'olive
- 100 g d'huile de colza
- 100 g d'huile de tournesol
- 136 g de soude caustique
- 220 g d'eau
- 120 g de lait de ferme au choix

Le savon au lait est un vrai bonheur pour les peaux sèches et sensibles. Utilisez le lait qui vous séduit le plus : vache ou chèvre, bien sûr, mais aussi brebis, jument, ânesse...

1 Pesez la soude, puis faites-la dissoudre dans les 220 g d'eau. Mettez de côté.
2 Faites fondre la graisse de coco, puis ajoutez les huiles liquides (olive, colza, tournesol).
3 Pendant que la solution de soude et les huiles refroidissent, pesez le lait. Faites-le légèrement tiédir au bain-marie.
4 Quand la soude et les huiles atteignent environ 40 °C, versez la solution de soude dans les huiles et mélangez. Ajoutez le lait avant de passer au mixeur. Mélangez bien jusqu'à la trace, puis versez dans le moule.

CONSEIL
Vous parfumerez ce savon à votre goût mais évitez les huiles essentielles si vous le destinez à une peau fragile.

BUDDHA BARRE

Toutes peaux, gommage

NIVEAU DE DIFFICULTÉ MOYEN — SAVON 6 % SURGRAS

Ingrédients

- 280 g d'huile de palme
- 260 g d'huile de coco
- 40 g de beurre de cacao
- 310 g d'huile d'olive
- 110 g d'huile de son de riz
- 141 g de soude caustique
- 240 g d'eau
- 13 g d'huile essentielle d'amyris (1 part)
- 13 g d'huile essentielle de lemongrass (1 part)
- 25 g d'huile essentielle de basilic (2 parts)
- 100 g de lait de riz
- 1 c. à soupe de riz réduit en farine
- 1 c. à café de curcuma en poudre

Utilisé depuis des siècles pour les soins de peau, le riz fait son grand retour dans les cosmétiques modernes. Il est employé sous différentes formes dans cette recette aux arômes exotiques : lait de riz, farine de riz, huile de son de riz.

1 Pesez la soude, puis faites-la dissoudre dans 240 g d'eau. Mettez de côté.
2 Faites fondre les graisses de coco et de palme ainsi que le beurre de cacao, puis ajoutez les huiles d'olive et de son de riz.
3 Pendant que la solution de soude et les huiles refroidissent, pesez les huiles essentielles et préparez les autres ingrédients : mettez le curcuma en poudre à dissoudre dans le lait de riz et faites tiédir légèrement. Incorporez la farine de riz directement dans les huiles essentielles.
4 Quand les deux mélanges atteignent environ 45 °C, versez la solution de soude dans les huiles. Avant de passer au mixeur, ajoutez le lait de riz au curcuma. Mélangez bien jusqu'à la trace.
5 Incorporez les huiles essentielles et la farine de riz, mélangez bien, puis versez dans le moule.

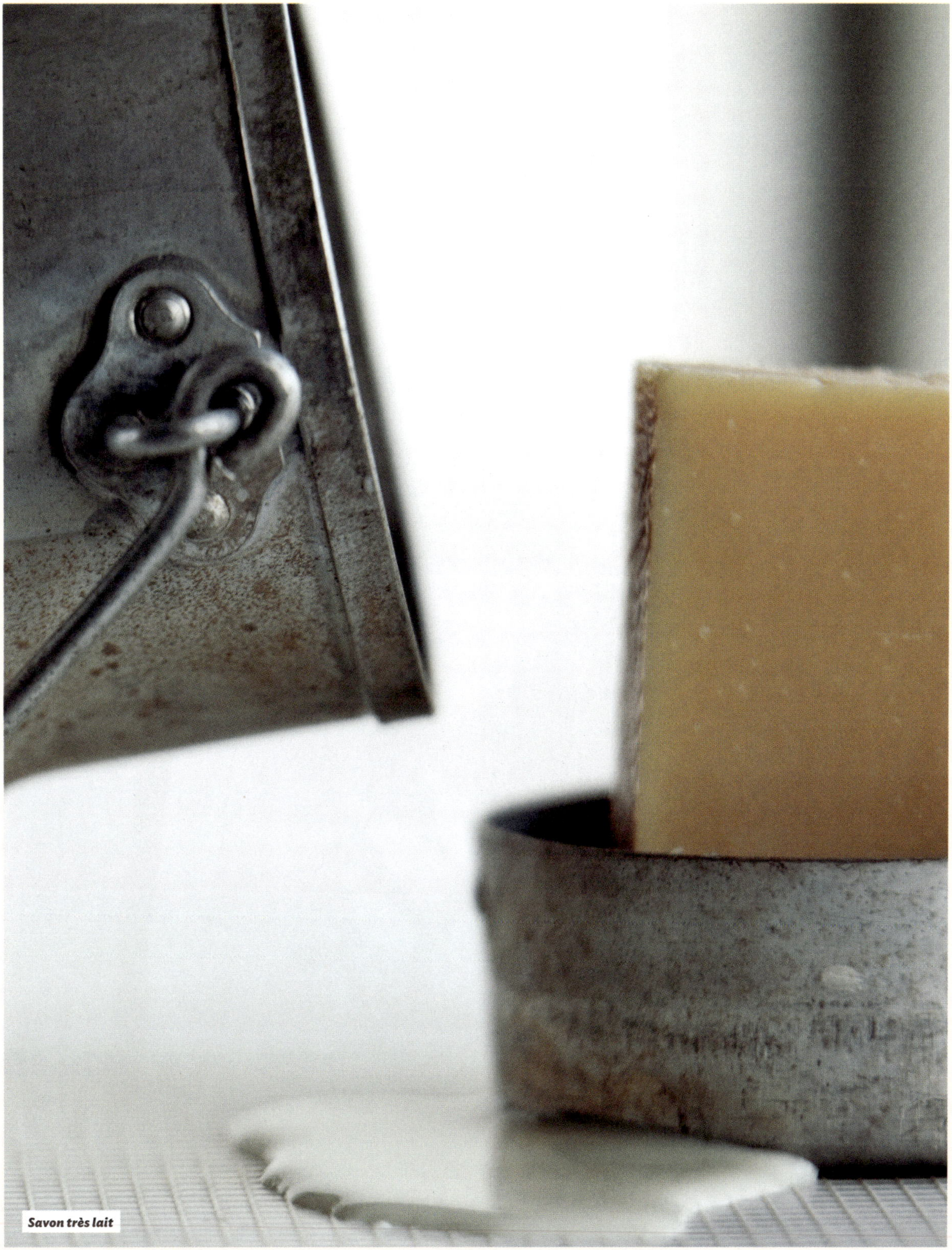

Savon très lait

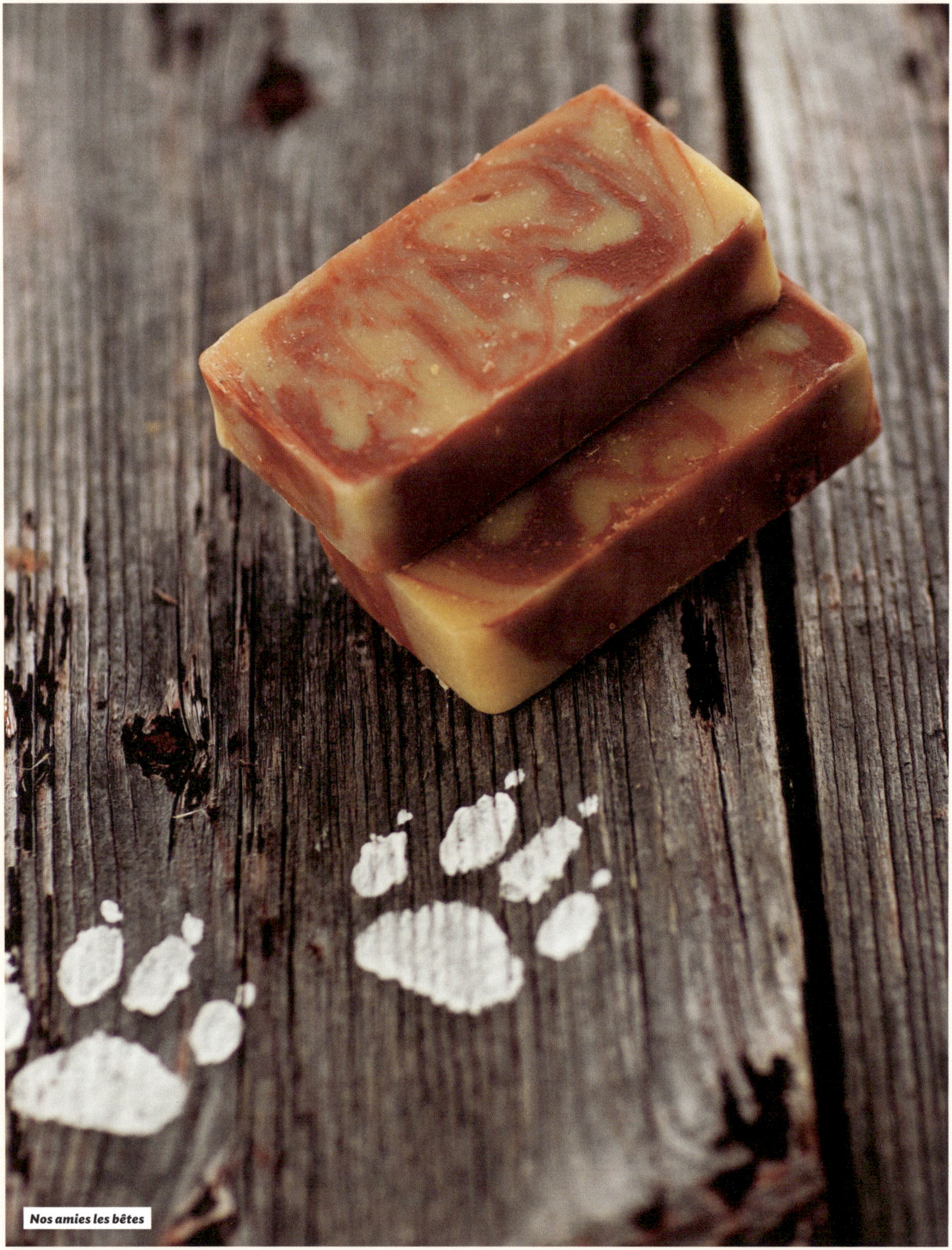

Nos amies les bêtes

UNE TASSE DE TCHAÏ

Peaux sèches

NIVEAU DE DIFFICULTÉ ÉLABORÉ — SAVON 6 % SURGRAS — SANS PALME

Ingrédients
- 250 g d'huile de coco
- 100 g de beurre de cacao
- 20 g de cire d'abeille
- 530 g d'huile d'olive
- 50 g d'huile de sésame
- 50 g d'huile d'amande douce
- 137 g de soude caustique
- 260 g d'eau
- 110 g de lait d'amande
- 1 c. à café de thé noir
- 1 c. à café d'épices moulues (cardamome, clou de girofle, badiane, gingembre)
- 20 g de miel
- 4 g d'huile essentielle de cardamome (1 part)
- 4 g d'huile essentielle de cannelle (1 part)
- 4 g d'huile essentielle de gingembre (1 part)
- 4 g d'huile essentielle de clou de girofle (1 part)
- 4 g d'huile essentielle de muscade (1 part)

Dans cette recette, l'emploi du miel et de l'huile essentielle de clou de girofle accélère la venue de la trace. Pour ralentir un peu le processus, la quantité de liquide dans la recette (eau et lait) a été portée à 37 %.

1 Pesez la soude, puis faites-la dissoudre dans les 260 g d'eau. Mettez de côté.
2 Faites fondre la graisse de coco, le beurre de cacao et la cire d'abeille, puis ajoutez les huiles liquides (olive, sésame, amande douce).
3 Pendant que la solution de soude et les huiles refroidissent, mélangez le lait d'amande, le thé, les épices moulues et le miel. Faites chauffer (sans bouillir), puis laissez refroidir jusqu'à température ambiante.
4 Pesez les huiles essentielles.
5 Quand la soude et les huiles atteignent environ 44 °C, versez la solution de soude dans les huiles. Ajoutez le lait d'amande infusé avec les épices avant de passer au mixeur. Mélangez bien jusqu'à la trace.
6 Ajoutez les huiles essentielles. Mélangez bien, puis versez dans le moule.

NOS AMIES LES BÊTES

Pour les animaux

NIVEAU DE DIFFICULTÉ ÉLABORÉ — SAVON 6 % SURGRAS

Ingrédients
- 250 g d'huile de palme
- 50 g d'huile de neem
- 300 g d'huile de coco
- 300 g d'huile d'olive
- 50 g d'huile de chanvre
- 50 g d'huile de ricin
- 143 g de soude caustique
- 340 g d'eau
- 5 g d'huile essentielle de cèdre (1 part)
- 5 g d'huile essentielle de litsea cubeba (1 part)
- 20 g d'huile essentielle de tea-tree (4 parts)
- 20 g d'huile essentielle d'eucalyptus globulus (4 parts)
- 1 c. à café d'argile rouge

Ce savon insectifuge servira de shampoing traitant aussi bien pour le toutou de la maison que pour le cheval ou l'âne de la famille.

1 Pesez la soude, puis faites-la dissoudre dans 340 g d'eau. Mettez de côté.
2 Faites fondre les graisses de palme, de neem et de coco, puis ajoutez les autres huiles liquides (olive, chanvre, ricin).
3 Pendant que les mélanges refroidissent, pesez les huiles essentielles et mettez l'argile à dissoudre dans 1 cuillère à soupe d'eau.
4 Quand les deux mélanges atteignent environ 45 °C, versez la solution de soude dans les huiles et mélangez bien jusqu'à la trace légère.
5 Incorporez les huiles essentielles, puis prélevez une ou deux louches d'émulsion dans un autre récipient et ajoutez-y l'argile diluée. Mélangez bien.
6 Reversez l'émulsion colorée dans la casserole principale, d'une certaine hauteur et en bougeant en tous sens. Versez ensuite l'ensemble dans le moule de votre choix. On appelle cette technique le « marbré dans la casserole ».

BARRE DE CÉRÉALES

Toutes peaux, gommage

Niveau de difficulté : élaboré — Savon 5 % surgras

Ingrédients

- 250 g d'huile de coco
- 250 g d'huile de palme
- 350 g d'huile d'olive
- 50 g d'huile de tournesol
- 50 g d'huile d'amande douce
- 50 g d'huile de germe de blé
- 142 g de soude caustique
- 200 g d'eau
- 130 g de yaourt nature au lait entier
- 1 c. à soupe de sirop d'érable (ou de miel)
- 1 c. à soupe de graines moulues de lin, de courge, et de tournesol
- 1 c. à soupe de céréales moulues (flocons d'avoine et son de blé)
- 4 g d'huile essentielle de clou de girofle (1 part)
- 8 g d'huile essentielle d'ylang-ylang (2 parts)
- 28 g d'huile essentielle de petit-grain bigaradier (7 parts)

Exfoliante, cette barre de savon recèle beaucoup de bonnes choses. Excessivement riche par son parfum sucré d'épices, ses graines et ses céréales, on en mangerait presque !

1 Pesez la soude, puis faites-la dissoudre dans 200 g d'eau. Mettez de côté.

2 Faites fondre les graisses de palme et de coco, puis ajoutez les huiles liquides.

3 Pesez le yaourt et le sirop d'érable (ou le miel) et ajoutez 2 cuillères à soupe d'eau pour rendre plus liquide. Mixez pour obtenir une émulsion bien lisse. Faites légèrement tiédir au bain-marie.

4 Pendant que la solution de soude et les huiles refroidissent, pesez les huiles essentielles. Ajoutez les graines et les céréales au yaourt dilué.

5 Quand les deux mélanges atteignent environ 45 °C, versez la solution de soude dans les huiles et mélangez bien, puis ajoutez le mélange de yaourt et de graines. Passez au mixeur pour aller chercher la trace.

6 Incorporez les huiles essentielles, mélangez bien, puis versez dans le moule.

API BARRE

Peaux sèches, gommage

Niveau de difficulté : élaboré — Savon 5 % surgras — Sans palme

Ingrédients

- 280 g d'huile de coco
- 60 g de cire d'abeille
- 600 g d'huile d'olive
- 60 g d'huile de noix
- 137 g de soude caustique
- 350 g d'eau
- 30 g de miel dilué dans 20 g d'eau
- 1 c. à café de coques de noix moulues
- 1 c. à café de propolis brute congelée (facultatif)

Quel plaisir d'associer plusieurs produits de la ruche, pour obtenir une merveilleuse senteur de miel. L'huile de noix nourrit la peau sèche et les coques du fruit moulues lui apportent un doux gommage. La cire d'abeille et le miel précipitent la trace, on utilise donc une quantité d'eau plus importante pour ralentir le processus.

1 Pesez la soude, puis faites-la dissoudre dans 350 g d'eau. Mettez de côté.

2 Faites fondre la graisse de coco et la cire d'abeille, puis ajoutez les huiles d'olive et de noix.

3 Pendant que la solution de soude et les huiles refroidissent, faites une pâte en mélangeant les coques de noix moulues avec 1 ou 2 cuillères d'huiles chaudes. Pesez le miel dans un verre et diluez-le avec 20 g d'eau chaude.

4 Quand la solution de soude et les huiles atteignent environ 44 °C, réduisez la propolis congelée en poudre fine et réservez.

5 Versez la solution de soude dans les huiles et mélangez. Ajoutez le miel dilué et mélangez bien jusqu'à la trace. Incorporez les coques de noix et la propolis moulues, mélangez de nouveau, puis versez dans le moule.

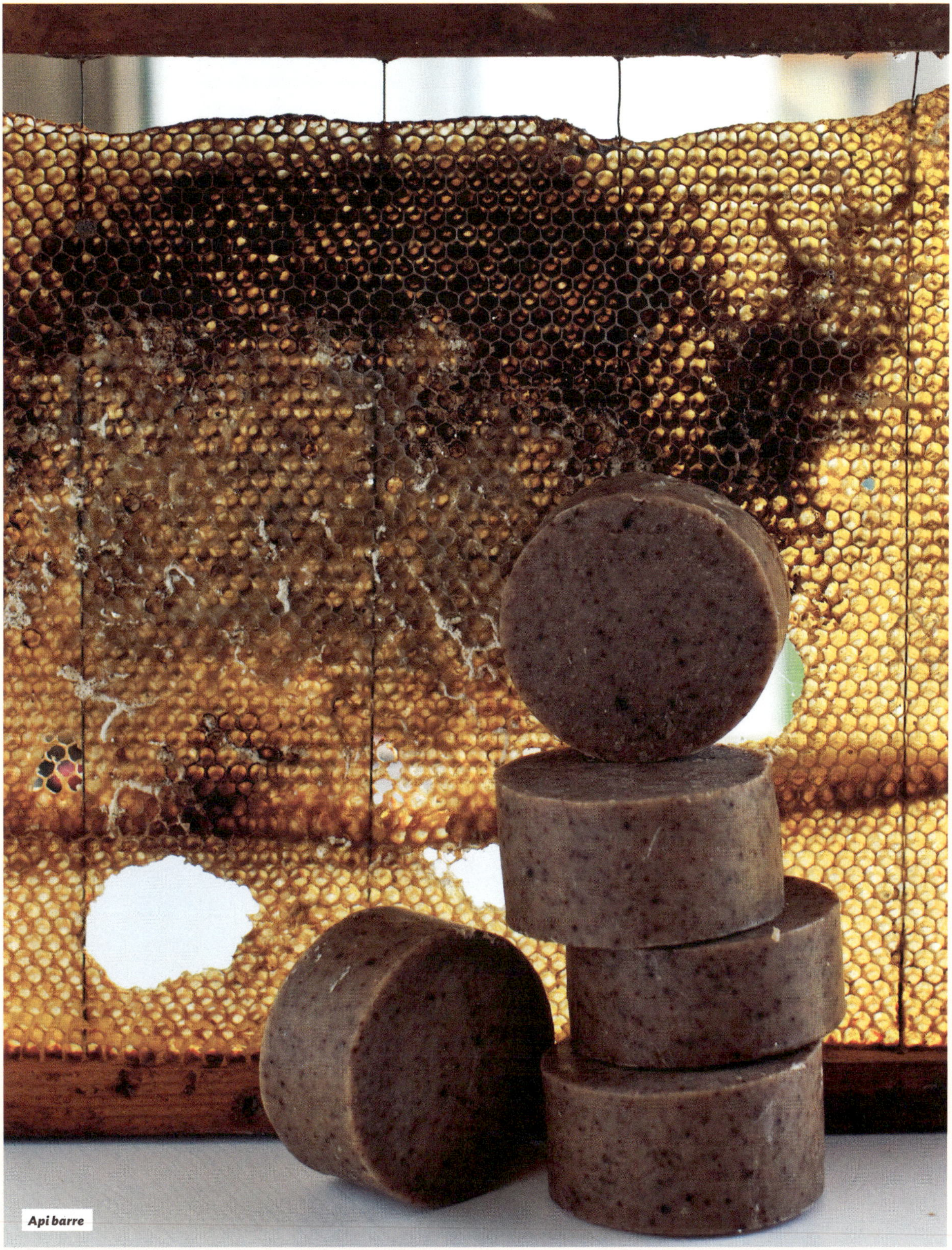

Api barre

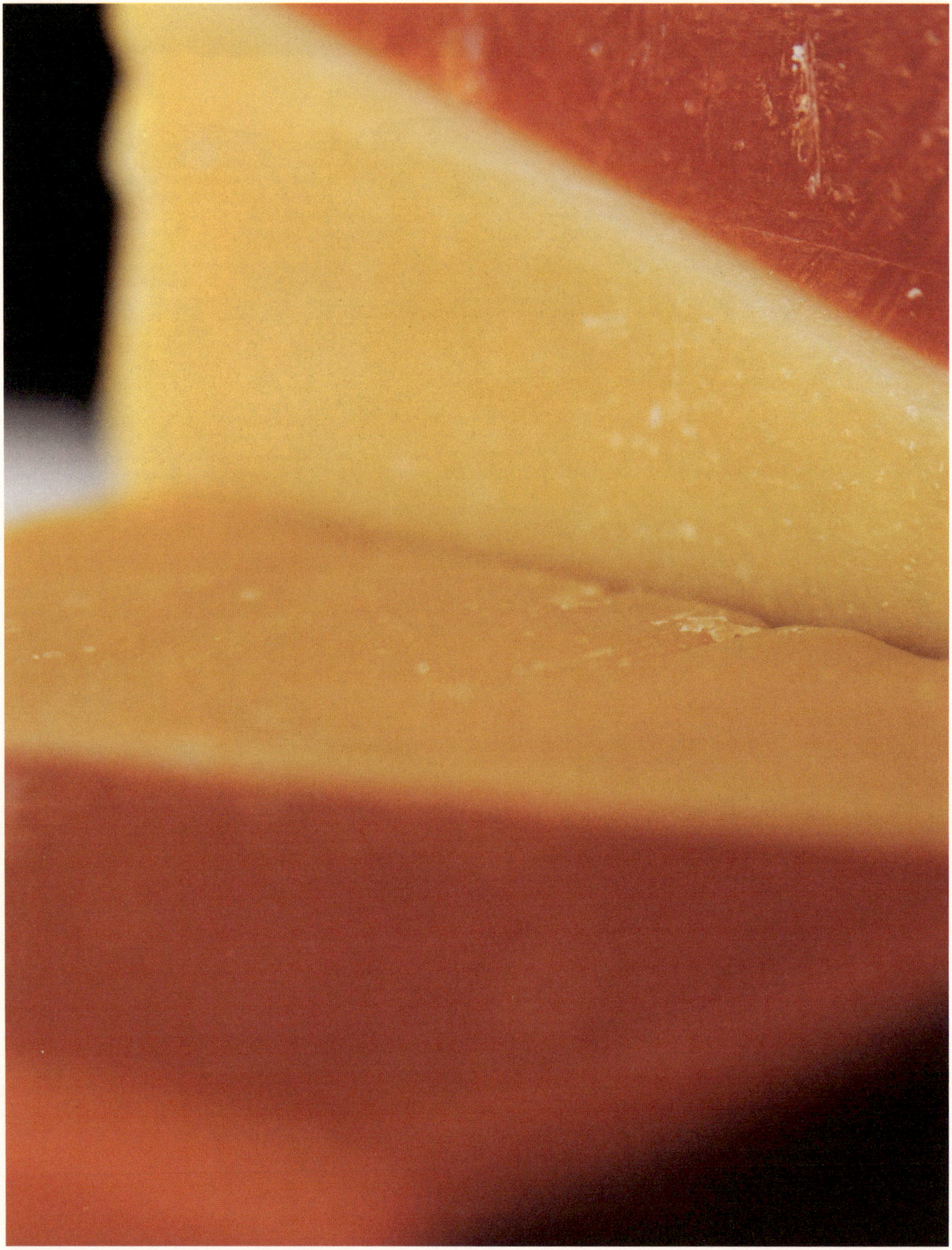

MAL BARRÉE

Toutes peaux

NIVEAU DE DIFFICULTÉ MOYEN

SAVON 5 % SURGRAS

Ingrédients

Pour la partie rouge

- 300 g d'huile de palme
- 220 g d'huile de coco
- 400 g d'huile d'olive
- 80 g d'huile de caméline
- 140 g de soude caustique
- 340 g d'eau
- 4 g d'huile essentielle de menthe poivrée (1 part)
- 8 g d'huile essentielle de patchouli (2 parts)
- 16 g d'huile essentielle d'orange douce (4 parts)
- 6 g d'argile rouge

Pour la partie jaune

Mêmes ingrédients que ci-dessus en remplaçant l'argile rouge par de l'argile jaune (6 g)

Cette recette met en valeur les couleurs de l'argile en produisant un savon bicolore, tout comme le *Chocolat liégeois* **(voir p. 211).** **En outre, en inclinant raisonnablement votre moule, vous créez un nouveau design. Mais ce n'est pas seulement son esthétique qui en fait un cosmétique de premier choix : l'huile de caméline produite localement est exceptionnellement riche en acides gras essentiels.**

Réalisation de la partie rouge

1 Chemisez le moule si besoin, et inclinez-le légèrement en glissant une cale sous l'un des côtés. Assurez-vous de sa bonne stabilité.

2 Pesez la soude, puis faites-la dissoudre dans 340 g d'eau. Mettez de côté.

3 Faites fondre les graisses de coco et de palme, puis ajoutez les huiles d'olive et de caméline.

4 Pendant que la solution de soude et les huiles refroidissent, pesez les huiles essentielles et préparez les autres ingrédients : diluez l'argile rouge avec 1 cuillère à soupe d'eau dans un récipient.

5 Quand les deux mélanges atteignent environ 40 °C, versez la solution de soude dans les huiles et mélangez. Ajoutez l'argile rouge diluée avant de passer au mixeur, puis mélangez bien jusqu'à la trace.

6 Incorporez les huiles essentielles, mélangez bien, puis versez dans le moule incliné.

Réalisation de la partie jaune

Suivez les instructions des points 1 à 6 (en remplaçant l'argile rouge par l'argile jaune au point 4), mais avant de verser la solution de soude dans les huiles, remettez le moule à plat. Le délai nécessaire à la réalisation de la deuxième recette doit suffire pour que le premier savon ait pris raisonnablement dans le moule.

À SAVOIR

L'association des notes terreuses du patchouli avec celles, très fraîches, de la menthe et avec les tonalités sucrées de l'orange crée un magnifique parfum.

BARRE DE SHAMPOING

Tous types de cheveux

NIVEAU DE DIFFICULTÉ
ÉLABORÉ

SAVON
6 %
SURGRAS

Ingrédients
- 350 g d'huile de coco
- 110 g d'huile de palme
- 40 g de beurre de karité
- 300 g d'huile d'olive
- 100 g d'huile de ricin
- 50 g d'huile de carthame
- 50 g d'huile de macadamia
- 143 g de soude caustique
- 330 g de bière dégazée
- 4 g d'huile essentielle de menthe arvensis (*Mentha arvensis*) (1 part)
- 12 g d'huile essentielle de romarin (3 parts)
- 12 g d'huile essentielle de lavandin *(Lavandula burnati briquet)* (3 parts)
- 1 jaune d'œuf à température ambiante

Recette équilibrée pour tous les types de cheveux, ce savon est également efficace contre les pellicules et les problèmes de cuir chevelu (voir aussi, pour les soins capillaires, la dernière partie de ce livre).

---

1 Pesez la soude, puis faites-la dissoudre dans 330 g de bière dégazée (voir Astuces ci-contre). Mettez de côté.
2 Faites fondre les graisses de palme, de coco et le beurre de karité. Réservez une tasse d'huile d'olive avant d'ajouter les huiles liquides (olive, ricin, carthame, macadamia).
3 Incorporez le jaune d'œuf dans la tasse d'huile d'olive. Réservez.
4 Pendant que la solution de soude et les huiles refroidissent, pesez les huiles essentielles.
5 Quand les deux mélanges atteignent environ 40 °C, versez la solution de soude dans les huiles. Ajoutez le jaune d'œuf battu avant de passer au mixeur, puis mélangez bien jusqu'à la trace.
6 Incorporez les huiles essentielles, mélangez bien, puis versez dans le moule.

ASTUCES

- **L'emploi de savon comme shampoing est ancestral. Cependant, le rinçage à l'eau seule ne suffit pas toujours et les cheveux peuvent sembler rêches. Pour y remédier, il suffit de préparer un pichet d'eau mélangée à 1 cuillère à soupe de vinaigre (de cidre) et de l'appliquer en dernier rinçage. Dans la majorité des cas, la chevelure s'adapte après quelques utilisations.**
- **Attention, la bière ne doit plus contenir de gaz avant emploi : comptez 2 jours pour qu'elle s'évente. En plus de la bière (qui renforce les cheveux tout en leur donnant un effet brillant), l'emploi d'un jaune d'œuf riche en protéines rend la fabrication de ce savon relativement délicate. N'ayez pas d'inquiétude si votre mélange a l'air un peu inhabituel au début, continuez à mélanger et tout se passera bien !**

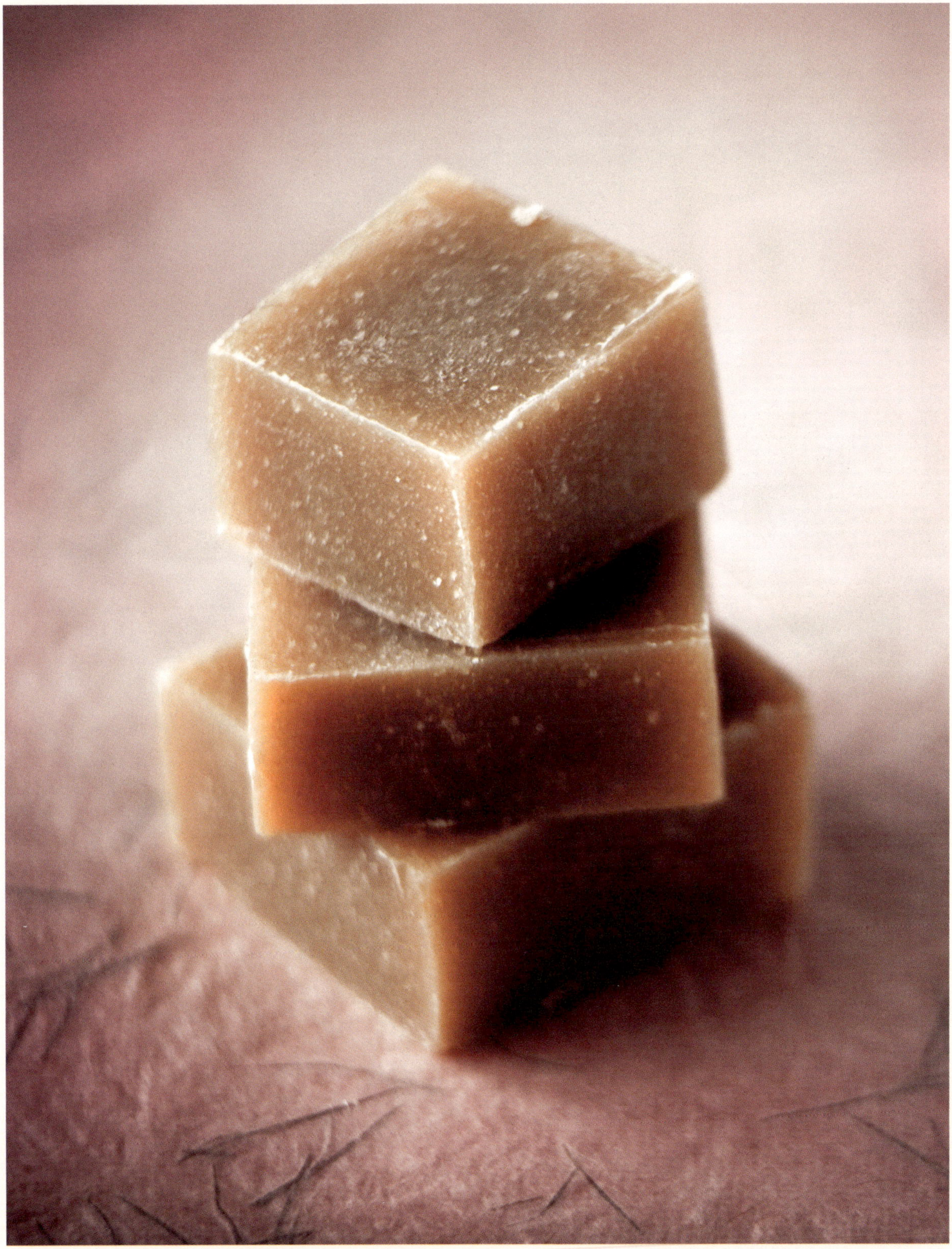

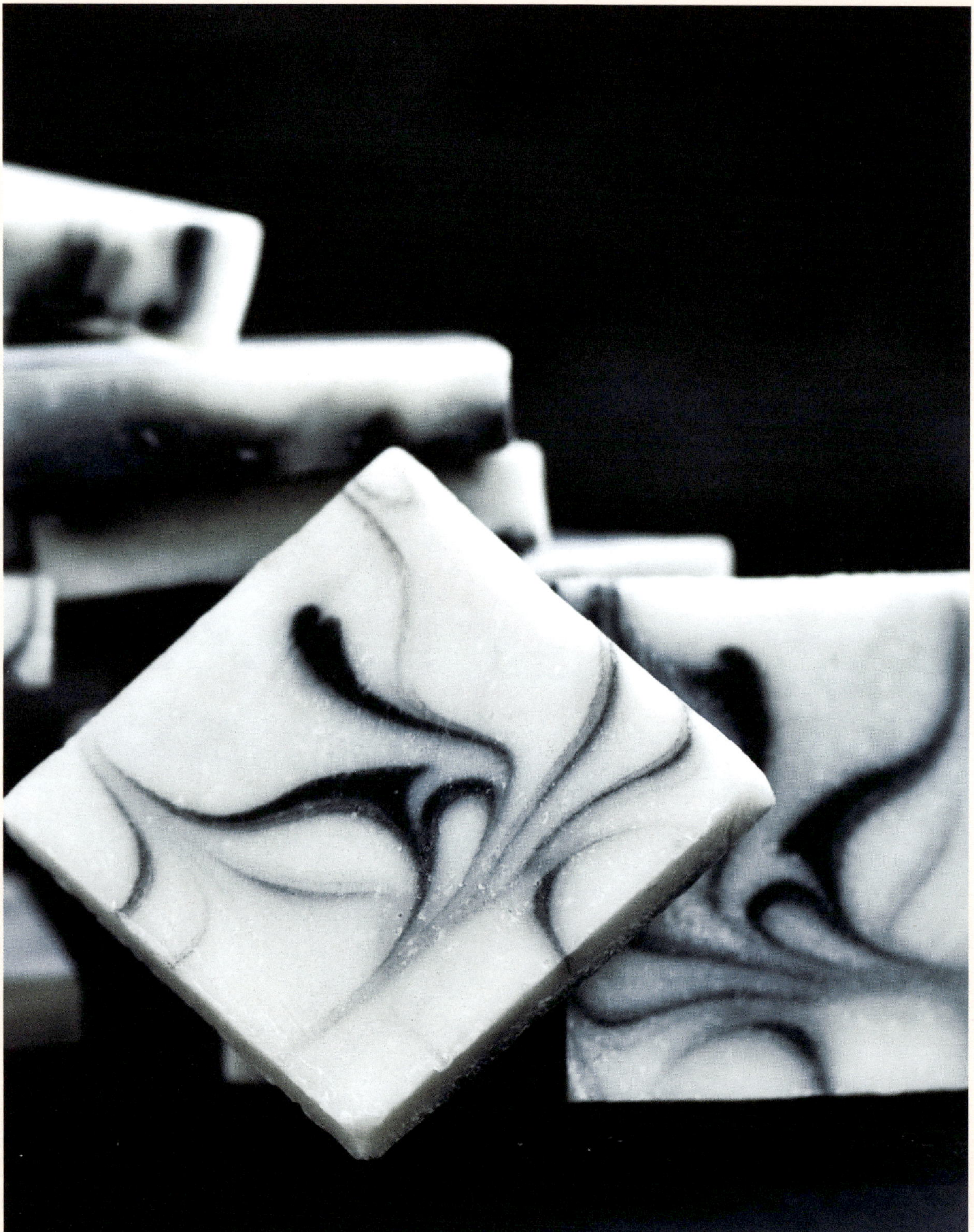

EN NOIR ET BLANC

Toutes peaux

NIVEAU DE DIFFICULTÉ ÉLABORÉ

SAVON 6 % SURGRAS

Ingrédients
- 300 g d'huile de palme
- 250 g d'huile de coco
- 280 g d'huile d'olive
- 90 g d'huile de colza
- 80 g d'huile d'amande douce
- 140 g de soude caustique
- 340 g d'eau
- 6 g d'huile essentielle de lavandin *(Lavandula burnati briquet)* (1 part)
- 6 g d'huile essentielle d'elemi (1 part)
- 18 g d'huile essentielle d'anis *(Pimpinella anisum)* (3 parts)
- 1 pincée de charbon végétal (en vrac ou en gélules)

La technique du marbré est probablement l'une des plus passionnantes dans la savonnerie à froid. Toutefois, ne mettez pas le savon marbré dans la liste de vos premières recettes, car il exige beaucoup d'organisation et une parfaite synchronisation au moment où il commence à faire sa trace (il s'épaissit en quelques minutes… ou secondes). Cela vaut cependant la peine de s'y essayer au vu du résultat souvent spectaculaire (même s'il est très variable). À noter qu'un moule peu profond (quelques centimètres à peine) produit des effets encore plus esthétiques.

---

1 Pesez la soude, puis faites-la dissoudre dans 340 g d'eau. Mettez de côté.
2 Faites fondre les graisses de palme et de coco, puis ajoutez les huiles liquides.
3 Pesez les huiles essentielles pendant que les deux mélanges refroidissent.
4 Prélevez 1 ou 2 cuillères à soupe du mélange d'huiles chauffées pour diluer le charbon en poudre, en prenant soin de faire disparaître tous les grumeaux. Préparez un autre récipient (pichet ou petite casserole) ainsi qu'une louche.
5 Quand la solution de soude et les huiles atteignent environ 38-40 °C, versez la solution de soude dans les huiles et mélangez bien jusqu'à observer une trace très légère.
6 Incorporez les huiles essentielles, puis prélevez à la louche environ un quart de l'émulsion et versez-la dans le récipient réservé à cet effet.
7 À l'aide du fouet ou du mixeur, incorporez rapidement le charbon dilué pour obtenir un mélange coloré bien homogène.
8 Versez le mélange principal dans le moule.
9 Versez par-dessus le mélange coloré, en zigzag, en le laissant couler d'une certaine hauteur pour qu'il pénètre bien au cœur de la première émulsion.
10 Passez la pointe d'un couteau de gauche à droite et de haut en bas dans l'épaisseur du savon pour accentuer l'effet marbré.

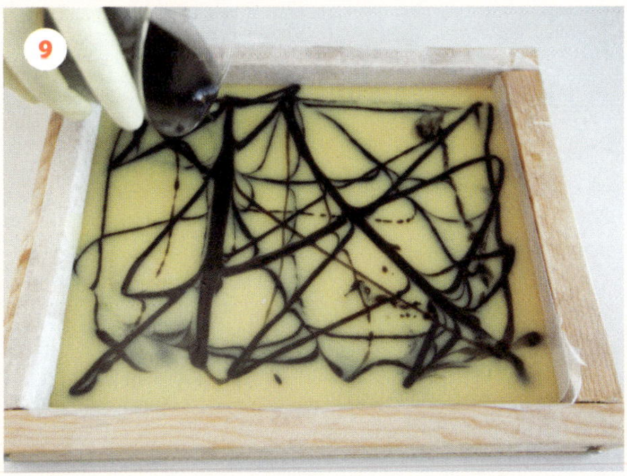

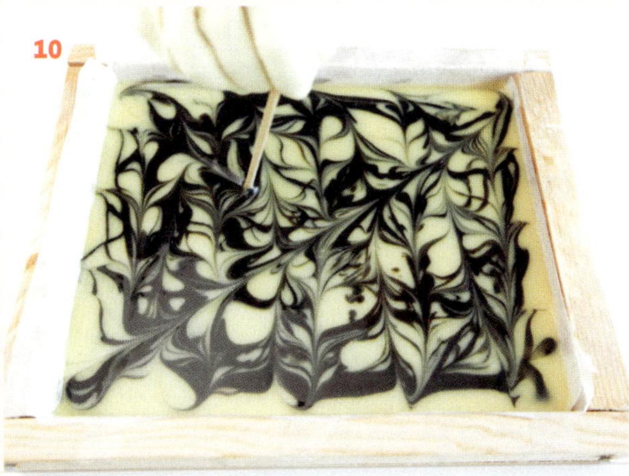

Chapitre 3

LES PARFUMS MAISON

LA PROFUSION DE NOUVEAUX PARFUMS ou plutôt de « clones parfumés » dénués de caractère, de personnalité et de tenue a fini par vous lasser ? Vous doutez de l'innocuité des composés aromatiques de synthèse (muscs synthétiques notamment), qui y sont présents à profusion ? Ou peut-être souhaitez-vous étendre votre créativité et votre art du « do-it-yourself » jusqu'à la sphère olfactive ? Quelle que soit votre motivation, ce chapitre vous aidera à composer des « jus » très agréables, que vous pourrez ensuite perfectionner à loisir. Afin de ne pas entraîner un investissement de départ considérable, une grande partie de l'orgue à parfums que nous proposons est issue de votre collection d'huiles essentielles de base, que vous utilisez déjà pour vos soins du visage et du corps (voir première partie).

QUELQUES NOTIONS DE BASE DE LA PARFUMERIE

Point n'est besoin d'être chef étoilé pour concocter de bons petits plats qui, même s'ils n'égalent pas ceux des maîtres, sauront vous contenter. De même, il n'est pas nécessaire d'être un grand « nez » pour composer des formules parfumées très agréables. À condition toutefois de connaître quelques bases pour réussir un bon équilibre. C'est tout l'objet de ce chapitre !

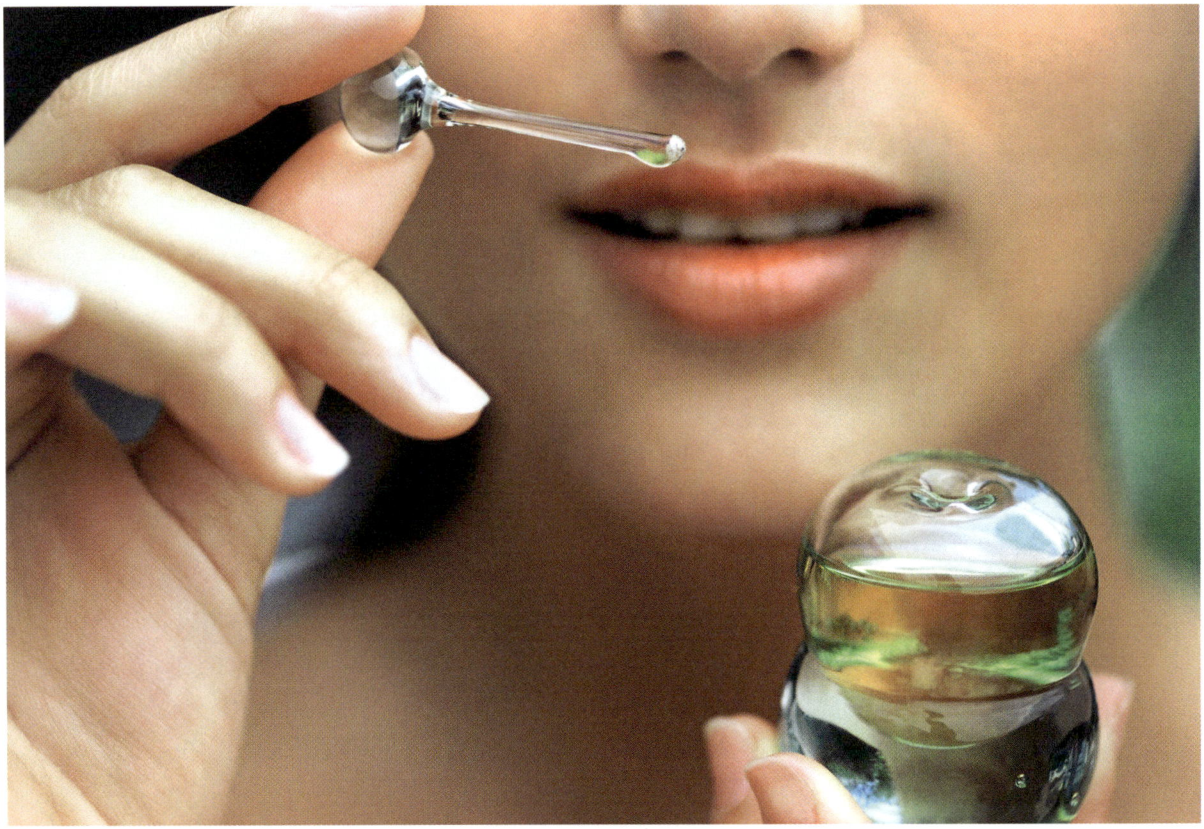

La pyramide des parfums

La pyramide des parfums, imaginée par Aimé Guerlain en 1885, est une classification en trois catégories basées sur la tenue des arômes après application sur la peau : on parle de notes de tête, de cœur et de fond, déjà évoquées dans les chapitres précédents. Les notes de tête, constituées de petites molécules très volatiles, s'échappent les premières, en quelques minutes. Viennent ensuite les notes de cœur, qui persistent entre 1 et 3 heures. Enfin, les notes de fond, plus lourdes, peuvent rester présentes sur la peau pendant plusieurs heures, voire toute la journée. Beaucoup de notes de fond jouent le rôle de fixateurs, car elles ont la propriété de retenir les essences plus volatiles.

Pour obtenir une formulation équilibrée, il faut que soient toujours présentes une note de tête, une note de cœur et une note de fond. Voici quelques exemples, qui recoupent ou complètent la liste proposée pour la savonnerie à froid (voir p. 167-170).

Notes de tête : citron et autres agrumes, bergamote, coriandre, encens oliban, eucalyptus, gingembre, litsée citronnée, vétiver.

Notes de cœur : abricot, géranium Bourbon, jasmin, Néroli, orange amère, palmarosa, patchouli, petit-grain bigaradier, rose, tubéreuse, ylang-ylang.

Notes de fond : ambrette, benjoin, bois de santal (santal blanc), fève tonka, mousse de chêne, Néroli, patchouli, tubéreuse, vanille.

UN CLASSEMENT À NUANCER

Le classement traditionnel en notes de tête, de cœur ou de fond est pratique pour élaborer des formules équilibrées et suffisamment tenaces. Il repose sur le caractère volatil des composants des parfums, lequel est principalement lié à leur poids moléculaire. Toutefois, ce classement n'est pas « absolu ». En effet, chaque huile essentielle ou arôme naturel étant constitué d'un mélange de molécules aromatiques ayant un caractère volatil différent, il n'est pas rare qu'un même arôme figure dans plusieurs catégories (tête et cœur par exemple). De plus le solvant peut retenir certaines molécules, et certains arômes vont donc se comporter différemment s'ils sont présents dans un savon, une huile ou un parfum à base d'alcool.

Les familles olfactives

Les essences aromatiques peuvent être classées selon les principales caractéristiques olfactives et/ou émotionnelles de leur parfum, qualifiées de manière plus ou moins imagée. On distingue par exemple les parfums fleuris, parmi lesquels on distingue les « fleurs blanches » (Néroli, jasmin, frangipanier, narcisse...), les sucrés (qui évoquent le miel, les desserts...), les mystiques (encens sacré), les fruités, les herbacés, les épicés, les boisés... Ce classement n'est pas toujours aisé et présente une part de subjectivité, tant les arômes et leur perception sont subtils, complexes. Pour cette raison, dans la liste d'exemples qui suit (issue de la sélection employée dans les formules proposées plus loin), on pourra retrouver une même essence classée dans plusieurs familles.

Floraux : bois de rose, géranium rosat, jasmin, lavande fine, monarde fistuleuse, Néroli, palmarosa, rose, tubéreuse, ylang-ylang.

Fruités : abricot, bergamote, citron jaune, fraise des bois, mandarine rouge, orange amère, orange douce, pamplemousse, petit-grain bigaradier.

Sucrés, gourmands : benjoin, bergamote, fève tonka, Néroli, petit-grain bigaradier, vanille.

Herbacés, verts : anis vert, litsée citronnée, laurier noble, lavande vraie, menthe poivrée, monarde fistuleuse, romarin à verbénone, sauge sclarée, thym à linalol, vétiver.

Frais : citron, coriandre, lavande fine, lavandin super, litsée citronnée, palmarosa, maniguette, menthe poivrée.

Ambrés, balsamiques : ambrette, benjoin, camomille romaine, cannelle de Ceylan, encens oliban, patchouli, tubéreuse, vanille.

DES MODÈLES DE RÉFÉRENCE

Certaines familles olfactives, souvent nées du succès de créations anciennes faisant référence, sont devenues des classiques :

Fougère : la plante des sous-bois y est totalement étrangère, car cette appellation vient du parfum « La Fougère Royale » d'Houbigant (1882). Évoquant la forêt, cette note fut initialement constituée de lavande fine, mousse de chêne, notes boisées et bergamote. On la compare aussi au « foin coupé ».

Ambré : d'après « L'ambre antique » de François Coty (1908). Il s'agit d'une famille olfactive « orientale », à la fois douce et chaude. L'archétype est « Shalimar » de Guerlain.

Chypré : d'après « Chypre » de François Coty (1917). Note constituée d'agrumes (bergamote), mousse de chêne, plantes aromatiques, patchouli et benjoin.

Poudré : d'après les poudres parfumées du XVIIIe siècle. Note très douce évoquant le talc, la poudre de riz, la fleur de coton, la racine d'iris, la violette, la mousse de chêne.

Hespéridé : inspiré de la mythologie grecque et plus précisément des pommes d'or du jardin des Hespérides, ce terme désigne les compositions à base d'essences de zestes d'agrumes (rutacées), d'absolue de fleur d'oranger et de petits-grains (huiles essentielles des feuilles et rameaux de rutacées). On y associe souvent les essences citronnées, de type verveine.

Boisés, terreux : bois de santal, cannelle, cèdre de l'Atlas, mousse de chêne, patchouli, santal amyris, vétiver.
Épicés : cannelle, clou de girofle, coriandre, maniguette, palmarosa, poivre noir.
Musqués (ou à composante « animale ») : ambrette, sauge sclarée, vétiver.
Orientaux : benjoin, encens oliban, jasmin, patchouli, rose de Damas.

Une bonne composition doit être équilibrée, mais elle peut aussi être orientée vers un type particulier de senteurs, avec par exemple un parti-pris floral, fruité ou oriental.

Les proportions

Le tableau ci-dessous vous donne une indication des teneurs moyennes en substances aromatiques dans les différents types de formules parfumées (pour 100 ml de produit parfumé).

Le matériel

- Flacons de diverses tailles, fermant hermétiquement. S'ils ont déjà contenu un produit parfumé, ils doivent être passés à l'alcool pour en éliminer toute trace olfactive.
- Entonnoirs de diamètre adapté aux flacons.
- Béchers ou éprouvettes de 50 ou 100 ml graduées tous les 5 ou 10 ml.
- Mouillettes (bandelettes de papier « buvard »), pour tester vos compositions.
- Petit fouet, agitateur en verre ou en bois, ou manche de cuillère pour agiter le mélange.
- Petites pipettes en plastique, pour doser les extraits n'étant pas conditionnés dans des flacons compte-gouttes. Chacune doit être réservée à un extrait donné (vous pouvez l'inscrire sur la pipette au feutre marqueur).
- Couteau fin ou curette, pour prélever les extraits solides (cassis, tonka).
- Filtre à café et porte-filtre.

TYPE DE FORMULE	BASE	CONCENTRATION	GOUTTES	PROPORTIONS DES NOTES		
		en essences	**pour 100 ml**	**Tête**	**Cœur**	**Fond**
Parfum	100 ml d'alcool à 90-96°	20 à 30 %	400 à 600	20 %	30 %	50 %
Eau de parfum	100 ml d'alcool à 90°	10 à 15 %	200 à 300	40 %	30 %	30 %
Eau de toilette	100 ml d'alcool à 90°	6 à 10 %	120 à 200	50 %	30 %	20 %
Eau fraîche	100 ml d'alcool à 70°	3 à 5 %	60 à 100	60 %	30 %	10 %
Eau pour enfants (2 %)	100 ml de mélange alcool et eau	2 %	40 à 60	60 %	30 %	10 %
Baume parfumé* **Huile parfumée***	100 ml de base grasse inodore	20 %	400 à 600	20 %	30 %	50 %

* À utiliser comme un parfum, surtout pas pour un massage étendu.

Les ingrédients

• **Extrait parfumés :** il s'agit principalement d'huiles essentielles, mais pas seulement. Nous les présenterons en détail plus loin.

• **Alcool (éthanol) :** c'est la base des parfums et eaux de toilette. Pour les formules les plus concentrées, l'idéal serait d'employer l'alcool de parfumerie (alcool surfin à 96° ou alcool ARO), en vente dans les drogueries et les pharmacies en Suisse, mais strictement interdit à la vente en France. Il peut généralement être remplacé par l'alcool à 90° non dénaturé (ou non modifié), que l'on peut se procurer en pharmacie, en flacon de 250 ml. Expliquez bien à votre pharmacien l'usage que vous souhaitez en faire (parfumerie), car la législation est si pesante que ce dernier peut craindre des problèmes avec les services de la douane et donc refuser de vous le délivrer... Pour les formules moins concentrées, on emploie plutôt de l'alcool à 70° non dénaturé, mais on peut se heurter au même problème d'indisponibilité en pharmacie. Enfin, pour certaines formules légères, on peut employer de l'alcool blanc de type « spiritueux » (eau-de-vie de fruits, vodka, gin), titré à 40° en France et disponible en vente libre. Il reste heureusement la solution de l'alcool parfumeur et de la base biologique pour parfum, spécialement dénaturés avec des substances dont l'odeur disparaît en présence des arômes mis en solution. La vente de ces solvants est autorisée, en toute légalité, pour les particuliers (voir Bonnes adresses en fin d'ouvrage). À partir de ceux-ci, vous pourrez préparer des solutions hydro-alcooliques moins concentrées, en vous inspirant du tableau donné plus loin (p. 231).

• **Eau :** sous forme d'eau distillée ou déminéralisée ou d'eau de source peu minéralisée, elle est principalement employée pour alléger certaines formules (eaux de toilette pour enfants) et pour préparer des solutions hydro-alcooliques maison.

• **Huile, beurre végétal :** ce sont les bases des huiles parfumées et des « parfums solides ». Choisissez une huile végétale non parfumée ou au parfum agréable et très discret, comme par exemple jojoba, amande douce, coco, coton, pépins de raisin. Si vous souhaitez réaliser un parfum solide, parfois appelé abusivement « concrète », vous emploierez un beurre inodore et solide à température : beurre de mangue, beurre de sal, beurre de karité raffiné. Vous pouvez également partir d'huile d'amande douce à laquelle vous ajoutez de la cire blanche d'abeille en granulés (voir p. 54).

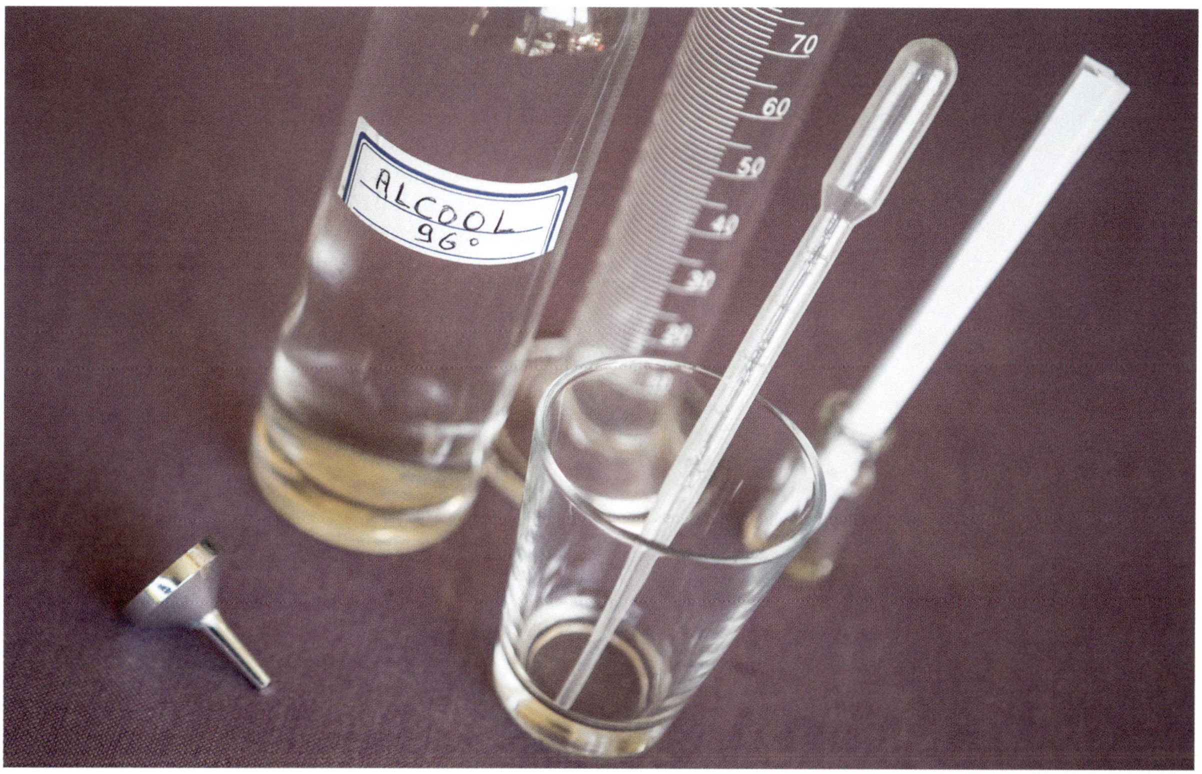

LES TECHNIQUES DE BASE

Pour préparer un parfum ou une eau de toilette

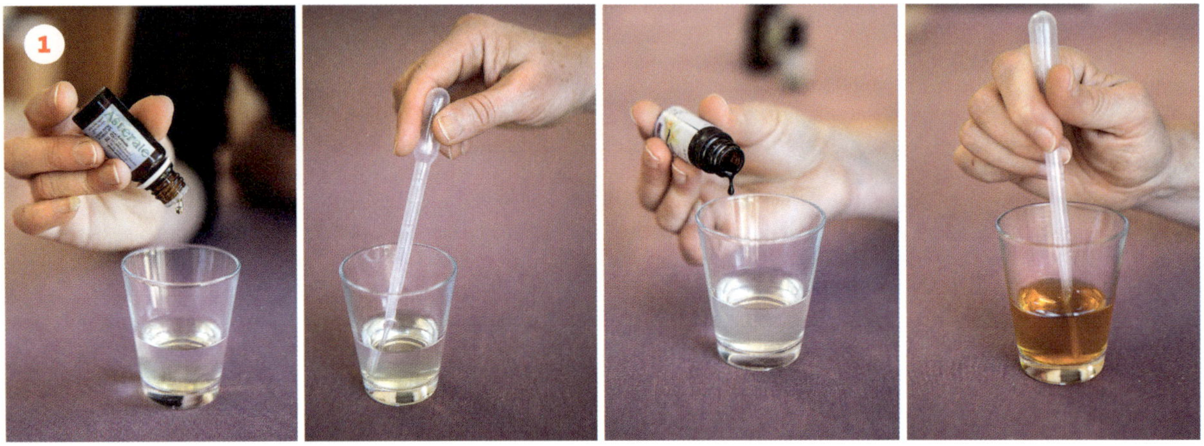

Le mode de préparation est très simple :

1 Versez les extraits aromatiques (huile essentielle, absolue, essence) dans la solution alcoolique, selon la concentration désirée, puis agitez pour bien mélanger.

2 Votre parfum est prêt, mais il va mettre quelque temps à bien s'équilibrer et à se bonifier. Transférez-le dans une petite bouteille, puis laissez la préparation reposer à l'abri de la lumière, pendant 7 jours à 1 mois, en agitant régulièrement.

3 Si votre formule est très concentrée (parfum, eau de parfum) ou si elle contient des extraits épais ou résineux (benjoin, myrrhe, patchouli, vanille...), vous pourrez procéder au glaçage, une opération qui permet d'éliminer d'éventuelles impuretés en suspension. Pour cela, placez le flacon pendant toute une nuit au congélateur (il ne cassera pas, l'alcool ne se dilatant pas au froid). Après ce passage au froid, filtrez la solution parfumée à travers un filtre à café. Répartissez-la ensuite dans des flacons fermant hermétiquement pour éviter toute évaporation des effluves précieux. En n'hésitant pas à solliciter vos talents artistiques pour une jolie déco...

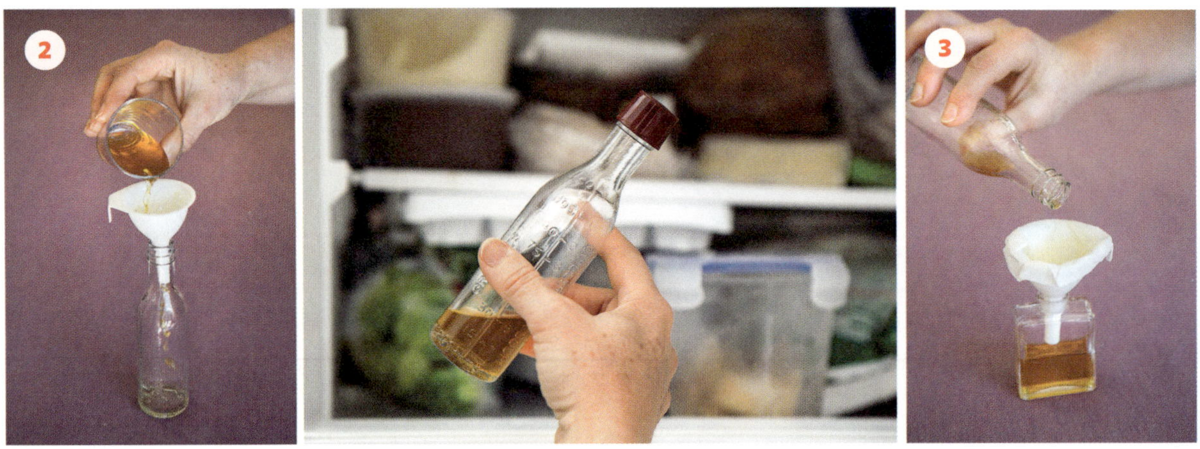

Pour obtenir des solutions hydro-alcooliques ayant la concentration en alcool adéquate, vous partirez d'alcool à 90° non dénaturé ou d'alcool parfumeur (AP) ou de base parfum biologique (BPB), auxquels vous devez ajouter un certain volume d'eau distillée, d'eau déminéralisée ou d'eau de source peu minéralisée, selon le tableau suivant (pour 100 ml de produit fini). Vous pouvez en préparer à l'avance et conserver le mélange dans une bouteille en verre fermant hermétiquement et clairement étiquetée (conservez à l'abri de la chaleur).

TITRE FINAL SOUHAITÉ (POUR 100 ML DE SOLUTION)	ALCOOL À 90° OU AP OU BPB	EAU	SUBSTITUT DU COMMERCE
70 % (70°)	78 ml	22 ml	Alcool à 70° de pharmacie non dénaturé
40 % (40°)	45 ml	55 ml	Alcool blanc non aromatisé (gin, vodka, gnôle)

Pour préparer une eau pour enfant

Pour une eau de toilette légère pour enfant, la teneur final en alcool est d'environ 25 à 35 %, d'où l'ajout d'eau. Mélangez d'abord les huiles essentielles dans la solution alcoolique (généralement à 70 %), puis ajoutez l'eau de source ou un hydrolat, comme de l'eau de rose par exemple. En raison de la richesse en eau, la préparation peut rester légèrement laiteuse ou trouble, ce qui n'altère pas sa qualité. Par ailleurs, mieux vaut l'employer dans les 6 mois qui suivent sa préparation.

Pour préparer une huile parfumée

Choisissez une huile inodore à l'arôme discret et délicat. Versez directement la quantité désirée dans un petit récipient. Ajoutez les huiles essentielles une à une (vous pouvez vous inspirer des formules de parfums données plus loin). Tournez avec un petit fouet ou un agitateur en verre, bien propres, pour bien mélanger. Versez dans un flacon ou un pot opaque, fermant hermétiquement. Le produit est prêt à l'emploi mais il tend à se bonifier avec le temps. On l'applique comme un parfum, sur la nuque, l'intérieur des poignets, derrière les oreilles.

ATTENTION !
Les produits parfumés contenant plus de 3 % d'huiles essentielles sont bien trop concentrés pour un massage ou une onction sur une grande surface de peau.

Pour préparer un baume parfumé

Choisissez un beurre végétal inodore. Faites-le fondre en le plaçant dans un bain-marie (eau chaude du robinet). Procédez ensuite comme pour l'huile, puis versez dans un ou plusieurs pots.

Pour un baume à base de cire, comptez environ 2 cuillères à café de granulés de cire d'abeille pour 30 ml d'huile (amande douce). Faites fondre le tout au bain-marie jusqu'à obtention d'un mélange clair et homogène. Ajoutez les huiles essentielles hors du feu, puis mettez en pot(s). Vous trouverez des recettes de baumes parfumés dans le chapitre 2 (p. 76 et suivantes).

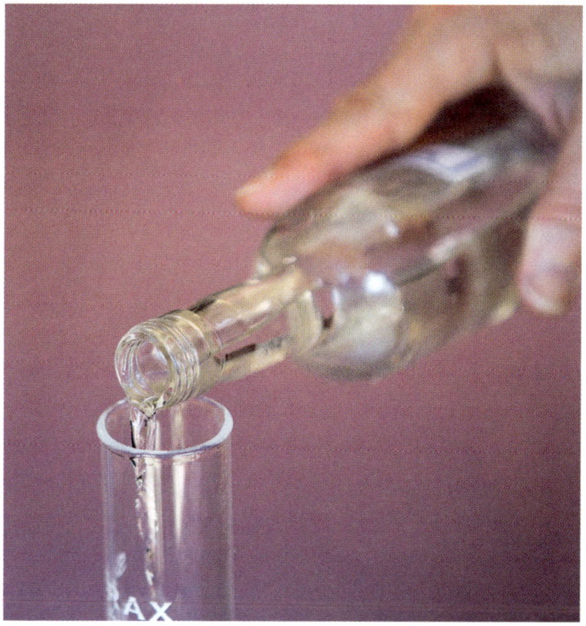

PRÉCAUTIONS D'EMPLOI ET CONSERVATION

Précautions générales

• N'appliquez pas de parfum sur une peau irritée ni sur les muqueuses ; ne le vaporisez pas à proximité des yeux, ne vous frottez pas les yeux avec les mains enduites de produit parfumé.
• N'appliquez pas de parfum aux enfants de moins de 3 ans. Dans leur cas, contentez-vous d'eaux de toilette bébé ou encore mieux, d'hydrolats (eaux florales) de lavande, de rose, de fleur d'oranger, de camomille, de tilleul, etc. (vous pouvez les mélanger pour créer des formules personnalisées). Pour les enfants plus grands, réservez-leur les formules qui leur sont destinées.
• Ne parfumez pas vos animaux, c'est inutile et ça les perturbe !

Parfums et soleil

De manière générale, parfums et soleil ne font pas bon ménage. Ceci est dû à la présence dans certaines huiles essentielles de composés photosensibilisants, qui risquent d'aggraver la sensibilité de la peau aux rayons solaires, provoquant brûlures et taches cutanées persistantes. Les principaux composés photosensibilisants impliqués sont les coumarines (furocoumarines, psoralènes, bergaptène) présentes dans les essences de zestes d'agrumes : bergamote, citron (et aussi cédrat, combava, lime, limette, yuzu), mandarine, suivis de orange amère, et dans une moindre mesure d'orange douce et de pamplemousse.

On trouve également des composés photosensibilisants dans les huiles essentielles issues de certaines apiacées (ombellifères) et de quelques plantes d'autres familles : angélique, archangélique, céleri (parties aériennes), cumin, fenouil, khella (*Ammi visnaga*), tagète, verveine citronnelle (voir aussi Zoom p. 135).

EN PRATIQUE
Par précaution, mieux vaut éviter d'appliquer du parfum sur les parties exposées à la lumière les jours de fort ensoleillement, à la mer ou au ski par exemple, et plus encore si vous cherchez à bronzer, ce qui doit toujours se faire avec prudence et modération, avec ou sans parfum !

Parfums et allergies

L'allergie aux parfums est un fait avéré qui, selon certaines sources, verrait sa fréquence en augmentation et toucherait actuellement environ 4 % des personnes. De nombreuses études ont montré que les principaux composants incriminés étaient la mousse de chêne (*Evernia prunasti extract* et *Evernia furfuracea extract*), suivie d'un arôme de synthèse donnant la note muguet, le lilial (2-(4-tert-butylbenzyl) propionaldéhyde). Les composants les plus courants des huiles essentielles seraient peu allergéniques, notamment lorsqu'ils sont présents dans l'huile essentielle (qui est un mélange de molécules) et non pas isolés, comme c'est le cas lors des tests allergiques cutanés. Globalement, l'allergie aux huiles essentielles toucherait moins de 1 % de personnes. Toutefois, les instances de santé européennes ont statué et plusieurs composés courants des huiles essentielles font partie de la liste des 26 allergènes devant obligatoirement figurer sur l'étiquetage des cosmétiques si leur concentration dépasse 0,01 %. Il s'agit par exemple de : linalol (linalol), limonène, citral, citronellol, géraniol. Vous les avez sans doute repérés sur l'emballage des parfums et des cosmétiques, même bio. En général, l'indication de leur présence n'indique pas que ces composés ont été ajoutés individuellement à la formule, mais qu'ils sont naturellement présents dans les extraits aromatiques employés.

À noter que si vous êtes sujet à l'allergie aux parfums, les fabriquer vous-même peut être une bonne solution pour minimiser ces problèmes. Choisissez quelques huiles essentielles dont vous appréciez l'arôme. Faites pour chacune, à quelques jours d'intervalle, un test de tolérance cutanée (voir p. 57). Si tout est OK, vous pourrez les combiner pour créer quelques formules personnalisées, et les privilégier pour parfumer vos cosmétiques ou soins de massage.

La conservation

Les parfums se conservent pendant plusieurs années : on parle parfois de 3 ans, ce qui est en dessous de la vérité. Ils tendent même à se bonifier dans les semaines qui suivent leur préparation, puis se stabilisent, mais avec le temps peuvent « virer ». Pour une conservation optimale, gardez-les dans un flacon en verre fermant bien, à l'abri de la chaleur et de la lumière. Évitez de laisser le flacon ouvert (les sprays et pompes sont donc conseillés). Lorsque le flacon est à moitié vide, n'hésitez pas à transvaser le reste du parfum dans un flacon plus petit pour en limiter l'oxydation.

Attention toutefois aux eaux légères riches en eau (eau pour enfants notamment), qui sont plus fragiles. Ne les conservez pas plus de 6 mois. Au delà de ce délai, vous pourrez les « recycler » en les employant comme brume d'oreiller.

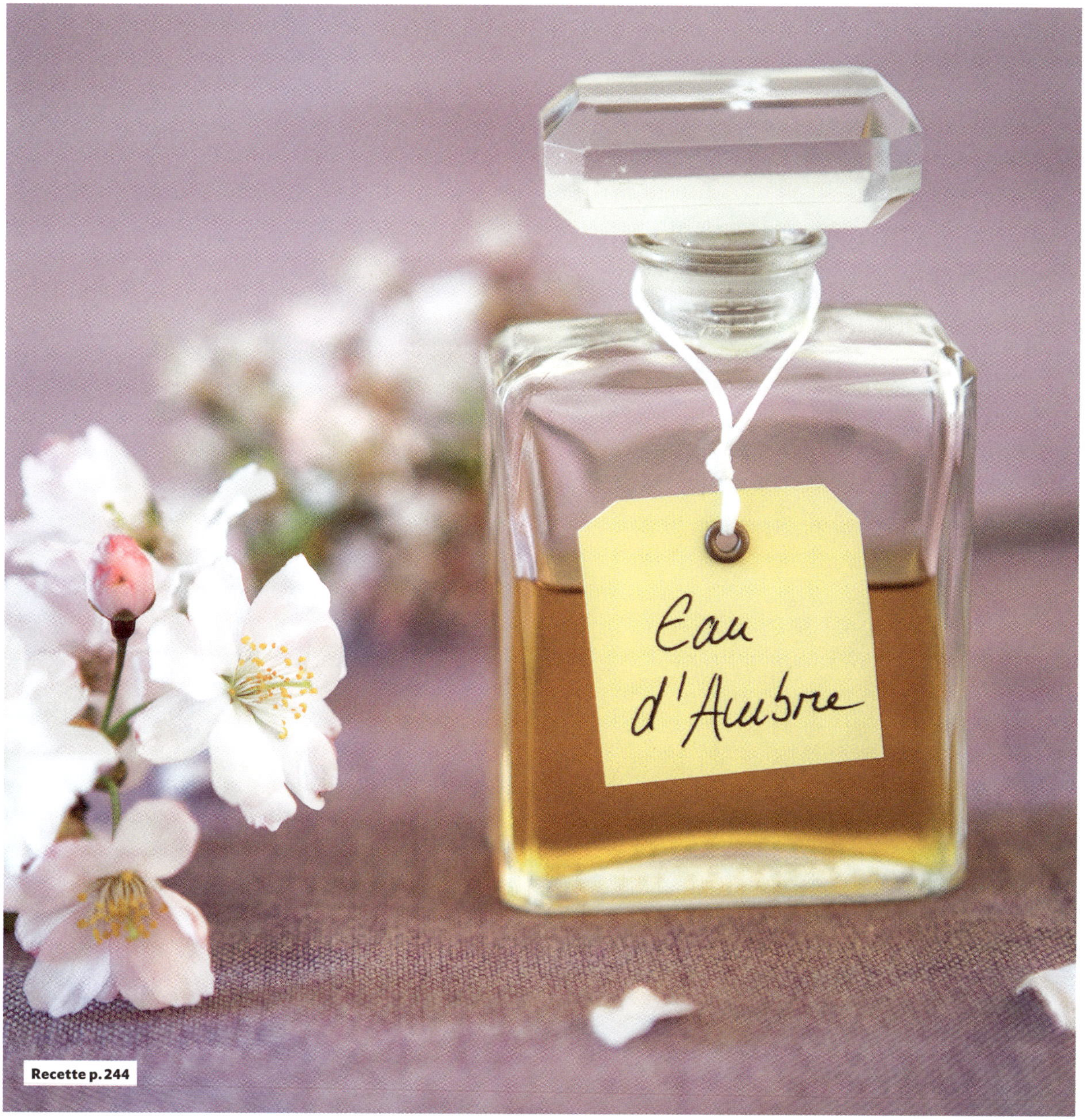

Recette p. 244

UNE SÉLECTION D'ARÔMES

Depuis des siècles, les matières premières de parfums ont fait l'objet d'un commerce florissant, alimentant les caravanes de la route des Indes ou les navires revenant des Amériques. Certains se négociaient au prix de l'or. Aujourd'hui encore, les coûts de production élevés font de certains d'entre eux un véritable luxe (rose, jasmin…). Toutefois, la gamme très étendue des huiles essentielles permet de se constituer, à partir d'extraits plus abordables, un orgue à parfums déjà très satisfaisant pour débuter, quitte à l'enrichir progressivement.

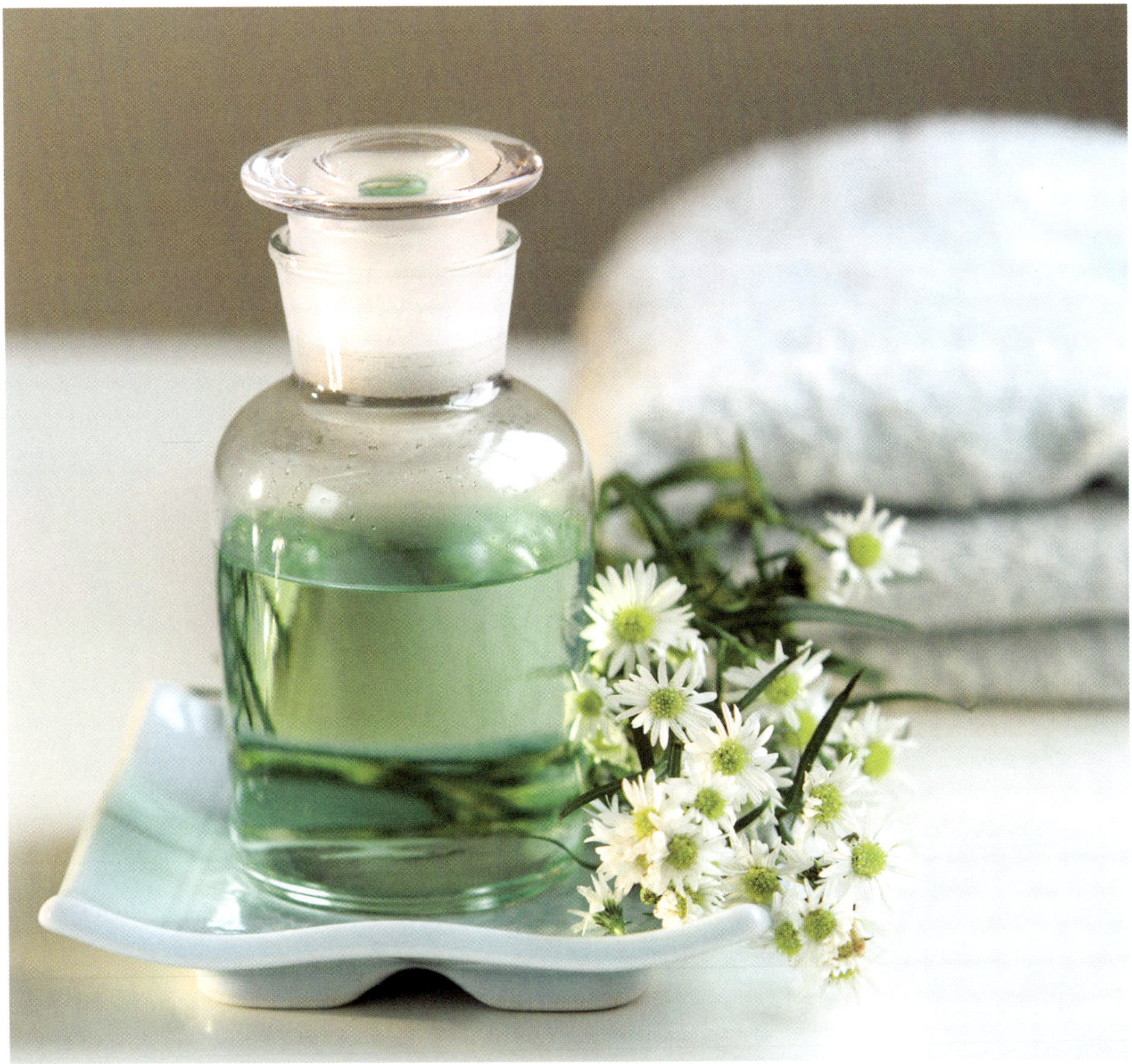

Les différents types de concentrés aromatiques

Voici pour commencer un petit bouquet... de définitions :

• Huile essentielle : extrait aromatique obtenu par distillation d'une plante à la vapeur d'eau, dans un alambic.

• Concrète : extrait obtenu par macération de fleurs dans un solvant (traditionnellement, une matière grasse), et qui se présente sous forme de pâte. Par extension, ce nom est parfois donné à un parfum solide (baume parfumé).

• Résinoïde : extrait équivalent à la concrète, mais obtenu par macération de plantes séchées (racines, mousses...) dans un solvant.

• Absolue : extrait concentré et purifié obtenu à partir d'une concrète ou d'un résinoïde, par « rinçage » à l'alcool pour éliminer le solvant, puis filtration et distillation.

• Essence : extrait obtenu par pression à froid de zestes d'agrumes. Le terme est aussi employé traditionnellement pour désigner certaines huiles essentielles ou absolues luxueuses (essence de rose, de tubéreuse, de jasmin...).

• Extrait au CO_2 supercritique : extrait issu d'une technologie assez récente qui utilise le gaz carbonique liquide comme solvant. D'un bon rendement et respectueux de la matière première, il permet d'obtenir des extraits meilleur marché, mais de qualité très correcte, pour la rose ou le jasmin par exemple.

• Extrait aromatique (de fruit par exemple) : extrait généralement obtenu par macération dans un mélange d'alcool et d'eau (extrait hydro-alcoolique) jusqu'à saturation en substances odorantes.

25 huiles essentielles d'aromathérapie pour débuter

Voici une sélection d'huiles essentielles que vous pourrez employer ou que vous employez déjà pour d'autres usages (beauté, bien-être, santé, savonnerie, cuisine, maison). Leur prix moyen est de moins de 10 € les 10 ml. Elles sont à la base des formules « éco » (voir p. 240).

Anis vert (huile essentielle) : parfum herbacé, très frais, bien sûr anisé. Cible : hommes, femmes. Tenue : note de tête.

Bergamote (essence) : parfum fruité, gourmand (bonbon), apprécié des enfants. Attention, cette huile essentielle est particulièrement photosensibilisante (voir p. 135). On peut trouver chez certains fournisseurs de l'essence de bergamote sans furocoumarines. Elle est

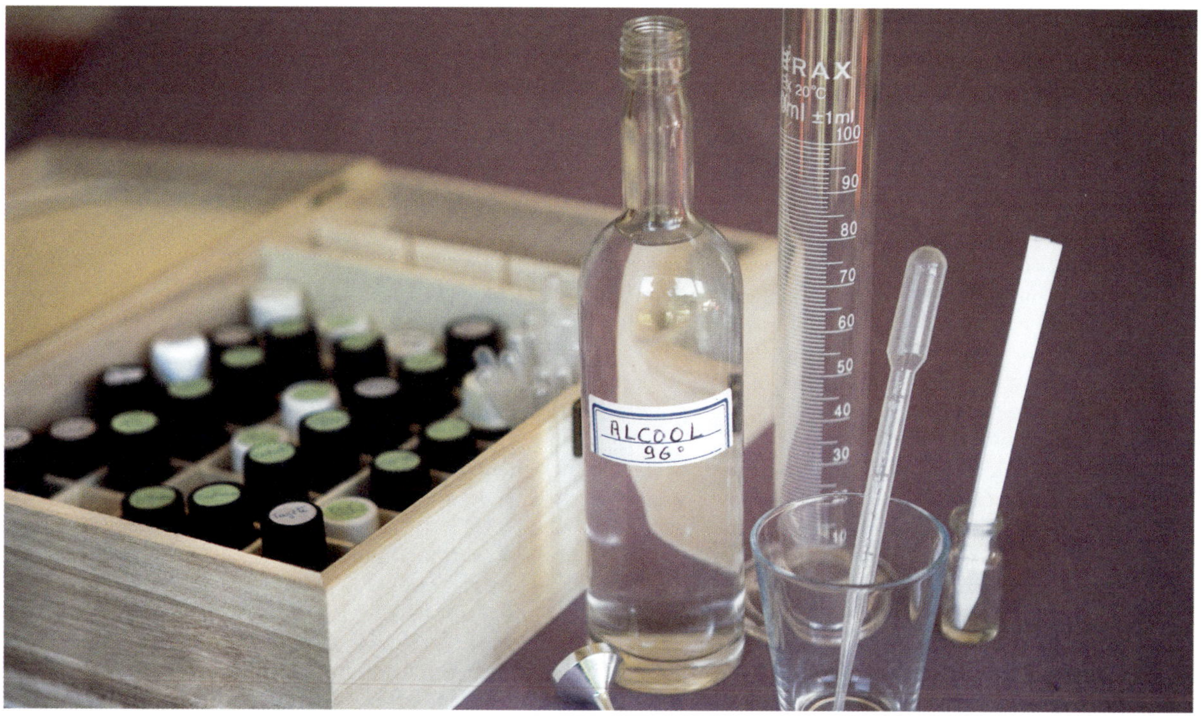

plus douce, plus ambrée, mais très agréable, et peut remplacer la bergamote standard, notamment dans les compositions estivales. Cible : hommes, femmes, enfants. Note de tête.

Benjoin (huile essentielle) : parfum chaud, vanillé, sucré, très gourmand. Cible : hommes, femmes, enfants. Note de fond, excellent fixateur.

Bois de rose, bois de Hô (huile essentielle) : parfum chaud, boisé et floral (évoquant la rose), très doux et agréable. Le bois de Hô est un excellent substitut, très ressemblant, du bois de rose, qui est menacé de pénurie. Cible : hommes, femmes. Note de tête/cœur.

Camomille romaine ou noble (huile essentielle) : parfum chaud, miellé, puissant, presque mystique. Cible : hommes, femmes, enfants. Note de cœur/fond.

Cannelle de Ceylan (huile essentielle) : parfum chaud, épicé, boisé, miellé, caractéristique de l'épice. À doser avec parcimonie car elle peut dominer la composition. Cible : hommes, femmes. Note de cœur/fond.

Cèdre de l'Atlas (huile essentielle) : parfum chaud, boisé, très doux. Cible : plutôt hommes. Note de fond.

Citron jaune (essence) : parfum très frais, caractéristique du fruit (hespéridé). On peut la remplacer par celles de cédrat ou de yuzu. Attention, toutes ces essences sont photosensibilisantes. Cible : hommes, femmes, enfants. Note de tête.

Clou de girofle (huile essentielle) : parfum puissant, épicé, chypré, floral (note œillet). Cible : hommes, femmes. Note de tête/cœur.

Géranium rosat (huile essentielle) : parfum floral, évoquant la rose, avec une légère composante citronnelle. La variété Bourbon, délicate, est la plus adaptée à la parfumerie. Cible : plutôt femmes. Note de cœur.

Encens oliban (huile essentielle) : parfum délicieux, très complexe, à la fois chaud, épicé, résineux et boisé, mystique et sensuel. Cible : hommes, femmes. Note de tête.

Lavande fine, vraie, officinale (huile essentielle) : parfum typique de la Provence, à la fois floral et herbacé, doux et frais. L'huile essentielle de lavandin (clone Super) est assez proche, en moins subtile. Elle peut toutefois la remplacer dans les eaux fraîches et légères. Cible : hommes, femmes, enfants. Note de tête.

Litsée citronnée (huile essentielle) : parfum frais, herbacé et citronné, évoquant la verveine citronnelle (verveine à tisane). Cible : hommes, femmes. Note de tête.

Mandarine (essence) : parfum fruité, frais, délicat, caractéristique du fruit. Attention, elle est photosensibilisante. Cible : hommes, femmes, enfants. Note de tête.

Menthe poivrée (huile essentielle) : parfum très frais, vivifiant, caractéristique de l'aromate. Cible : plutôt hommes. Note de tête.

Orange amère, bigarade (essence) : parfum fruité, caractéristique de l'orange, avec une petite touche légèrement épicée. À préférer à l'orange douce, un peu trop fade pour la parfumerie. Elle est légèrement photosensibilisante. Cible : hommes, femmes, enfants. Note de tête.

Palmarosa (huile essentielle) : parfum à la fois floral et épicé, évoquant la rose, mais avec une composante citronnelle assez prononcée. Cible : hommes, femmes, enfants. Note de tête.

Pamplemousse (essence) : parfum fruité, frais, très « vert », gourmand et vraiment agréable. Elle pourrait être légèrement photosensibilisante. Cible : hommes, femmes, enfants. Note de tête.

Patchouli (huile essentielle) : parfum puissant et complexe, boisé et légèrement terreux, suave, délicat, raffiné, sensuel. Cible : hommes, femmes. Note de cœur/fond.

Petit-grain bigaradier : parfum fruité, doux et sucré, avec une touche de guimauve. Cible : plutôt femmes et enfants. Note de tête/cœur.

Poivre noir (huile essentielle) : d'abord fraîche et fleurie, puis épicée, caractéristique du poivre juste moulu. Cible : hommes, femmes. Note de tête/cœur.

Romarin à verbénone (huile essentielle) : parfum frais et herbacé, typique de la garrigue, incontournable dans les eaux de Hongrie et de Cologne classiques. Cible : hommes, femmes. Note de tête.

Sauge sclarée (huile essentielle) : parfum herbacé avec une note un peu animale. Cible : hommes, mais s'associe bien aux notes fleuries féminines. Note de tête/cœur.

Thym à linalol (huile essentielle) : parfum frais, herbacé, caractéristique de l'aromate. Cible : plutôt hommes. Note de cœur.

Ylang-ylang (huile essentielle) : parfum fleuri, raffiné, oriental, très féminin, réputé aphrodisiaque. Cible : franchement femmes. Note de tête/cœur.

10 fragrances pour compléter l'aromathèque

Ces extraits ne sont employés pratiquement que pour leur parfum. Leur prix (moins de 30 € les 10 ml) reste relativement abordable. Vous les retrouverez, avec les précédents, dans les formules « premium » p. 244.

Abricot (extrait aromatique) : parfum chaud, gourmand, fruité, très agréable. Cible : plutôt femmes et enfants. Note de tête/cœur.

Coriandre (huile essentielle) : parfum frais, hespéridé (orange), avec une touche herbacée, terreuse. Cible : plutôt hommes. Note de tête.

Fève tonka (absolue) : parfum chaud, gourmand, évoquant la vanille et le cacao. Cible : hommes, femmes, enfants. Note de cœur/fond.
Fraise des bois (extrait aromatique) : parfum sucré, très doux, caractéristique du fruit. Cible : plutôt jeunes femmes, enfants. Note de tête.
Maniguette (huile essentielle) : parfum frais, fleuri-fruité, légèrement poivré, très fin, subtil et agréable. Huile essentielle relaxante et réputée aphrodisiaque. Cible : hommes, femmes. Note de tête.
Monarde fistuleuse (huile essentielle) : parfum complexe, à la fois vert et fleuri (évoquant le géranium en plus capiteux) avec une note fruitée (bergamote, banane). Cible : plutôt femmes. Note de tête/cœur.
Mousse de chêne (absolue) : parfum chaud et boisé (forêt, humus), poudré. Attention, connue pour provoquer des allergies. Cible : hommes, femmes. Note de fond, excellent fixateur.
Santal amyris (huile essentielle) : parfum doux, boisé, apaisant, rappelant le bois de santal blanc, en plus discret. Cible : hommes, femmes. Note de fond.

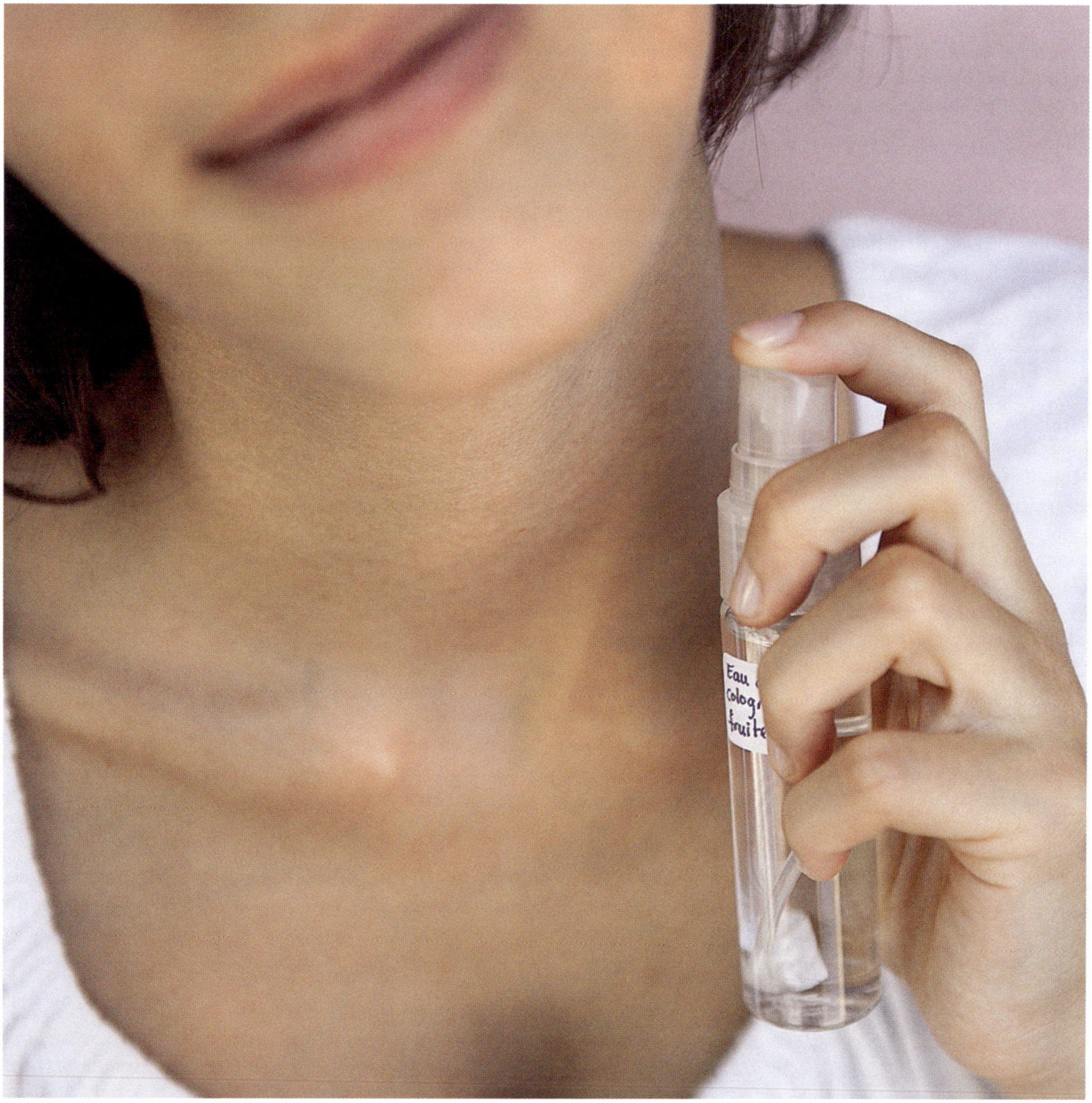

Vanille (absolue) : parfum chaud, gourmand, sucré, caractéristique de l'épice. Cible : hommes, femmes, enfants. Note de cœur/fond.
Vétiver (huile essentielle) : parfum « viril », de bois brûlé, terreux (humus), avec néanmoins une pointe de fraîcheur herbacée de type « fougère ». Cible : franchement hommes. Note de fond.

6 extraits précieux

Certes, ils sont chers à l'achat (plus de 30 € les 10 ml). Mais vous les conserverez pendant des années et ils donneront à vos formules des notes raffinées incomparables. Ils complètent les précédentes dans les formules « grand luxe » p. 249.

Ambrette (extrait au CO_2) : parfum chaud, raffiné, ambré, floral. En raison de sa composante « animale », l'ambrette est considérée comme un excellent substitut au musc. Assez onéreuse, on l'emploie à très faibles doses. Cible : hommes, femmes. Note de fond.
Bois de santal (huile essentielle) : parfum chaud, doux et boisé, suave, poudré, avec une note de rose douce. Mais étant donné son prix et la pénurie qui la menace, on remplace de plus en plus l'huile essentielle de bois de santal par de l'huile essentielle de santal amyris, dont le parfum est très approchant. Cible : hommes, femmes. Note de fond, fixateur.
Jasmin (absolue) : parfum puissant fleuri-fruité, suave, raffiné, oriental, sensuel. C'est un luxe à s'offrir, avec l'essence de rose, si l'on veut créer des compositions précieuses. Cible : plutôt femmes. Note de cœur.
Fleur d'oranger (huile essentielle) : cet extrait précieux a le parfum caractéristique des fleurs du bigaradier (oranger amer). Souvent appelée tout simplement « le Néroli », en l'honneur de Marie-Anne de La Trémoille, princesse des Ursins, comtesse de Nérola qui en lança la mode au XVIIe siècle, cette huile essentielle est fruitée et fleurie, suave, profonde, subtile et très raffinée, et pour tout dire incomparable. Pour les parfumeurs, c'est « l'or liquide du jardin des Hespérides ». En raison de son coût élevé, on peut la remplacer, dans toutes les formules où elle figure, par le petit-grain bigaradier, qui est issu du même arbre, mais qui est loin, toutefois, d'avoir sa subtilité et son caractère relaxant et euphorisant. Cible : hommes, femmes, enfants. Note de cœur/fond.
Rose de Damas (huile essentielle ou absolue) : parfum caractéristique, floral et légèrement épicé, très raffiné. La forme huile essentielle ou « essence de rose » est le *nec plus ultra*. En raison de son coût élevé, on peut la remplacer dans les formules où elle figure par le géranium rosat Bourbon ou par un mélange à 50/50 de géranium et de bois de rose. Mais rien n'égalera la subtilité de la rose ni ses effets positivants sur le moral. Cible : plutôt femmes. Note de cœur.
Tubéreuse (absolue) : parfum capiteux, lourd, mêlant miel et fleurs blanches (chèvrefeuille, oranger, narcisse). Un peu entêtant, c'est une essence précieuse, à doser avec parcimonie. Cible : plutôt femmes. Note de cœur, voire de fond.

22 essences à découvrir pour aller plus loin

Dans ce chapitre, nous vous proposons de travailler avec un orgue allant jusqu'à 41 huiles essentielles et extraits aromatiques. C'est déjà beaucoup ! Mais lorsque l'on se prend au jeu, on a envie d'explorer encore davantage l'univers olfactif, et d'étendre ainsi le champ des possible. Voici une sélection de composants qui nous semblent intéressants en parfumerie maison, même s'ils ne sont pas employés dans les formules que nous vous proposons. Vous pourrez les découvrir progressivement en vous aidant de ces brefs portraits. Beaucoup se trouvent déjà dans vos souvenirs sous la forme d'une friandise (une madeleine ?!), d'une épice, de la rencontre avec un arbre ou une fleur…

Angélique (huile essentielle) : parfum chaud, gourmand, fruité, anisé. Hommes, femmes. Note de tête/cœur.
Baies roses (huile essentielle) : parfum frais, fruité et poivré. Cible : hommes, femmes. Note de tête.
Bouleau (huile essentielle) : note de « cuir ». Cible : plutôt hommes. Note de tête/cœur.
Bourgeon de cassis (absolue) : fruitée, puissante, avec une touche animale. Cible : hommes, femmes. Note de cœur.
Cardamome (huile essentielle) : parfum frais, citronné et épicé. Cible : hommes, femmes. Note de tête.
Carotte sauvage semence (huile essentielle) : parfum chaud, herbacé et fruité, évoquant l'abricot. Cible : hommes, femmes. Note de cœur.
Champaca, Michelia champaca (absolue) : parfum puissant, floral, « classique » évoquant un bouquet de jasmin, lilas et œillet, avec un fond gourmand, sucré, de miel et frangipane, sensuel. Cible : femmes. Note de cœur/fond.
Croton geayi (huile essentielle) : parfum frais, herbacé, complexe et raffiné, très agréable. C'est presque une eau de Cologne à l'état brut. Cible : hommes, femmes. Note de tête.

Cyprès bleu (huile essentielle) : parfum balsamique, boisé, un peu terreux, bien que doux et discret. Cible : plutôt hommes. Note de cœur/fond.
Davana (huile essentielle) : parfum fleuri, boisé, légèrement animal, avec des notes fruitées et acidulées qui rappellent les fruits mûrs, notamment l'abricot. Cible : hommes, femmes. Note de cœur.
Frangipanier (absolue) : parfum chaud, exotique, sucré, vanillé, très gourmand. Cible : plutôt femmes et enfants. Note de tête/cœur.
Galbanum (huile essentielle) : parfum puissant, vert, végétal, terreux, avec une note florale (jacinthe, jasmin). Cible : plutôt hommes. Note de tête/cœur.
Gingembre (huile essentielle) : parfum épicé et citronné, identique au gingembre frais. Cible : hommes, femmes. Note de tête/cœur.
Iris (absolue) : parfum poudré, floral, très délicat. Cible : plutôt femmes. Note de cœur.
Laurier noble (huile essentielle) : parfum puissant, épicé, boisé, caractéristique de l'aromate. Cible : plutôt hommes. Note de tête/cœur.
Magnolia, Michelia alba (huile essentielle) : parfum floral, avec une note fruitée et gourmande (citron, miel, vanille), proche du champaca. Cible : femmes. Note de cœur/fond.
Mimosa (absolue) : parfum floral puissant, un peu vert, laissant place à un cœur poudré, délicat. Cible : femmes. Note de tête/cœur.
Myrrhe (huile essentielle) : parfum lourd, terreux, oriental, mystique. Cible : hommes, femmes. Note de fond.
Opoponax (oléorésine) : parfum puissant, entêtant, mystique, sensuel, apportant beaucoup de caractère aux compositions orientales. Cible : hommes, femmes. Note de fond.
Osmanthus (huile essentielle) : parfum floral et fruits (abricot), avec des notes de miel et de cuir. Cible : plutôt femmes. Note de cœur/fond.
Rhododendron (huile essentielle) : parfum complexe, à la fois frais, fleuri et fruité (citron, myrtille, pomme de pin), avec un fond boisé, résineux. Cible : hommes, femmes. Note de tête/cœur.
Violette (absolue) : parfum herbacé (herbe coupée), terreux, un peu lourd. Note de fond.

À SAVOIR
L'absolue de violette a un parfum très différent de celui des fleurs. Celui-ci, impossible à capturer par des méthodes naturelles, est « reconstitué » à partir de molécules de synthèse.

LES FORMULES

Voici, pour vous initier à la parfumerie « maison », un florilège de 21 formules d'eaux de toilettes pour tous les goûts et toutes les bourses, et pour toute la famille (hommes, femmes, enfants). Ces formules sont classées selon l'investissement qu'elles demandent.

- Sept formules « éco » : formules composées d'huiles essentielles « classiques » de la trousse d'aromathérapie ou de cosmétique (première liste).
- Sept formules « premium » : viennent s'y ajouter quelques extraits spécifiques à la parfumerie, mais d'un prix très abordable (deuxième liste).
- Sept formules « grand luxe » : des extraits précieux et chers y font leur entrée (troisième liste). Ces formules n'ont pas forcément un prix de revient élevé, car ces ingrédients sont souvent faiblement dosés, mais elles demandent un investissement de départ conséquent.

COLOGNE CLASSIQUE

(EAU FRAÎCHE)

Formule

- 97 ml d'alcool à 70° non dénaturé ou de solution hydro-alcoolique à 70 %
- 30 gouttes d'huile essentielle de romarin à verbénone
- 15 gouttes d'huile essentielle de bergamote
- 12 gouttes d'essence d'orange amère (bigarade)
- 10 gouttes d'huile essentielle de thym à linalol
- 6 gouttes d'essence de citron jaune
- 2 gouttes d'huile essentielle de clou de girofle

Un classique aux effets tonifiants.

COLOGNE FRUITÉE

(EAU FRAÎCHE)

Formule

- 100 ml d'alcool à 70° non dénaturé ou de solution hydro-alcoolique à 70%
- 15 gouttes d'essence d'orange amère
- 15 gouttes d'essence de citron jaune
- 12 gouttes d'essence de mandarine rouge
- 8 gouttes d'essence de bergamote
- 10 gouttes d'huile essentielle de romarin à verbénone

Une promenade dans le jardin des Hespérides !

EAU DU PORTUGAL

(POUR ENFANT)

Formule

- 20 ml d'alcool à 70° non dénaturé ou de solution hydro-alcoolique à 70 %
- 30 ml d'eau de source peu minéralisée ou d'eau de fleur d'oranger bio
- 20 gouttes d'essence d'orange amère
- 5 gouttes d'essence de bergamote, si possible sans furocoumarines
- 2 gouttes d'essence de citron jaune
- 2 gouttes d'huile essentielle de clou de girofle
- 1 goutte d'huile essentielle de géranium rosat

Cette eau fraîche, très douce et légère, peut convenir aux enfants à partir de 5 ans, sauf au soleil bien sûr (du fait de la présence des essences d'agrumes, photosensibilisantes).

RAPPEL

Délayez d'abord les huiles essentielles dans l'alcool puis ajoutez l'eau.

DANS LE JARDIN DES ASHOKAS

(EAU DE TOILETTE POUR FEMME)

Formule

- 40 ml d'alcool à 90° non dénaturé ou d'alcool parfumeur ou de base parfum biologique
- 11 gouttes d'huile essentielle de petit-grain bigaradier
- 10 gouttes d'essence d'orange amère
- 6 gouttes d'huile essentielle d'encens oliban
- 5 gouttes d'absolue de benjoin
- 5 gouttes d'huile essentielle de palmarosa
- 1 goutte d'huile essentielle de cannelle
- 1 goutte d'huile essentielle de patchouli

Cette eau de toilette d'inspiration indienne développe une note de tête très fraîche, presque Cologne, puis une note de cœur douce, presque poudrée.

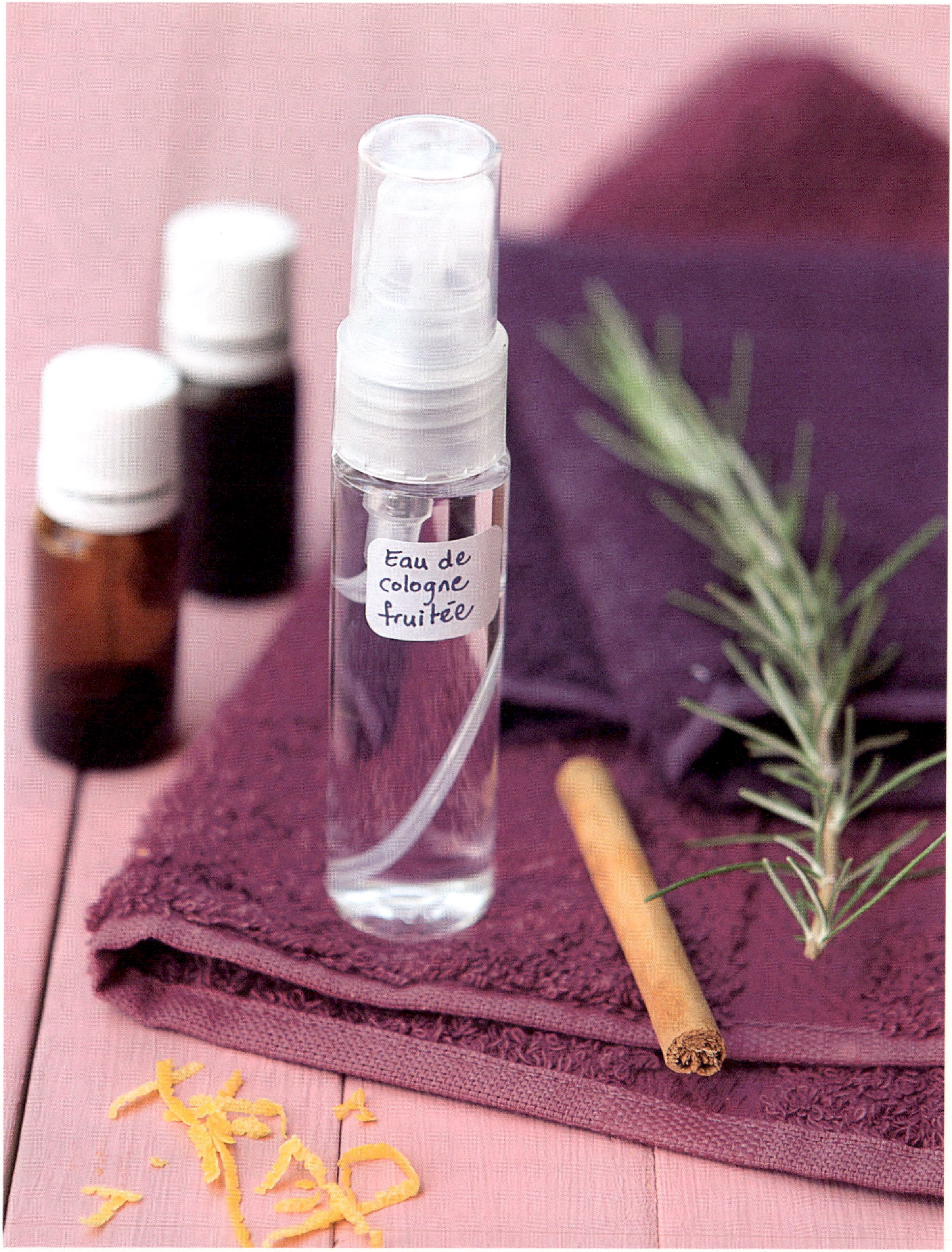
Eau de
cologne
fruitée

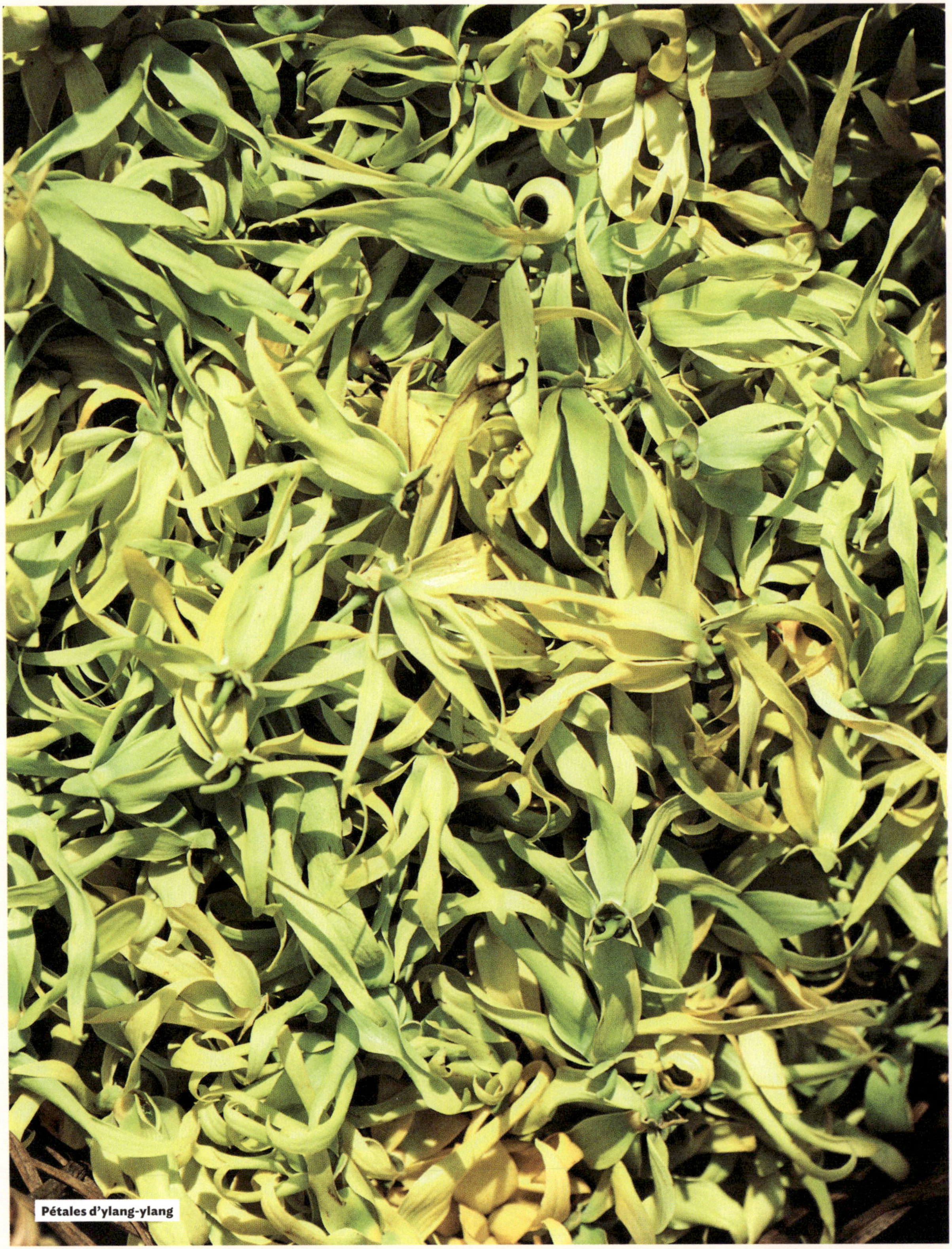

Pétales d'ylang-ylang

VERLAINE

(EAU DE PARFUM POUR FEMME)

Formule

- 50 ml d'alcool à 90° non dénaturé ou d'alcool parfumeur ou de base parfum biologique
- 22 gouttes d'huile essentielle de petit-grain bigaradier
- 16 gouttes d'huile essentielle d'ylang-ylang
- 16 gouttes d'huile essentielle de litsée citronnée
- 16 gouttes de géranium rosat Bourbon
- 12 gouttes d'huile essentielle de palmarosa
- 8 gouttes d'huile essentielle de lavande fine
- 6 gouttes d'essence de citron jaune
- 4 gouttes d'huile essentielle de clou de girofle

Voici des fruits, des fleurs, des feuilles et des branches, pour cette eau de parfum très fraîche, mais non dépourvue de caractère.

TRIBUTE TO A ROSE

(EAU DE PARFUM POUR FEMME)

Formule

- 40 ml d'alcool à 90° non dénaturé ou d'alcool parfumeur ou de base parfum biologique
- 20 gouttes d'huile essentielle de géranium Bourbon
- 20 gouttes d'huile essentielle de bois de rose
- 18 gouttes d'huile essentielle d'ylang-ylang
- 10 gouttes d'essence de bergamote
- 8 gouttes d'huile essentielle de palmarosa
- 6 gouttes d'huile essentielle de girofle
- 4 gouttes d'huile essentielle de santal amyris
- 4 gouttes d'absolue de benjoin
- 2 gouttes d'huile essentielle de patchouli

Cette eau de toilette, à la fois florale, chyprée et épicée, est une évocation de la rose... mais elle n'en contient pas !

FRENCH LOVER

(EAU DE TOILETTE POUR HOMME)

Formule

- 50 ml d'alcool à 90° non dénaturé ou d'alcool parfumeur ou de base parfum biologique
- 20 gouttes d'huile essentielle de lavande vraie
- 20 gouttes d'huile essentielle de romarin à verbénone
- 20 gouttes d'huile essentielle de citron jaune
- 20 gouttes d'huile essentielle de vétiver
- 12 gouttes d'huile essentielle de menthe poivrée
- 8 gouttes d'huile essentielle de sauge sclarée

Une eau de toilette pour ces messieurs, à la fois classique et très fraîche.

COLOGNE FLORENTINE

(EAU FRAÎCHE)

Formule

- 80 ml d'alcool à 70° non dénaturé ou de solution hydro-alcoolique à 70%
- 15 gouttes d'essence de citron jaune
- 15 gouttes d'huile essentielle de romarin (CT verbénone ou cinéole)
- 10 gouttes d'essence de bergamote
- 5 gouttes d'essence de citron jaune (ou de cédrat)
- 2 gouttes d'huile essentielle de lavande fine
- 2 gouttes d'huile essentielle de cannelle de Ceylan
- 2 gouttes d'huile essentielle d'anis vert
- 2 gouttes d'oléorésine de vanille
- 2 gouttes d'absolue de benjoin

Une adaptation de la formule donnée par L. Peyronnet vers 1920, dans *Le médecin des pauvres*, comme étant celle du créateur de parfums Jean-Marie Farina.

ENCENS DES ÎLES

(EAU DE TOILETTE POUR FEMME)

Formule

- 30 ml d'alcool à 90° non dénaturé ou d'alcool parfumeur ou de base parfum biologique
- 36 gouttes d'extrait aromatique d'abricot
- 6 gouttes d'essence de bergamote
- 5 gouttes d'huile essentielle de santal amyris
- 5 gouttes d'huile essentielle d'encens oliban
- 3 gouttes d'huile essentielle de patchouli
- 1 goutte d'huile essentielle de cannelle de Ceylan

Une eau jeune et gourmande qui évoque les tropiques, la noix de coco et le soleil, mais invite toutefois à la sagesse !

DÉJEUNER SUR L'HERBE

(EAU DE PARFUM POUR FEMME)

Formule

- 50 ml d'alcool à 90° non dénaturé ou d'alcool parfumeur ou de base parfum biologique
- 22 gouttes d'huile essentielle de petit-grain bigaradier
- 20 gouttes d'essence de pamplemousse
- 20 gouttes d'essence d'orange amère
- 16 gouttes d'huile essentielle de géranium Bourbon
- 16 gouttes d'extrait aromatique d'abricot
- 12 gouttes d'huile essentielle de monarde fistuleuse
- 4 gouttes d'huile essentielle de coriandre
- 6 gouttes d'essence de citron jaune
- 4 gouttes d'huile essentielle de sauge sclarée

Une composition fleurie-fruitée, un peu verte comme l'herbe des prairies, et qui vous invite à la campagne.

EAU D'AMBRE

(PARFUM POUR FEMME)

Formule

- 30 ml d'alcool à 96° ou d'alcool à 90° non dénaturé ou d'alcool parfumeur ou de base parfum biologique
- 12 gouttes d'essence de bergamote
- 12 gouttes d'huile essentielle de bois de rose ou de bois de Hô
- 10 gouttes d'huile essentielle de géranium rosat
- 5 gouttes d'essence de bigarade (orange amère)
- 5 gouttes d'huile essentielle d'ylang-ylang
- 5 gouttes d'absolue de vanille
- 3 gouttes d'huile essentielle de coriandre
- 3 gouttes d'huile essentielle de litsée citronnée
- 3 gouttes d'huile essentielle de santal amyris
- 3 gouttes d'absolue de benjoin

Une eau très classique, hespéridée, fleurie et ambrée par le benjoin. Elle vous réchauffera plutôt l'hiver, car cette formule riche en bergamote doit être évitée les jours ensoleillés.

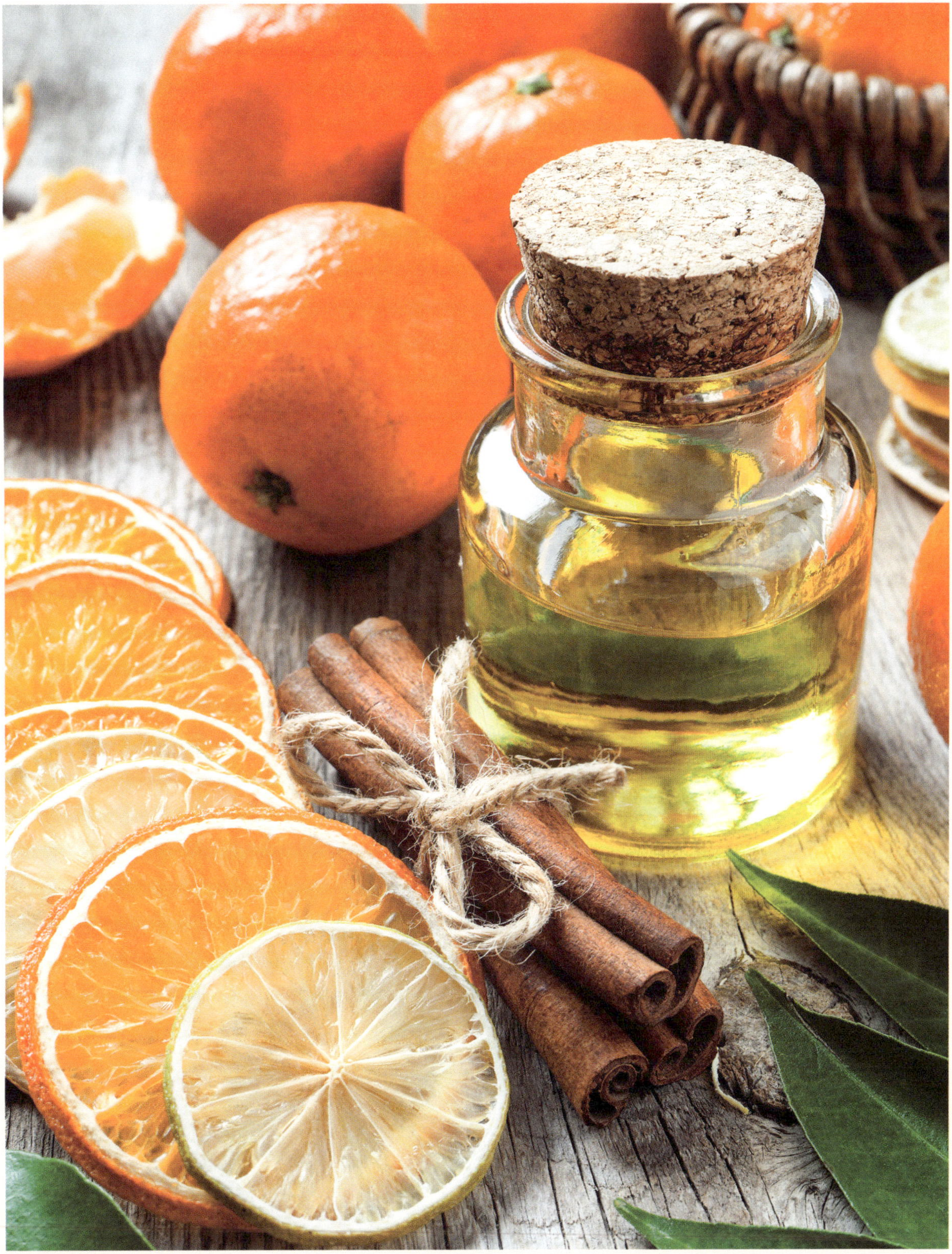

VENT DU MATIN

(EAU FRAÎCHE POUR HOMME)

Formule

- 30 ml d'alcool à 70° non dénaturé ou de solution hydro-alcoolique à 70 %
- 15 gouttes d'huile essentielle de maniguette
- 5 gouttes d'huile essentielle de sauge sclarée
- 5 gouttes d'huile essentielle de coriandre
- 3 gouttes d'huile essentielle de cèdre de l'Atlas
- 2 gouttes d'huile essentielle de laurier noble
- 2 gouttes d'huile essentielle de monarde fistuleuse

Une eau de toilette très fraîche et tonique, laissant une note de cœur fleurie-fruitée discrète.

L'ASTROLABE

(EAU DE TOILETTE POUR HOMME)

Formule

- 50 ml d'alcool à 90° non dénaturé ou d'alcool parfumeur ou de base parfum biologique
- 12 gouttes d'essence de citron jaune
- 10 gouttes d'huile essentielle de lavande fine
- 6 gouttes d'huile essentielle de coriandre
- 5 gouttes d'huile essentielle de cèdre de l'Atlas
- 3 gouttes d'huile essentielle de sauge sclarée
- 2 gouttes d'huile essentielle de santal amyris
- 2 pointes de couteau d'absolue de mousse de chêne

Une composition classique, à la fois fraîche et sensuelle.

SUR UN MARCHÉ PERSAN

(EAU DE TOILETTE POUR HOMME)

Formule

- 30 ml d'alcool à 90° non dénaturé ou d'alcool parfumeur ou de base parfum biologique
- 10 gouttes d'absolue de benjoin
- 10 gouttes d'huile essentielle de litsée citronnée
- 5 gouttes d'huile essentielle de santal amyris
- 3 gouttes d'huile essentielle de vétiver
- 3 gouttes d'huile essentielle de patchouli
- 1 pointe de couteau de fève tonka

Qui n'a rêvé d'être le calife, arrivant sur son chameau, au rythme de la musique grandiose de Ketelbey !

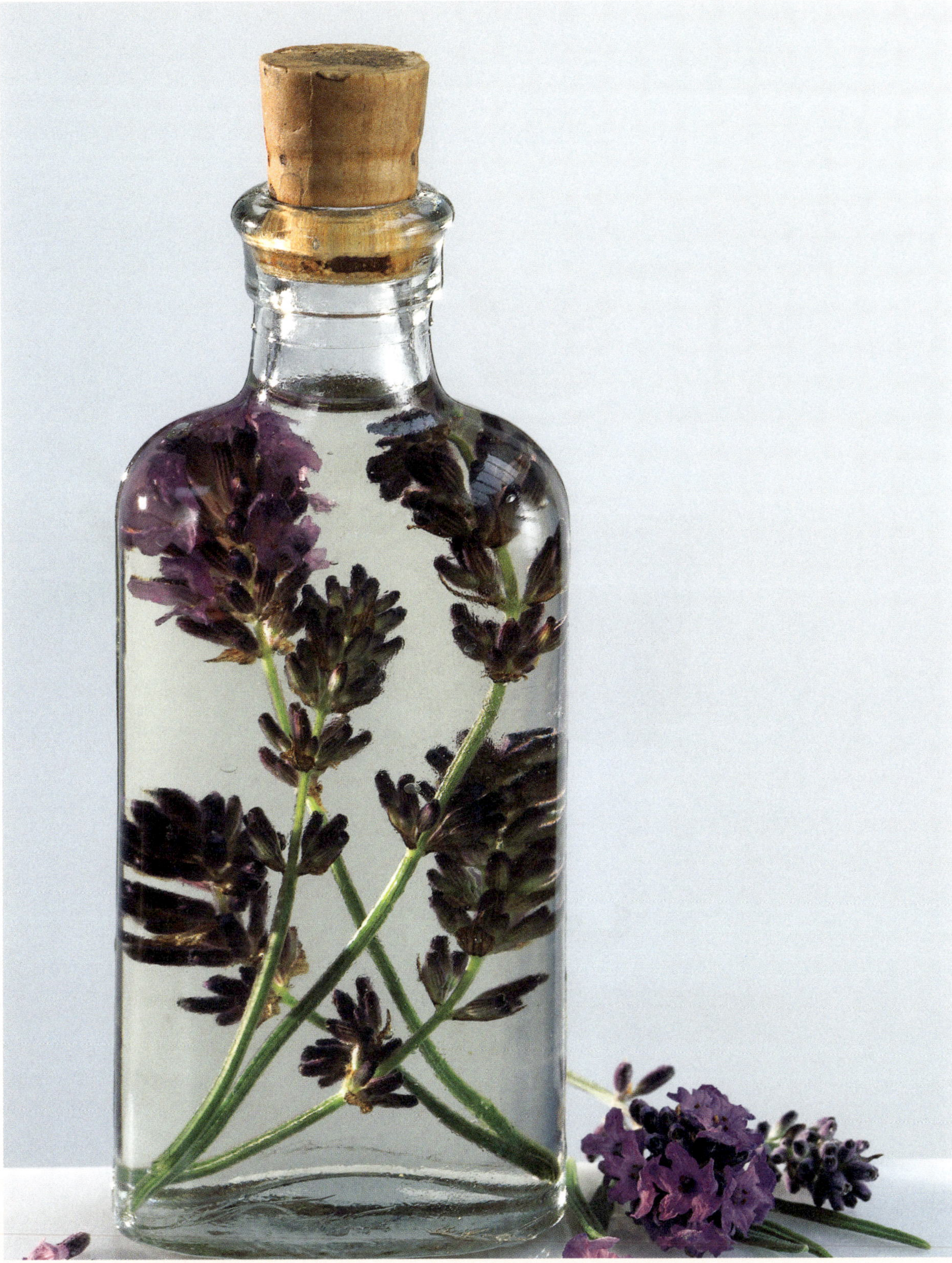

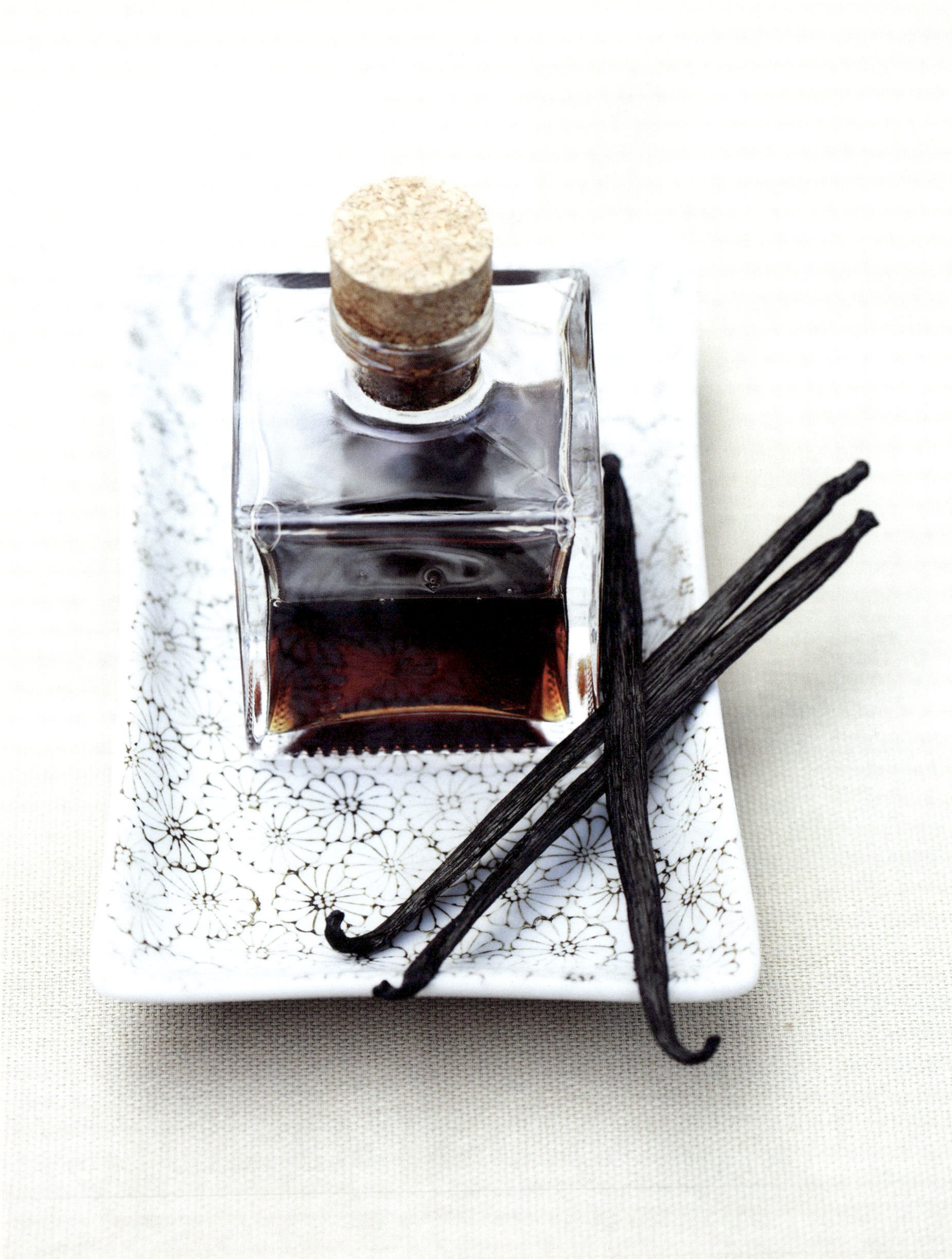

BÉBÉ FLEUR

(EAU POUR ENFANT)

Formule

- 30 ml d'alcool à 70 °C non modifié ou de solution hydro-alcoolique à 70%
- 30 ml d'eau de rose
- 10 gouttes d'essence d'orange amère
- 3 gouttes d'huile essentielle de camomille romaine
- 3 gouttes d'essence de bergamote (si possible sans furocoumarines)
- 2 gouttes de Néroli (huile essentielle de fleur d'oranger)
- 2 gouttes d'huile essentielle ou d'absolue de rose de Damas

Pauvre en alcool et composée exclusivement d'huiles essentielles sélectionnées pour leur innocuité, cette eau douce et gourmande convient aux enfants à partir de 3 ans. Toutefois, par précaution, vaporisez-la sur les vêtements ou sur une zone du corps qui ne risque pas d'être exposée au soleil.

RAPPEL
Délayez d'abord les huiles essentielles dans l'alcool puis ajoutez l'eau.

L'OR VERT

(EAU FRAÎCHE)

Formule

- 120 ml d'alcool à 70° non dénaturé ou de solution hydro-alcoolique à 70%
- 30 gouttes d'essence d'orange amère
- 30 gouttes d'huile essentielle de petit-grain bigaradier
- 20 gouttes d'essence de citron jaune
- 10 gouttes d'huile essentielle de poivre noir
- 10 gouttes de Néroli (huile essentielle de fleur d'oranger)
- 10 gouttes d'huile essentielle de clou de girofle

Une eau fraîche originale, qui donne la part belle à des notes épicées associées à la délicatesse du Néroli.

ESCALE À KANAUJ

(EAU DE TOILETTE POUR FEMME)

Formule

- 40 ml d'alcool à 90° non dénaturé ou d'alcool parfumeur ou de base parfum biologique
- 11 gouttes d'huile essentielle de petit-grain bigaradier
- 10 gouttes d'huile essentielle d'orange amère
- 6 gouttes d'huile essentielle d'encens oliban
- 5 gouttes d'absolue de benjoin
- 5 gouttes d'huile essentielle ou d'absolue de rose de Damas
- 1 goutte d'huile essentielle de cannelle
- 1 goutte d'huile essentielle de patchouli

Cette composition développe une note de tête très fraîche, presque Cologne, puis laisse place à une note de cœur douce et relaxante, légèrement poudrée. Son esprit oriental évoque la ville de Kanauj, capitale indienne des parfums.

TEMPS SUSPENDU

(EAU DE TOILETTE POUR FEMME)

Formule

- 50 ml d'alcool à 90° non dénaturé ou d'alcool parfumeur ou de base parfum biologique
- 30 gouttes d'huile essentielle ou d'absolue de rose de Damas
- 20 gouttes d'huile essentielle d'ylang-ylang
- 10 gouttes de Néroli (huile essentielle de fleur d'oranger)
- 6 gouttes d'absolue de benjoin
- 6 gouttes d'huile essentielle d'encens oliban
- 6 gouttes d'huile essentielle de géranium rosat Bourbon

Ne vous y trompez pas, cette eau de toilette florale et très féminine est un vrai petit luxe, à vous offrir si rose et Néroli figurent parmi vos trésors.

FLOWER POWER

(EAU DE TOILETTE POUR FEMME)

Formule

- 30 ml d'alcool à 90° non dénaturé ou d'alcool parfumeur ou de base parfum biologique
- 10 gouttes d'essence de mandarine rouge
- 5 gouttes d'absolue de jasmin
- 5 gouttes d'huile essentielle de patchouli
- 5 gouttes d'huile essentielle de bois de rose
- 5 gouttes de Néroli (huile essentielle de fleur d'oranger)
- 5 gouttes d'essence d'orange douce
- 3 gouttes d'huile essentielle d'orange amère
- 3 gouttes d'huile essentielle d'ylang-ylang
- 3 gouttes d'extrait au CO_2 d'ambrette
- 3 gouttes d'huile essentielle de sauge sclarée
- 3 gouttes d'huile essentielle ou d'absolue de rose de Damas
- 2 gouttes d'huile essentielle de girofle
- 1 pointe de couteau d'absolue de fève tonka

Une eau de parfum très florale, féminine, un peu mystérieuse. Avec ses notes florales et son patchouli, elle rend hommage aux sixties.

L'OPTIMISTE

(EAU DE PARFUM POUR FEMME)

Formule

- 30 ml d'alcool à 90° non dénaturé ou d'alcool parfumeur ou de base parfum biologique
- 25 gouttes d'extrait aromatique de fraise des bois
- 10 gouttes d'essence de pamplemousse
- 10 gouttes d'extrait aromatique ou d'absolue de vanille
- 8 gouttes d'huile essentielle de bois de rose
- 6 gouttes d'essence de mandarine rouge
- 6 gouttes d'essence de bergamote
- 3 gouttes d'huile essentielle de géranium rosat Bourbon
- 3 gouttes de Néroli (huile essentielle de fleur d'oranger)
- 3 gouttes d'huile essentielle ou d'absolue de jasmin

Une eau de parfum fleurie-fruitée très raffinée, qui vous mettra le moral au beau fixe.

BELLE ÉPOQUE

(PARFUM POUR FEMME)

Formule

- 15 ml d'alcool à 96° ou d'alcool à 90° non dénaturé ou d'alcool parfumeur ou de base parfum biologique
- 15 gouttes d'essence d'orange amère
- 10 gouttes d'huile essentielle d'encens oliban
- 10 gouttes d'huile essentielle ou d'absolue de jasmin
- 5 gouttes d'huile essentielle de bois de santal
- 5 gouttes de Néroli (huile essentielle de fleur d'oranger)
- 3 gouttes d'huile essentielle ou d'absolue de rose de Damas
- 3 gouttes d'huile essentielle d'ylang-ylang
- 3 gouttes d'absolue d'ambrette
- 3 gouttes d'huile essentielle de patchouli
- 3 gouttes d'absolue de tubéreuse

Cette formule florale très féminine, un peu capiteuse, est inspirée des parfums classiques du début du XXe siècle.

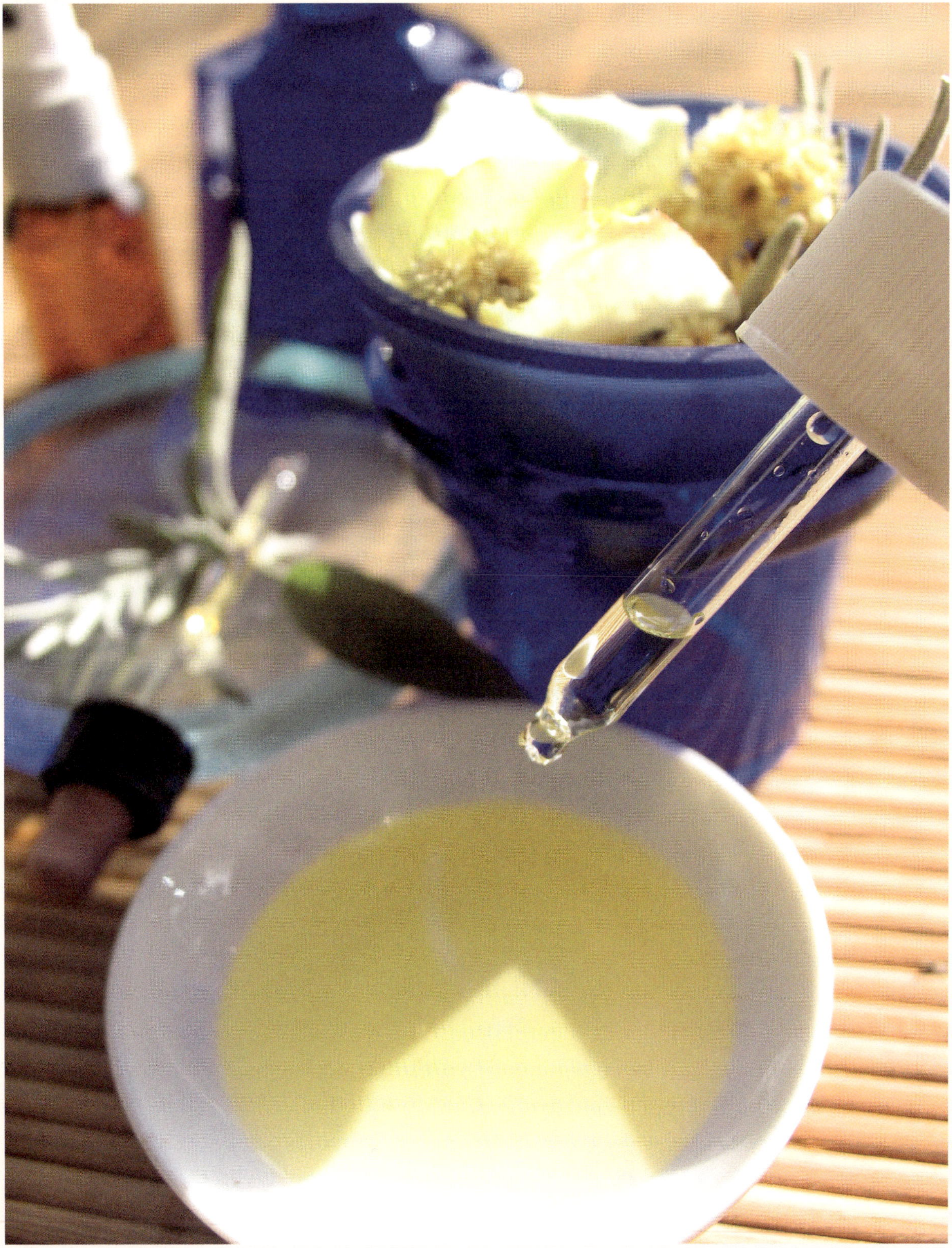

3

Soins des cheveux

Chapitre 1

GESTES ET SOINS

LES CHEVEUX NE SONT PAS UNE PRODUCTION INERTE DE KÉRATINE dont on peut faire ce que l'on veut, au mépris de leur santé. Ils sont le prolongement de notre peau et, par conséquent, de notre corps. À ce titre, ils méritent qu'on les traite avec respect. Ils nous remercieront en étant tout simplement… rayonnants de beauté !

LES DIFFÉRENTS TYPES DE CHEVEUX

Lisses et raides, fins ou épais, bouclés, crêpus... la typologie des cheveux est très variée et chaque chevelure est unique. Toutefois, la structure d'un cheveu est commune à tous et il est important de la connaître, afin de bien comprendre le mode d'action des colorations et des soins, qu'ils soient chimiques ou naturels. Nous débuterons donc ce chapitre avec un tour d'horizon des différents types de cheveux, avant de passer à la pratique avec des conseils adaptés à chacun d'eux.

Vie et mort d'un cheveu

Chaque cheveu prend naissance dans un follicule pileux, auquel il reste fixé par son bulbe (racine). Après une période de croissance, qui dure de 3 à 7 ans en moyenne, le cheveu dégénère progressivement à sa racine, puis se détache du bulbe et finit par tomber naturellement (on parle de cycle capillaire). Chaque follicule pileux est le siège de 25 ou 30 cycles successifs au cours de notre vie, donc plus le cycle est long, moins notre chevelure risque de se clairsemer. En effet, dans les conditions normales, bien que nous perdions plusieurs dizaines de cheveux par jour (50-60), d'autres amorcent leur croissance, assurant le renouvellement continu de la chevelure.

Structure du cheveu

Vu en coupe, chaque cheveu (tige capillaire) est constitué de trois couches concentriques.

• **La moelle**, au centre, est une partie creuse contenant des reliquats de cellules non pigmentées et de l'air. Cette couche est souvent absente chez les femmes ayant des cheveux fins.

• **Le cortex** est un assemblage de cellules longitudinales renfermant des fibres de kératine. Celle-ci est une protéine dont chaque brin forme une hélice, ce qui confère au cheveu résistance et souplesse. Le cortex contient aussi des pigments (mélanines) dispersés dans le réseau de fibres, qui sont responsables de la teinte naturelle de la chevelure.

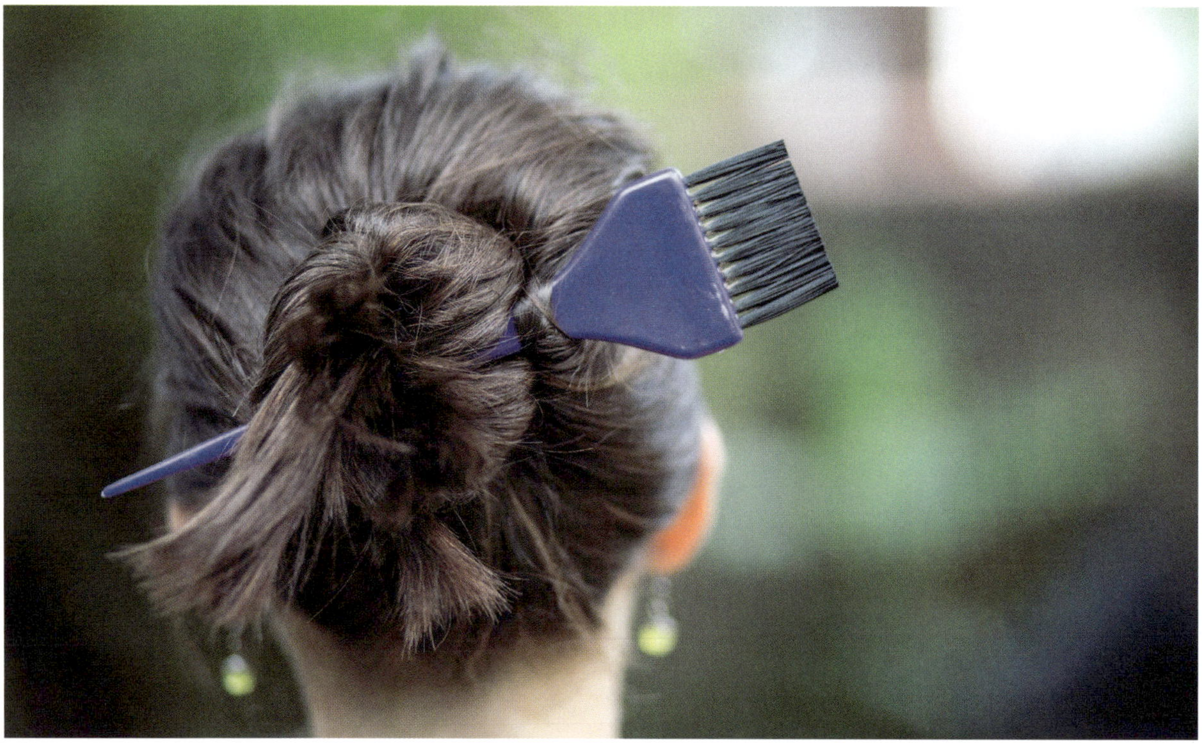

• **La cuticule**, en périphérie, est une enveloppe imperméable formée d'écailles (plaques de kératine), qui se recouvrent les unes les autres comme les tuiles d'un toit. Elle est essentielle à la santé du cheveu. Lorsqu'elle est intacte, elle protège le cortex qui, sans sa présence, absorberait l'eau. Les cheveux décolorés sont donc fragilisés, car sous l'effet des produits chimiques, leur cuticule est devenue poreuse, exposant ainsi le cortex hydrophile à l'eau et aux substances qu'elle véhicule. Afin de bien visualiser la qualité de la cuticule de vos cheveux, vous pouvez faire ce test : placez un cheveu dans un verre d'eau. Si la cuticule est intacte, le cheveu flotte ; si la cuticule est altérée ou absente, il coule.

Biodiversité capillaire

Bien sûr, la qualité des cheveux varie d'un individu à l'autre, mais il existe certaines constantes selon les régions du monde.

Types asiatiques et amérindiens

Les cheveux ont une section presque ronde, de diamètre moyen élevé (100-120 µm). Ils sont parfaitement rectilignes (raides). Leur cortex est généralement très riche en eumélanines (pigments bruns à noirs), d'où une coloration tirant sur le noir. Leur aspect et leur couleur sont peu variés, mais ce sont les plus robustes.

Type africain

Les Africains ont des cheveux riches en eumélanines (donc noirs) et plutôt fins, voire très fins (45-100 µm). Leur section aplatie les rend particulièrement sujets aux cassures. Ils sont très frisés, voire crépus, ce qui ne facilite pas le coiffage. Malgré son épaisseur, qui en fait un véritable « casque protecteur », et son apparente robustesse, la chevelure de type africain nécessite beaucoup de soins.

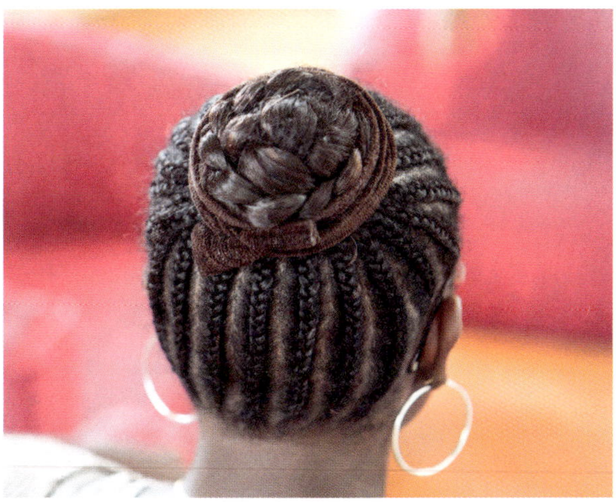

Type européen

Les Occidentaux sont dotés, en moyenne, des cheveux les plus fins (50-70 µm). Leur finesse peut les rendre sensibles aux agressions de toutes sortes. En lot de consolation, ils présentent une grande palette de couleurs, du « blond comme les blés » au « noir de jais ». Ces nuances sont dues à la variété des combinaisons entre eumélanines et phaeomélanines (pigments jaunes/rouges). La couleur des cheveux peut même varier au cours de la vie ou former des « mèches » naturelles. Quant à la souplesse, allant du raide au frisé, elle dépend de facteurs génétiques. Bref, les cheveux de type européen offrent une grande variété.

SÉLECTION D'ACTIFS NATURELS POUR CHEVEUX « AFROS »

- **Huiles essentielles : bois de rose, cèdre (Atlas, Himalaya), lavande vraie, menthe poivrée, pamplemousse, romarin, tea-tree, thym, ylang-ylang.**
- **Huiles végétales ou beurres : andiroba (carapate), amande douce, avocat, coco, jojoba, karité, mangue, olive, ricin, sal, sapote.**
- **Autres actifs : argiles (rhassoul), céramides végétales, phytokératine, protéines de soie ou de blé, glycérine, œuf, squalane végétal.**

LAVER SES CHEVEUX : OUI, MAIS PAS TROP !

Trop souvent, nous tendons à confondre « sécrétion naturelle » et malpropreté. Or le sébum n'est pas sale, pas plus que les micro-organismes qu'il héberge. Leur action combinée protège naturellement la peau, le cuir chevelu et la fibre capillaire des microbes et du dessèchement. À trop vouloir nous laver les cheveux avec des produits détergents qui déstabilisent ce bel équilibre, nous finissons par fragiliser la chevelure. Donc la mousse, d'accord, mais à condition de ne pas en abuser !

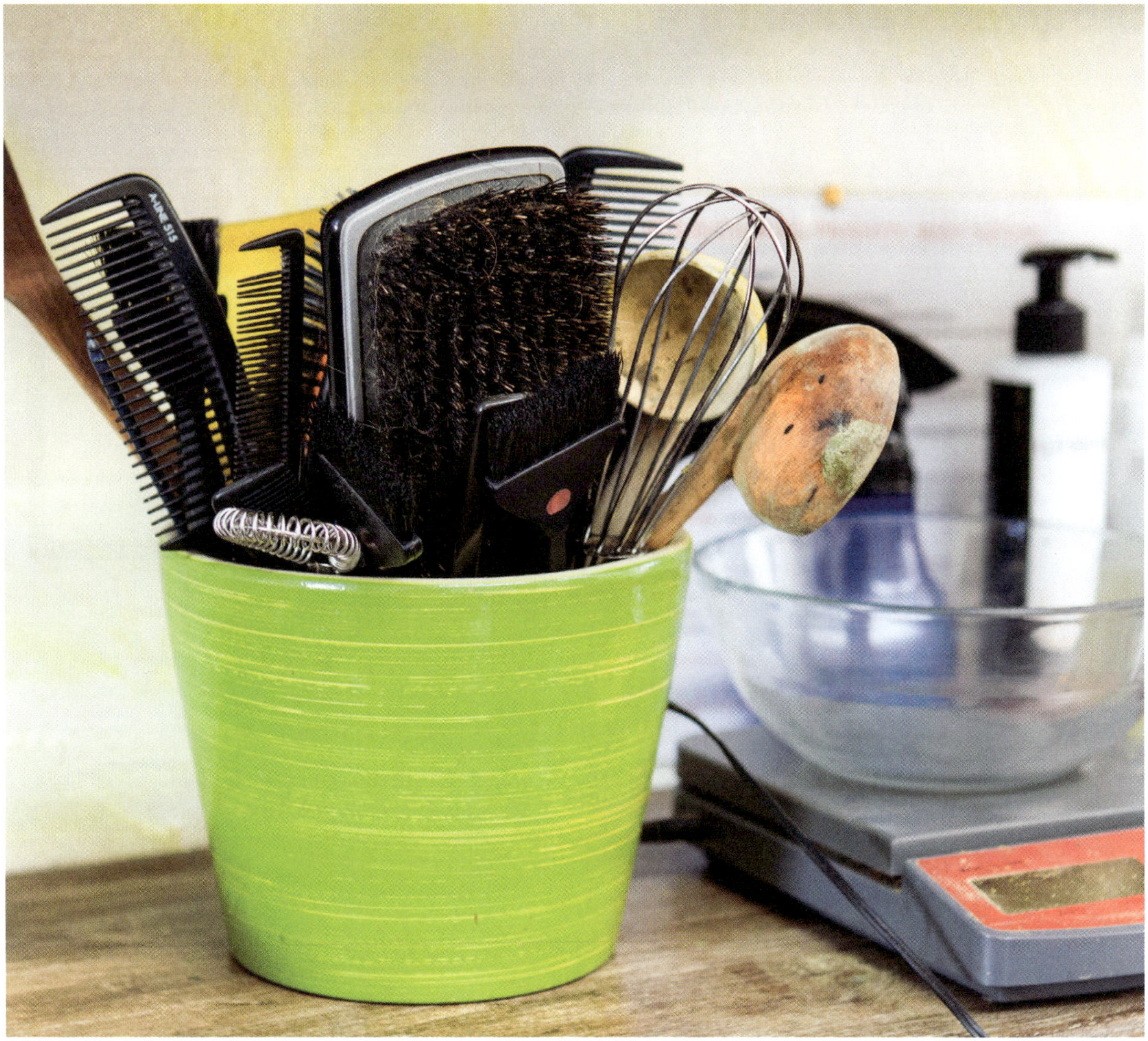

Le savon d'hier et d'aujourd'hui

Les Gaulois employaient le *sapo*, un ancêtre du savon fabriqué à partir de cendres et de graisse de chèvre, pour se laver les cheveux et surtout les éclaircir. Le savon fut ainsi employé jusqu'aux années 1930, puis abandonné en raison de son rinçage difficile[1]. Se laver les cheveux au savon (Marseille, Alep) reste possible en dépannage, à condition de ne pas avoir les cheveux secs ou très fins. Il convient mieux aux cheveux gras, mais sans excès, car il aggrave la séborrhée si on l'emploie trop souvent. Ce n'est pas le cas des shampoings solides bio, qui se présentent comme des savons, mais sont spécialement formulés pour ne pas agresser les cheveux.

1. Draelos ZD. "Essentials of Hair Care often Neglected: Hair Cleansing." *Int. J. Trichology*. 2010, Jan-Jun; 2(1): 24-29.

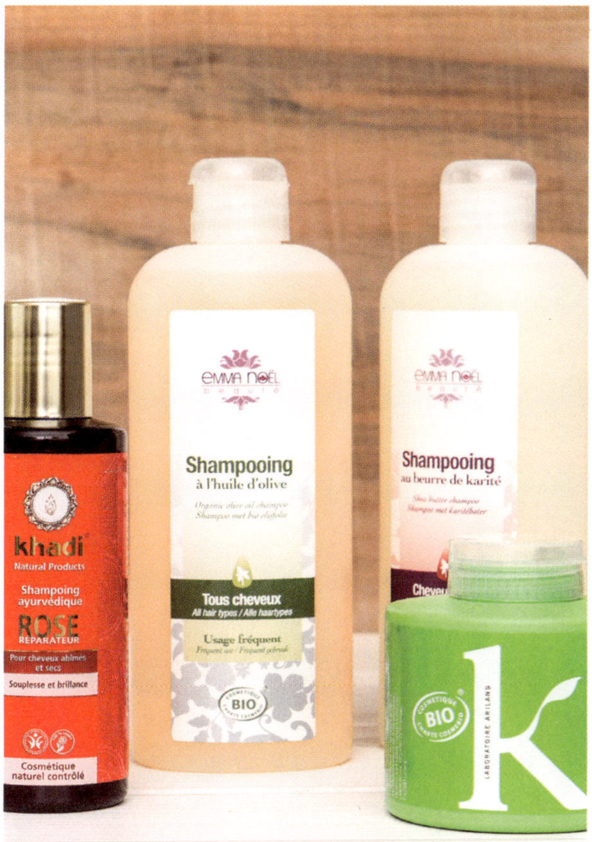

L'invention de la mousse

Le shampoing moussant liquide est une invention du XXe siècle, que l'on doit à la découverte des syndets (détergents synthétiques), de purs produits de l'industrie chimique principalement représentés par SLS et SLES (voir encadré p. 261). Sous son apparente douceur inoffensive, cette mousse est en fait agressive pour les cheveux, quelle que soit leur nature. Elle décape et aggrave l'insuffisance de sébum des cheveux secs. À l'inverse, les cheveux gras produisent de plus en plus de sébum pour faire face à cette agression. Elle fragilise et déstabilise l'épiderme et la flore microbienne naturelle du cuir chevelu, ce qui peut aggraver les pellicules. Bien sûr, immédiatement après le shampoing, les cheveux sont « tout beaux, tout propres » et souvent parfumés, grâce entre autres aux arômes et aux additifs de type silicone qui masquent l'effet détersif du shampoing et donnent un toucher soyeux à la chevelure. Mais cet effet ne dure guère plus de 24 heures : rapidement, les cheveux regraissent ou deviennent « moches » (les silicones referment les écailles des cheveux, qu'elles rendent lisses et brillants, mais étouffent ceux-ci à la longue). Alors on refait un shampoing le lendemain, prisonnier d'un véritable cercle vicieux.

De la douceur avant toute chose

Très agressif, le shampoing quotidien est déconseillé par les dermatologues. Il favorise les déséquilibres du cuir chevelu (hyperséborrhée, pellicules) et la chute des cheveux. Tâchez, par conséquent, d'espacer les lavages, en visant un rythme hebdomadaire (ou, au moins, ne pas dépasser deux fois par semaine). Dans certains cas, cependant, un shampoing plus fréquent est nécessaire, notamment si l'on vit en milieu urbain très pollué ou si l'on travaille dans un environnement riche en poussières. On dispose heureusement de quelques bons shampoings bio ou naturels, à base de tensioactifs végétaux doux. En revanche, n'employez pas de shampoings « bébé », qui sont formulés spécifiquement pour le duvet des nourrissons.

La règle est d'utiliser très peu de produit, les bons shampoings étant généralement concentrés ; de bien répartir la mousse sur le cuir chevelu, puis sur les pointes ; de malaxer soigneusement, mais en douceur, sans frotter ni gratter ; de laisser poser 2-3 minutes et de ne faire qu'un seul lavage (le deuxième est généralement inutile).

Les solutions naturelles

Une autre solution est de recourir à des « shampoings » 100 % naturels. Bien que certains d'entre eux contiennent des tensioactifs (saponines des plantes, lécithine de l'œuf), ils sont généralement peu ou non moussants. Leur usage peut donc surprendre au début, d'autant plus que les résultats immédiats (juste après le shampoing) sont parfois décevants par rapport à l'effet « poudre aux yeux » de nombreux shampoings conventionnels. Mais sur le long terme, vous serez satisfait de voir vos cheveux de plus en plus beaux ! Vous ressentirez également un effet tonifiant général, traduisant la santé retrouvée de votre cuir chevelu. Faut-il rappeler le rôle essentiel que la médecine ayurvédique accorde au cuir chevelu et à la chevelure ?

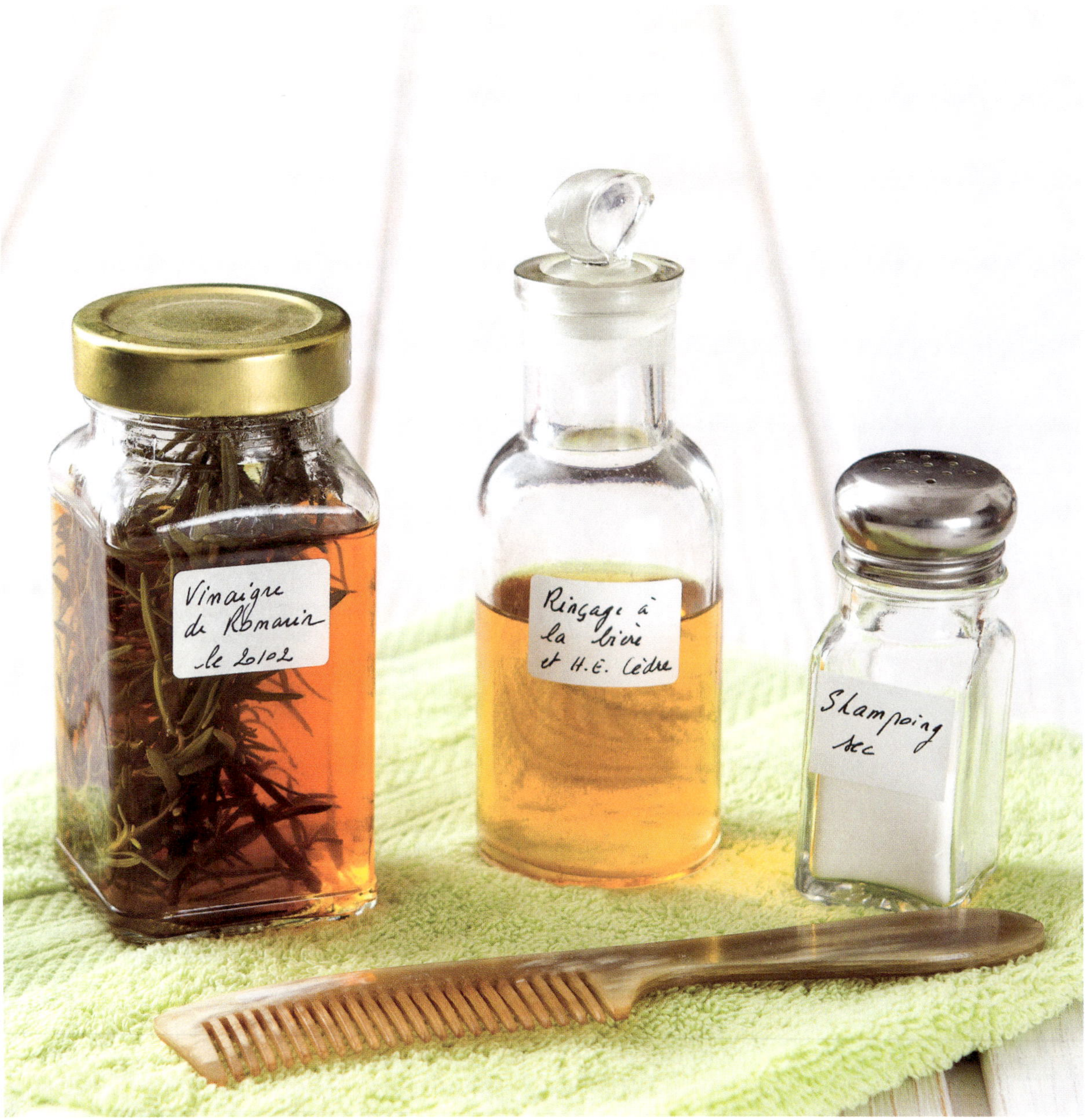

ZOOM

SLS et SLES : un profil peu rassurant

Le sodium lauryl sulfate (SLS) est un tensioactif de synthèse très peu cher, donc utilisé en abondance dans les shampoings et gels douches. Or, le document de sécurité des fournisseurs (*Material Safety Data Sheet*) montre qu'il est potentiellement irritant pour la peau et les yeux et sensibilisant (allergisant). De plus, il s'est révélé mutagène lors d'études *in vitro* et a entraîné des troubles de la reproduction lors de tests sur animaux. Le sodium laureth sulfate (SLES) a été développé comme alternative au SLS, car il serait mieux toléré par la peau. Mais le hic est qu'il pourrait contenir des impuretés cancérigènes et tératogènes (causant des anomalies du développement fœtal). En outre, sa synthèse met en œuvre un processus hautement polluant : l'éthoxylation.

Les ennemis des cheveux

Si les maladies affectant la chevelure sont devenues rares, nos cheveux nous causent souvent de « petits soucis » (excès de sébum, pellicules, démangeaisons...). Les origines en sont variées.

- **Agressions chimiques : shampoings décapants ou trop fréquents, produits capillaires à base de silicones ou de dérivés du pétrole, colorations (ou décolorations) chimiques, permanentes, laques conventionnelles, pollution atmosphérique, eau de mer.**
- **Agressions mécaniques et thermiques : sèche-cheveux, brushing, brosses et peignes en matières synthétiques de mauvaise qualité, poussières, air et vent secs, soleil, chapeaux et casquettes portés trop souvent.**
- **Problèmes de santé : alimentation déséquilibrée, carences alimentaires, stress, fatigue, longue maladie, troubles hormonaux (hypothyroïdie, excès d'androgènes, puberté, ménopause). En cas de problèmes capillaires chroniques ou fréquents, une consultation auprès d'un médecin ou dermatologue peut s'avérer nécessaire.**

DES CHEVEUX DE TOUTES LES COULEURS

L'industrie cosmétique l'a bien compris : la mode est une dictature à encourager, le cheveu blanc un ennemi à abattre. D'où le recours massif aux colorations chimiques. Pourtant, des solutions naturelles existent. Et il est urgent de les redécouvrir.

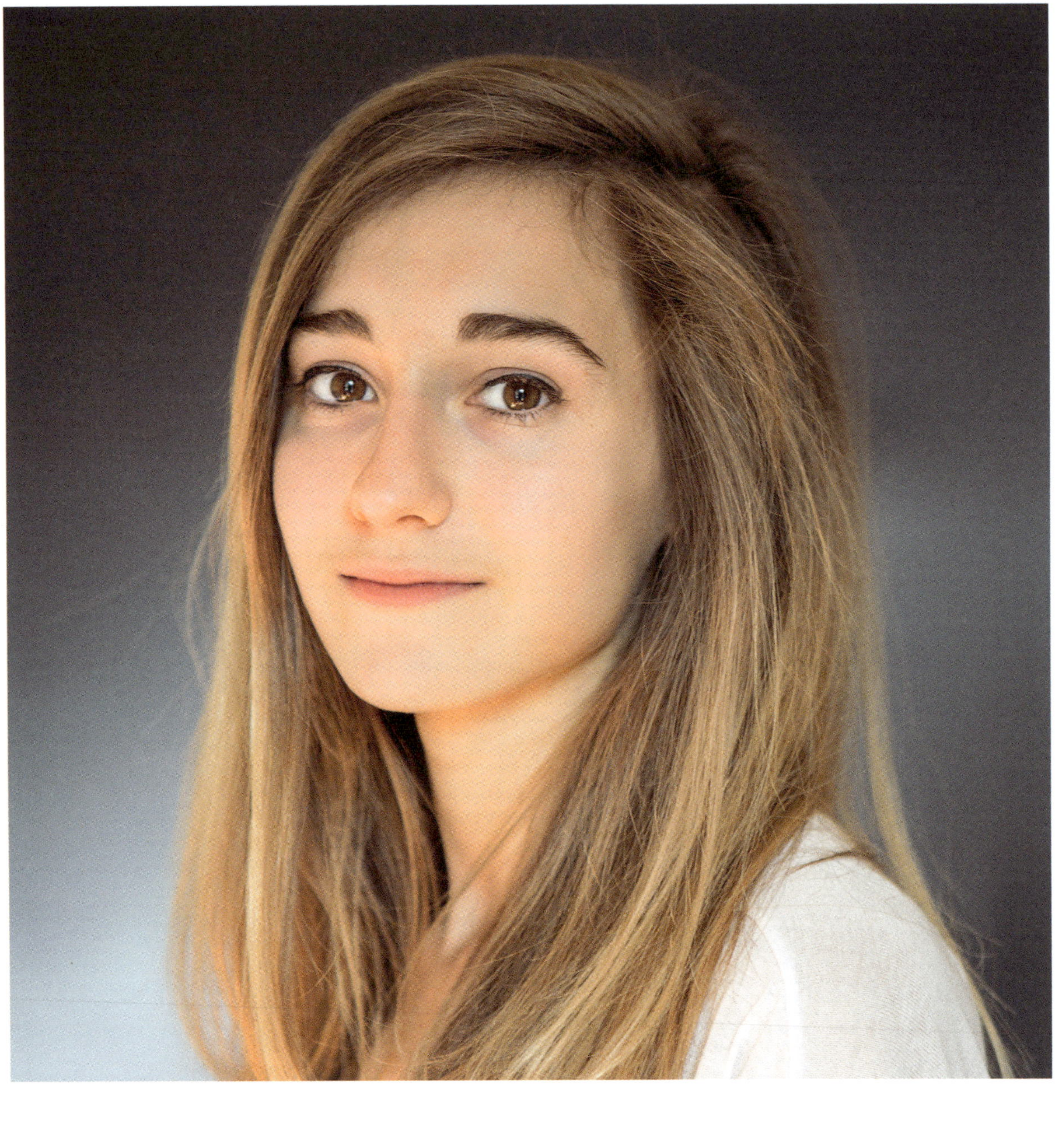

Un peu d'histoire

L'histoire des colorations végétales (henné, camomille, noyer...) semble remonter à plusieurs millénaires, en Orient et en Europe. Mais l'usage de la chimie semble lui aussi ancestral. Ainsi, les anciens Égyptiens employaient le nitrate d'argent, l'acétate de plomb (peignes en plomb trempés dans le vinaigre) et divers autres sels minéraux pour colorer leurs cheveux en noir. Les Gaulois obtenaient de l'ammoniaque en faisant fermenter de l'urine animale.

Toutefois, les premiers colorants de synthèse ne furent découverts qu'au XIXe siècle (diaminobenzène, 1854). La chimie s'imposa alors progressivement jusqu'à donner naissance, à l'approche du XXe siècle, à des formules qui ressemblaient plus à des poisons qu'à des cosmétiques. À tel point qu'en 1907, un certain Eugène Schueller fonda la Société française de teintures inoffensives pour cheveux, société qui allait devenir L'Oréal. Mais ces teintures dites inoffensives étaient déjà 100 % chimiques (peroxyde d'hydrogène, ammoniaque, diamines...).

De nos jours, les consommateurs sont de plus en plus avisés du risque toxique lié aux colorations chimiques et à leur développement planétaire. Raison pour laquelle les plantes colorantes, dont la réputation d'innocuité a franchi les siècles, connaissent désormais un véritable regain d'intérêt.

La coloration chimique

Comment ça marche ?

On distingue deux types de coloration chimique, en fonction de leur affinité pour la kératine et de leur pénétration dans le cortex capillaire, avec pour conséquence la tenue plus ou moins longue de la couleur obtenue.

• La coloration ton sur ton temporaire ou semi-permanente : elle s'estompe en 4 à 8 shampoings pour la version temporaire ou en 6 à 8 semaines pour la version semi-permanente. Elle modifie la nuance naturelle ou masque les premiers cheveux blancs. Parmi ses constituants principaux, on trouve les composés azoïques et les dérivés aromatiques substitués de la famille des ortho- et paraphénylène-diamines (PPD). Ils se fixent par absorption sur la cuticule du cheveu, sans nécessiter d'oxydation (on parle de colorants directs).

• La coloration permanente, ou coloration d'oxydation : c'est la coloration la plus employée (80 % du marché). Pourtant c'est la plus agressive, car elle met en jeu des réactions chimiques entre petites molécules qui pénètrent profondément dans le cortex. En pratique, elle se présente sous la forme de deux flacons : « produit révélateur » et « produit colorant ». Le flacon de révélateur contient un composé basique (ammoniaque ou substitut), destiné à écarter les écailles de la cuticule. Il contient aussi un composé hautement oxydant (généralement peroxyde d'hydrogène), qui altère la mélanine et éclaircit ou décolore les cheveux. Les composants du révélateur facilitent également la réaction d'oxydation à la base de la coloration. Le flacon de colorant contient des précurseurs (base et couleurs) qui réagissent ensemble et donnent une teinture fortement absorbée par la fibre capillaire et très peu sensible au lavage et au rinçage. La base est constituée de diaminotoluènes (toluylènediamines), de diaminobenzènes (phénylènediamines) et d'aminophénols. Les coupleurs sont des diaminotoluènes diaminobenzènes, des aminophénols, des diphénols (dont le résorcinol), des polyphénols et des naphtols. Les multiples combinaisons entre ces réactifs permettent une grande variété de nuances.

Les résultats

Tout est permis ! C'est ainsi que l'on peut résumer les résultats des colorations chimiques : opter pour des « mèches » multicolores ou changer de teinte au gré de ses envies. Une Japonaise peut devenir blonde et, inversement, une nonagénaire avoir des cheveux noir corbeau, un supporter de foot peut arborer les couleurs de son équipe... Il suffit d'assumer ses choix, quitte parfois à les payer ultérieurement !

Les risques toxiques

Les teintures chimiques représentent 26 % des produits cosmétiques vendus chaque année dans le monde et leurs utilisateurs les emploient régulièrement pendant plusieurs années. Or, autant la coloration ton sur ton semble bénéficier d'un rapport bénéfice/risque correct (se limitant a priori à un faible risque d'irritation), autant la coloration permanente présente un profil toxicologique inquiétant.

• L'altération des cheveux : c'est une évidence, la coloration permanente altère les cheveux en écartant les écailles de la cuticule et en oxydant les protéines. De tels effets ne sont généralement pas « graves », en termes de santé, mais le cheveu est de plus en plus abîmé au fil du temps, ce qui peut entraîner une surconsommation de produits de soins afin de réparer les dégâts, en vain... À une tout autre échelle de gravité, des « accidents de coloration » sont régulièrement signalés : l'utilisateur se retrouve partiellement chauve, souvent suite une erreur de formulation. Une affaire récente (été 2013) a entraîné plus de 120 cas de perte massive des cheveux ou d'irritations et a obligé un très gros laboratoire français à retirer du marché une coloration qui promettait pourtant « le blond le plus parfait jamais atteint ». Attention, de tels accidents ne sont pas l'exclusivité des salons de coiffure, ils peuvent survenir avec les colorations « maison » achetées en grande surface.

• L'altération du cuir chevelu : une rumeur suggère que plus on use de la coloration chimique, plus on produit de cheveux blancs. Ceci n'a jamais été confirmé scientifiquement, mais les colorants chimiques sont de puissants agents oxydants et sont des sources de radicaux libres (notamment le radical hydroxyde, très puissant). Or, on sait que le stress oxydatif contribue au vieillissement prématuré des mélanocytes, cellules qui produisent les mélanines, et donc au grisonnement des cheveux[2].

• Les allergies : les colorants d'oxydation peuvent, chez les personnes sensibilisées, entraîner des réactions allergiques de type eczéma de contact ou urticaire, parfois sévères. La paraphénylènediamine ou p-phénylènediamine (PPD) et ses dérivés sont les plus sensibilisants. Les réactions sont rares (on évoque le chiffre de 1 cas sur 100 000), mais il semble que leur fréquence soit en augmentation. Il est donc recommandé, par précaution, de procéder à une touche d'essai dans le creux du bras ou derrière l'oreille 48 heures avant la coloration. Dans le pire des cas (réaction anaphylactique), il y a risque d'œdème de Quincke pouvant provoquer une asphyxie, c'est donc une précaution à ne pas négliger. Bien sûr, les coiffeurs étant parmi les premiers concernés, cette allergie aux teintures est classée maladie professionnelle (sous le nom de « dermatose professionnelle aux colorants »).

• Les irritations et le passage transcutané : de nombreux composants des teintures sont reconnus comme irritants. Raison pour laquelle il est recommandé de ne pas procéder à une coloration chimique sur un cuir chevelu déjà irrité, suite à des grattages par exemple, d'autant plus que cette irritation le rend plus perméable aux substances toxiques. Il faut savoir par exemple que, dans le cas de la PPD, entre 0,08 et 2,5 % de la dose appliquée passe dans le sang. Bien que la PPD ait une toxicité élevée, notamment pour les muscles et le cœur (myocarde), de telles concentrations sont trop faibles pour entraîner un empoisonnement aigu, mais elles peuvent conduire à une intoxication sournoise en cas d'exposition répétée, venant s'ajouter aux autres poisons chimiques qui altèrent notre organisme (pesticides, phtalates, métaux lourds...).

• Le risque de cancer : depuis une étude de 2001, on suspecte la coloration chimique de favoriser le cancer (de la vessie, en l'occurrence), en cas d'utilisation mensuelle pendant au moins 15 ans[3]. Une autre étude, de 2004, semble montrer un lien avec le lymphome non hodgkinien[4]. Néanmoins, des informations contradictoires circulent, dont certaines ne montrent aucun lien de cette sorte. Selon l'analyse scientifique publiée en janvier 2012 par des chercheurs de l'Université de Yale, il semble que le risque soit faible et corrélé avec la durée et la fréquence d'exposition[5]. Mais quand on sait que, en France, plus de 50 % de la population adulte se colore les cheveux régulièrement, le risque apparaît non négligeable en matière de santé publique (un facteur cancérigène de plus !). Quant aux principaux intéressés, les coiffeurs, il est important qu'ils prennent bien conscience de ce risque et qu'ils se protègent correctement.

La coloration végétale 100 % naturelle

Les produits colorants végétaux se présentent sous la forme de mélanges de plantes colorantes séchées et réduites en poudre ou plus rarement sous forme de crèmes. En combinant savamment des plantes choisies parmi une trentaine d'espèces, les fabricants peuvent proposer un nuancier assez étoffé, allant du blond foncé au châtain et au cuivré, jusqu'au brun et au noir. Si on les laisse poser suffisamment longtemps et si on les emploie régulièrement, les colorations en poudre permettent réellement de masquer les cheveux blancs et d'obtenir une coloration durable et homogène de la chevelure, tout en la renforçant et en rendant les cheveux de plus en plus beaux.

Comment ça marche ?

Initialement, les plantes tinctoriales étaient employées pour tanner le cuir et teindre la laine et autres fibres textiles. Les actifs colorants de ces plantes sont des pigments et tanins qui ont une grande affinité pour les protéines, dont la kératine. Leurs propriétés colorantes capillaires en découlent, car il ne faut pas oublier que la laine et le cuir sont constitués de kératine, comme nos cheveux.

Parmi les principaux tanins végétaux, la juglone (noyer), la lawsone (henné), l'alizarine (garance), la curcumine (curcuma), la carthamine (carthame) sont assez proches chimiquement : il s'agit de quinones (anthra-, naphto- ou

2. Trüeb R.M. "Oxidative stress in ageing of hair". *Int. J. Trichology.* 2009, Jan;1(1):6-14.

3. Gago-Dominguez *et al.* "Use of permanent hair dyes and bladder-cancer risk." Int. *J. Cancer.* 2001, Feb 15;91(4):575-9.

4. Zhang *et al.* "Hair-coloring product use and risk of non-Hodgkin's lymphoma: a population-based case-control study in Connecticut." *Am. J. Epidemiol.* 2004, Jan 15;159(2):148-54.

5. Zhang Y., Kim C., Zheng T. "Hair dye use and risk of human cancer." *Front. Biosci.* (Elite Ed). 2012, Jan 1;4:516-28.

benzoquinones). Les autres familles de colorants sont principalement des polyphénols (grenade, ratanhia, thé, camomille…), plus rarement des caroténoïdes (carotte, urucum). Tous se comportent de la même manière : ils se fixent naturellement à la kératine et enveloppent la cuticule sans qu'il soit nécessaire de modifier la fibre capillaire, ni d'ajouter un fixateur ou un oxydant. Seul un mordant est parfois nécessaire (voir encadré p. 266). Par conséquent, ces principes colorants n'altèrent pas les cheveux. Au contraire, ils forment un film qui les gaine, les renforce et les protège des agressions extérieures. Selon les plantes entrant dans la formule et la durée de pose, ce film peut rester en place durablement. Seul cas particulier, l'indoxyl (indigo, pastel, gaude, katam) agit différemment. Cette petite molécule azotée de la famille des indigoïdes pénètre dans le cheveu et se transforme par oxydation au contact de l'air en indigotine, un pigment bleu foncé. C'est la raison pour laquelle les « hennés noirs », à base d'indigo, sont parfois dénaturés par l'ajout de substances chimiques visant à faciliter la pénétration de l'indoxyl dans la fibre capillaire.

Quels sont les résultats ?

Une coloration végétale n'éclaircit pas les cheveux, même la camomille, qui se contente de renforcer les reflets blonds. Seul l'usage en masque de certains ingrédients (citron, rhubarbe, miel, cannelle) peut à la longue donner un ton légèrement plus clair, mais sans comparaison avec le « blond peroxydé ». Par conséquent, soit on obtien-

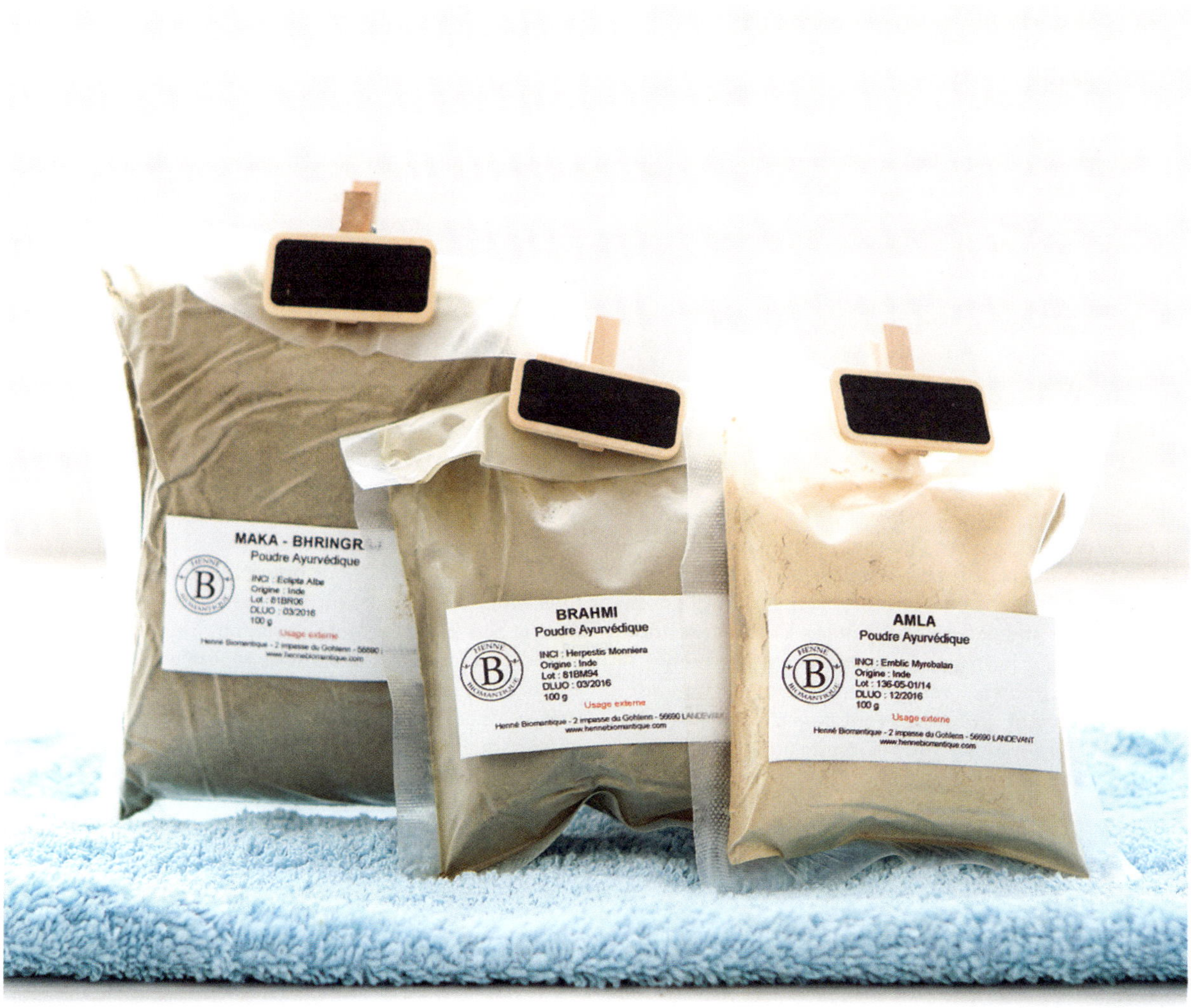

dra une couleur plus foncée que la nuance naturelle, soit on aura des reflets « ton sur ton » (doré, cuivré, marron, noir). Un châtain ne deviendra jamais blond, mais on pourra obtenir un châtain plus foncé, un auburn, un violine. Un blond pourra gagner en éclat ou devenir « blond vénitien » (tirant sur le roux). Dans tous les cas, la couleur finale dépendra de la teinte naturelle de chaque chevelure.

UNE RÉACTION QUI A DU MORDANT

La kératine est amphotère, c'est-à-dire qu'elle porte à la fois des groupements acides et basiques. Les colorants basiques (curcuma, rocou, brou de noix) se fixent directement aux groupements acides, par simple réaction acide-base. En revanche, presque tous les autres colorants végétaux sont des acides phénoliques dont le groupement acide (hydroxyle) est trop faible pour se fixer directement aux sites basiques de la kératine. Ils nécessitent l'ajout d'un mordant, qui sert d'intermédiaire entre les protéines et le pigment et permet à celui-ci de se fixer. Il peut s'agir d'un acide organique (citrique, notamment), d'autres tanins végétaux (sidr), d'alun ou de sels métalliques (interdits en Union européenne). Par exemple, la prise du henné colorant est facilitée par l'acide citrique et le jus de citron ou d'autres fruits acides.

La coloration végétale permet aisément d'estomper les cheveux blancs, lorsqu'ils sont peu présents, car elle les rend plus discrets. Il est aussi possible de les masquer lorsqu'ils deviennent plus nombreux, mais il faut choisir des mélanges spécialement formulés à cette intention, car des préparations inadaptées peuvent leur conférer des reflets disgracieux (verdâtres). Avec un mélange adéquat, ils prennent un ton souvent plus clair que le reste de la chevelure, mais l'écart s'estompe au fil des applications et la teinte de la chevelure devient de plus en plus homogène.

Hormis ces quelques contraintes, la coloration végétale convient à tous les types de cheveux (normaux, gras, secs). En outre, son action est double, car en plus de teinter les cheveux, elle les embellit et les protège. Elle assainit également le cuir chevelu, voire le soulage (pellicules, eczéma...). Certaines plantes colorantes ont même des effets stimulants sur la pousse des cheveux (amla, bhringaraj, shikakai). Il est par contre possible d'observer des pointes sèches sur certains types de cheveux, mais ils ne sont pas abîmés et des masques naturels suffisent à leur redonner leur lustre et leur souplesse (à base d'avocat, huile végétale, banane...). On peut aussi, en prévention, ajouter de l'huile à la préparation colorante (sauf si elle est à base d'indigo, l'huile gênant sa fixation).

En ce qui concerne la tenue, on obtient une couleur durable (voir Zoom p. 267), voire permanente, qui embellit avec le soleil. En outre, grâce aux colorations végétales et à leurs propriétés antioxydantes, il n'est pas rare de voir des cheveux naturellement colorés repousser là où il n'y avait que du blanc (constaté par Sylvie au bout d'un an et demi environ).

Quels sont les risques pour la santé ?

Les colorations 100 % naturelles sont composées de plantes non toxiques (plantes comestibles, médicinales ou plantes tinctoriales connues depuis des siècles). Plus les applications sont rapprochées et plus vous intensifiez la couleur, sans danger pour les cheveux et la santé en général. Bien sûr, on ne peut écarter le risque d'allergie, mais il se révèle extrêmement rare lorsque les produits ne sont pas adultérés. Des démangeaisons peuvent se produire au début (voir Zoom p. 267), mais tendent à s'estomper au fil des applications. Elles traduisent l'effet stimulant des plantes sur le cuir chevelu.

Attention toutefois, il est recommandé de se fournir auprès des marques reconnues, de préférence labellisées bio, et d'éviter les hennés de composition mal identifiée, qui présentent le risque d'être adultérés[6]. En effet, pour masquer leur mauvaise qualité ou pour obtenir des nuances n'ayant rien de naturel, certains peuvent contenir des dérivés de la PPD, du sodium picramate (qui fixe les tons rouge ou auburn) ou des sels métalliques. Certains d'entre eux (dont l'acétate de plomb) étant interdits dans l'Union européenne, ils ne sont généralement pas signalés sur l'emballage. Or ces sels, potentiellement toxiques, rendent les cheveux secs, ternes, cassants. Pire encore, si on applique ultérieurement une coloration chimique, elle risque de réagir avec les traces de sels métalliques, avec pour résultat des cheveux qui se brisent littéralement.

6. Polat M., Dikilita M., Özta P., All N. "Allergic contact dermatitis to pure henna." *Dermatology Online Journal*, 2009, 15(1):15.

ZOOM

Les colorations végétales ont de la tenue

Des études montent que la coloration végétale n'a rien à envier à son homologue chimique en termes de tenue. Par exemple, des chercheurs indiens ont montré qu'un mélange de henné et d'indigo présentait la même tenue après six shampoings qu'une teinture chimique du commerce dans les mêmes conditions. Toujours en Inde, une autre équipe a testé le mélange henné, amla, harda, bahira, grenade (écorce) et hibiscus, préparé dans des récipients en fer[7]. La pâte obtenue a été appliquée pendant 2 heures et rincée à l'eau claire. Le résultat s'est traduit par une couleur brun noir qui a résisté à treize shampoings successifs espacés de 4 jours.

7. Gargote M. "Formulation of hair colors from nature." *Int. J. Scientific & Engineering Res.* 2012, 3(8).

Des tests de tolérance rassurants

Des chercheurs indiens ont testé sur des lapins et des volontaires sains le caractère irritant et sensibilisant des composants d'un mélange colorant (henné, indigo, bhringaraj, amla, hibiscus, cannelle, cachou noir, thé et brahmi) et du mélange lui-même. Ces tests, réalisés selon des protocoles standards, ont montré qu'aucun des produits testés n'était irritant ni sensibilisant. En fait, seules de légères démangeaisons du cuir chevelu ont été rapportées les jours suivant l'application du mélange sous forme de pâte[8].

8. Rao Y.M., Sujatha S. & Sujatha P. "Formulation and evaluation of commonly used natural hair colorants." *Natural Product Radiance*, 2008, 7 (1):45-48.

Que penser des crèmes colorantes « naturelles » ?

• Les crèmes 100 % naturelles : à notre connaissance, seules les marques bio Logona, K pour Karité et Santé Naturkosmetic proposent des crèmes colorantes réellement naturelles (en plus de leurs gammes de colorations en poudre).

• Les crèmes « allégées » : distribuées en magasins bio, parapharmacies ou salons de coiffure, ces colorations revendiquent une image « naturelle » (Sanotint, Herbatint, Beliflor, Trois chênes, Phytocolor, Henné Color, Naturtint, Martine Mahé...). Les composants chimiques ayant mauvaise presse sont généralement remplacés par des substituts et on y trouve des ingrédients naturels comme le henné, l'aloe vera ou l'huile d'argan. Ces formules, allégées par rapport aux produits standards, semblent mieux respecter les cheveux. Toutefois, elles contiennent des molécules suspectes et tendent à abîmer les cheveux à la longue (cheveux secs, cassants, sans tonus...). Choisir de tels produits peut se justifier, mais soyons clairs : il ne s'agit pas là de coloration « naturelle ».

La transition vers les colorations naturelles

Les colorations naturelles aux plantes peuvent être employées sans préparation préalable sur des cheveux qui n'ont jamais été colorés ni traités par des produits coiffants à base de silicones.

Le problème est différent dans les autres cas. En effet, les teintures chimiques et les silicones entraînent une modification de la structure ou de la surface des cheveux qui risque de gêner la prise de la première coloration naturelle (couleur « ratée », qui n'incite pas à persister). De plus, il peut se produire des réactions nocives avec les reliquats de coloration chimique si vous employez sans le savoir un henné frelaté (contenant des sels métalliques).

Aussi, certains fabricants préconisent une détoxination (voir encadré), qui prépare les cheveux aux colorations végétales et prévient tout accident. Elle repose sur l'utilisation de masques à base d'argile (voir p. 304), faits maison ou achetés tout prêts, par exemple en magasin bio. Elle n'est pas obligatoire, mais l'expérience a montré qu'elle permettait d'obtenir plus rapidement de beaux résultats, rendant les couleurs plus brillantes et les reflets plus lumineux. De plus l'argile reminéralise les cheveux rendus poreux et déshydratés par les colorations chimiques. Donc, si vous n'avez pas l'envie ou la possibilité de suivre un programme de détoxination, ajoutez 1 cuillerée à soupe d'argile ou de rhassoul au mélange de plantes colorantes, lors de la première application.

Malgré cette préparation, la couleur obtenue peut parfois laisser à désirer au début, car dans un premier temps les plantes « nettoient » les cheveux et le cuir chevelu et ne couvrent pas toujours bien les racines blanches. Il peut donc être nécessaire d'essayer plusieurs mélanges colorants avant de trouver le bon, voire de faire ses propres mélanges. C'est à ce stade qu'il faut persévérer sans se décourager. Cela en vaut la peine : la plupart des personnes ayant fait ce choix parlent de « résurrection » de leurs cheveux.

Pour résumer, les crèmes colorantes naturelles (bio) respectent les cheveux. Elles sont d'un emploi pratique et peuvent donner de beaux reflets, mais en général, elles couvrent peu les cheveux blancs (voir Bonnes adresses). La coloration 100 % végétale (hennés et autres mélanges), quant à elle, peut donner des résultats décevants lors des deux ou trois premières applications (surtout sur cheveux blancs). Toutefois, ces résultats s'améliorent au fil des usages ; la couleur devient plus homogène. Les mélanges bien formulés permettent d'obtenir une couleur durable (tenue de plusieurs semaines). La chevelure est de plus en plus belle, épaisse, tonique et brillante. Cela suffit à justifier les quelques efforts qu'elle demande.

PROGRAMME DE DÉTOXINATION ET TRANSITION VERS LA COLORATION VÉGÉTALE

1/ Arrêt total et définitif des colorations chimiques.

2/ Application 1 à 2 fois par semaine d'un masque détoxinant, pendant quelques semaines.

3/ Dans la même période, application de masques réparateurs si nécessaire, en cas de cheveux desséchés et abîmés (1 fois par semaine en alternance avec le masque détoxinant). Parfois, une coupe de cheveux s'impose pour repartir sur de bonnes bases.

4/ Après cette période, passage à la coloration végétale (en moyenne tous les mois).

Les plantes colorantes

Nous allons maintenant nous arrêter sur les plantes employées dans les formules de colorations présentées dans l'ouvrage. La plupart sont facilement disponibles dans le commerce (en poudre). Par ailleurs, pour vous aider à identifier les composants de mélanges prêts à l'emploi, nous vous proposons plus loin (p. 336-337) un tableau récapitulatif reprenant l'ensemble des plantes colorantes (incluant celles-ci), citées avec leur nom latin, c'est-à-dire la dénomination INCI présente sur les étiquettes. Rappelons que beaucoup de plantes colorantes ont également des effets traitants ou embellissants sur les cheveux (volume, pousse, brillance – voir aussi p. 272-278).

AMLA (AMALAKI, MYROBOLAN EMBLIQUE)

Il procure une coloration brune et couvre légèrement les cheveux blancs. Souvent associé au henné dans les mélanges, il joue le rôle de mordant (il facilite la prise de la couleur en servant de lien entre la fibre capillaire et le pigment végétal – voir encadré p. 266).

BHRINGARAJ (MAKA)

En Inde, le jus des fruits frais sert à colorer les cheveux en noir, à stimuler leur croissance et à en réduire la chute. La poudre est présente dans certains mélanges colorants, notamment associée au henné. Elle donne une coloration brun foncé et atténue les teintes rouges.

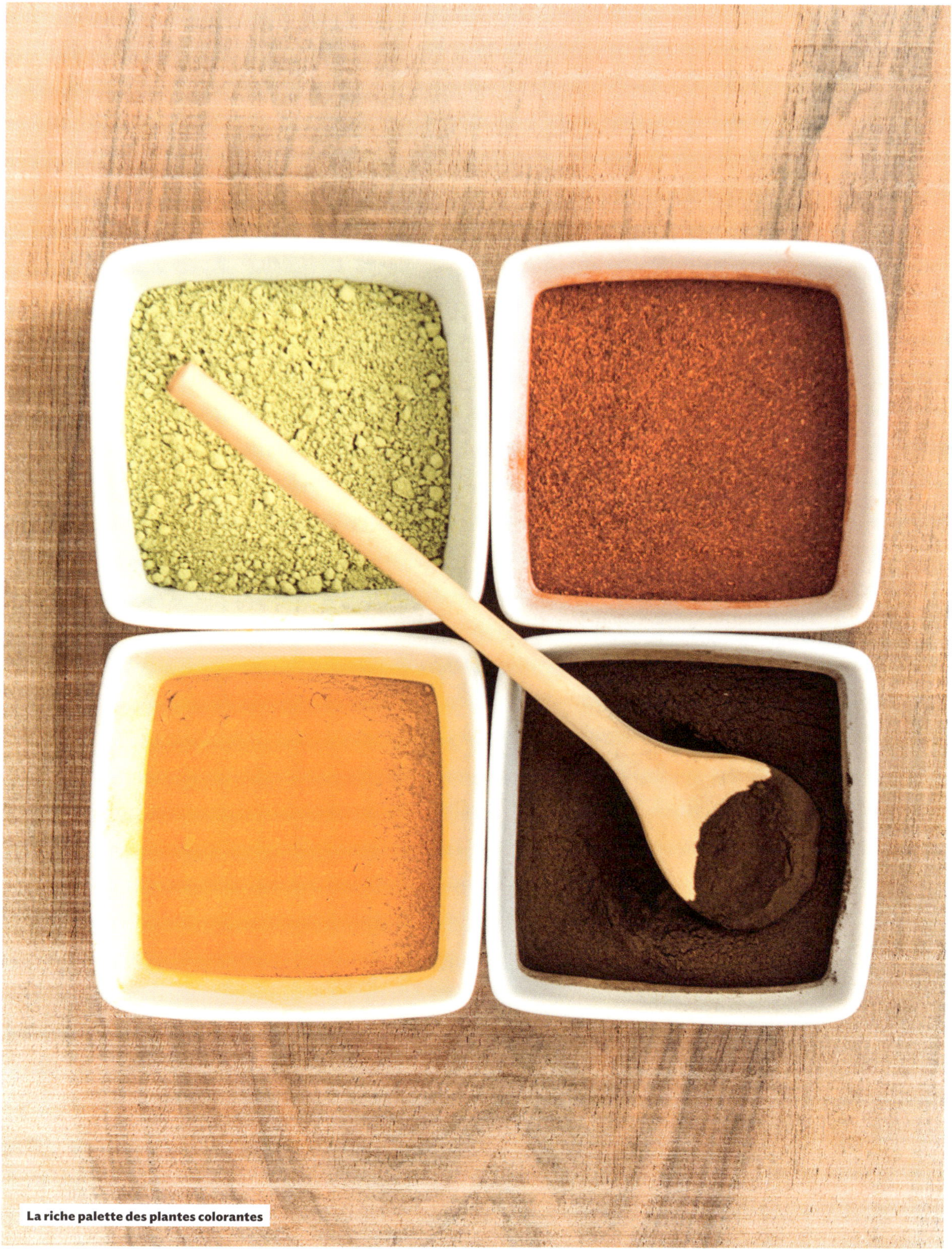

La riche palette des plantes colorantes

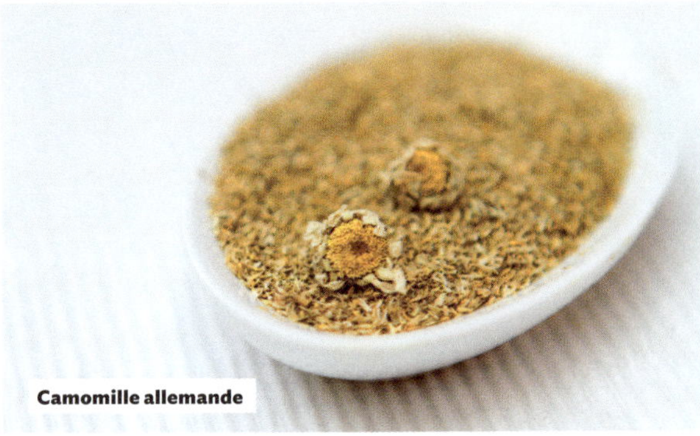
Camomille allemande

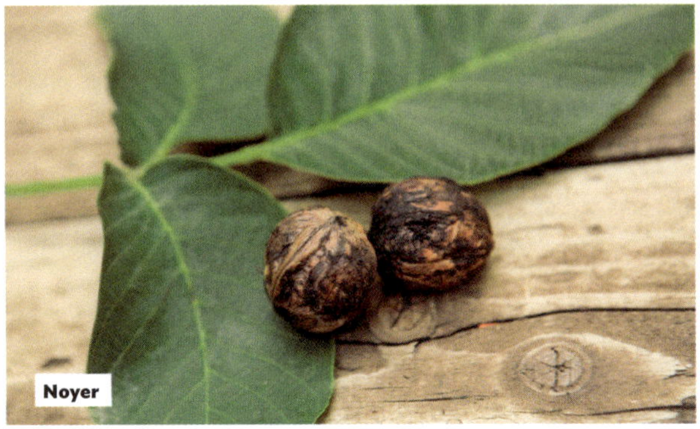
Noyer

CAMOMILLE ALLEMANDE

Elle est employée depuis la nuit des temps pour renforcer la blondeur naturelle des cheveux, auxquels elle confère sa couleur jaune doré. Elle est présente dans certains mélanges colorants (teintes claires), mais on peut aussi l'employer en lotion reflet.

GARANCE DES TEINTURIERS

Originaire d'Orient, la garance fut jadis très cultivée en France et on lui doit le fameux pantalon rouge des soldats de 1914. Elle apporte aux cheveux châtains à bruns une jolie teinte rouge acajou. À ne pas confondre avec la garance indienne ou manjistha (*Rubia cordifolia*), plante ayurvédique qui, bien que rouge foncé, n'a pas de propriétés colorantes.

HENNÉ NATUREL

C'est certainement la plante colorante la plus connue et parmi les plus anciennement utilisées. De la poudre de henné a été trouvée en Égypte, dans la sépulture de la reine Sesheshet[9] (vers 4300 av. J.-C.). Pour l'hindouisme et l'islam, il revêt un caractère sacré et, encore aujourd'hui, il est présent dans de nombreuses traditions religieuses. Le henné donne aux cheveux une teinte d'un roux cuivré à orangé, couvrante et tenace. De plus, il permet aux autres couleurs végétales de tenir davantage dans le temps. Sans lui, elles s'estomperaient en un à deux shampoings. Il sert donc de base à la plupart des colorations végétales foncées, mélangé à d'autres plantes qui en nuancent la couleur. Ces mélanges sont souvent appelés « hennés » au sens très large du terme, mais leur qualité est inégale (voir Zoom ci-contre).

INDIGO, INDIGOTIER

Cultivé dès l'Antiquité en Perse pour colorer les tissus, notamment celui des chèches des Touaregs, l'indigo leur a valu le surnom d' « hommes bleus » (parce qu'il migre sur la peau). Sur les cheveux, l'indigo confère une couleur noir corbeau (reflets violets ou bleutés). Mélangé au henné (orangé), il procure de belles teintes marron.

KATAM

Originaire du Yémen, il donne une coloration châtain qui couvre bien les cheveux blancs. Il a des reflets gris bleuté et atténue les nuances cuivrées du henné, d'où son surnom d' « antiroux ». C'est une bonne alternative à l'indigo, surtout si l'on trouve celui-ci trop foncé ou tirant trop sur le bleu violet.

NOYER

On emploie le brou (enveloppe verte des noix), mais aussi les feuilles. Seul ou mélangé aux feuilles, le brou de noix permet d'obtenir sur les cheveux blonds une très jolie couleur dorée, lumineuse et naturelle, et intensifie les cheveux châtains. Mélangé à d'autres plantes dans les colorations, il en nuance la couleur.

RHAPONTIC

La racine de cette rhubarbe « sauvage » accentue la blondeur des cheveux et donne de belles nuances miel et or. On peut la remplacer par la racine de rhubarbe des jardins, qui donne des nuances plus dorées.

ROMARIN ET SAUGE

Réputées sous forme de rinçages capillaires « reflets », ces plantes procurent de la brillance et fortifient les cheveux. Elles couvrent légèrement les cheveux blancs. On peut donc les incorporer aux préparations colorantes, sous forme de poudre (plante séchée broyée) ou de décoction.

SIDR

Cet arbuste originaire du Yémen fournit une poudre qui n'est pas à proprement parler colorante, mais qui a la propriété de fixer le katam et l'indigo. En outre, il est traditionnellement employé comme shampoing après les colorations.

9. Anonyme (Clairol). "History of hair colouring." *Personal Care Magazine*, 2009, Mar.

ZOOM

Parlez-vous henné ?

Difficile parfois de s'y retrouver avec l'appellation henné, qui désigne une plante précise, voire d'autres plantes, voire des mélanges de plantes. Voici de quoi « démêler » le vrai du faux…

- **Henné naturel ou henné colorant : il s'agit du vrai henné (*Lawsonia inermis*). Il en existe plusieurs variétés (selon la région d'origine) : Égypte (blond vénitien, blond roux, châtain orangé), Pakistan ou henné Jamila (orange franc, très intense), Rajasthan (rouge orangé à marron), Maroc (auburn), Sahara Tazarine (orange franc, cuivré), Yémen (blond vénitien, roux, cuivré). Les couleurs, indicatives, dépendent de la couleur de base des cheveux.**
- **Mehndi ou mehendi : nom sanscrit du henné naturel.**
- **Henné BAQ : mention portée par certains hennés naturels destinés au tatouage (signifiant body art quality). Ces hennés sont de bonne qualité et sont faciles à appliquer sur les cheveux. Ils donnent une couleur orange à marron.**
- **Henné aux plantes, henné Nupur : mélanges composés en majorité de henné naturel, avec d'autres plantes indiennes qui modulent la couleur et embellissent les cheveux.**
- **Henné neutre : nom donné à une plante peu colorante, mais fortifiante (*Cassia obovata*).**
- **Henné noir : nom parfois donné à l'indigo. Mais il peut aussi désigner un mélange.**
- **Henné châtain, blond, rouge, acajou, prune, champagne, noir… : noms commerciaux donnés à des mélanges de plantes, ne contenant pas forcément du *Lawsonia* (notamment pour les teintes claires). Ils sont de bonne qualité si la marque est sérieuse, mais rappelons que la vigilance est de mise.**

Colorations : passé, présent et futur

Dans le domaine des colorations capillaires, des plantes aussi connues que rhubarbe, thym, épinards, ortie, betterave rouge, raisin, cassis et autres fruits rouges, lierre, safran, sureau, etc., ont fait l'objet d'usages traditionnels ou de brevets. Un monde fascinant qui n'a pas fini de révéler des actifs encore méconnus, comme le katam (*Buxus dioica*), employé dans le monde arabe, ou le firmania (*Sterculia platanifolia*), utilisé en Inde pour colorer les cheveux en noir.

LE TOP DES INGRÉDIENTS

La nature est généreuse quand il s'agit de nettoyer, protéger et embellir nos cheveux. Autant d'ingrédients végétaux et minéraux que nous vous proposons de découvrir ou redécouvrir, et que nous employons dans certaines de nos recettes. Attention, il ne s'agit pas de dresser un inventaire exhaustif des actifs naturels pour cheveux, mais de proposer une sélection d'ingrédients efficaces et faciles à trouver pour réaliser vos produits capillaires « maison ».

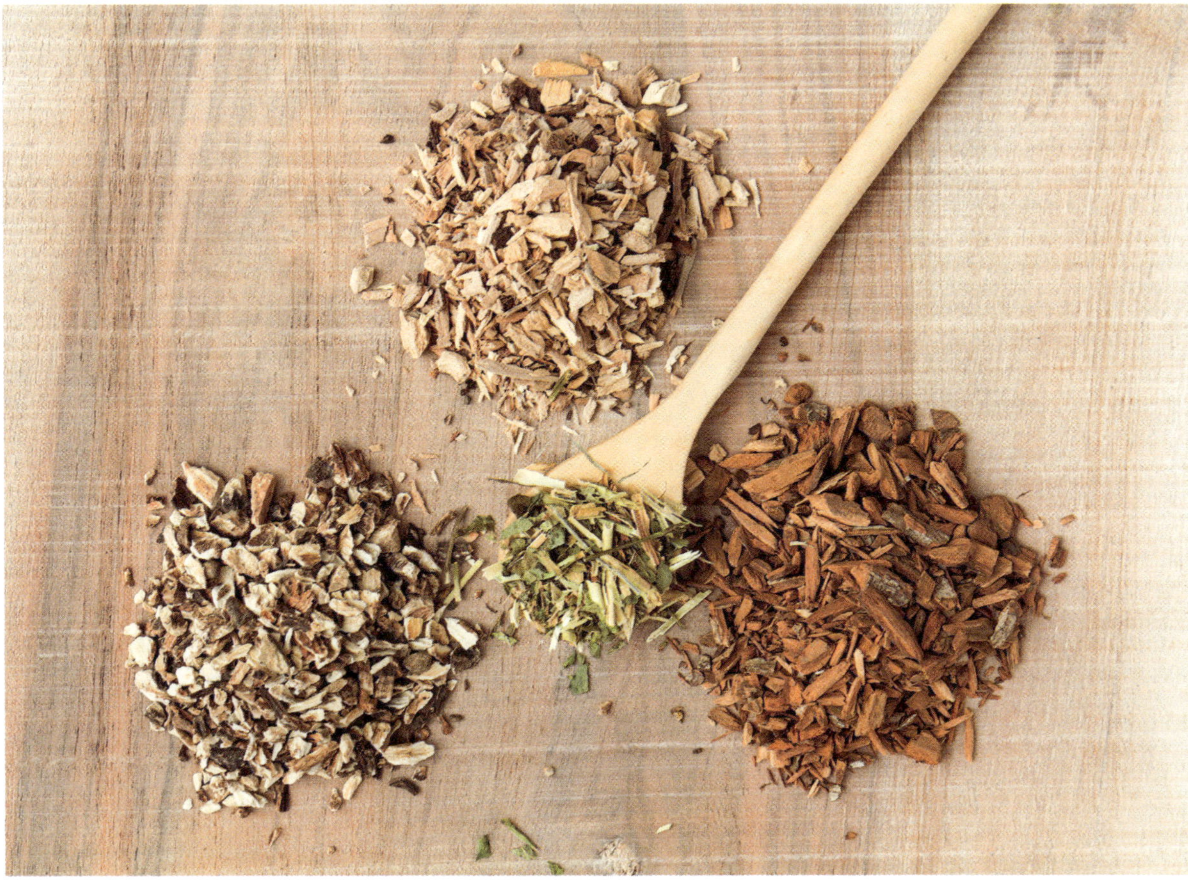

ALOÈS

Actif traitant / Actif embellissant

Le suc des feuilles d'aloès est hydratant, réparateur et protecteur. On l'emploie soit en gel (tube), soit en jus (bouteille). Le gel permet d'hydrater les pointes ou de dompter les mèches rebelles. Le jus s'utilise plutôt en friction du cuir chevelu ou en lotion de rinçage. On peut incorporer l'un comme l'autre à des masques.

AMLA

Actif colorant / Actif traitant / Actif embellissant

Plante majeure en ayurveda, c'est l'un des trois « myrobolans ». En simple masque (temps de pose inférieur à 30 minutes), l'amla est réputé prévenir la chute des cheveux, tonifier la repousse et traiter les pellicules. Il embellit les cheveux foncés et prévient le grisonnement. Il est également employé dans les soins colorants et fixe les teintures végétales (voir p. 268).

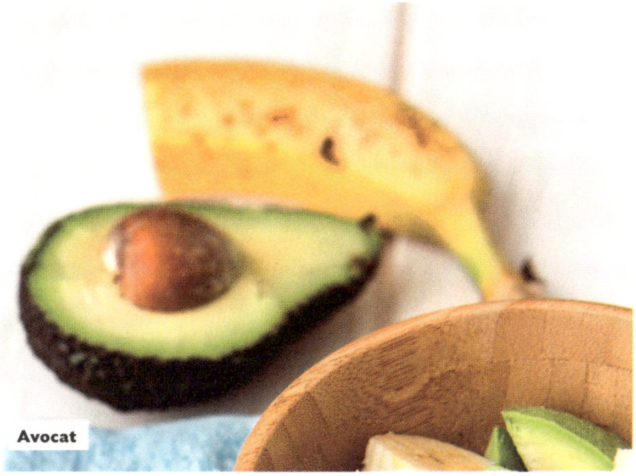

Avocat

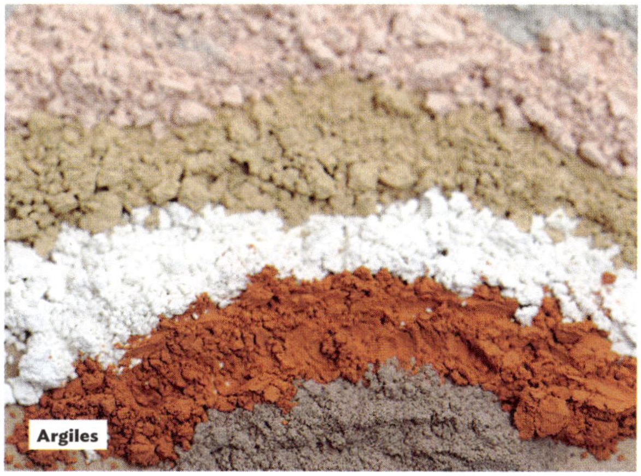

Argiles

ARGILES
Actif lavant / Actif traitant
Très absorbantes, elles conviennent surtout en shampoings (en pâte ou à sec) ou en masque pour nettoyer en profondeur les cheveux gras. On utilise la montmorillonite (verte), mais aussi l'illite (verte, jaune ou rouge), le kaolin (ou argile blanche) et le rhassoul (brun gris, voir p. 277). Les argiles capturent les graisses et toxines, reminéralisent les cheveux et referment les écailles, apportant ainsi plus de brillance et de douceur. Elles sont conseillées pour la détoxination ou pour l'entretien des couleurs végétales. En revanche, mieux vaut les éviter en shampoing à sec sur cheveux colorés (elles risquent d'éclaircir les racines).

ARITHA (REETHA)
Actif lavant
Cette noix de savon indienne nettoie les cheveux, régule la séborrhée, prévient les pellicules, tonifie les cheveux. De plus, elle renforce les reflets bruns et contribue à estomper les cheveux blancs. Elle convient aux cheveux secs, normaux ou peu gras, mais doit être évitée sur les cheveux clairs. Par contre, elle est idéale après une coloration végétale, dont elle renforce la tenue.

ARROW-ROOT (MARANTE)
Actif lavant
L'amidon confère à cette fécule des propriétés absorbantes et on l'emploie surtout à sec. Elle a l'avantage d'être très fine et de ne pas faire de grumeaux.

AVOCAT
Actif embellissant
Source de protéines et de matières grasses de haute qualité, il constitue un soin complet recommandé en masque réparateur et embellissant pour les cheveux secs.

AVOINE
Actif embellissant
Source d'amidon, l'avoine donne des soins après-shampoing lissants très doux et faciles à préparer à base de flocons.

BAMBOU (TABASHIR)
Actif embellissant
Riche en silicium, il fortifie et embellit les cheveux fins, abîmés ou fragiles. Il se présente en poudre que l'on peut incorporer aux masques à base de plantes.

BANANE
Actif embellissant
L'amidon et les polysaccharides sont des polymères formant un film à la surface de la cuticule, qui réduit les défauts superficiels et lisse les cheveux. On les trouve réunis dans la banane, qui permet donc de confectionner des masques réparateurs très doux. Elle s'emploie simplement mixée ou, plus rarement, sous forme de poudre.

BHRINGARAJ (MAKA)
Actif colorant / Actif traitant / Actif embellissant
En Inde, le jus des fruits frais sert à colorer les cheveux en noir, à stimuler leur croissance et à en réduire la chute. La poudre a les mêmes propriétés (voir p. 268).

BICARBONATE DE SOUDE
Actif lavant
Il assainit le cuir chevelu, prévient les pellicules et dissout les graisses. Il est également employé pour alcaliniser certains mélanges colorants. Choisissez la qualité alimentaire ou pharmaceutique (n'utilisez pas la version de droguerie).

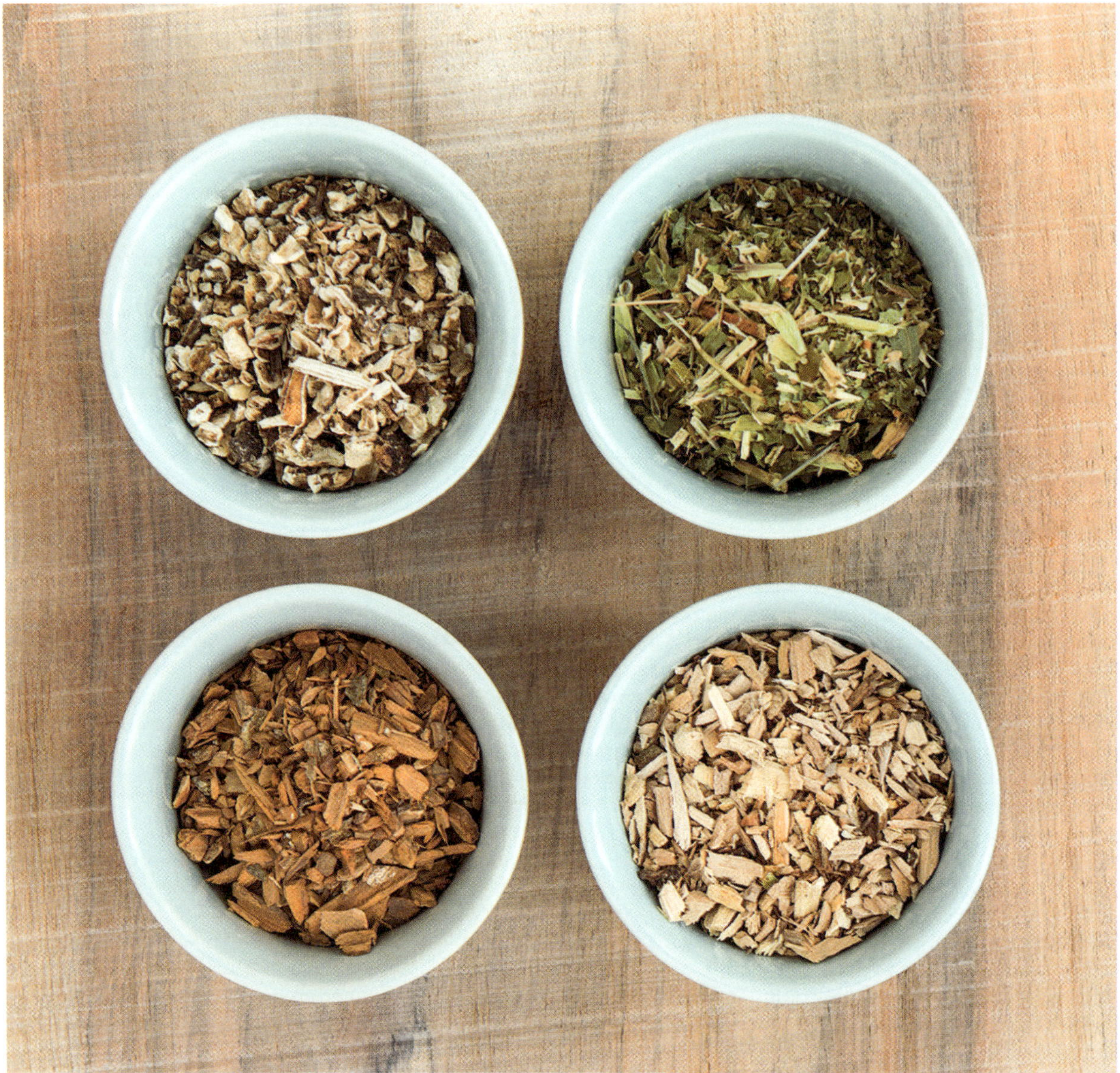

De gauche à droite et de haut en bas : bardane, saponaire, quinquina et bois de Panama

BIÈRE

Actif embellissant

Riche en tanins et en vitamines apportées par la levure, la bière est réputée lustrer et embellir les cheveux. Vous pouvez en délayer un verre dans la dernière eau de rinçage, son odeur disparaît en séchant.

BOIS DE PANAMA

Actif lavant / Actif colorant / Actif traitant

Injustement oublié de nos jours, il freine la production de sébum et rend les cheveux brillants. Stimulant, il s'oppose également à la chute des cheveux et favorise leur repousse. Il convient tout particulièrement aux cheveux foncés, manquant de tonus. Attention : sur cheveux très clairs, il peut laisser une légère coloration à la longue.

BRAHMI (GOTU COLA)

Actif traitant / Actif embellissant

Cette plante indienne nettoie, embellit et renforce les cheveux, en prévient la chute et favorise leur repousse. Elle est recommandée en cas de cheveux ternes, fatigués, sans volume ou clairsemés, ou de cheveux gras avec pellicules. Elle renforce les colorations végétales.

CAFÉ
Actif embellissant
Lorsqu'il n'est pas associé à des plantes tinctoriales, le café ne colore pas les cheveux. Il leur donne du brillant, les lisse et facilite le démêlage.

COMPLÉMENTS ALIMENTAIRES
Actif traitant / Actif embellissant
S'opposer à la chute des cheveux est un problème universel. Jusqu'à présent, aucune gélule miracle ne semble avoir réellement émergé. On peut toutefois conseiller, lorsque les cheveux sont fatigués ou en période de chute saisonnière (printemps, automne), de faire tout simplement une cure de levure de bière lyophilisée ou de germe de blé, sources de minéraux et de vitamines qui bénéficient aux cheveux, aux ongles et à l'organisme en général. Les cures de gelée royale, de pollen, de silicium organique, de prêle (tisane ou gélules), de jus d'herbe, de jus de légumes (carotte, concombre, cresson, persil) sont également bénéfiques pour les cheveux.

Les dermatologues, quant à eux, recommandent une cure de vitamine B5 (+ B6 et B8) pendant 3 mois, une fois par an. Demandez conseil à votre pharmacien sur les produits disponibles.

ÉPICES
Actif traitant
Certaines épices stimulantes sont réputées prévenir la chute et favoriser la pousse des cheveux. Notre sélection : fenugrec (graines), gingembre (rhizome), girofle (bouton ou « clou »). Elles s'emploient en frictions ou en masques, sous forme de poudres ou de macérations.

FARINE DE POIS CHICHE (BESAN)
Actif lavant
Riche en amidon et en saponines, ce qui lui confère des propriétés absorbantes et un effet lavant très doux. Elle s'emploie soit en pâte, comme l'argile, soit à sec.

GLYCÉRINE VÉGÉTALE
Actif traitant / Actif embellissant
Elle lisse les cheveux secs ou crépus et maintient leur hydratation, à condition qu'elle ne dépasse pas 20 % dans une préparation. Vous pouvez l'employer à petite dose, en soin après-shampoing sur cheveux humides, mélangée à très peu d'huile végétale (répartissez sur la chevelure, puis procédez au séchage).

HARITAKI (HARDE)
Actif embellissant
Apprécié en Inde, il assainit le cuir chevelu, resserre les écailles des cheveux et rend la chevelure souple et brillante.

HENNÉ NEUTRE
Actif traitant / Actif embellissant
Contrairement au henné naturel (colorant), le henné neutre ne teinte pas les cheveux. Il les protège, les embellit et leur donne du volume. Il entretient et renforce les colorations végétales. Il est surtout employé en masques pour cheveux normaux à gras, mais déconseillé sur cheveux très secs.

HUILES ESSENTIELLES
Actif traitant
Certaines huiles essentielles agissent efficacement sur les problèmes capillaires (cheveux gras, pellicules, chute des cheveux, poux...). Elles peuvent être incorporées à des lotions ou à des huiles pour friction capillaire. Un autre moyen facile de les employer consiste à enrichir son shampoing (bio très doux ou « maison » à l'œuf, aux plantes...) avec 3 gouttes par dose d'une huile essentielle au choix ou d'un mélange préparé dans un flacon doseur. Nous vous proposons une sélection d'huiles essentielles classées selon leur type d'action (voir encadré). Ne vous étonnez pas des doublons, elles sont souvent polyvalentes. Vous pouvez aussi consulter les différents chapitres de cet ouvrage qui donnent de nombreux détails sur les propriétés des huiles essentielles (p. 28, 108 et 165).

GROS PLAN SUR... LES HUILES ESSENTIELLES

- **Cheveux gras (antiséborrhéiques) : cade, cèdre de l'Atlas, citron, eucalyptus radié, lavande vraie, lavandin, palmarosa, pamplemousse, pomélo, sauge sclarée, vétiver.**
- **Pellicules (antifongiques) : cade, citron, eucalyptus radié, lavandin, géranium rosat, palmarosa, romarin à cinéole, tea-tree.**
- **Chute des cheveux (stimulantes) : romarin à cinéole, Bay Saint-Thomas et nard jatamansi.**
- **Poux (insecticides ou répulsives) : lavande vraie, cryptomeria, eucalyptus globuleux, géranium rosat, myrte rouge, palmarosa, tea-tree présentent un bon rapport sécurité/efficacité (voir recettes p. 305-306). Vous pouvez aussi vous procurer des synergies toutes prêtes (voir Bonnes adresses).**

HUILES VÉGÉTALES
Actif traitant / Actif embellissant
Les huiles végétales (bio ou au moins vierges, de première pression à froid) ont une bonne affinité avec les cheveux. Elles se déposent sur la cuticule et forment

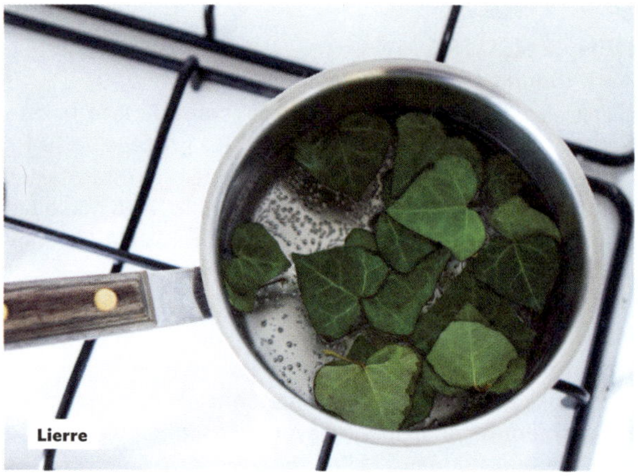

Lierre

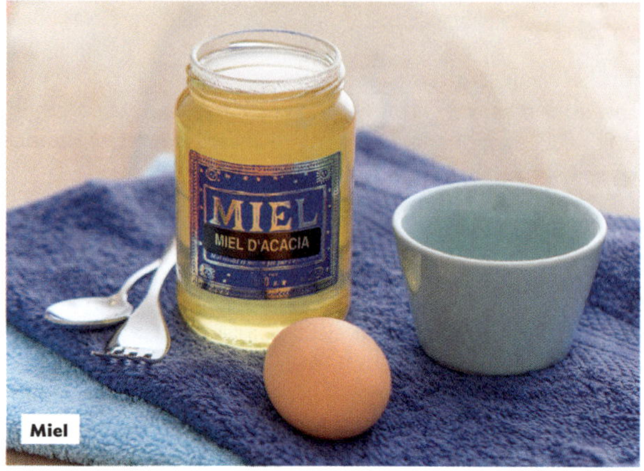

Miel

un film imperméabilisant et protecteur. Elles gainent la fibre capillaire, la réparent en comblant les fissures et la protègent des agressions comme le soleil, le vent sec ou l'eau de mer. L'usage de certaines est corroboré par des siècles d'utilisation traditionnelle : beurre de karité, huile d'olive, noisette, amande douce, ricin, argan, neem, avocat, coco, carapate (andiroba), etc. Mais d'autres, moins connues dans cet usage, sont très utiles aux soins capillaires : beurres de mangue, cacao, kokum; huiles de germe de blé, jojoba, nigelle, sapote, tamanu (calophylle inophyle), etc. Tout comme pour les huiles essentielles, vous pouvez aussi consulter les chapitres de cet ouvrage qui donnent d'autres détails sur les propriétés des huiles végétales (p. 12 et 158).

Dans l'ensemble, les huiles sont surtout adaptées aux cheveux secs, mais elles ont quelques spécificités. Par exemple, les huiles d'amande douce, d'argan et de sapote conviennent mieux aux cheveux crépus que l'huile de coco, plus adaptée aux cheveux lisses, de type asiatique. Autre exemple, l'huile d'argan doit être évitée sur les cheveux blonds, qu'elle a tendance à jaunir. Les huiles sont souvent ajoutées aux colorations végétales pour prévenir l'effet desséchant du henné. Mais elles s'emploient surtout en masques capillaires. Pour faciliter le rinçage, on peut les mélanger (50/50) au gel d'aloès. Employées comme base de formules antipoux, les huiles végétales jouent leur propre rôle d'insecticide. Des études ont en effet montré que lors d'un contact assez long (2 heures) avec une huile, les poux meurent asphyxiés. Les huiles les plus réputées pour cet usage sont coco, karité, olive et neem.

IRIS

Actif lavant / Actif traitant

La poudre de racine, vendue en herboristerie, constitue un excellent shampoings à sec. Elle nettoie et assainit le cuir chevelu tout en le stimulant et en luttant contre séborrhée et pellicules.

LIERRE

Actif lavant / Actif colorant

Riche en saponines (5 à 8 %) et en tanins, il nettoie la chevelure et couvre légèrement les cheveux blancs.

LYCOPODE

Actif lavant

Les spores de cette mousse forment une poudre traditionnellement employée comme shampoing à sec. Elle assainit et renforce les cheveux.

MARRON D'INDE

Actif lavant / Actif traitant

Il contient une saponine, l'escine (2 %), qui, outre son action lavante, a la propriété de stimuler la circulation sanguine et donc de favoriser la pousse des cheveux.

MIEL

Actif embellissant

Le miel resserre les écailles et favorise l'hydratation des cheveux. Il est réputé les embellir et les lustrer. Il a un léger effet éclaircissant. Le miel d'acacia est d'un usage facile, car il reste liquide.

NEEM (MARGOSA)

Actif traitant / Actif embellissant

Le neem donne une huile végétale un peu à part. Ce trésor de la médecine indienne contient des actifs insecticides qui le rendent particulièrement efficace contre les poux, tout en étant dépourvu de toxicité. Les seules limites à

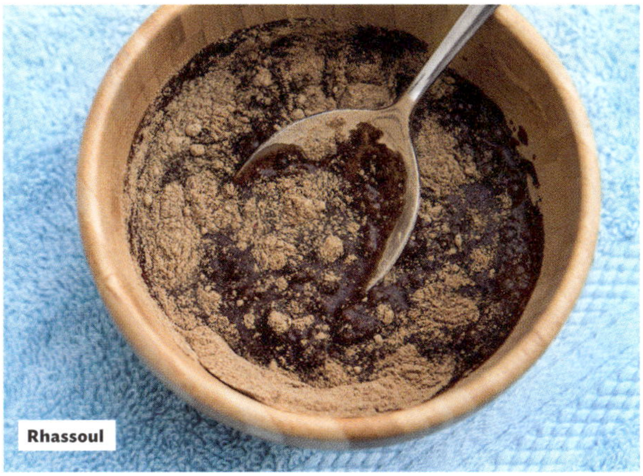

Rhassoul

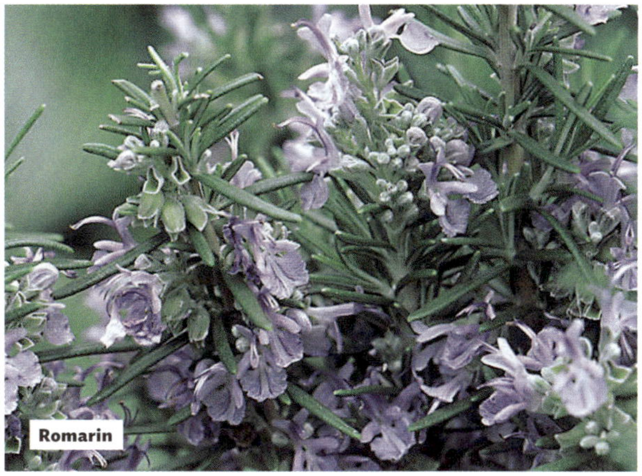

Romarin

son usage sont son odeur assez forte et le fait qu'on ne le trouve pas partout ! Outre cette huile précieuse, le neem fournit aussi une poudre que l'on peut incorporer aux masques pour assainir et embellir les cheveux gras et traiter les pellicules.

ŒUF

Actif lavant

Contenant deux émulsifiants, la lécithine (phospholipide) dans le jaune et l'ovalbumine (protéine) dans le blanc, il nettoie en douceur les cheveux, les nourrit et les lisse. Le shampoing à l'œuf se décline en de nombreuses variantes (voir recette p. 286).

ORTIE

Actif lavant / Actif traitant

À la fois assainissante, vitalisante et tonique, l'ortie est très réputée dans les soins capillaires, comme shampoing à sec (poudre) ou sous forme de lotions capillaires « antichute ». Elle est particulièrement recommandée en cas de cheveux gras.

PIVOINE

Actif traitant

La racine, réduite en poudre, a des propriétés assainissantes et calmantes sur les cuirs chevelus irrités ou souffrant de pellicules.

PRÊLE

Actif traitant

Riche en silice, reminéralisante et réparatrice, elle a un effet stimulant sur la pousse des cheveux. On l'emploie en poudre ou en décoction.

QUINQUINA

Actif colorant / Actif traitant

L'écorce de cette plante médicinale sud-américaine est réputée depuis plusieurs siècles pour tonifier et embellir les cheveux et surtout stimuler leur pousse. Il existe un quinquina jaune, non colorant, et un quinquina rouge, qui peut donner des reflets roux.

RHASSOUL (RASSOUL, GHASSOUL)

Actif lavant / Actif traitant

Terre argileuse provenant du Maroc, ce « savon minéral » adsorbant convient en shampoing ou en masque pour nettoyer en profondeur les cheveux gras. Toutefois, complété d'un peu d'huile végétale, il convient aux cheveux ternes, secs, déshydratés (bouclés, colorés, permanentés ou défrisés…) qu'il reminéralise et tonifie.

ROMARIN

Actif colorant / Actif traitant / Actif embellissant

Le romarin est souvent considéré comme LA plante des cheveux. Il a des propriétés astringentes, assainissantes, embellissantes, tonifiantes et légèrement colorantes. Il convient à tous les cheveux, notamment les cheveux gras, et aux cuirs chevelus avec pellicules sèches ou grasses.

RIZ

Actif embellissant

Source d'amidon, il donne des soins après-shampoing lissants très doux et faciles à préparer.

SAPONAIRE

Actif lavant

Elle est connue pour donner un shampoing doux qui convient à tous les types de cheveux, notamment aux cheveux mixtes (racines grasses, pointes sèches). La racine fraîche de saponaire se récolte à l'automne, les feuilles et fleurs en été. La racine séchée s'achète en herboristerie.

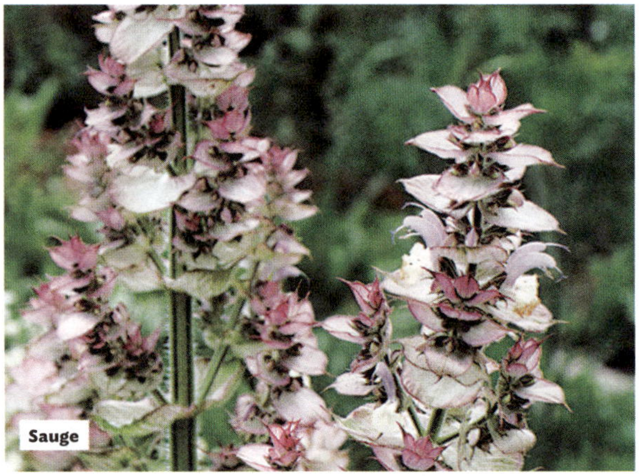

Sauge

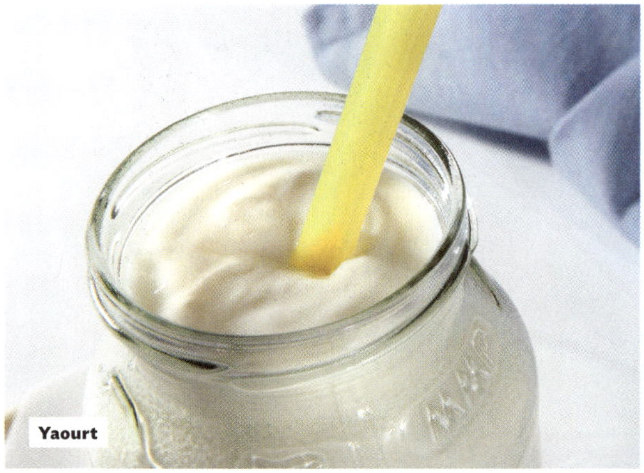

Yaourt

SAUGE

Actif colorant / Actif traitant

Ses propriétés et usages se rapprochent de ceux du romarin (tonique, assainissante, légèrement colorante). Elle s'emploie en décoction ou sous forme de poudre.

GROS PLAN SUR...
LES PLANTES « ANTI-CHUTE »

Outre l'ortie, la sauge et le romarin, d'autres plantes de notre flore locale sont réputées prévenir la chute et favoriser la pousse des cheveux. Notre sélection : bardane (feuilles/racines), bouleau (feuilles/sève), concombre (jus), cresson (jus, feuilles), lavande, menthe, prêle des champs, persil (graines), pomme (jus), réglisse (racine) et même truffe (tubercule).

SHIKAKAI

Actif lavant / Actif colorant / Actif traitant

Cette plante indienne nettoie et tonifie les cheveux, régule la séborrhée, prévient les pellicules. Elle convient au nettoyage des cheveux secs, normaux ou peu gras. De plus, elle renforce les reflets bruns et contribue à estomper les cheveux blancs. Elle est donc à éviter sur les cheveux clairs. En revanche, elle est idéale après une coloration végétale, dont elle renforce la tenue.

SIDR

Actif lavant / Actif colorant / Actif traitant

Au Yémen, les feuilles de ce jujubier sont employées comme shampoing, soin capillaire tonifiant (il favorise la pousse des cheveux) et adjuvant de coloration. D'une texture presque gluante une fois humecté d'eau, il forme un shampoing très agréable qui laisse la chevelure soyeuse (tous types de cheveux sauf très gras).

TULSI

Actif traitant / Actif embellissant

Cette plante ayurvédique majeure stimule et assainit le cuir chevelu. Elle prévient la chute des cheveux, exerce une action antipelliculaire, contribue à la détoxination et à la lutte contre les poux.

VINAIGRE

Actif traitant / Actif embellissant

Le vinaigre est réputé pour les soins des cheveux au moins depuis le Moyen Âge. Il favorise le rinçage, surtout à l'eau calcaire, et donne du brillant aux cheveux en resserrant les écailles. Acide et légèrement antiseptique, il purifie et assainit le cuir chevelu et prévient les pellicules. On l'emploie donc également en friction en cas de cheveux gras, souvent associés aux pellicules grasses. Il participe aussi aux soins antipoux, car il altère la coque des œufs (lentes). Son action est modérée, mais peut contribuer à un traitement, notamment s'il est enrichi à la lavande. Notons que le vinaigre de pomme ou de cidre est généralement conseillé, car il contient des polyphénols (procyanidines B2) qui lustrent les cheveux et s'opposeraient à la chute des cheveux. On peut l'enrichir en y faisant macérer des plantes.

YAOURT

Riche en protéines, légèrement acide, le yaourt a tout pour plaire aux cheveux. Il les nettoie légèrement, les nourrit, les gaine et les lustre en resserrant les écailles. Il apporte des protéines (albumines) restructurantes, hydratantes et conditionnantes. Il s'applique simplement sur les cheveux, seul ou mélangé à d'autres produits naturels tels que l'œuf, l'avocat, les huiles végétales.

AVANT DE VOUS LANCER

Du bon usage des soins capillaires

En principe, les cheveux en bonne santé n'ont besoin que d'un brossage quotidien et d'un lavage régulier, le rythme idéal étant d'une fois par semaine, deux maximum. Mais parfois, on peut souhaiter les embellir, leur donner du brillant, sublimer leur couleur. Parfois encore, pour diverses raisons (pellicules, cheveux abîmés, ternes, sans volume, trop gras ou trop secs, perte de cheveux...), des soins spécifiques peuvent être nécessaires.

Notez au passage que, pour plus de clarté, nous désignerons par « friction » les préparations destinées à masser le cuir chevelu, et « lotion » les préparations destinées à être appliquées sur les longueurs des cheveux, généralement en rinçage après-shampoing. Certains produits, comme le vinaigre, ont les deux usages.

Au quotidien (en « cures », en cas de besoin)

- **Friction capillaire :** à utiliser 1 à 2 fois par jour, en cure de quelques jours à quelques semaines selon les besoins, contre les problèmes de chute de cheveux, de pellicules, de cheveux très gras, de pédiculose (poux).
- **Soin protecteur des pointes :** à appliquer le matin ou « sur le terrain » dans certaines conditions climatiques extrêmes (vent sec, vent marin, soleil).
- **Complémentation alimentaire :** à prendre au besoin, notamment aux changements de saison (printemps, automne), où les cheveux ont tendance à tomber davantage.

Une à deux fois par semaine (au moment ou à la place du shampoing)

- **Masque nettoyant :** un masque à base d'argile, de farine/fécule ou de certaines plantes en poudre (shikakai, amla, sidr...) n'a pas besoin d'être suivi d'un shampoing. Appliquer, laisser poser et rincer à l'eau claire.
- **Masque avant-shampoing (pré-poo) :** un masque gras (nourrissant ou antipoux), nécessite d'être éliminé par lavage. Appliquer, laisser poser, faire un shampoing doux et rincer à l'eau claire.
- **Masque après-shampoing :** un masque non gras (ou très peu gras) destiné à réparer ou embellir la chevelure se pose sur cheveux lavés. Faire un shampoing doux (non moussant de préférence), appliquer le masque, laisser poser et rincer à l'eau claire.
- **Lotion après-shampoing :** elle a les mêmes usages que le masque après-shampoing, mais sous forme liquide. Souvent à base d'amidon, elle peut « empoisser » les cheveux et se rince donc à l'eau claire après la pose.
- **Lotion de rinçage :** destinée à parfaire le nettoyage, embellir les cheveux, entretenir une coloration végétale ou donner des reflets, elle s'emploie en toute fin de rinçage, après le shampoing ou le masque après-shampoing. Elle-même ne se rince pas, les cheveux sont simplement essorés après son application, puis séchés.
- **Shampoing à sec :** il s'emploie entre deux shampoings, par manque de temps, ou pour les espacer.

Une fois par mois en moyenne

- **Coloration capillaire végétale :** à faire si vous avez les cheveux blancs ou grisonnants et ne pouvez vous y résoudre, ou si vous souhaitez donner des nuances plus chatoyantes à vos cheveux. Contrairement à une teinture chimique, une couleur végétale entretient la qualité de vos cheveux et les renforce sur le long terme.
- **Rattrapage des racines :** si vous avez simplement les racines blanches et si votre couleur (végétale) est par ailleurs bien homogène, un simple rattrapage est suffisant.

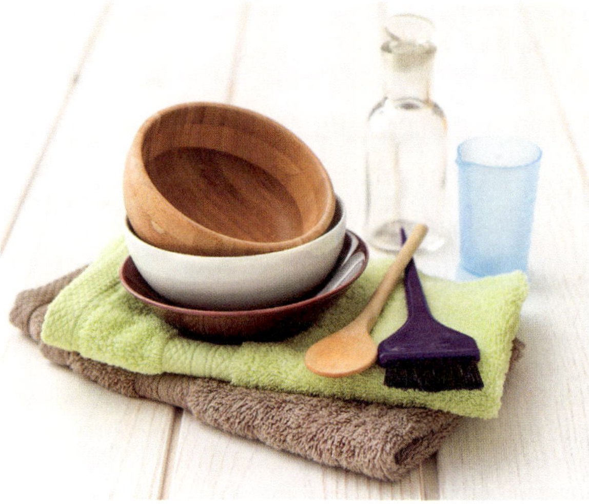

Les secrets d'un bon brossage

Pendant des siècles, les ouvrages pour dames ont préconisé 100 coups de brosse avant d'aller dormir. Ce nombre est sans doute très excessif, mais le brossage ne doit pas être négligé, surtout sur cheveux longs. Il aère les cheveux, leur donne du volume, élimine les poussières et saletés, répartit le sébum sur la chevelure et contribue à espacer les shampoings. Une trentaine de coups de brosse suffisent, en n'hésitant pas à terminer la tête en bas. Choisissez une brosse de bonne qualité (voir p. 282) et nettoyez-la régulièrement (surtout si vous vivez dans un environnement pollué). Vous pouvez laver deux brosses en même temps : faites-les tremper pendant quelques minutes dans de l'eau tiède additionnée d'un peu de shampoing, de gel douche ou de bicarbonate de soude. Ensuite, frottez-les poils contre poils (comme si chacune brossait l'autre). Retirez les cheveux et poussières qui, normalement, forment un paquet. Rincez à l'eau claire et faites sécher face vers le bas.

Des soins capillaires en toute sécurité

Les actifs naturels présentés dans ce livre bénéficient d'une excellente sécurité d'emploi. Beaucoup sont comestibles (miel, yaourt, vinaigre, huiles végétales, fruits et jus divers, plantes aromatiques...).

Les plantes médicinales traditionnelles (que nous appellerons « plantes locales ») et les plantes d'origine indienne, moyen-orientale ou amazonienne (que nous appellerons « plantes exotiques ») sont employées depuis des siècles et bénéficient des mêmes garanties de sécurité, y compris pour les plantes colorantes.

Les actifs concentrés (glycérine, extraits protéiques) et les produits minéraux (argiles, bicarbonate de soude, sel fin) ont été sélectionnés sur la base de leur innocuité. Au final, seules les huiles essentielles nécessitent quelques précautions d'emploi, même si nous les avons sélectionnées parmi les mieux tolérées.

À titre général, les huiles essentielles sont déconseillées chez la femme enceinte et l'enfant de moins de 5 ans. Elles ne doivent jamais s'appliquer seules sur le cuir chevelu ou la peau, mais toujours diluées dans un solvant (huile, alcool/eau, base de masque...) ou dispersées sur un support (brosse à cheveux). Nous vous conseillons de relire les précautions d'emploi et contre-indications, p. 40 et 170.

Enfin, signalons que vous pouvez sans danger modifier la formule des mélanges de plantes colorantes (colorations végétales). Il n'existe aucun risque d'interaction négative. Le seul risque relève du résultat, dont la couleur ne sera pas forcément celle escomptée.

Le matériel et le dosage des préparations

Pour préparer les produits, du simple matériel de cuisine bien propre suffira. Pour les appliquer, notamment les colorations, un matériel plus spécifique sera d'une grande utilité. Vous trouverez ces articles dans les magasins de matériel pour coiffeurs.

Pour la préparation des produits

Bols, coupelles, petit saladier, cuillère à café standard (5 ml), cuillère à soupe (15 ml), flacon doseur (si possible gradué tous les 10 ml), balance de cuisine, petit fouet, cuillère en bois ou spatule, casserole, passoire fine ou filtre à café, bocaux et flacons, entonnoir moyen.

Pour les colorations « maison », une balance précise (sensibilité 5 g) et un thermomètre de cuisine (plongeant) seront nécessaires. Du papier pH pourra également être utile pour vérifier le caractère acide ou basique de vos mélanges.

Pour la réalisation des soins

- **Pinceau de coloration :** pinceau plat et large en fibres synthétiques. Il permet d'appliquer facilement et unifor-

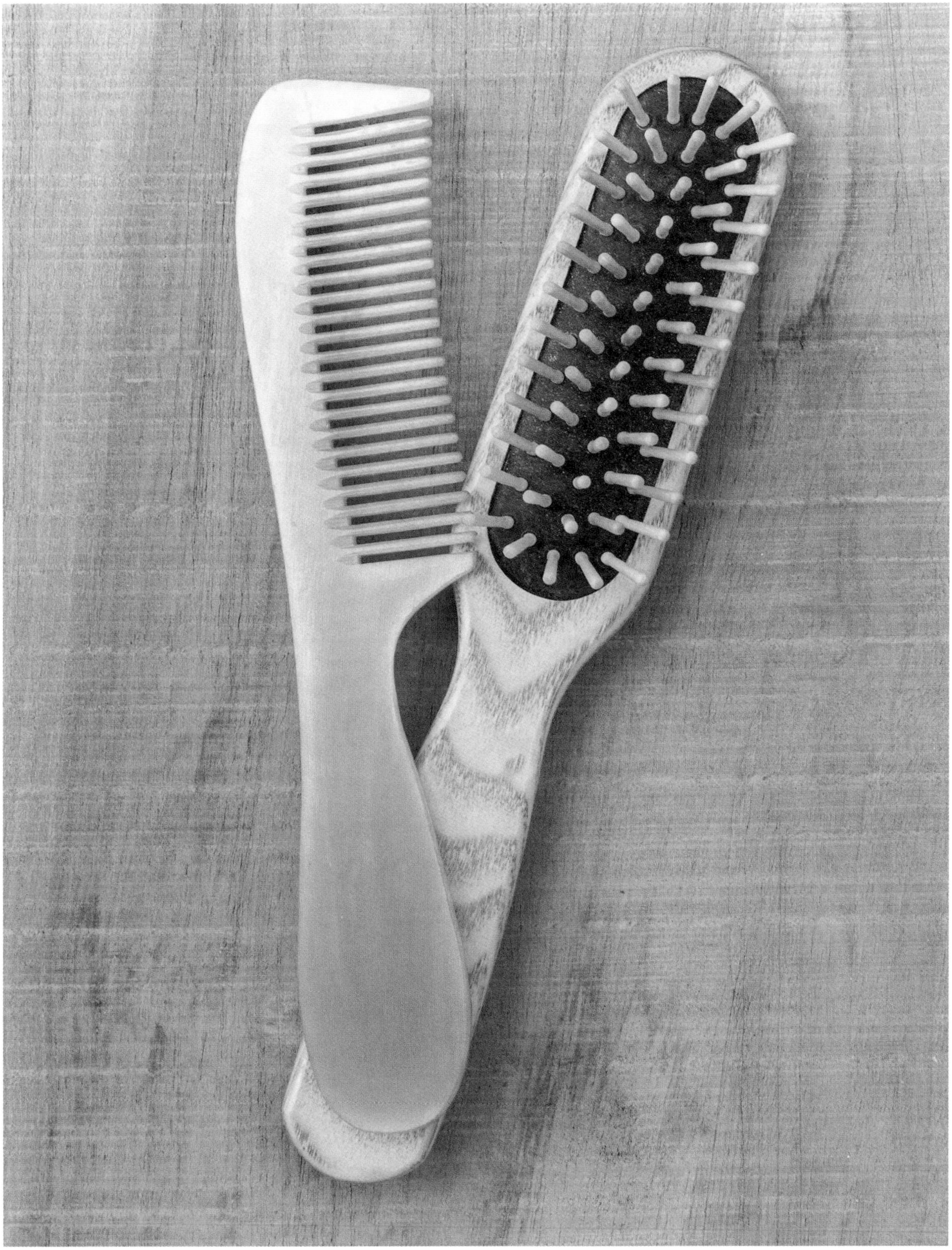

mément les colorations, mais aussi les masques ou les huiles. La version toute simple, sans peigne, est la plus pratique.

• **Pinces de coiffeur :** elles permettent de retenir les mèches au fur et à mesure qu'on leur applique les soins.

• **Charlotte en plastique :** modèle jetable ou lavable. En général les charlottes jetables peuvent être rincées, séchées et utilisées plusieurs fois. On peut les remplacer par un film de plastique alimentaire étirable.

• **Gants en plastique jetables :** pour protéger les mains lors de la pose des colorations (même si elles tachent assez peu la peau). Eux aussi peuvent être rincés et réutilisés, en les talquant ou en les farinant.

• **Serviette-turban :** pour envelopper les cheveux. Elle garde la chaleur et éponge l'excès de liquide de certains masques.

• **Vieilles serviettes en éponge :** elles serviront à envelopper les cheveux (en cas de préparation salissante), ainsi qu'à protéger les vêtements.

• **Flacon souple vide :** pour faciliter l'application des lotions. Il peut s'agir d'un flacon de récupération bien rincé (flacon de shampoing ou gel douche par exemple). Un flacon muni d'une pompe ou d'un embout conique effilé sera encore plus pratique pour les lotions de friction du cuir chevelu.

• **Flacon poudreur, salière, gros pinceau à blush :** pour faciliter l'application des shampoings à sec. Nettoyer le pinceau avant et après usage si on l'emploie aussi pour le maquillage.

Pour le coiffage

• **Brosse(s) :** en fibres ou soies naturelles (sanglier) ou, à défaut, en plastique antistatique.

• **Peigne(s) :** de préférence en bois ou en carbone (antistatique). Ces derniers sont très utiles pour bien répartir les soins capillaires (type huile ou après-shampoing) sur les cheveux.

• **Sèche-cheveux :** à éviter, préférer le séchage à l'air libre, en brossant de temps en temps pour éviter les frisottis.

Vous avez désormais toutes les cartes en main pour préparer un ensemble de soins adaptés à votre chevelure, du lavage jusqu'à la coloration, en appliquant notre sélection de recettes 100 % naturelles.

TRUCS ET ASTUCES

• Pour « brillantiner » les cheveux sans les alourdir : versez dans le creux de la main quelques gouttes de graisse végétale (karité ou coco ramollis, sésame...). Pour des cheveux mi-longs, l'équivalent du contenu d'une gélule suffit. Frottez-en un peigne fin, en répartissant bien sur toutes les dents, puis passez celui-ci plusieurs fois sur les cheveux.

• Pour parfumer et tonifier vos cheveux : dispersez 3-4 gouttes d'huile essentielle sur la brosse avant le coiffage (ylang-ylang, géranium, romarin, orange...).

• Pour dompter les cheveux électriques : passez vos mains sous l'eau froide et faites-les glisser humides sur la chevelure, comme une caresse.

ZOOM

Le mode d'emploi des recettes

Nous avons privilégié les recettes « de base » se déclinant en de multiples variantes, mais mettant en œuvre les mêmes méthodes de préparation : shampoing à base d'œuf, de décoction de plante ou de poudre humectée d'eau ; masque à base d'avocat ou de banane (ou mélange des deux), à base d'argile ; vinaigre capillaire à base de plante... Même les formules de colorations végétales pourront être adaptées selon vos expériences. Une fois que vous aurez compris le principe, vous pourrez créer vos propres mélanges. Les seules contraintes à garder en tête sont peu nombreuses.

- Évitez d'associer les œufs entiers avec des produits acides (vinaigre, citron), qui peuvent les faire coaguler.
- Pensez à alléger les préparations grasses (huile, jaune d'œuf, avocat) en les combinant avec des ingrédients non gras (gel d'aloès, yaourt, bière). Les soins seront équilibrés et plus faciles à rincer.
- À l'inverse, évitez de combiner les ingrédients pouvant dessécher les cheveux (argiles, shikakai, henné neutre, citron) ou ajoutez-y un peu d'huile si vous avez les cheveux à tendance sèche.
- Évitez de mettre beaucoup de miel dans les produits ne se rinçant pas (vous risquez d'attirer les insectes : sans rire !).
- Évitez d'appliquer de l'huile avant ou pendant une coloration à base d'indigo ou de katam.

Précision sur les quantités

Les recettes de préparations « extemporanées » (une dose unitaire pour un usage immédiat) donnent les proportions pour des cheveux mi-longs. Si vous avez les cheveux très longs, n'hésitez pas à doubler les proportions. Si vous avez les cheveux courts et ne voulez pas perdre une partie du produit, réduisez les quantités ou conservez-les jusqu'à l'usage suivant, selon les indications données dans chaque recette. Vous pouvez aussi préparer un soin pour 2 personnes du foyer.

Chapitre 2

SHAMPOINGS ET SOINS CAPILLAIRES

REGARDEZ BIEN LES TABLEAUX DE LA RENAISSANCE, les estampes japonaises, les gravures persanes. Les chevelures sont-elles représentées grasses, ternes, sans volume ? Tout au contraire, elles sont resplendissantes et toniques. Car les Anciens n'ont pas attendu l'invention de la mousse pour nettoyer et entretenir leurs cheveux. Autant de « secrets » à redécouvrir...

« SHAMPOING AUX ŒUFS

Tous types de cheveux (œuf entier : normaux à gras ; jaune seul : secs ou colorés)
Conservation : usage immédiat | Fréquence : 1 à 2 fois par semaine

NIVEAU DE DIFFICULTÉ : FACILE
TEMPS DE RÉALISATION : 2 MIN
TEMPS DE POSE : - DE 5 MIN

Ingrédients
1 œuf entier ou 1 jaune d'œuf

Ingrédients additionnels
- cheveux normaux à gras : 1 c. à soupe de rhum brun ou de cognac + 1 œuf entier battu
- cheveux secs : ½ c. à café d'huile végétale (olive, sésame) + 1 œuf entier battu
- cheveux secs, colorés, ternes, sans volume, cheveux blonds : ½ verre de bière + 1 jaune d'œuf ; 1 c. à café de miel d'acacia + 1 œuf entier battu
- tresses africaines : 5 cl + 1 œuf entier battu

Grand classique des recettes de « grand-mère », le shampoing aux œufs se décline sous de nombreuses variantes. Il ne mousse pas, mais s'émulsionne très bien. Une fois rincé, il les rend lisses et brillants. Employé régulièrement, il répare les cheveux abîmés.

1 Dans un bol, battez l'œuf en omelette ou émulsionnez le jaune d'œuf pour le fluidifier.
2 Ajoutez le ou les ingrédients additionnels et mélangez bien, de manière à obtenir une préparation homogène.
3 Faites couler lentement le mélange sur les cheveux humides et malaxez. Pour faciliter l'application, vous pouvez verser le shampoing à l'aide d'un flacon souple ou d'un pinceau à coloration. Laissez poser 3-4 minutes.
4 Rincez à l'eau juste tiède. N'employez surtout pas d'eau chaude, car vous risquer de faire coaguler les traces de blanc d'œuf qui seront alors difficiles à éliminer.

NB. Pour les tresses africaines : transvasez le mélange dans un flacon souple avec embout conique. Secouez bien et appliquez sur chaque tresse à l'aide de l'embout, malaxez bien. Laissez poser 10 minutes. Rincez soigneusement.

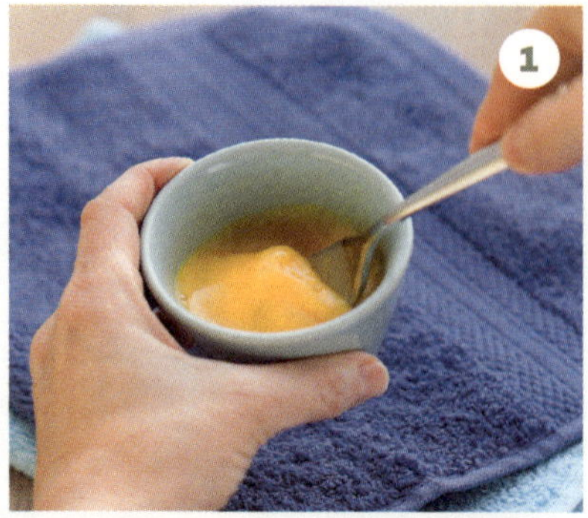

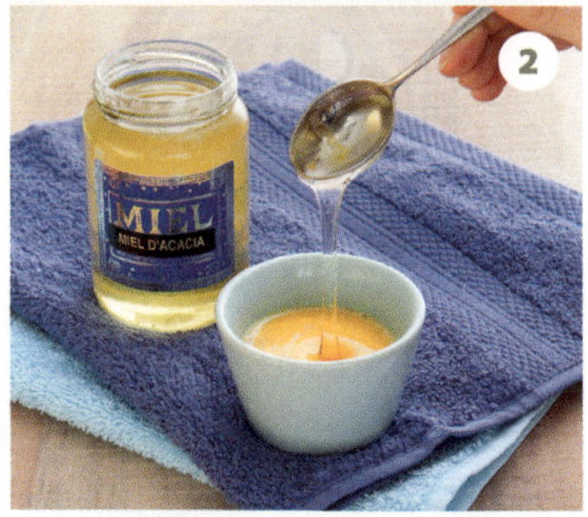

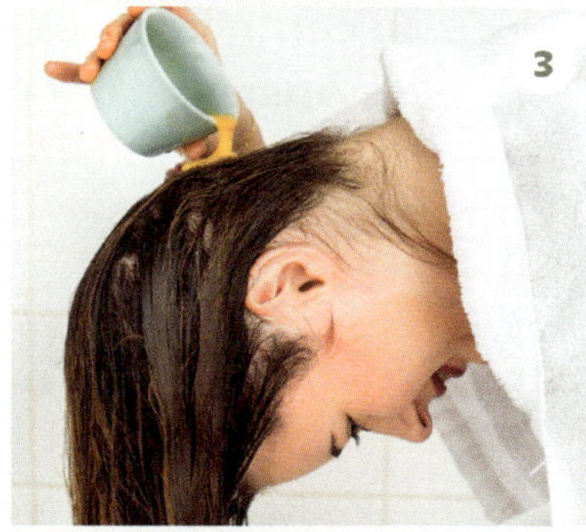

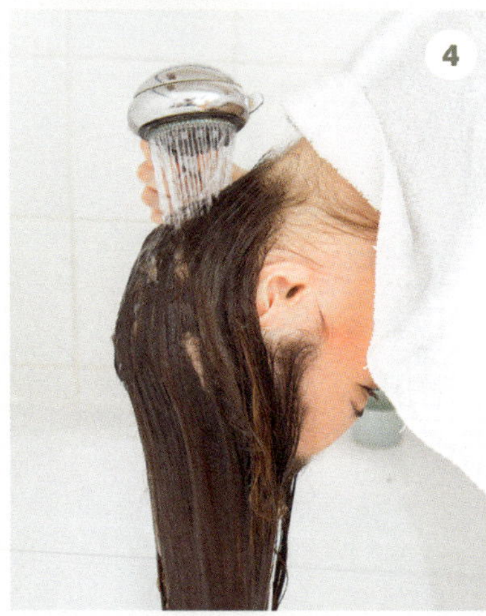

SHAMPOING AUX PLANTES OU À L'ARGILE

Tous types de cheveux | Conservation : usage immédiat ou jusqu'à 3 jours au réfrigérateur (sous couvercle) | Fréquence : 1 à 2 fois par semaine

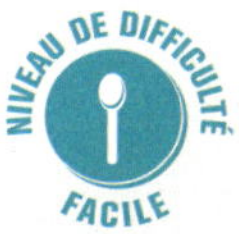

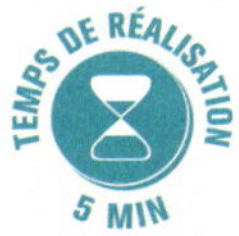

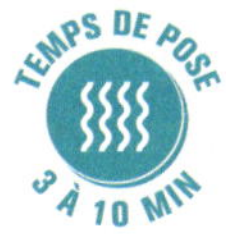

Ingrédients
- 2 c. à soupe de rhassoul ou de plante en poudre selon la nature des cheveux (voir ci-dessous)
- 1 tasse d'eau ou de lait entier tiède
- ½ c. à café d'huile végétale (avec les argiles, en cas de cheveux secs)

À vous de choisir
- Tous types de cheveux : farine de pois chiche (besan)
- Tous types de cheveux, sauf très gras : aritha ou mélange 50/50 avec shikakai (effet lavant augmenté)
- Cheveux ternes : sidr, rhassoul ou autre argile (verte, blanche, rose...). En cas de pointes sèches, ajouter un peu d'huile au rhassoul ou à l'argile
- Cheveux foncés (secs, normaux ou peu gras, manquant de tonus) : shikakai
- Cheveux d'enfants : sidr, besan
- Cheveux à pellicules : shikakai
- Cheveux colorés (coloration végétale) : rhassoul ou autre argile (avant et après la coloration), sidr, shikakai ou mélange 50/50 sidr/shikakai (après la coloration)

Ces poudres moussent encore moins que l'œuf, et pourtant elles nettoient vraiment les cheveux, tout en les rendant plus beaux ! De plus, les plantes ont un effet tonifiant immédiat. Cela peut se traduire par des démangeaisons, s'allégeant puis disparaissant au fur et à mesure des usages.

1 Versez la poudre dans un bol assez grand, en évitant le métal s'il s'agit d'argile. Ajoutez assez de liquide (tiède), pour obtenir une pâte ayant la consistance d'une purée liquide.
2 Placez-vous bien au-dessus du bac de douche ou de la baignoire (l'inconvénient de ce soin, c'est qu'il est assez salissant pour la salle d'eau). Versez uniformément sur le cuir chevelu et les cheveux humides, en évitant soigneusement le contact avec les yeux. Vous pouvez vous aider d'un flacon souple, notamment pour le shikakai.
3 Malaxez la chevelure et frictionnez le cuir chevelu, sans gratter. Laissez agir 3-4 minutes environ pour un shampoing aux plantes, jusqu'à 10 minutes (sous charlotte) pour un shampoing à l'argile.
4 Rincez abondamment et nettoyez au jet les éventuelles projections aux alentours.

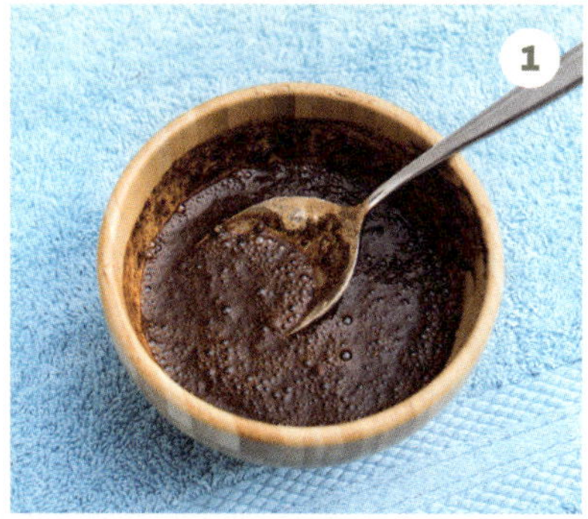
1
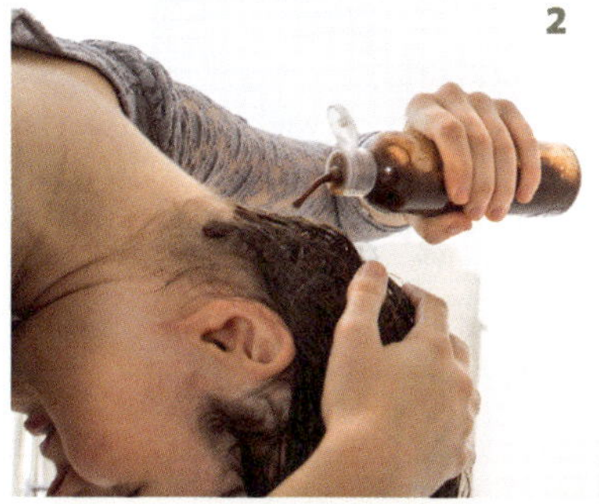
2
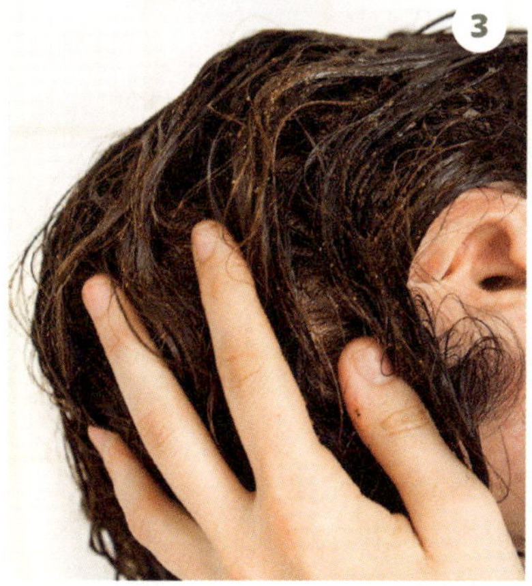
3
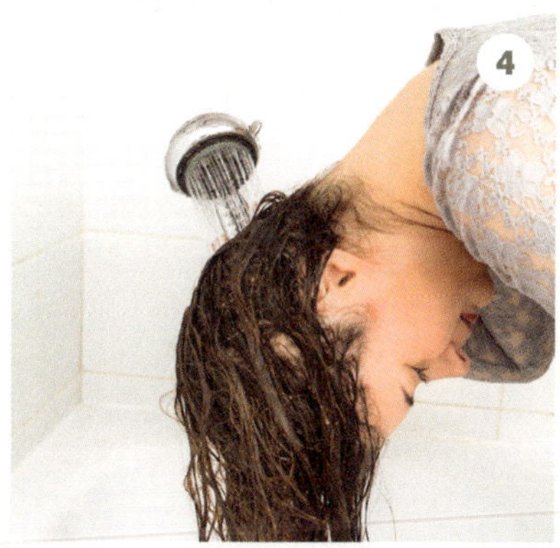
4

SHAMPOING À LA DÉCOCTION DE PLANTE

Tous types de cheveux | Conservation : 1 semaine au réfrigérateur | Fréquence : 1 à 2 fois par semaine

NIVEAU DE DIFFICULTÉ : FACILE
TEMPS DE RÉALISATION : 10 À 15 MIN
TEMPS DE POSE : 2 À 3 MIN

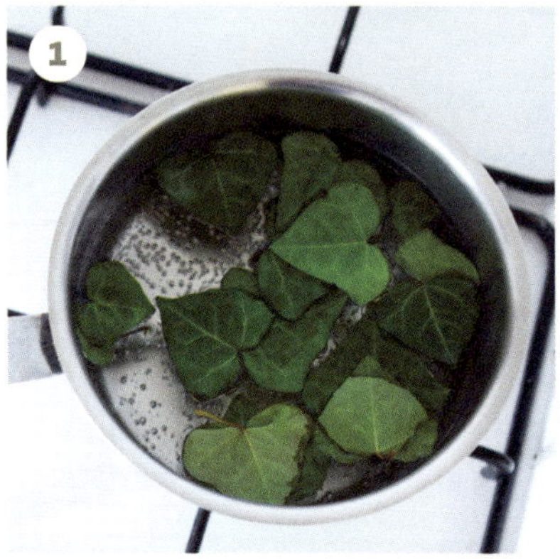

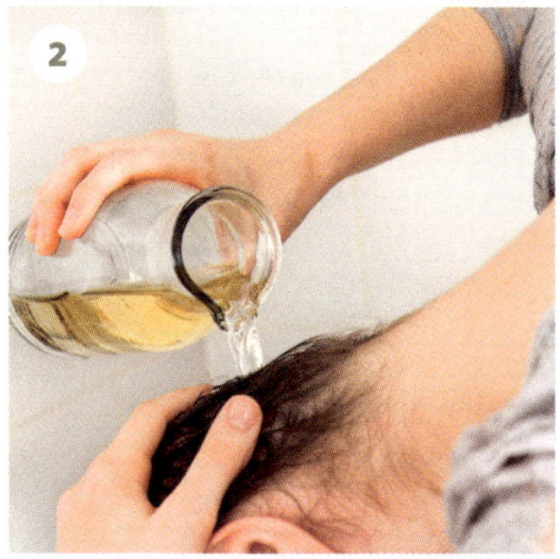

Ingrédients
- 1 à 2 poignées de la plante choisie (voir ci-dessous)
- 20 à 30 cl d'eau (si possible eau de source ou eau filtrée)

À vous de choisir
- Tous types de cheveux : 1 petite poignée de racine fraîche ou séchée de saponaire coupée en morceaux. À défaut, 2 grosses poignées de tiges entières de saponaire portant des fleurs (préparées en simple infusion)
- Cheveux gras, manquant de tonus ou clairsemés : 1 poignée de copeaux de bois de Panama. Attention, il risque de colorer légèrement les cheveux clairs à la longue
- Cheveux foncés ou coloration végétale : 1 grosse poignée de feuilles de lierre
- Cheveux clairsemés, chute (sauf en cas d'irritation du cuir chevelu) : environ 2 poignées de marrons d'Inde décortiqués et coupés en morceaux (bien se laver les mains ensuite, car elles peuvent se colorer !). Bien masser le cuir chevelu

---

Les Amérindiens emploient encore le jus frais pressé des racines de yucca de Mojave pour laver leurs cheveux. Ce soin ne nous est pas accessible, mais la magnifique chevelure qu'il donne illustre l'efficacité des « plantes shampoings ». Elles ont en commun de contenir des substances lavantes aux propriétés tensioactives (saponines).

---

1 Préparez la solution lavante. Pour les décoctions, faites bouillir les plantes pendant 10 minutes, dans l'eau, à couvert. Pour l'infusion (feuilles et fleurs de saponaire), recouvrez la plante d'eau bouillante, puis laissez infuser à couvert dans l'eau pendant 10 minutes environ. Filtrez et laissez tiédir avant l'emploi si nécessaire. Transvasez dans un récipient facilitant l'application (pichet ou flacon souple). Faites couler doucement sur la chevelure humide, en répartissant bien. Évitez soigneusement le contact avec les yeux (surtout avec le bois de Panama).

2 Malaxez les cheveux et le cuir chevelu, puis laissez agir 2-3 minutes. Rincez à l'eau claire.

SHAMPOING À SEC

Tous types de cheveux | Conservation : plusieurs mois à température ambiante, à l'abri de l'humidité | Fréquence : entre 2 shampoings (environ 1 fois par semaine)

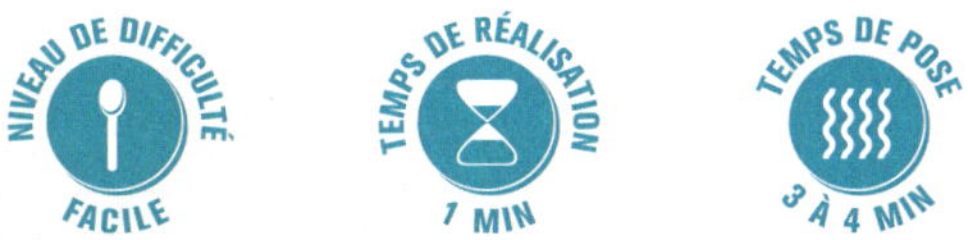

Ingrédients
- 1 c. à soupe de poudre ou d'un mélange de poudres (voir ci-après)

À vous de choisir
- Tous cheveux (sauf très gras) : fécule de maïs ou Maïzena, arrow-root, farine de pois chiche. À éliminer soigneusement pour ne pas laisser de traces blanches sur cheveux foncés
- Cheveux normaux, cheveux gras, pellicules : racine d'iris, lycopode ou ortie en poudre. On peut en faire un mélange (par exemple, 50/50 lycopode-iris)
- Cheveux gras, non colorés (coloration végétale) : talc, argile en poudre blanche ou verte, rhassoul en poudre, bicarbonate de soude mélangé à 50/50 avec une farine ou une argile (seul, il tend à dessécher les cheveux)
- Chute des cheveux : sidr, shikakai, amla (ou mélange 50/50 shikakai-amla). On peut y mélanger une bonne pincée de poudre de cannelle, d'écorce d'orange ou de kapoor kachli (stimulants et parfumés)

Le shampoing à sec peut servir en dépannage, si vos racines sont grasses ou si vos cheveux semblent sales et que vous n'avez pas le temps ou la possibilité de réaliser un « vrai » shampoing. Il permettra de retrouver du volume et de retarder le shampoing suivant de 1 ou 2 jours.

---

1 Mélangez les poudres le cas échéant. Tamisez finement si nécessaire.
2 Posez une serviette sur vos épaules pour éviter de salir vos vêtements. Appliquez la poudre et répartissez-la dans la chevelure en insistant surtout sur le cuir chevelu et les racines. Pour l'appliquer uniformément, vous pouvez employer une salière ou un pinceau et terminer avec un peigne. Si nécessaire, écartez les mèches de cheveux grâce à des pinces.
3 Malaxez bien la chevelure, puis laissez poser 3-4 minutes.
4 Commencez par éliminer la poudre en frottant avec les doigts, la tête penchée au-dessus du lavabo, puis brossez soigneusement avec une brosse douce, en finissant la tête en bas pour éliminer l'excédent. Terminez au peigne fin.

1
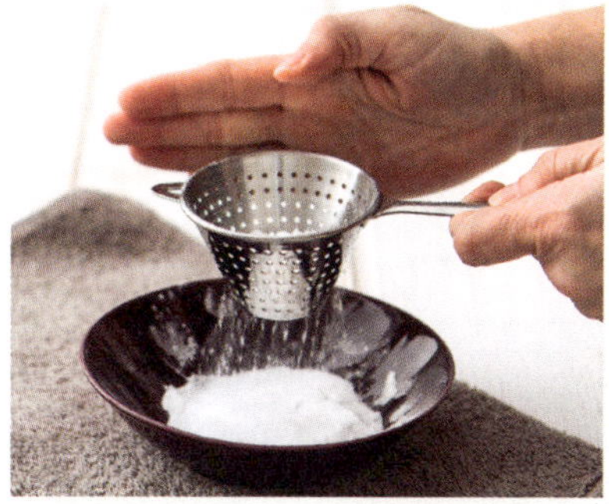

2
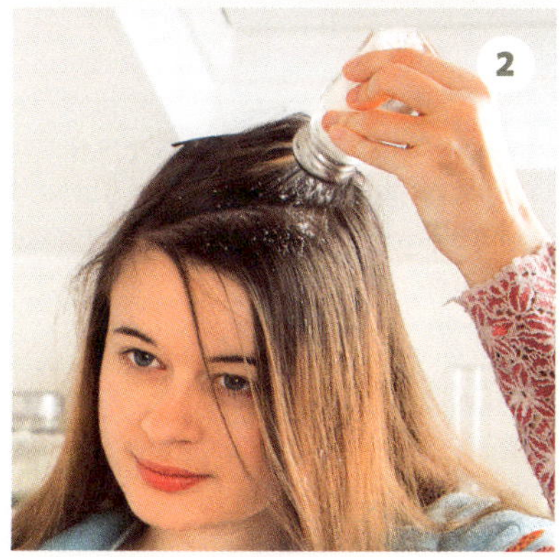

3
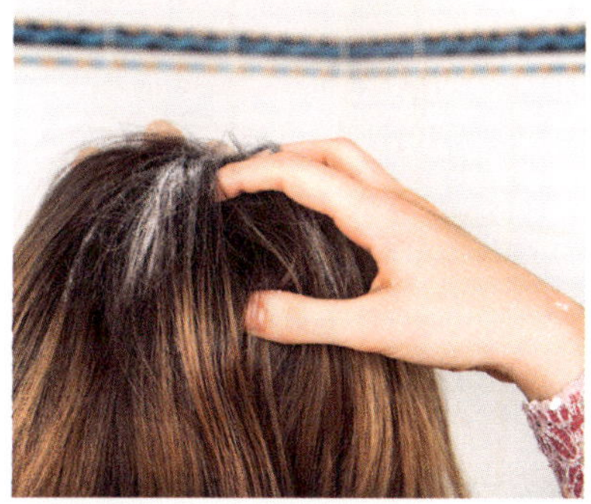

4
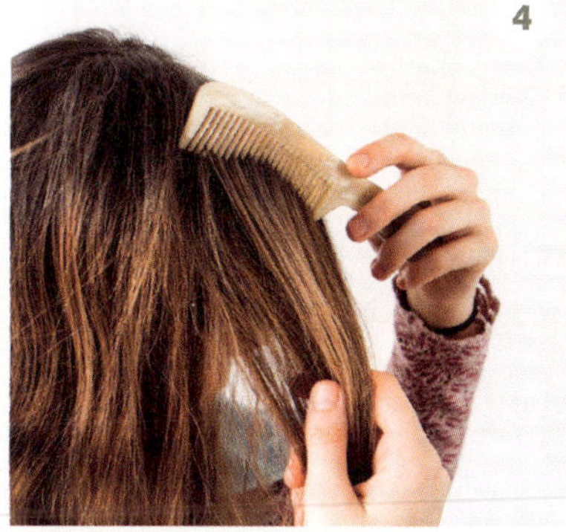

VINAIGRE CAPILLAIRE AUX PLANTES

Tous types de cheveux | Conservation : plusieurs mois à température ambiante
Fréquence : 1 à 2 fois par semaine (après chaque shampoing en lotion de rinçage)

NIVEAU DE DIFFICULTÉ : FACILE

TEMPS DE RÉALISATION : 10 MIN

MACÉRATION : 2 SEMAINES

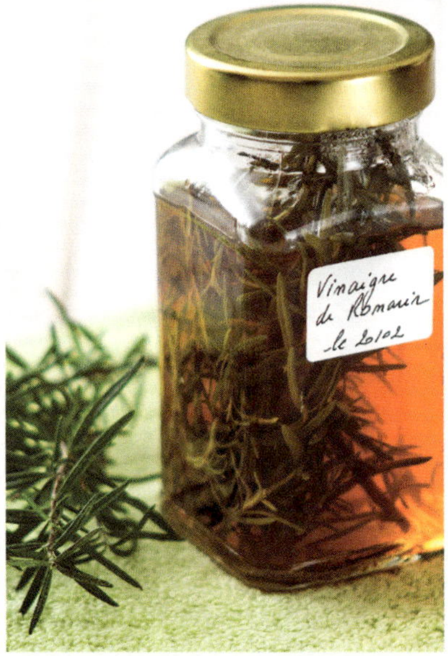

Ingrédients
- 400 à 500 ml de vinaigre de cidre (à défaut, de vinaigre blanc cristal)
- environ 1 tasse de romarin, de lavande ou de mélange de plantes toniques (voir Zoom p. 294)

Le vinaigre est un grand classique des soins capillaires au naturel. Il peut s'employer en lotion de rinçage (romarin), mais également se décliner en soin traitant (lavande) ou en friction capillaire (plantes toniques « antichute », plantes « lavantes »).

---

1 Préparez le romarin, la lavande ou le mélange de plantes. Si nécessaire, coupez les grosses feuilles, les rameaux, les racines en petits morceaux. Faites chauffer le vinaigre jusqu'à frémissement. Ajoutez les plantes et laissez chauffer pendant 5 minutes, à couvert, à feu doux. Retirez du feu.
2 Versez le tout, sans filtrer, dans un grand bocal et laissez macérer, de préférence à l'abri de la lumière, pendant 10 à 15 jours à température ambiante. Veillez à ce que les plantes soient bien immergées dans le vinaigre.
3 Filtrez à travers un filtre à café ou une passoire très fine, mettez en bouteille et étiquetez. Versez un peu de la lotion dans un flacon muni d'un embout conique que vous garderez dans la salle d'eau.
4 Employez en friction capillaire ou en lotion de rinçage après le shampoing, selon la composition.

À SAVOIR

Le vinaigre de romarin embellit, renforce et fait briller les cheveux. Il s'emploie comme lotion de rinçage pur ou mélangé au même volume d'eau. Pour plus de détails sur l'application, voir Lotion de rinçage ci-contre. Il peut aussi s'employer en friction capillaire, tonifiante et assainissante.

LOTION DE RINÇAGE

Tous types de cheveux | Conservation : infusions 2-3 jours et décoctions 1 semaine au réfrigérateur ; lotions au vinaigre plusieurs mois à température ambiante
Fréquence : après chaque shampoing ou selon les besoins

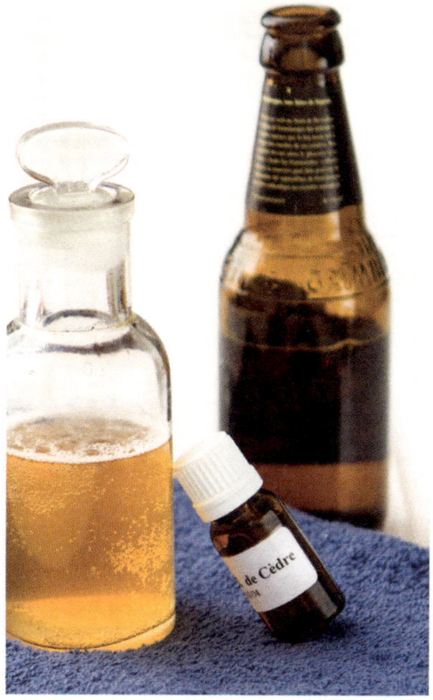

NIVEAU DE DIFFICULTÉ : FACILE

TEMPS DE RÉALISATION : 10 À 15 MIN

TEMPS DE POSE : 3 À 4 MIN

Ingrédients

- 20 à 25 cl environ de lotion au choix (le double si vous avez les cheveux longs)

Lorsque l'on s'est donné le mal de bien laver ses cheveux tout en respectant leur santé, autant parfaire le soin par un rinçage embellissant. La nature nous offre un vaste choix de lotions de beauté pour les cheveux, qui vont leur donner de la brillance, de la souplesse, du volume ou de beaux reflets. Le choix de lotions est très vaste. Vous trouverez deux tableaux aux pages suivantes : ils vous donnent un grand nombre de formules répondant à tous vos besoins ou toutes vos envies.

---

1 Préparez la lotion de votre choix en vous inspirant du tableau des pages suivantes. Les lotions « reflets » doivent être très colorées (comme un thé très fort). Pour une décoction, faites bouillir pendant 10 minutes à couvert au moins 1 cuillerée à soupe bombée de plantes pour 25 cl d'eau. Pour une infusion, prévoyez la même quantité et mettez à infuser pendant 10 minutes dans de l'eau bouillante, hors du feu, sous un couvercle.

2 Lavez vos cheveux. Rincez-les soigneusement et essorez-les légèrement.

3 Versez doucement sur vos cheveux la lotion de rinçage de votre choix, de préférence froide ou à peine tiède. Vous pouvez employer pour cela un flacon souple, un pichet ou un vaporisateur. Malaxez la chevelure et frictionnez délicatement le cuir chevelu. Laissez agir quelques minutes, mais ne rincez surtout pas.

4 Essorez soigneusement vos cheveux, puis essuyez-les avec une serviette et procédez au séchage ou mieux, laissez sécher à l'air libre.

BON À SAVOIR

Mieux vaut protéger votre oreiller, le soir suivant, si vous avez employé une lotion colorée (café ou lotion reflets).

Florilège de lotions de rinçage

Sauf mention particulière, ces lotions conviennent à tous les types de cheveux.

EFFET RECHERCHÉ	SÉLECTION DE FORMULES / REMARQUES
Soin brillance	20 cl de bière, de préférence « éventée » (dont on a éliminé le gaz en agitant à l'aide d'un manche de cuillère). La bière perd son odeur en séchant. 20 cl de bière « éventée » + 3 gouttes d'HE de romarin et 3 gouttes d'HE de cèdre du Liban (ou cade, ou ylang-ylang). 1 c. à café de miel dilué dans 25 cl d'eau chaude. Laisser tiédir avant d'appliquer. Recommandé aux cheveux clairs. 20 cl de vinaigre de pomme, de cidre ou aux plantes (voir p. 294), pur ou dilué dans le même volume d'eau. 1 c. à soupe bombée de feuilles de sauge, de romarin, de thym et/ou de tilleul (bractées) infusées dans 25 cl d'eau. En cas de pellicules, ajouter 1 c. à soupe de jus de citron filtré et insister sur le cuir chevelu en massant doucement.
Soin lissant, lustrant	1 c. à soupe rase de flocons d'avoine, préalablement mis à tremper pendant 20 minutes dans 25 cl d'eau chaude non bouillante. Filtrer à travers une passoire fine et ajouter 1 c. à soupe de vinaigre de cidre. 25 cl d'eau de rinçage du riz (l'eau de cuisson, plus épaisse, s'emploie en masque). 1 petite poignée de romarin infusée dans 25 cl d'eau. Filtrer et ajouter 4 c. à soupe de jus de pomme 100 % naturel et pur. 1 tasse de café fort (même préparé avec une poudre lyophilisée) + 20 cl d'eau.
Soin douceur (hydratant, assouplissant)	10 cl de jus d'aloès + 10 cl d'eau. 10 g de racines de guimauve ou de bardane (faire bouillir pendant 15 minutes 25 cl dans l'eau). Avec la bardane, bien frictionner le cuir chevelu, car elle est réputée favoriser la pousse des cheveux.
Soin tonifiant	1 petite poignée de feuilles d'orties fraîches (la moitié si elles sont sèches), en décoction dans 25 cl d'eau. Malaxer le cuir chevelu en appliquant. 1 verre environ de vinaigre de romarin, pur ou dilué dans le même volume d'eau (voir À savoir, p. 290).

Florilège de lotions « reflets »

Sauf mention particulière, ces lotions conviennent à tous les types de cheveux.

COULEUR NATURELLE	FORMULES	RÉSULTAT
Châtain, brun, auburn	– Infusion forte de thé brun ou noir. – Décoction de feuilles de romarin, de thym, de sauge, de noyer, de châtaignier ou de brou de noix.	Reflets brillants, cuivrés. Accentuent et embellissent les nuances foncées.
	Infusion forte d'hibiscus (karkadé), de thé rouge (rooibos) ou de garance.	Reflets rouges.
	Infusion forte de thé noir, de lierre ou de thym.	Estompe les premiers cheveux blancs.
	Décoction de pelures d'oignon.	Reflets cuivrés.
Blond, blond vénitien (roux clair)	Infusion forte de camomille allemande ou de fleurs de souci.	Reflets dorés.
	Décoction de racine de rhubarbe ou de rhapontic, de pelures d'oignon, d'écorce de chêne, de graines de fenugrec ou de carthame.	Reflets dorés roux clair.
	Décoction forte de camomille allemande + 1 verre de jus de citron filtré ou de vinaigre d'alcool (on peut ajouter 1 c. à café de miel)	Léger effet éclaircissant. Accentue l'effet du soleil. Attention toutefois au risque de dessèchement.
Blanc, gris	Infusion forte de fleurs de bleuet ou de centaurée.	Reflets bleutés, lumineux.

Ces lotions s'emploient à raison de 20-25 cl pour des cheveux mi-longs.

ZOOM

Comment bien choisir vos plantes

• Tous types de cheveux (soin tonus et brillance) : 1 tasse de romarin. Employer comme lotion de rinçage pur ou mélangé au même volume d'eau. Pour l'application, voir p. 290. Peut aussi s'employer en friction capillaire, tonifiante et assainissante.

• Tous cheveux (soin nettoyant) : ½ tasse de feuilles de romarin et ½ tasse de morceaux de bois de Panama, de racine de saponaire et/ou de racine de bardane. En cas de cheveux gras ou à pellicules, pour espacer les shampoings, frictionner le cuir chevelu matin et soir.

• Chute des cheveux : 1 tasse de mélange de plantes toniques antichute au choix (voir p. 278). Frictionner le cuir chevelu pour l'assainir, le vitaliser, prévenir la chute voire favoriser la repousse. Peut être utilisé en cure.

• Cheveux colorés (soin brillance) : 1 c. à café rase de cannelle en poudre, 1 c. à café rase de gingembre en poudre, 5 clous de girofle, 10 à 15 brins de lavande, 2 branches de menthe. Après la mise en bouteille, ajouter 10 gouttes d'HE de géranium et 2 c. à café de miel. Appliquer en rinçage, pour apporter de la brillance et fixer les colorations végétales blond, cuivré et marron.

• Contre les poux : 1 tasse de fleurs de lavande. Employer en rinçage après les masques ou shampoings traitants antipoux.

Les frictions naturelles « prêtes à l'emploi »

Certains produits naturels peuvent être appliqués tels quels, en massage du cuir chevelu. Ils conviennent à tous les types de cheveux.

• Sève de bouleau, jus d'aloès, de pomme (bio, sans sucre ajouté), de concombre, de citron, de cresson, de persil : riches en nutriments, minéraux, oligo-éléments et vitamines ou facteurs protecteurs, ils tonifient le cuir chevelu, préviennent la chute des cheveux et soulagent les démangeaisons.

• Hydrolats (eaux florales) : très doux, ils parfument la chevelure. De plus, ils agissent contre la chute des cheveux ou les pellicules. Notre sélection : lavande vraie, menthe poivrée, cèdre de l'Atlas, romarin (à verbénone), cyprès toujours vert, pin sylvestre, laurier noble ou tea-tree. (Voir recette ci-contre.)

FRICTION ANTICHUTE AUX PLANTES

Tous types de cheveux | Conservation : plusieurs mois (jusqu'à 1 an) à température ambiante | Fréquence : 1 à 2 fois par jour, selon les besoins

NIVEAU DE DIFFICULTÉ : FACILE

TEMPS DE RÉALISATION : 10 MIN

Ingrédients

- 150 g environ de plantes toniques antichute (voir p. 278)
- 25 cl d'alcool à 90° non dénaturé
- 25 cl d'eau de source ou d'eau filtrée

Cette friction s'inspire de la formule du docteur Leclerc à base de feuilles d'ortie, de feuilles de buis et de graines de capucine (50 g de chaque). Mais nous vous proposons de la préparer avec les plantes toniques antichute de votre choix, l'idéal étant d'en mélanger au moins trois pour un effet synergique.

---

1 Préparez les plantes : coupez les feuilles (fraîches de préférence), écrasez grossièrement les graines au pilon, détaillez les racines ou écorces en petits morceaux.
2 Mettez le tout dans un bocal d'une contenance de 50 cl environ. Recouvrez avec l'alcool et veillez à ce que toutes les plantes soient immergées. Laissez macérer pendant 2 semaines dans l'alcool, en agitant de temps en temps.
3 Filtrez, pressez et ajoutez l'eau de source. Mettez en bouteille et étiquetez.
4 Mettez tout ou partie de la lotion dans un flacon muni d'un spray ou d'un embout conique que vous garderez dans la salle d'eau. Le matin et/ou le soir, appliquez quelques gouttès de lotion sur le cuir chevelu, raie par raie si possible. Frictionnez le cuir chevelu énergiquement, mais sans gratter. Procédez au coiffage.

Voir aussi Zoom Les frictions naturelles « prêtes à l'emploi » ci-contre.

L'INFO EN PLUS

Il ne s'agit pas de viser le miracle, mais de créer les meilleures conditions pour freiner la chute et favoriser la repousse des cheveux. Il ne faudra pas oublier de gérer les causes sous-jacentes : stress, fatigue, alimentation déséquilibrée, shampoings trop fréquents ou trop agressifs, maladie ou désordre hormonal.

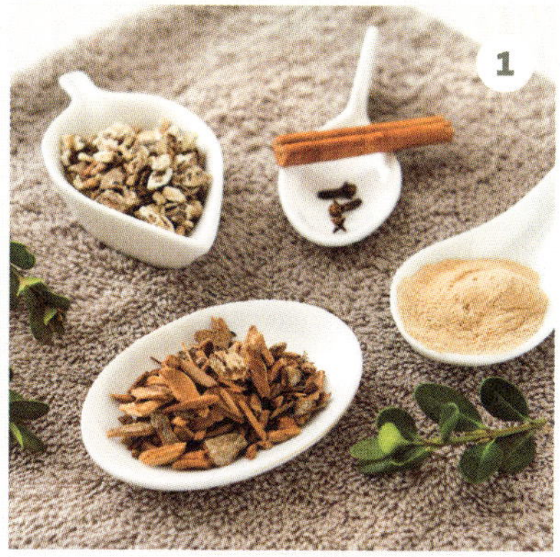

1

2

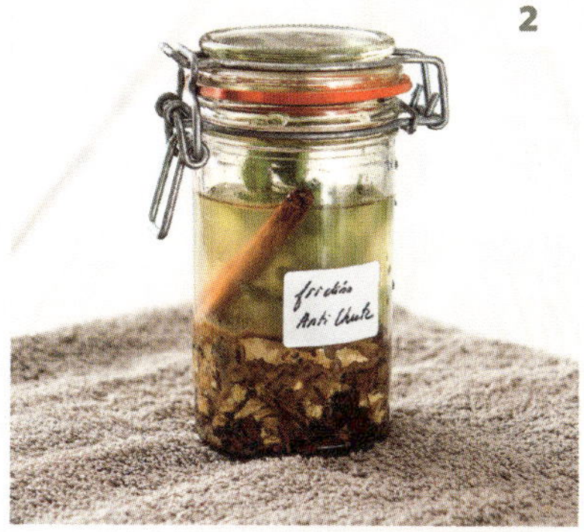

3

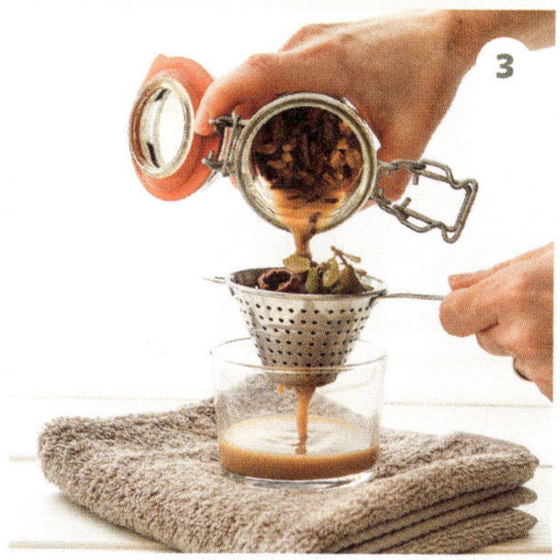

4

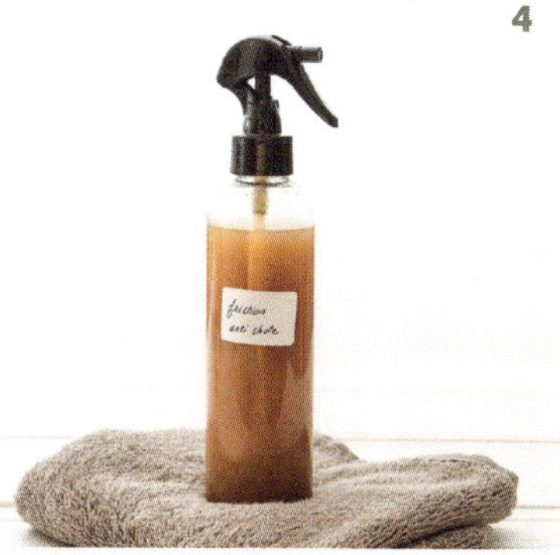

FRICTION ANTICHUTE AUX HUILES ESSENTIELLES

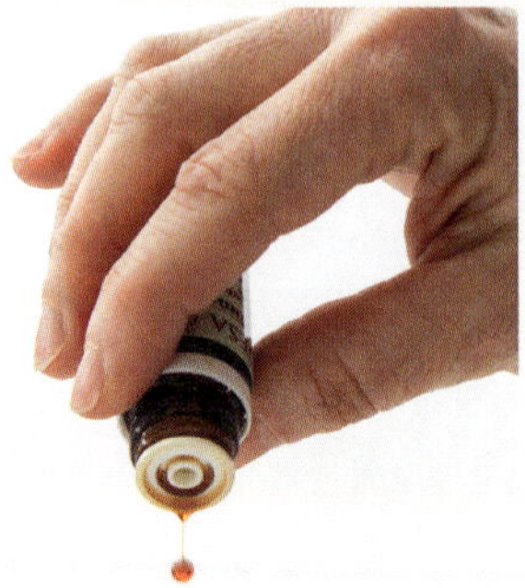

Tous types de cheveux | Conservation : 6 mois à température ambiante, à l'abri de la lumière | Fréquence : 1 fois par jour, en cure de 2-3 semaines, selon les besoins

NIVEAU DE DIFFICULTÉ FACILE

TEMPS DE RÉALISATION 5 MIN

Ingrédients
- 25 ml d'huile de tournesol
- 20 ml d'huile de calophylle inophyle ou de chaulmoogra
- 5 ml d'huile de germe de blé (si vous ne trouvez pas ces huiles, utilisez au total 45 ml d'huile de tournesol)
- 10 gouttes d'HE de romarin à cinéole, 10 gouttes d'HE de nard jatamansi, 10 gouttes d'HE de Bay Saint-Thomas (ou autres huiles essentielles antichute, sans dépasser 30 gouttes au total).

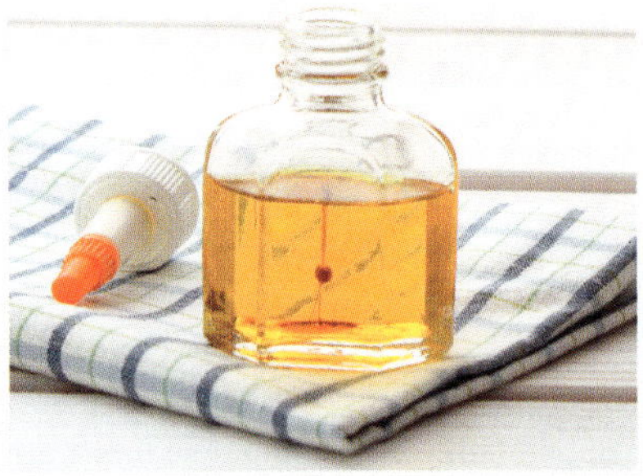

Cette huile stimule le cuir chevelu, tout en le nourrissant et en l'hydratant, ce qu'on néglige trop souvent. Elle contient trois huiles essentielles réputées pour leur action antichute.

---

1 Versez la ou les huiles végétales dans un flacon en verre, si possible muni d'un embout conique. Ajoutez les huiles essentielles, bouchez et agitez bien. Étiquetez.
2 Le soir, appliquez quelques gouttes d'huile antichute directement sur le cuir chevelu, si possible raie par raie.
3 Massez le cuir chevelu pendant 5 minutes, en faisant bien bouger la peau pour activer la circulation, mais surtout sans gratter. Peignez vos cheveux. Laissez agir l'huile toute la nuit. Le lendemain, procédez à un shampoing doux si nécessaire.

Voir Zoom Les meilleures huiles végétales pour le cuir chevelu, ci-contre.

CONSEIL
Si une base à l'huile vous déplaît, vous pouvez réaliser cette recette en diluant les huiles essentielles dans 25 ml d'alcool à 70° non dénaturé, puis en complétant par le même volume de vinaigre blanc ou de cidre (agitez avant emploi). Vous obtiendrez une lotion stimulante antichute, mais sans l'effet nourrissant de l'huile.

ZOOM

Les meilleures huiles végétales pour le cuir chevelu

- Huile de calophylle inophyle : elle est réputée pour ses propriétés stimulantes circulatoires.
- Huile de chaulmoogra : employée en médecine ayurvédique, elle stimule la circulation et le renouvellement cellulaire. Elle favorise la pousse des cheveux et soulage les pellicules.
- Huile de germe de blé : riche en vitamines et antioxydants, c'est un soin nourrissant et anti-chute. Elle est également très efficace en masque sur les cheveux très secs.
- Huile « toute simple » : argan, bourrache, olive, sésame, etc. ou un mélange 50/50 d'une de ces huiles et de gel d'aloès permettent d'hydrater et nourrir l'épiderme. Si vos cheveux sont secs dès les racines, faites-en une friction 1 à 2 fois par semaine.

Choisissez vos plantes pour vos masques

- Tous types de cheveux (brillance et volume) : 50 g de henné neutre ou de mélange henné-amla + 1 à 2 c. à café de kapoor kachli, kachur sughandi ou écorce d'orange.
- Cheveux ternes, fatigués, sans volume ou cheveux gras avec pellicules : amla, henné neutre, tulsi, brahmi (gottu kola), racine d'iris.
- Cheveux secs, fins, dévitalisés, fragiles : bambou (tabashir), banane en poudre. À mélanger par exemple au henné neutre (¼ de bambou ou banane, ¾ de henné neutre).
- Cuir chevelu irrité, pellicules : neem, racine de pivoine.
- Cheveux foncés grisonnants : amla.
- Poux : neem, tulsi.
- Chute des cheveux : amla, brahmi, bhringaraj. On peut leur ajouter cannelle, gingembre, fenugrec, ortie, prêle, quinquina (officinal, rouge), romarin, sauge, sidr. Compter 1 à 2 c. à café pour 50 g de mélange amla/brahmi. Ne pas dépasser 1 c. à café pour cannelle et gingembre.

(Voir recette page suivante.)

MASQUE AUX PLANTES EN POUDRE

Tous types de cheveux | Conservation : usage immédiat | Fréquence : 1 fois par semaine

NIVEAU DE DIFFICULTÉ : FACILE
TEMPS DE RÉALISATION : 5 MIN
TEMPS DE POSE : 30 MIN

Ingrédients
- 50 g de poudre de plante
- environ 15 cl d'eau chaude (ou de préparation aux plantes, voir « l'info en plus »)
- 1 c. à café d'huile végétale (olive, sésame, pépins de raisin)

Cette recette s'applique à de nombreuses plantes ou mélanges. Certains peuvent colorer légèrement les cheveux, malgré le court temps de pose. Le risque est limité, mais il vaut mieux les éviter sur cheveux blancs ou très clairs si aucune coloration n'est souhaitée.

1 Dans un grand bol, délayez la poudre avec l'eau chaude. Ajoutez l'huile et mélangez à l'aide d'une cuillère en bois ou d'une spatule jusqu'à obtention d'une pâte homogène, lisse et onctueuse, de la consistance d'une purée fluide.
2 Appliquez la pâte sur cheveux secs et non lavés (si vous préférez, vous pouvez le faire sur cheveux humidifiés à l'eau chaude, mais essorez-les bien). Commencez par les racines, de préférence mèche par mèche avec un pinceau de coloration, et continuez ainsi jusqu'aux pointes. Maintenez les mèches par des pinces de coiffeur au fur et à mesure.
3 Une fois l'application terminée, regroupez les cheveux au sommet de la tête et massez le cuir chevelu. Couvrez-vous la tête d'un film en plastique alimentaire ou d'une charlotte en plastique. Enveloppez d'une vieille serviette éponge, chaude si possible. Nettoyez les traces de pâte sur le visage. Laissez agir le masque pendant environ 30 minutes. Rincez ensuite soigneusement vos cheveux à l'eau tiède, jusqu'à ce que celle-ci soit bien claire. Terminez par un shampoing très doux si vous le jugez nécessaire.

Voir Zoom Choisissez vos plantes pour vos masques, p. 297.

L'INFO EN PLUS
Si vos cheveux sont très secs, vous pouvez doubler la quantité d'huile. Par ailleurs, vous pouvez remplacer l'eau chaude par le même volume d'infusion ou de décoction de votre choix (thé vert ou noir, ortie, thym, sauge, romarin, prêle, hibiscus, lavande, oignon), chaque plante apportant ses vertus ou ses reflets.

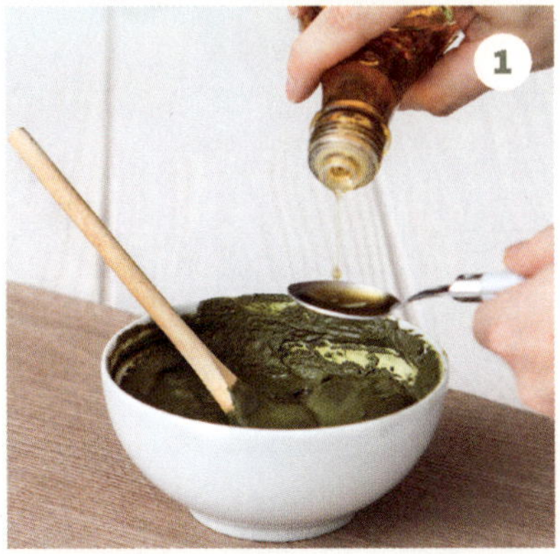

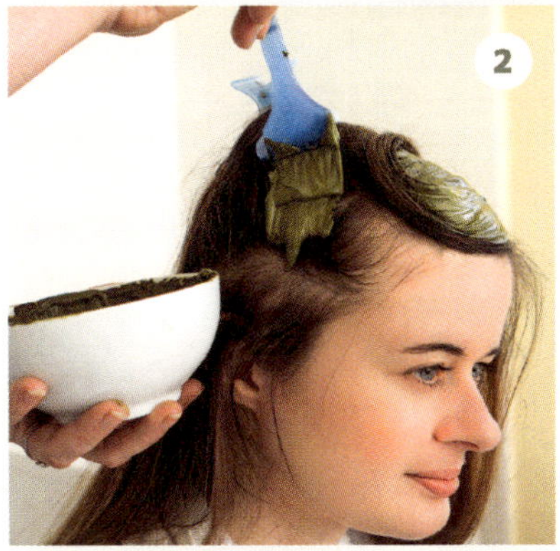

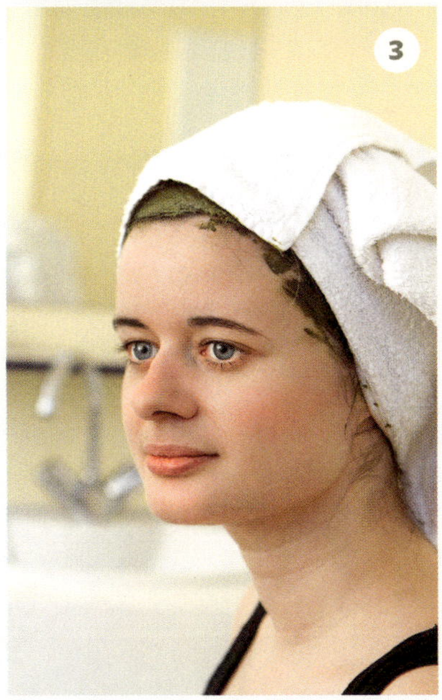

MASQUE À L'AVOCAT OU À LA BANANE

Tous types de cheveux | Conservation : usage immédiat
Fréquence : 1 fois par semaine

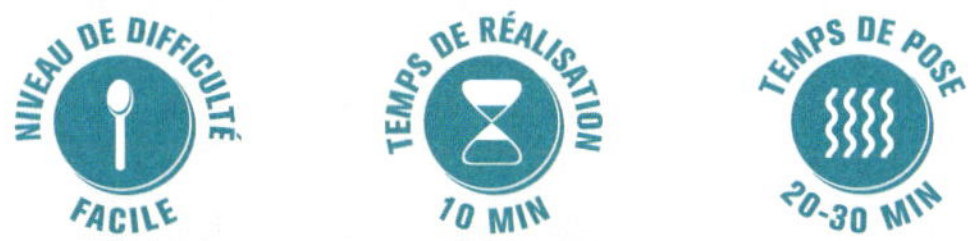

Ingrédients
- 1 avocat bien mûr ou 1 banane bien mûre (ou la moitié de chaque)
- ingrédients additionnels le cas échéant (voir « À vous de choisir »)

Riche en protéines, matières grasses et vitamines, l'avocat nourrit, hydrate et renforce les cheveux (notamment cheveux secs). La banane, source de mucilages, les répare, les lustre et les fait briller. Tous deux peuvent aussi servir de base à des masques encore plus complets (voir « À vous de choisir »).

1 Pelez et dénoyautez l'avocat et/ou épluchez la banane. Coupez la chair en petits morceaux, mettez-la dans le mixeur et mixez finement. Passez à travers une passoire fine, car les morceaux peuvent gêner le rinçage.
2 Appliquez la chair mixée sur les cheveux, si possible raie par raie, à l'aide d'un pinceau de coloration.
3 Enveloppez d'un film en plastique alimentaire ou d'une charlotte en plastique et recouvrez d'une serviette, chaude si possible. Laissez agir pendant 20 à 30 minutes. Rincez soigneusement.

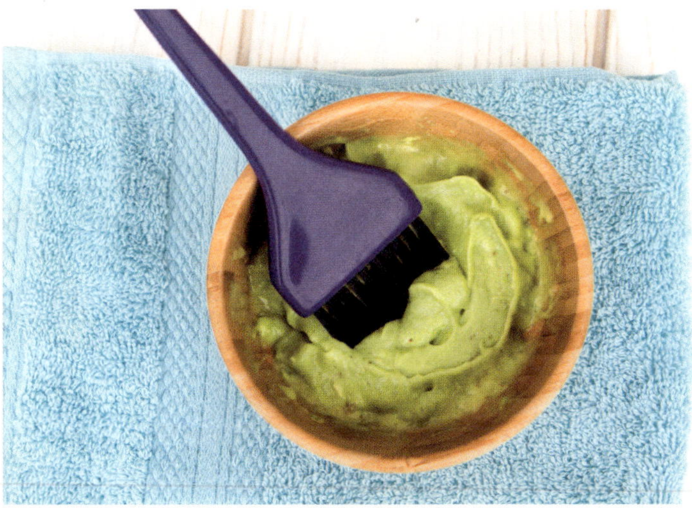

À VOUS DE CHOISIR
- **Cheveux ternes, abîmés : ½ banane + ½ avocat ; ½ avocat + 1 à 2 c. à café de miel liquide ; ½ avocat + 1 c. à soupe de yaourt ; ½ avocat + 1 c. à soupe de gel d'aloès ; ½ avocat + 1 blanc d'œuf.**
- **Cheveux secs : ½ banane mixée + 1 à 2 c. à café d'huile végétale (olive par exemple) ; ½ banane + 1 c. à soupe de crème fraîche ; ½ banane + 1 c. à soupe de beurre de karité ; ½ banane + 1 c. à soupe de crème de coco ; ½ banane + 1 jaune d'œuf.**
- **Cheveux très secs : ½ avocat + 1 jaune d'œuf ; ½ avocat + ½ c. à café d'huile végétale.**

MASQUE AU YAOURT

Tous types de cheveux | Conservation : usage immédiat
Fréquence : 1 fois par semaine

NIVEAU DE DIFFICULTÉ : FACILE
TEMPS DE RÉALISATION : 5 MIN
TEMPS DE POSE : 20 MIN

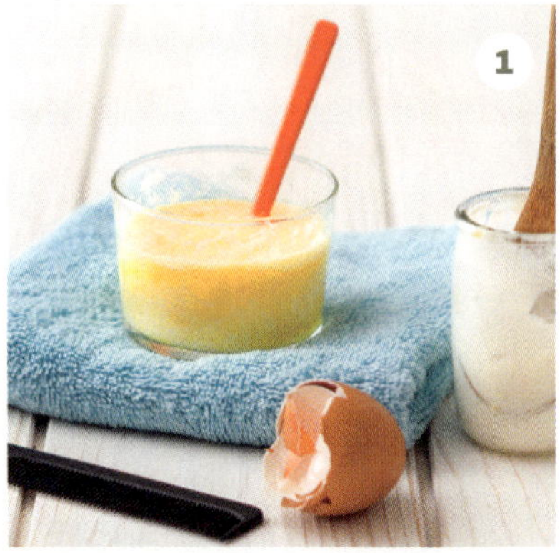

Ingrédients (selon la nature des cheveux)
- Cheveux fins, indisciplinés : ½ yaourt nature + 1 jaune d'œuf + 3 gouttes d'HE de sauge sclarée ou de romarin.
- Cheveux fins + sans volume : ½ yaourt nature + la moitié d'un œuf entier battu.
- Cheveux secs + abîmés : 1 c. à soupe de yaourt nature + 1 jaune d'œuf + 1 c. à soupe d'huile d'olive ou d'amande douce.
- Cheveux blonds (masque éclaircissant) : ½ yaourt + ½ verre d'infusion très forte de camomille (1 sachet infusé dans 1 demi-verre d'eau chaude) + 2 c. à café de miel.

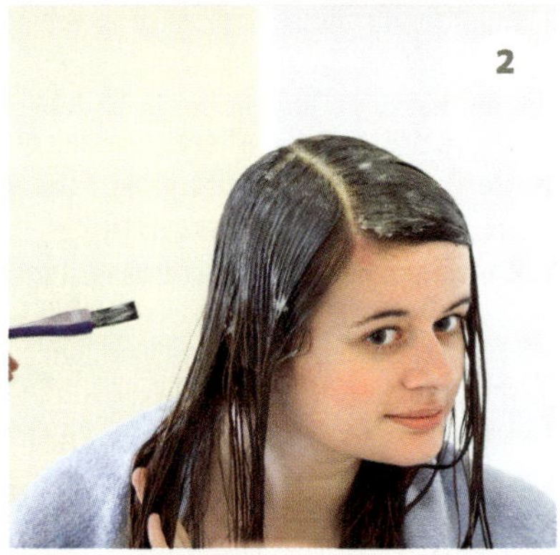

Le yaourt est un excellent soin capillaire, qui convient à tous les types de cheveux et les embellit sans les alourdir. Comme tout produit laitier, il faudra le rincer très soigneusement pour éviter tout risque de sentir… le fromage. C'est rare, mais ça peut arriver !

1 Brassez le yaourt et incorporez les autres ingrédients choisis.
2 Après votre shampoing habituel, appliquez sur les cheveux humides, à la main ou à l'aide d'un pinceau à coloration. Terminez éventuellement en répartissant à l'aide d'un gros peigne.
3 Malaxez la chevelure et rassemblez les cheveux sur la tête, enveloppez d'un film plastique puis d'une serviette (éventuellement tiède), et laissez poser pendant 20 minutes environ (30 minutes pour le masque éclaircissant à la camomille). Rincez soigneusement jusqu'à ce que l'eau soit parfaitement claire.

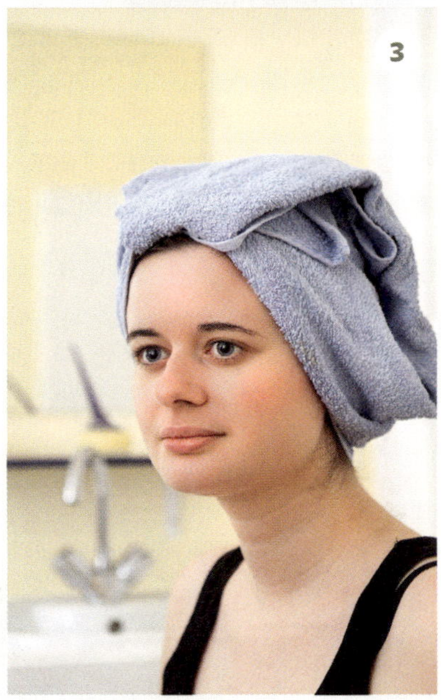

MASQUE ÉMULSIONNÉ « MAYO »

Cheveux secs | Conservation : usage immédiat | Fréquence : 1 fois par semaine

NIVEAU DE DIFFICULTÉ : FACILE
TEMPS DE RÉALISATION : 10 MIN
TEMPS DE POSE : 20 MIN

Ingrédients
- 1 jaune d'œuf
- 1 c. à soupe d'huile d'olive
- 1 pincée de fécule (par exemple arrow-root)
- 1 c. à café de vinaigre de cidre
- 1 c. à café de gel d'aloès

Rappelant la consistance des masques du commerce, cette préparation est plus facile à appliquer qu'un bain d'huile (voir recette suivante).

---

1 Dans un bol, émulsionnez le jaune d'œuf avec l'arrow-root et laissez reposer pendant 5 minutes à température ambiante.
2 À l'aide d'un petit fouet, incorporez l'huile d'olive (comme pour monter une mayonnaise). Lorsque l'émulsion est prise, ajoutez le vinaigre et le gel d'aloès.
3 Appliquez si possible mèche par mèche à l'aide d'un pinceau à coloration, puis procédez comme pour un bain d'huile. Enveloppez d'une charlotte, puis d'une serviette chaude. Laissez poser pendant environ 20 minutes.
4 Rincez soigneusement et procédez à un shampoing doux.

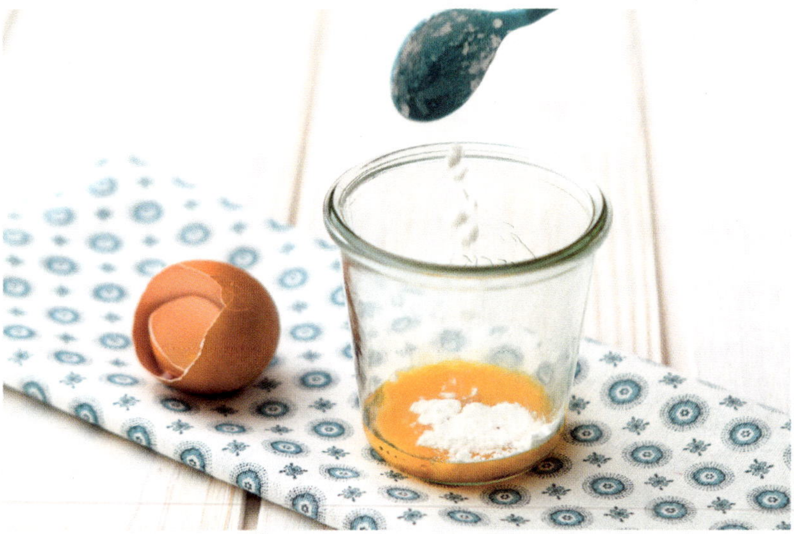

BAIN D'HUILE

Cheveux normaux à secs | Conservation : les huiles aromatiques (huile + huile essentielle) peuvent se conserver 6 mois à température ambiante | Fréquence : 1 fois par semaine

NIVEAU DE DIFFICULTÉ FACILE

TEMPS DE RÉALISATION 10 MIN

TEMPS DE POSE AU MOINS 20 MIN

Ingrédients
- 1 c. à café environ d'huile, de beurre végétal, d'huile aromatique ou de macérat de votre choix (voir Zoom p. 23)
- 1 c. à café de gel d'aloès en tube (facultatif)

Pour ce soin, vous pouvez employer une huile végétale pure ou un mélange composé. Quelques formules sont proposées ci-contre, mais vous pouvez créer les vôtres. Pour un soin plus efficace, et relaxant, suivez la tradition ayurvédique et appliquez l'huile chaude !

1 Préparez si nécessaire votre mélange huileux en vous inspirant par exemple d'une des recettes ci-contre.
2 Versez l'huile ou le beurre végétal ramolli (doublez la quantité si vos cheveux sont longs) dans le creux de la main ou dans une coupelle. Si vous le souhaitez, placez le récipient quelques minutes dans de l'eau très chaude. Attention, l'huile doit être appliquée chaude, mais non brûlante !
3 Répartissez uniformément l'huile ou le mélange sur cheveux secs (non mouillés) en malaxant délicatement. Terminez en passant un peigne fin.
4 Regroupez les cheveux sur la tête, enveloppez-les d'une serviette, de préférence chaude, ou d'une charlotte. Laissez poser pendant au moins 30 minutes, mais vous pouvez aussi garder ce masque toute une journée ! Rincez soigneusement à l'eau tiède, puis procédez au lavage.

ASTUCE
Pour que l'huile s'élimine plus facilement, malaxez avec un shampoing doux, pour bien fixer les molécules de gras, puis ajoutez un peu d'eau et massez (émulsionnez). Rincez et refaites un shampoing si besoin.

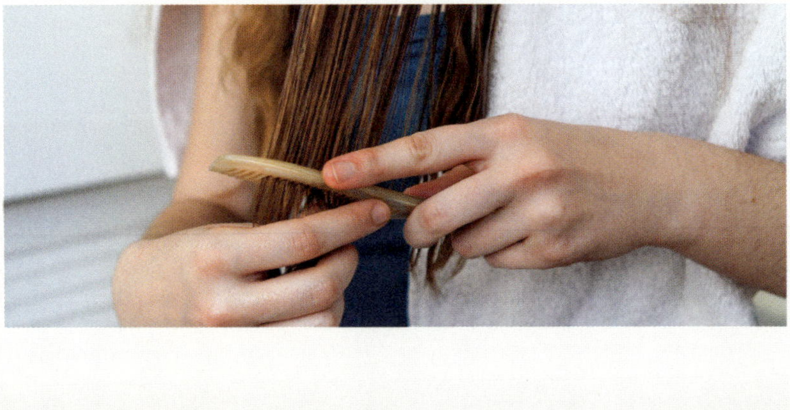

ZOOM

Bain d'huile : choisissez vos ingrédients

- Cheveux normaux à secs (soin embellissant) : mélangez dans un flacon 15 ml d'huile d'avocat, 15 ml d'huile de jojoba, 20 ml d'huile d'olive ou de sésame, 10 gouttes d'HE de lavande vraie, 10 gouttes d'HE de romarin à cinéole, 10 gouttes d'HE de géranium rosat. Agitez et étiquetez. Employez comme dans la recette.
- Cheveux secs, abîmés (soin réparateur) : mélangez 10 ml de beurre de karité fondu, 10 ml d'huile de ricin, 10 ml d'huile de jojoba, 20 ml d'huile d'olive ou de sésame, 20 gouttes d'HE de lavande vraie, 10 gouttes d'ylang-ylang. Procédez comme dans la recette.
- Pointes sèches (masque express) : appliquez moitié moins d'huile (au choix, par exemple karité) et uniquement sur les pointes. Malaxez, peignez et laissez poser 10-15 minutes avant le shampoing.
- Protection vent/soleil : appliquez quelques gouttes d'huile sur les cheveux (par exemple amande douce, karité, coco, monoï…). Malaxez, peignez et laissez l'huile en place pendant l'exposition aux agressions climatiques. Faites ensuite un shampoing si nécessaire.

Soins réparateurs naturels pour cheveux secs et très secs

- Crème de coco, crème fraîche : soins réparateurs pour cheveux secs. Appliquez uniformément. Laissez poser 10 à 15 minutes sous serviette (chaude si possible). Rincez très soigneusement.
- Beurres végétaux : les beurres de mangue, de karité, de kokum, de sal s'emploient à petite dose, comme les huiles. Faites-les fondre dans le creux de la main avant l'application.
- Graisse d'oie ou de canard : soin réparateur pour cheveux très secs (notamment pour cheveux abîmés au retour de vacances à la mer). Ajoutez 3 gouttes d'HE de romarin, de lavande ou d'ylang-ylang) à 1 c. à soupe rase de graisse (cheveux mi-longs). Procédez comme pour un bain d'huile (voir ci-contre).

MASQUE À L'ARGILE/MASQUE DÉTOXINANT

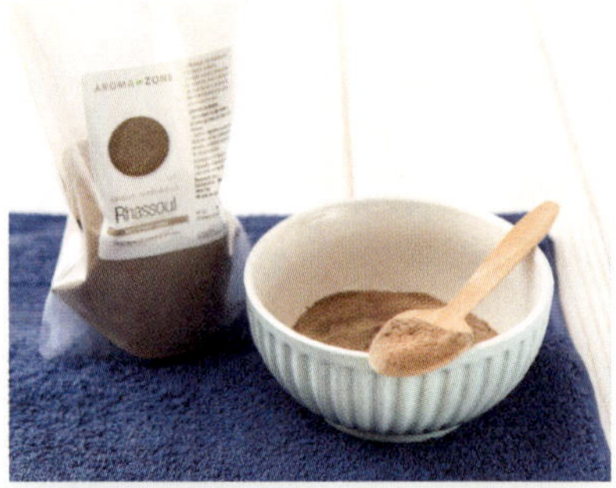

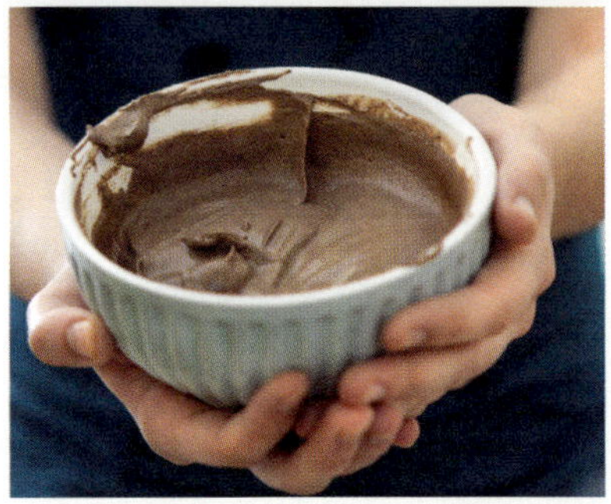

Cheveux gras ou à pellicules/Cheveux colorés | Conservation : usage immédiat | Fréquence : 1 fois par semaine (pendant plusieurs semaines dans le cadre d'un programme de détoxination)

NIVEAU DE DIFFICULTÉ FACILE

TEMPS DE RÉALISATION 5 MIN

TEMPS DE POSE 20 MIN

Ingrédients
- 5 c. à soupe d'argile en poudre ou de rhassoul
- 4-5 c. à soupe d'eau ou autre liquide le cas échéant (voir ingrédients additionnels)

Ingrédients additionnels
- Cheveux à pellicules : remplacez l'eau par une infusion de romarin, de l'eau additionnée de jus de citron filtré ou de l'eau additionnée de 1 à 2 c. à café de sel marin. Ajoutez 3-4 gouttes d'huile essentielle de citron, de géranium rosat ou de palmarosa.
- Cheveux très gras : remplacez l'eau par une infusion de romarin ou de l'eau additionnée de jus de citron filtré. Ajoutez 3-4 gouttes d'huile essentielle équilibrante (lavande vraie, pamplemousse ou cèdre du Liban).
- Cheveux colorés (détoxinant après coloration chimique) : ajoutez 1 c. à soupe d'huile d'olive et le jus filtré d'un citron à la pâte (argile verte ou rhassoul).

L'argile élimine les saletés et les polluants chimiques, assainit les cheveux gras et donne du volume et du brillant à la chevelure. Pour les soins capillaires, on emploie le plus souvent l'argile verte (montmorillonite) et le rhassoul, mais d'autres choix sont possibles (voir p. 273).

---

1 Réduisez l'argile en poudre fine si nécessaire. Dans un bol, humectez la poudre avec le liquide, de préférence tiède. Mélangez bien, à l'aide d'une spatule en bois ou silicone, jusqu'à obtenir une pâte homogène, lisse et onctueuse, de la consistance d'une purée fluide. Laissez reposer quelques minutes.
2 Ajoutez les huiles essentielles et autres ingrédients additionnels le cas échéant. Mélangez bien.
3 Appliquez si possible mèche par mèche à l'aide d'un pinceau à coloration, puis rassemblez les cheveux sur le sommet du crâne. Enveloppez d'une charlotte, puis d'une serviette chaude. Laissez poser pendant environ 20 minutes. Rincez soigneusement à l'eau claire. Inutile de procéder à un shampoing, l'argile jouant ce rôle.

RAPPEL
Évitez les ustensiles et récipients en métal pour préparer les soins à base d'argile.

MASQUE ANTIPOUX À L'HUILE DE NEEM

Application : 5 minutes | Tous types de cheveux | Conservation : usage immédiat | Fréquence : 1 fois par semaine (en période d'infestation)

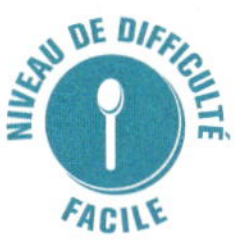

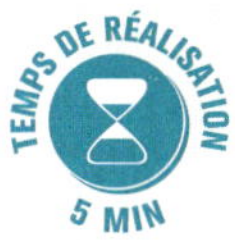

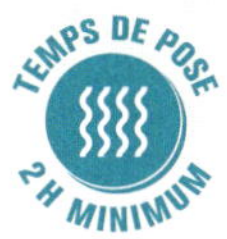

Ingrédients

- 1 c. à soupe d'huile de coco ou de beurre de karité
- 1 c. à café d'huile de neem
- 3 gouttes d'HE de tea-tree
- 2 gouttes d'HE de lavande vraie (pour l'adulte ou l'enfant de plus de 5 ans) ou d'eucalyptus globuleux (uniquement à partir de 15 ans)
- ½ verre de vinaigre d'alcool, de cidre, de citron ou de lavande (voir p. 290) pour le rinçage.

Ce masque doublement efficace associe l'huile de neem, connue pour ses propriétés insecticides, à plusieurs huiles essentielles. Il pourra être appliqué chez l'adulte et l'enfant de plus de 5 ans en cas d'infestation avérée.

Faites fondre au bain-marie l'huile de coco ou le beurre de karité avec l'huile de neem. Hors du feu, ajoutez les huiles essentielles. Laissez tiédir.

1 et 2 Répartissez bien l'huile sur la chevelure, si possible en passant un peigne fin. Couvrez d'une charlotte ou d'une serviette et laissez poser au moins 2 heures.

3 Rincez soigneusement à l'eau tiède, puis procédez au lavage des cheveux (deux shampoings sont souvent nécessaires).

4 Malaxez l'ensemble de la chevelure avec le vinaigre. Laissez agir 5 minutes, puis rincez à nouveau légèrement. Renouvelez l'opération une semaine plus tard.

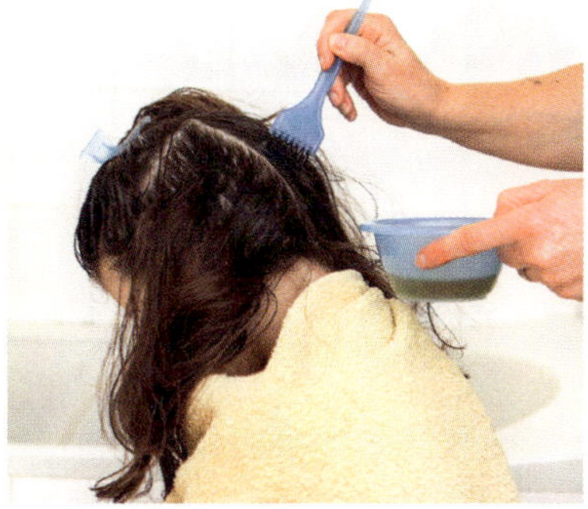
1

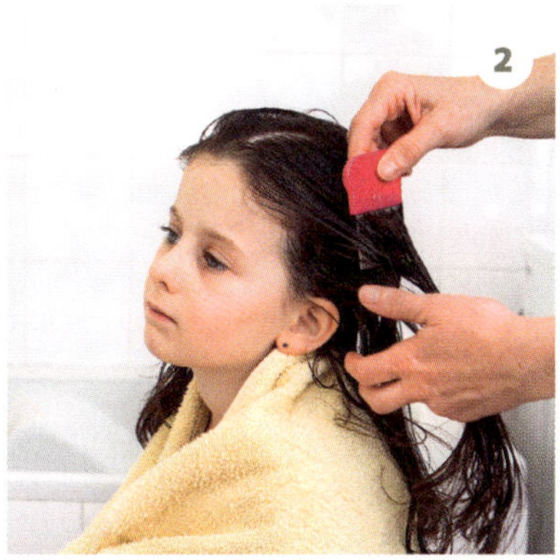
2

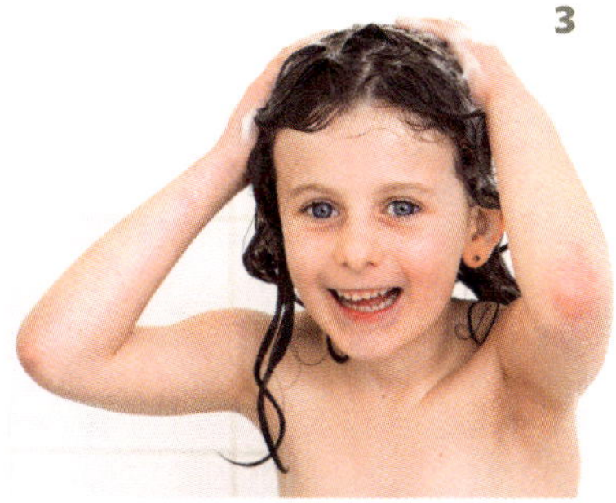
3

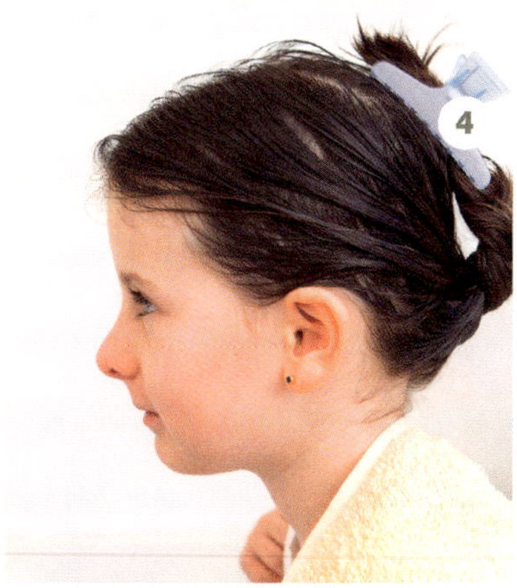
4

L'INDISPENSABLE PEIGNE À POUX

Le peigne à poux ne permet pas leur éradication et n'est qu'un outil complémentaire aux traitements insecticides naturels. Toutefois, il sert au diagnostic, car il permet de visualiser les bébêtes, pas toujours faciles à repérer si l'infestation est modérée. D'autre part, il élimine mécaniquement un certain nombre de poux et facilite l'élimination des lentes (pensez à les écraser, pour ne pas contaminer l'environnement).

SPRAY PRÉVENTIF ANTIPOUX AUX HE

Tous types de cheveux | Conservation : plusieurs mois, à température ambiante | Fréquence : 1 fois par semaine (le matin)

NIVEAU DE DIFFICULTÉ : FACILE
TEMPS DE RÉALISATION : 5 MIN

Ingrédients

Formule adultes et jeunes, à partir de 10 ans
- 30 ml d'alcool à 90°
- 9 gouttes d'HE de tea-tree
- 6 gouttes d'HE de lavande vraie
- 3 gouttes d'HE de menthe poivrée

Formule enfants, à partir de 5 ans
- 20 ml d'alcool à 90°
- 10 ml d'eau de source ou d'eau florale (hydrolat) de lavande ou de menthe
- 3 gouttes d'HE de tea-tree
- 2 gouttes d'HE de lavande vraie
- 1 goutte d'HE de géranium rosat

Constitué d'huiles essentielles répulsives, ce spray permettra de protéger vos enfants et vous-même en période d'attaque des poux !

---

1 Versez l'alcool ou le mélange d'alcool et d'eau ou d'hydrolat dans un flacon muni d'un spray.
2 Ajoutez les huiles essentielles. Agitez bien, puis étiquetez.
3 Vaporisez le matin sur la nuque et sur les vêtements (cols, écharpes, bonnets).

SHAMPOING ANTIPOUX EXPRESS (À PARTIR DE 5 ANS)

Tous types de cheveux | Conservation : usage immédiat

NIVEAU DE DIFFICULTÉ : FACILE
TEMPS DE RÉALISATION : 5 MIN

Ingrédients
- 1 à 2 gouttes d'huile essentielle de lavande vraie
- 1 à 2 gouttes d'huile essentielle de tee-trea

Les poux sont là et bien là ? pas de panique ! Voici un shampoing express pour vous débarrasser de ces hôtes indésirables sans agresser votre cuir chevelu (ou celui de vos chérubins).

En soin préventif ou en cas d'infestation très modérée. Ajoutez 2 gouttes de chacune de ces deux huiles essentielles à votre shampoing habituel. Lavez vos cheveux et laissez poser pendant 15 minutes avant de rincer. Terminez le rinçage en faisant couler sur les cheveux du vinaigre de lavande (voir recette p. 290). Essorez aussitôt, puis séchez les cheveux.
En cas d'infestation. Effectuez ce soin 2 jours de suite, puis au moins 1 fois par semaine pendant les 2 semaines suivantes.

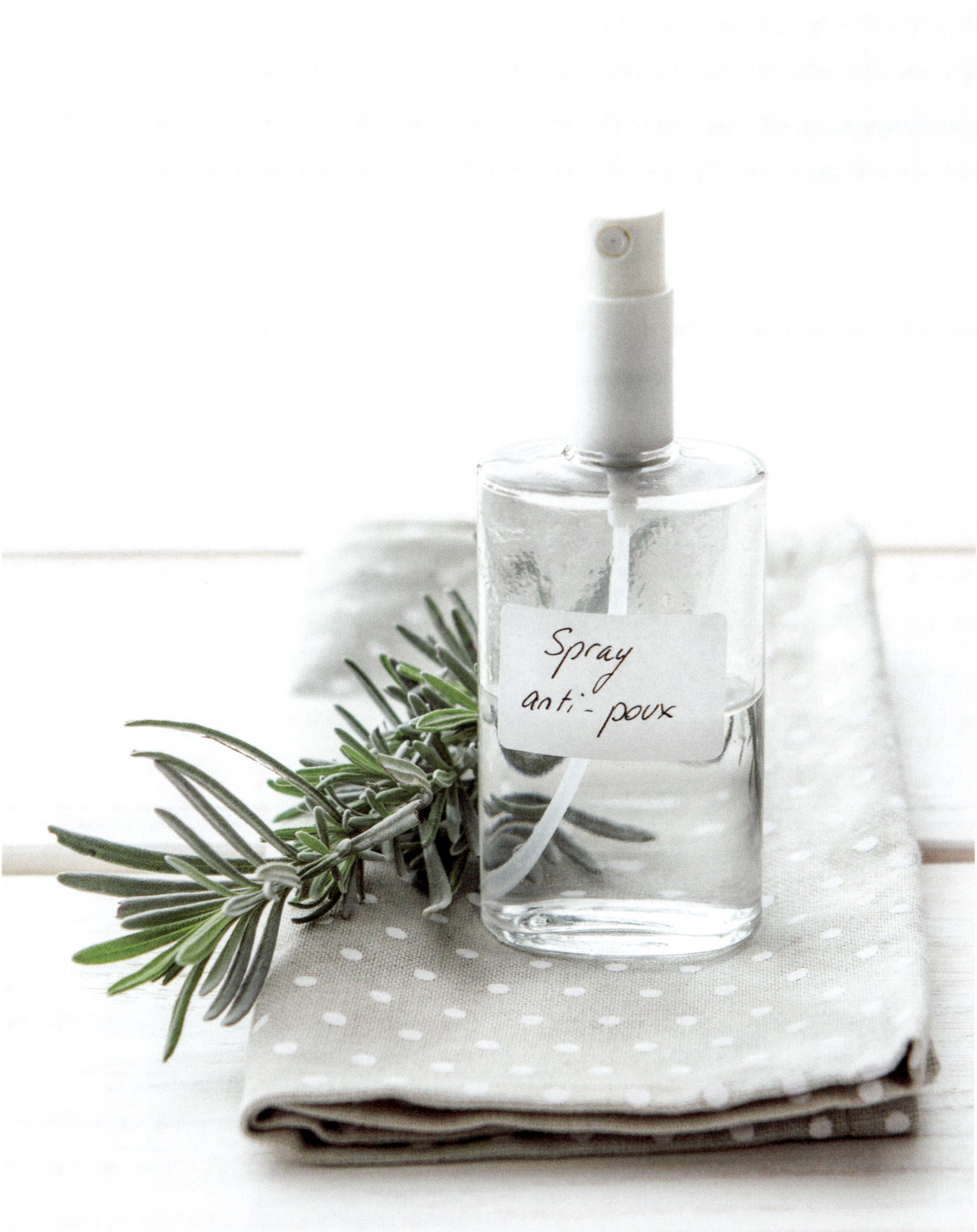
Spray
anti-poux

Chapitre 3

LES COLORATIONS VÉGÉTALES

S'IL EST UN DOMAINE OÙ LES COSMÉTIQUES sont bel et bien toxiques, c'est celui des colorations chimiques. Or les alternatives naturelles existent, même si des idées reçues ont été répandues à leur sujet : elles ne tiendraient pas, abîmeraient les cheveux, n'offriraient pas le choix des nuances... Vous verrez dans les pages qui suivent que la réalité est tout autre. Henné, indigo, amla et compagnie ne vous veulent que du bien !

LES CONSEILS DE PRO D'ALEXANDRA

La préparation des mélanges

• Pour toutes les formules « maison », mélangez bien les poudres avec un fouet avant d'ajouter l'eau.
• Toutes les formules de coloration de cet ouvrage sont données pour 100 g de poudre, ce qui convient à des cheveux courts ou mi-longs. Si vous avez les cheveux longs, doublez les proportions. En revanche, si vous n'en utilisez que la moitié (sur cheveux fins ou pour faire uniquement les racines), conservez la moitié restante dans un pot étiqueté pour un usage ultérieur.
• Pour certaines formules, on conseille de remplacer l'eau par une infusion ou décoction de plantes, à la même température (sauge, romarin, thé…). Cela apporte encore plus de brillance et de reflets. Pour les plantes, reportez-vous au mode de préparation des lotions de rinçage (p. 291). Pour les poudres (bois de campêche, garance), comptez 20 g de poudre pour 400 ml d'eau, portez à ébullition et laissez infuser hors du feu (inutile de filtrer).
• Pour réussir les colorations contenant 40 g ou plus d'indigo ou de katam, pensez à ajouter du sel fin de cuisine ou du bicarbonate de soude, car l'indigotine se fixe mieux en milieu alcalin. On compte généralement 1 cuillerée à café pour 100 g de mélange colorant. Veillez à ce que les sels soient bien dilués dans le liquide. Notez toutefois que l'ajout de ces sels peut s'avérer desséchant et irritant à la longue chez certaines personnes. Si c'est le cas, mieux vaut les éviter par la suite. Par contre, n'ajoutez pas d'huile, car les pigments glisseraient et ne pourraient pas se fixer. De même, il est recommandé de faire un shampoing et un masque à l'argile juste avant pour éliminer les traces de laque, de soins à base de silicone, de coloration chimique.

La maîtrise de la couleur

• Ne vous découragez surtout pas après votre premier essai. C'est souvent à partir de la troisième application qu'on obtient la couleur souhaitée. Ensuite, les résultats sont stables et durables.
• Toutes les couleurs finales (résultats obtenus) sont indicatives. En effet, en coloration végétale 100 % naturelle, les nuances peuvent légèrement varier selon certains paramètres : origine de la plante colorante (surtout vrai pour le henné), structure et couleur de base du cheveu (certains cheveux fixent bien la couleur, d'autres sont plus « réticents »)…
• Pour atténuer les reflets orange-rouge et entretenir les couleurs châtain, brun et noir sans les foncer, appliquez quelques jours plus tard, sur les longueurs et les racines si besoin, un mélange de 50 g de sidr et 50 g d'indigo (ou de katam, ou de pastel) délayés dans 300 ml d'eau à 50 °C. Laissez poser 30 minutes. Mais attention, l'indigo a tendance à dessécher les cheveux (sans les abîmer). Il est conseillé de faire un bain d'huile 3-4 jours avant et après la couleur, puis des shampoings au sidr (voir recette p. 287).
• À l'inverse, pour accentuer le côté cuivré des colorations à base de henné, vous pouvez ajouter à la pâte 1 cuillerée à soupe de jus de citron ou de vinaigre de cidre. Et pour renforcer les couleurs foncées, vous pouvez faire une autre application de la même couleur quelques jours plus tard.
• Pour éclaircir une coloration végétale ou chimique châtain foncé et revenir vers un marron ou un cuivré, vous pouvez appliquer le masque suivant : 20 g de rhassoul, 10 g de cannelle, 10 g de curcuma, 10 g de camomille, 50 g

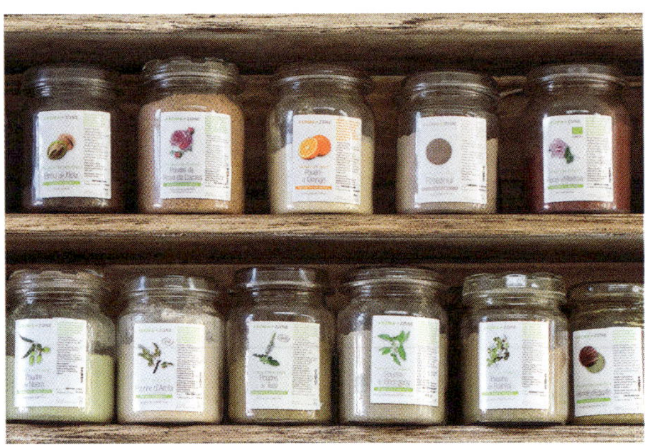

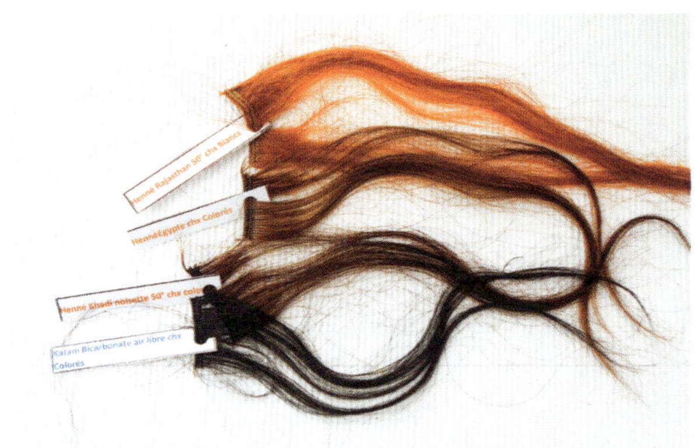

de henné neutre, 1 c. à soupe miel. Mouillez les poudres avec une décoction de fleurs de camomille. Appliquez, couvrez avec un film plastique et une serviette, laissez poser au minimum 2 heures. Ce masque estompe la couleur et donne de la brillance. Le masque éclaircissant (voir p. 314) convient également.

• Lorsque les préparations contiennent plus de 30 g d'indigo, de katam ou de pastel, il faut savoir que vous ne pourrez plus éclaircir vos cheveux en coloration végétale, ni faire quelques mèches en coloration chimique, au risque de voir vos cheveux devenir bleu-vert.

• N'hésitez pas à tenir un journal de vos colorations avec le résultat obtenu et, pourquoi pas, une note de satisfaction. Vous pouvez même garder une mèche de vos cheveux que vous collez avec votre recette. Cela vous aidera à faire le meilleur choix et à trouver le bon rythme. Ce conseil est valable même si vous employez un mélange du commerce : vous croyez être sûre que vous avez appliqué le « marron », mais une fois dans le magasin, vous vous demandez si finalement ce n'était pas « châtaigne » (expérience vécue...).

L'application et la pose

• Avant toute application de couleur végétale, il est conseillé de faire suivre le shampoing d'un masque à l'argile ou au rhassoul. Cela reminéralise les cheveux, les purifie, améliore la prise de la couleur et apporte de la brillance. Rincez, démêlez et essorez les cheveux puis appliquez la couleur.

• La première fois que vous faites une couleur, posez-la sur racines et longueurs. Le mois suivant, si la couleur vous convient, faites seulement les racines. Le mois d'après, vous pourrez à nouveau faire les racines, en allongeant sur les longueurs pour éviter les démarcations. Par la suite, vous pourrez procéder ainsi une fois sur deux (un mois les racines seules, un mois sur les racines en allongeant sur les longueurs, etc.).

• Si vous avez beaucoup de cheveux blancs en bordure, commencez par là en appliquant généreusement la couleur, puis poursuivez par le sommet de la tête. Vous nettoierez facilement les éventuelles taches avec de l'eau savonneuse, si vous débordez sur le visage.

• Dans les recettes qui suivent, le temps de pose indiqué pour chaque formule est un minimum à respecter pour la première application. Vous pouvez l'augmenter la fois suivante, jusqu'à trouver le temps qui vous convient.

• Il est important de garder la température du masque aussi stable que possible pendant la pose. Si c'est trop froid, on peut avoir des reflets verdâtres en présence d'indigo (ils s'estompent au bout de 24 à 48 heures et disparaissent au premier shampoing) et une moins bonne prise de la couleur avec les autres plantes. Si c'est trop chaud, les couleurs à base de henné sont plus rouges et celles à base d'indigo virent au violet. Donc, gardez bien une serviette sur la tête, au-dessus du film plastique. Vous pouvez même vous placer au soleil pendant la pose en été.

• Pendant la pose, qui peut durer plusieurs heures, vous pouvez pratiquer une autre activité (sieste, lecture, ordinateur, télévision, jeux assis, repassage, cuisine, travaux manuels...). Par contre, évitez toute activité qui vous ferait trop bouger (gymnastique, jardinage, gros ménage, rangement...).

• Dans certains cas, on doit appliquer la couleur en 2 temps pour qu'elle prenne bien (couleurs foncées sur cheveux blancs par exemple). L'idéal est de préparer le premier henné, puis de l'appliquer le soir (1er temps). Rincez, séchez, puis laissez passer la nuit et appliquez le second mélange (2d temps) le lendemain. En effet, le premier henné donne un résultat orange. En le laissant poser une nuit avant d'appliquer le second mélange, il a le temps de s'oxyder et les résultats sont plus naturels. Par exemple, si vous travaillez en semaine, préparez et appliquez le premier henné le vendredi ou le samedi, en fin d'après-midi ou début de matinée, puis appliquez la seconde préparation le lendemain matin.

• Si malgré vos précautions, vous avez, après rinçage, des taches colorées sur le front ou les tempes, frottez-les avec une pâte d'argile verte et rincez. S'il reste quelques traces, pas de panique, elles devraient s'estomper en quelques heures.

L'entretien des cheveux colorés

Les cheveux ayant fait l'objet d'une coloration végétale peuvent recevoir les mêmes soins que les cheveux non colorés, en matière de shampoings, masques, lotions (seuls les shampoings secs à l'argile sont déconseillés). Toutefois, les formules suivantes vous permettront d'entretenir au mieux la couleur et d'embellir encore davantage vos cheveux.

• **Shampoing aux plantes :** laver de préférence les cheveux au shikakai, reetha (aritha) ou sidr (surtout si la couleur contient de l'indigo) ou employer un soin plus spécifique (ci-après).

• **Shampoing raviveur de tons dorés :** 20 g de rhapontic (ou camomille, ou curcuma), 10 g de sidr, 10 g de shikakai (ou reetha), 1 c. à café d'huile au choix (si cheveux secs), 1 noisette de shampoing doux. Délayer les poudres dans de l'eau chaude. Ajouter les autres ingrédients à la pâte obtenue. Appliquer en malaxant. Pose : 10 à 20 minutes avant de rincer.

- **Shampoing raviveur de tons cuivrés :** même chose avec 20 g de henné au choix au lieu du rhapontic.
- **Shampoing raviveur de tons bruns (atténue les reflets cuivrés) :** 20 g de sidr, 20 g d'indigo (ou de katam), 1 noisette de shampoing doux. Bien malaxer, surtout sur les longueurs. Pose : 10 à 20 minutes avant de rincer.
- **Rinçage au vinaigre** : vaporiser le vinaigre de cidre ou le vinaigre capillaire après chaque shampoing pour démêler, apporter de la brillance et une meilleure tenue à la couleur. En cas de cheveux secs, chauffer ensuite 1 noisette d'huile de coco dans les mains et appliquer sur longueurs et pointes.
- **Masque brillance après coloration des racines :** vous pouvez allonger sur les longueurs avec le masque suivant : 20 g de henné neutre, 5 g d'argile de votre choix, 10 g de plantes en poudre au choix (sauge, romarin, amla, bhrami, bringaraj, shikakaï, tulsi). Sur cheveux longs, doublez les quantités. Vous pouvez aussi alterner un mois sur deux avec le shampoing raviveur de votre choix (voir ci-dessus).

Dans les pages suivantes, vous trouverez plus de 40 formules de colorations, classées selon votre base naturelle (voir aussi le nuancier) et la couleur que vous souhaitez obtenir. Pour vous aider à les mémoriser et à les retrouver dans l'ouvrage, nous avons fait le choix de leur attribuer des prénoms féminins. Toutefois, elles ne sont pas interdites aux messieurs !

NUANCIER DES BASES NATURELLES

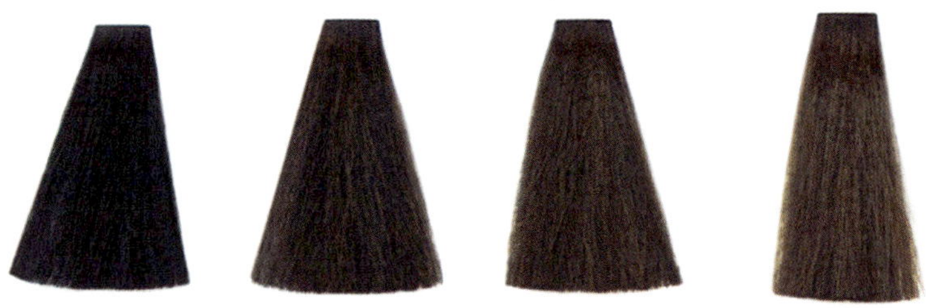

Noir **Châtain foncé** **Châtain moyen** **Châtain clair**

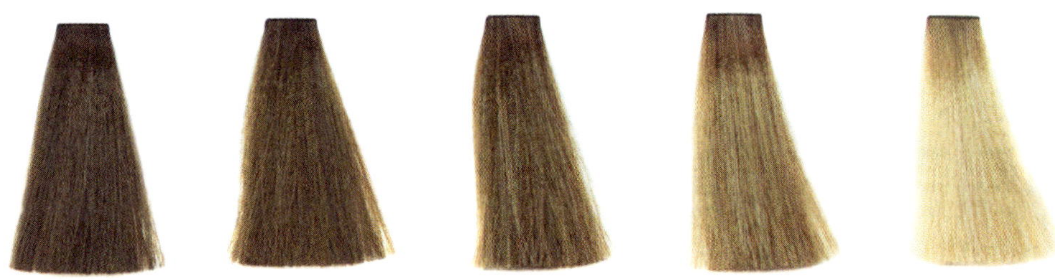

Blond foncé **Blond moyen** **Blond clair** **Blond très clair** **Blond platine**

AVIS AUX COIFFEURS PROFESSIONNELS

Selon le règlement européen 1223/2009 sur les cosmétiques, réaliser des mélanges de plantes colorantes avec des ingrédients additionnels est considéré comme une mise sur le marché d'un nouveau produit cosmétique. Toute préparation « maison » devrait donc être assortie d'un dossier cosmétique, comportant tous les détails des matières premières utilisées et les tests d'innocuité de la formule (challenge-test, patch-test, etc.) et mis à la disposition des autorités de tutelle. Cette procédure est lourde et coûteuse. En clientèle, il vaut donc mieux employer des colorations préformulées destinées aux professionnels (marques Marcapar, Couleur Gaïa, Logona, Khâdi, Couleur chocolat, Belliflor/Shiraz, Aube indienne), et respecter les modes de préparation indiqués sur la notice.

POSE D'UNE COLORATION VÉGÉTALE

Tous types de cheveux | Application : 10-15 minutes
Conservation : usage immédiat
Fréquence : environ 1 fois par mois

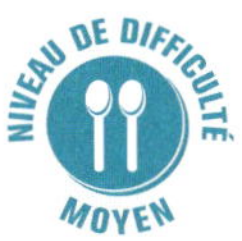

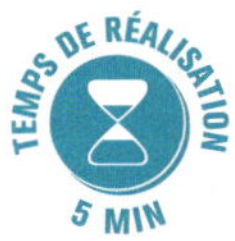

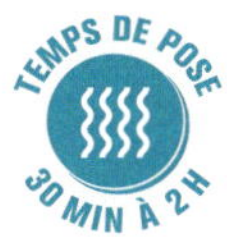

Ingrédients

- 100 g de plantes colorantes en poudre
- 300 ml d'eau chaude (ou autre liquide, selon les formules)

Cette méthode convient aux hennés colorants, aux formules de cet ouvrage, mais aussi aux mélanges du commerce. Pour la pose, l'idéal est de faire appel à quelqu'un afin de n'oublier aucune mèche. Mais avec un bon miroir et un brin de méthode, on peut s'en sortir seul...

Dans un grand bol en porcelaine ou en verre, mélangez très soigneusement les poudres avec un fouet (afin d'éviter la mauvaise surprise d'une couleur hétérogène). Incorporez, à l'aide du fouet ou d'une spatule en bois, le liquide chaud à la poudre colorante. Mélangez bien jusqu'à l'obtention d'une pâte homogène, lisse et onctueuse, de la consistance d'une purée. Vous pouvez ajuster selon votre préférence, mais il faut éviter une préparation trop liquide qui risquerait de couler. Placez le bol au bain-marie pour garder la chaleur (par exemple dans un bol plus grand avec de l'eau à 80 °C). Si vous avez préparé la pâte la veille, réchauffez-la au bain-marie jusqu'à la température souhaitée (généralement 50 °C).

1 et **2** Lavez vos cheveux, si possible avec un shampoing bio pour cheveux gras, qui va bien les préparer à la coloration. Rincez, essorez et démêlez vos cheveux. Appliquez la pâte mèche par mèche avec un pinceau de coloration (pour cela, séparez à l'aide d'un peigne à manche des mèches de 2 à 3 mm d'épaisseur). Commencez par les racines et allongez jusqu'aux pointes si nécessaire. Vous pouvez maintenir les mèches par des pinces de coiffeur au fur et à mesure de l'application.

3 Regroupez les cheveux au sommet de la tête et massez le cuir chevelu. Couvrez-vous la tête d'un film de plastique alimentaire ou d'une charlotte. Nettoyez les traces sur le visage, en vous assurant que les cheveux en bordure sont bien recouverts de pâte, car ils sont plus résistants à la coloration. Sur le bord du visage et la nuque, vous pouvez placer du papier absorbant pour éviter les coulures. Enveloppez d'une serviette éponge, chaude si possible. Si vous portez des lunettes, placez les branches au-dessus du film plastique ou de la charlotte. Laissez poser le temps indiqué.

Rincez soigneusement vos cheveux à l'eau tiède. Terminez lorsque l'eau coule claire. Appliquez un soin démêlant bio qui donnera du volume, de la brillance, fixera la couleur et permettra d'éliminer les résidus éventuels de poudre et les taches sur le contour du visage lorsque vous le rincerez.

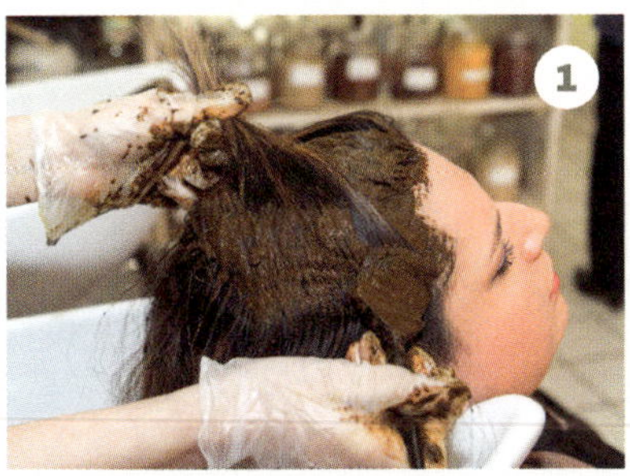

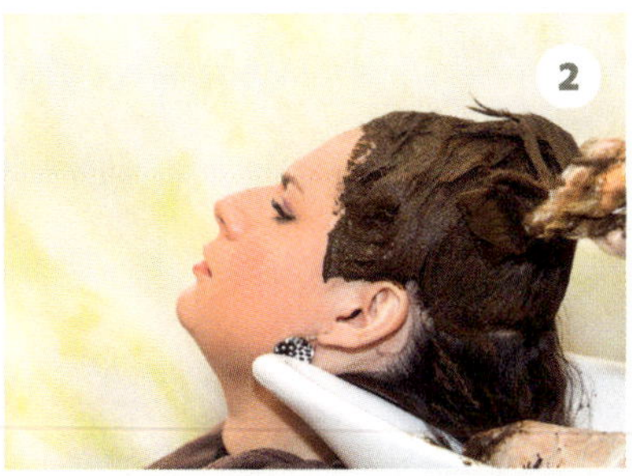

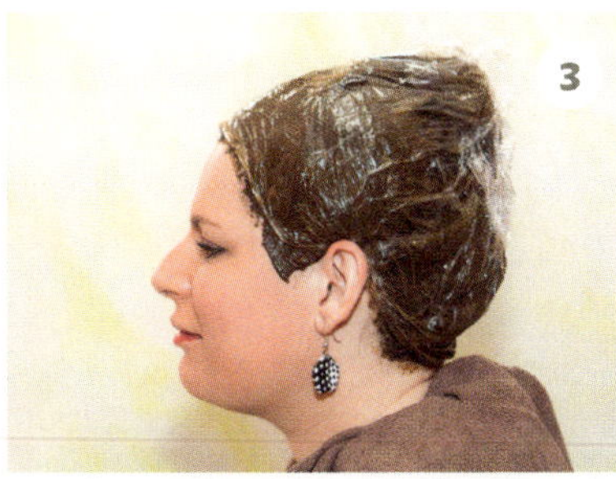

MASQUE ÉCLAIRCISSANT

Cheveux blond foncé et châtain clair | Application : 5 minutes
Conservation : usage immédiat | Fréquence : une fois par semaine jusqu'à la couleur désirée, puis une fois par mois pour l'entretien

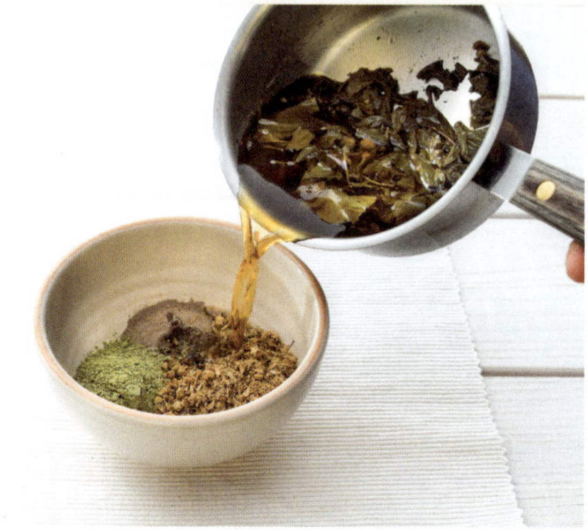

Niveau de difficulté : Facile
Temps de réalisation : 5 min
Temps de pose : 2 h minimum

Ingrédients (pour des cheveux courts à mi-longs)
- 25 g de rhassoul
- 30 g de henné neutre
- 30 g de camomille en poudre
- 1 c. à soupe de miel d'acacia,
- 400 ml d'eau
- 1 c. à soupe de fleurs de camomille
- 1 c. à soupe de thé vert
- 1 c. à soupe de jus de citron

Ce masque et ses variantes associent des produits aux effets éclaircissants (argile, miel, cannelle...) à des produits intensifiant les reflets blonds (camomille, rhapontic). Il éclaircit les cheveux dès la première application. Et si vous les faites sécher au soleil, l'effet en sera accentué !

1 Mettez les fleurs de camomille et le thé dans l'eau et faites une décoction (laissez bouillir pendant 10 minutes).
2 Mélangez le rhassoul, le henné et la camomille en poudre. Mouillez le mélange avec la décoction tiède. Ajoutez le miel et le jus de citron.
3 Appliquez et enveloppez de papier aluminium ou de film plastique alimentaire, puis d'une serviette, pour encore plus de chaleur. Laissez poser 2 heures.
4 Rincez à l'eau claire, puis faites un shampoing neutre doux.

VARIANTES

- **Masque éclaircissant express : 200 ml de lait de coco tiédi, 15 g d'argile verte + 15 g de rhassoul (ou 30 g de l'un d'eux, au choix), 2 c. à soupe de miel d'acacia, 1 c. à café de cannelle en poudre (facultatif), 1 c. à soupe d'huile de coco fondue (si cheveux secs). Versez les ingrédients dans une bouteille ou un shaker, mélangez pour obtenir une préparation homogène. Ajoutez de l'eau tiède si besoin. Secouez avant d'appliquer. Pose : 1 heure.**
- **Masque éclaircissant reflets dorés : 10 g de rhassoul, 15 g de cannelle, 30 g de rhapontic ou de rhubarbe, 20 g de camomille, 20 g de henné neutre, 1 c. à soupe de miel d'acacia, 300 ml d'eau ou d'infusion de thé vert. Procédez comme ci-dessus. Pose : 2 heures.**
- **Masque éclaircissant progressif : 50 g de henné neutre, jus de ½ citron, 100 ml de lait de coco, 3 c. à soupe bombées de miel d'acacia, 200 à 300 ml d'une décoction de camomille tiède, 1 c. à soupe d'huile de coco (si cheveux secs). Procédez comme ci-dessus. Pose : 3 heures. Ce masque convient aussi aux chevelures déjà blond clair (il va illuminer la couleur et apporter une grande brillance).**

(Voir aussi le masque au yaourt, p. 300.)

MASQUE COLORANT « POIVRE ET SEL »

Cheveux commençant à blanchir | Application : 10 minutes
Pose : 20 minutes à 1 heure (selon l'intensité désirée)
Conservation : usage immédiat | Fréquence : 1 fois par semaine

NIVEAU DE DIFFICULTÉ : MOYEN
TEMPS DE RÉALISATION : 5 MIN
TEMPS DE POSE : 20 MIN À 1H

Ingrédients (pour des cheveux courts à mi-longs)

- 10 g de brahmi
- 10 g de bhringaraj
- 10 g d'amla
- 100 ml d'eau chaude
- 1 c. à soupe d'huile (si cheveux très secs)

Cette formule permet d'estomper les cheveux blancs tout en gardant le côté « poivre et sel ». La coloration des cheveux blancs (beige doré) est progressive ; elle se fait au fil des applications. De plus, le masque apporte du volume, de la brillance et des cheveux soyeux, mais aussi une sensation de tonus et bien-être, local et général.

---

1 Préparez comme un masque aux plantes : mélangez les poudres et l'eau au fouet pour obtenir une pâte homogène de la consistance d'une purée.
2 Appliquez raie par raie, sur cheveux secs ou humides, racines et longueurs. Pour plus de détails, voir la pose d'une coloration végétale (p. 313).
3 Laissez poser sous une serviette turban, puis rincez soigneusement. Effectuez un shampoing doux si nécessaire (surtout en présence d'huile) ou un shampoing aux plantes.

VARIANTE : « REFLETS CUIVRÉS » AU YAOURT

**Voici une variante facile à réaliser et qui donne de beaux résultats (quantités pour cheveux courts ou fins, à doubler si nécessaire) :
30 g de plantes colorantes (selon les reflets souhaités : par exemple, 20 g de henné colorant et 10 g d'amla), 1 yaourt nature entier, 1 c. à café d'huile végétale au choix.
Mélangez les ingrédients en ajoutant de l'eau tiède jusqu'à obtenir un mélange crémeux.
Appliquez, envelopper d'un film plastique ou d'une serviette turban. Laissez poser 15 à 30 minutes.**

DES FORMULES EN IMAGES

Voici quelques exemples en images des 42 formules de coloration que vous trouverez dans les pages suivantes et auxquelles nous avons attribué des prénoms féminins (bien qu'elles ne soient pas interdites aux messieurs !).

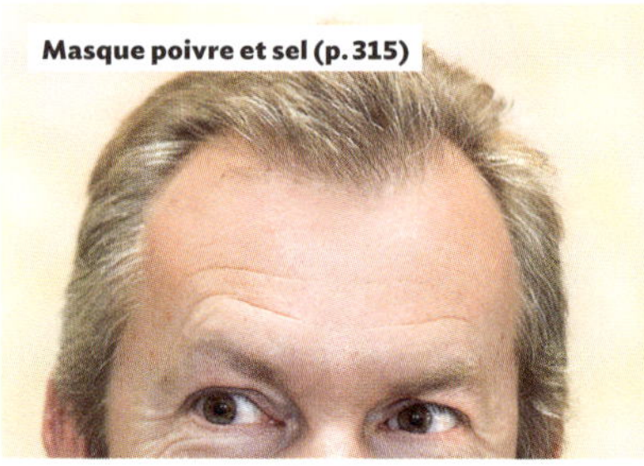
Masque poivre et sel (p. 315)

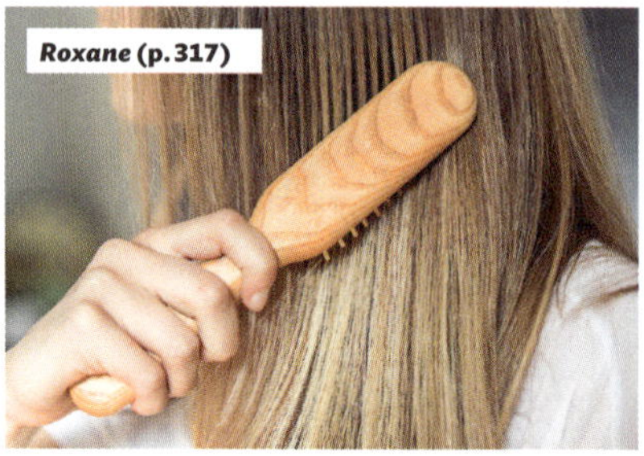
Roxane (p. 317)

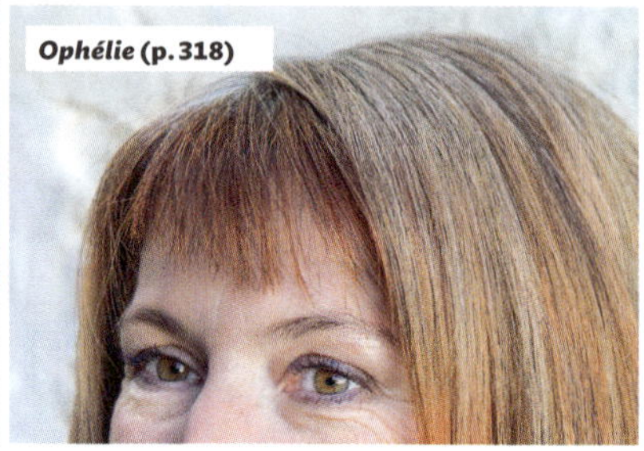
Ophélie (p. 318)

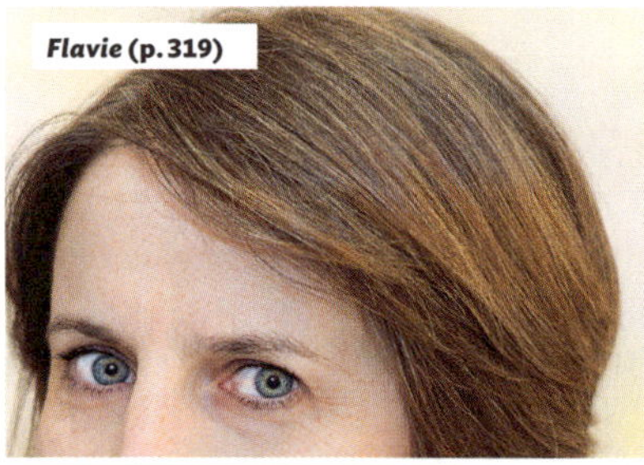
Flavie (p. 319)

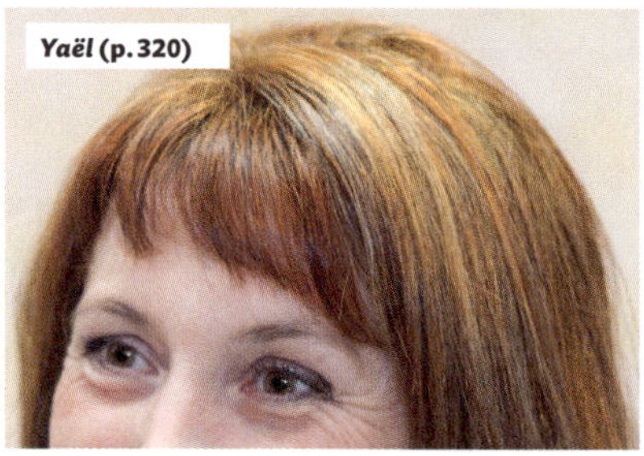
Yaël (p. 320)

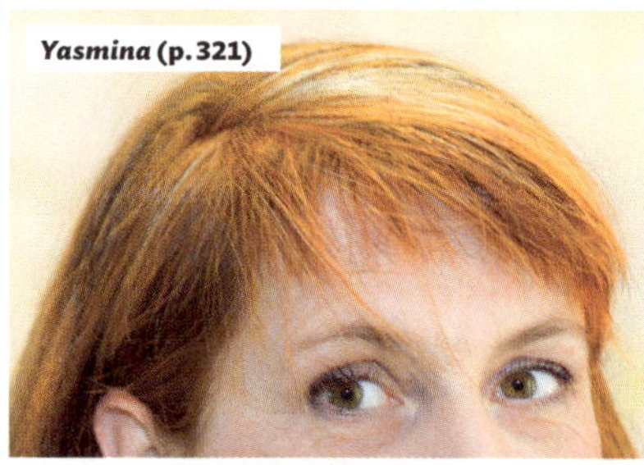
Yasmina (p. 321)

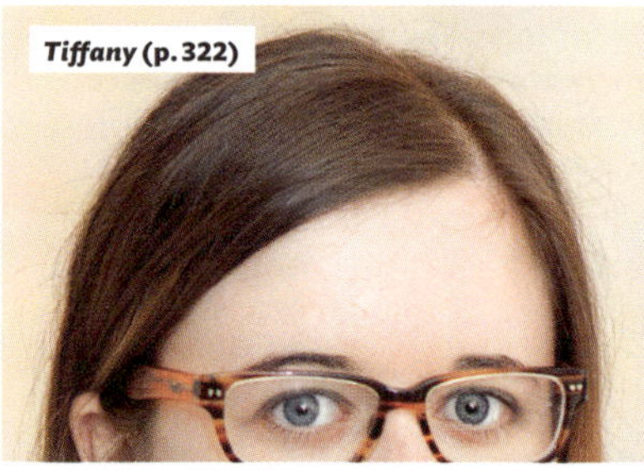
Tiffany (p. 322)

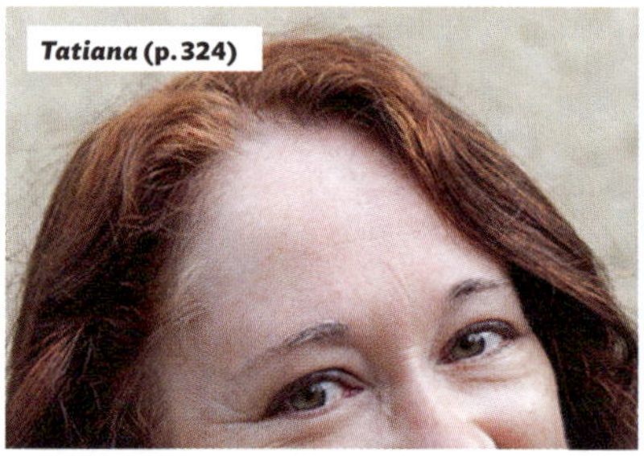
Tatiana (p. 324)

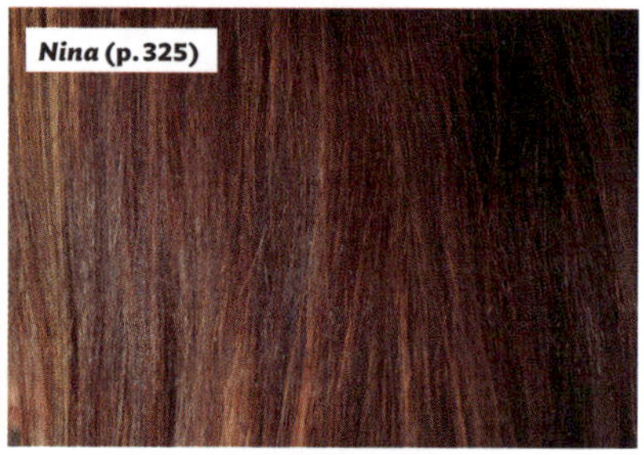
Nina (p. 325)

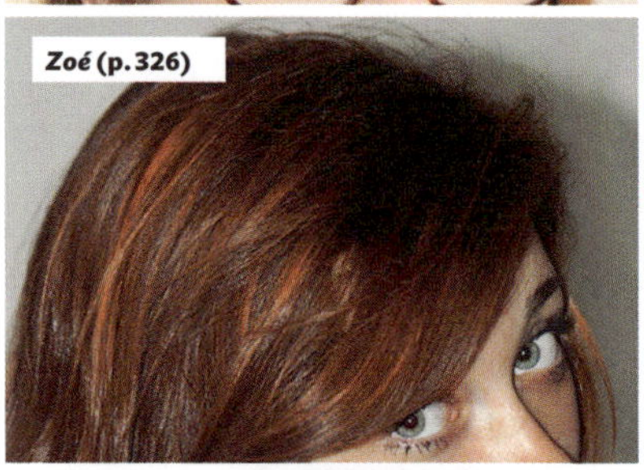
Zoé (p. 326)

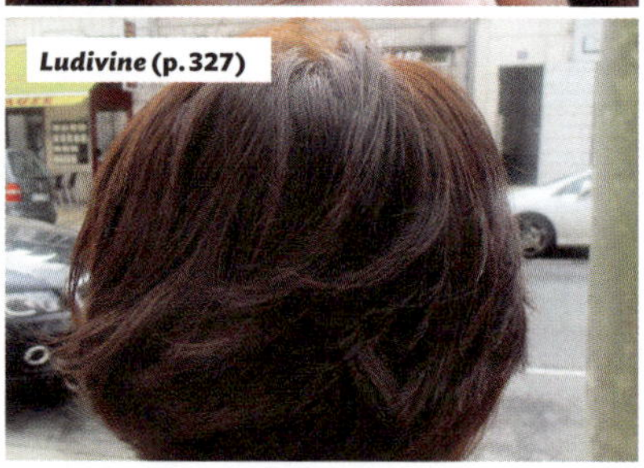
Ludivine (p. 327)

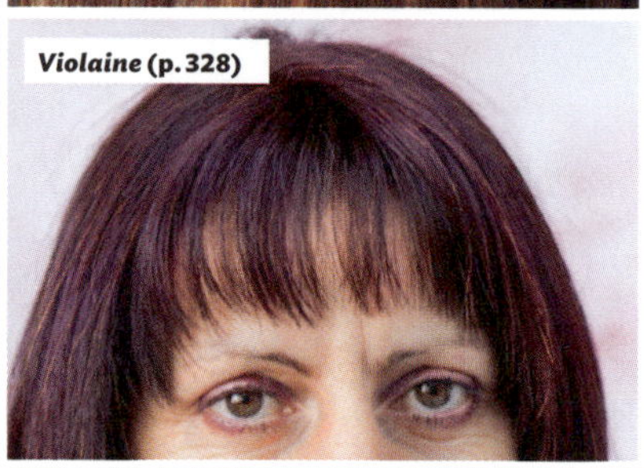
Violaine (p. 328)

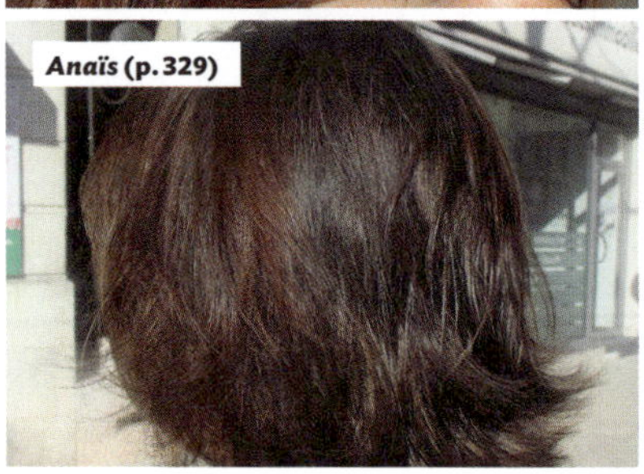
Anaïs (p. 329)

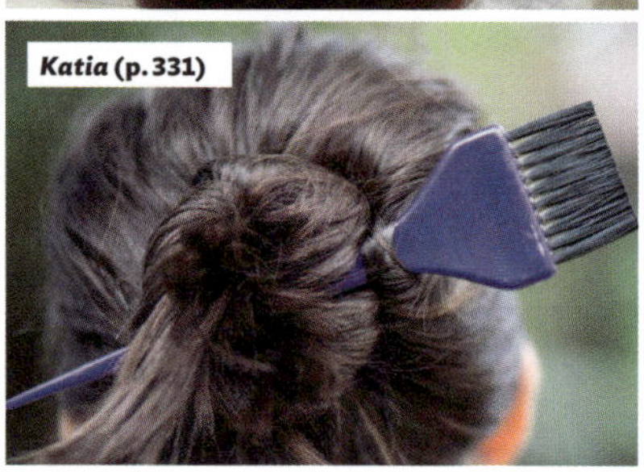
Katia (p. 331)

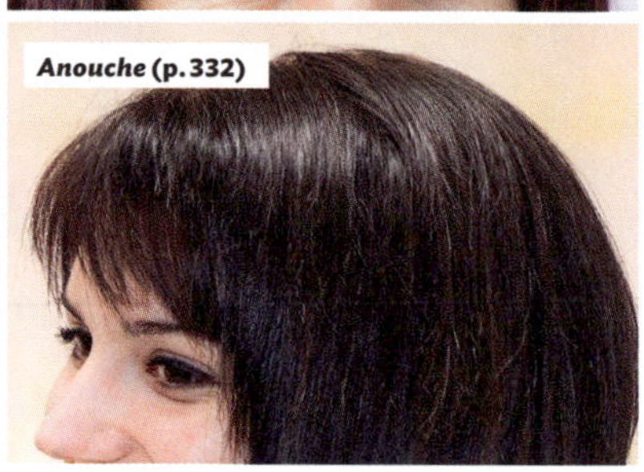
Anouche (p. 332)

REFLETS BEIGES ET DORÉS

Pour cheveux blond clair à châtain clair

Ces formules ravivent les nuances naturelles et estompent les premiers cheveux blancs. La pose à l'air libre évite les reflets trop dorés. Un rinçage à l'eau vinaigrée est conseillé.

	ROXANE	***ZÉLIA***
Base naturelle	Premiers cheveux blancs	Premiers cheveux blancs
Formule	Pour reflets beiges : Henné d'Égypte : 5 g Rhapontic : 30 g Henné neutre : 55 g Sauge ou romarin (ou mélange 50/50) : 10 g	Pour reflets dorés : Henné d'Égypte : 5 g Rhapontic : 30 g Henné neutre : 45 g Sauge ou romarin (ou mélange 50/50) : 20 g
Phase liquide (env. 300 ml)	Eau chaude (50 °C) ou décoction de sauge (ou de romarin) + 1 c. à café d'huile vierge au choix (si cheveux secs)	
Pose	30 minutes à l'air libre la première fois, 30 à 45 minutes les fois suivantes	

REMARQUES

- **Si vous trouvez les reflets trop dorés pour *Roxane*, diminuez le temps de pose la fois suivante et ajoutez à la préparation 10 gouttes d'HE de bergamote.**
- **À l'inverse, pour accentuer les reflets dorés de *Zélia*, renouvelez l'application au bout de 3 semaines en laissant poser 15 minutes de plus sous serviette-turban ou film alimentaire.**

CUIVRÉ CLAIR

Pour cheveux blond clair à châtain moyen

Ces formules sont destinées à embellir votre couleur naturelle et à apporter un premier reflet, tout en douceur. Vous pouvez ajouter 1 cuillère à soupe de vinaigre de cidre ou de jus de citron filtré et 1 cuillère à café de miel pour plus de brillance ou 1 cuillère à café d'huile vierge au choix si vous avez les cheveux secs.

	SARAH	***OPHÉLIE***	***JOËLLE***
Base naturelle	Sans cheveux blancs	Poivre et sel	Cheveux blancs (40 à 100 %)
Formule	Henné colorant au choix : 40 g Henné neutre : 60 g	Henné colorant au choix : 50 g Henné neutre : 50 g	Henné colorant au choix : 40 g Henné neutre : 50 g Indigo : 10 g
Phase liquide (env. 300 ml)	Eau chaude (50 °C) ou décoction pour plus de brillance (sauge, romarin, hibiscus, écorce de grenade, thé vert ou thé noir)		
Pose	30 à 60 minutes sous film alimentaire + serviette		

DORÉ CUIVRÉ

Pour cheveux blond clair à châtain moyen

Ces couleurs, très lumineuses, mettent du soleil dans les cheveux. Pour encore plus de brillance, ajoutez 1 cuillère à soupe de vinaigre de cidre ou de jus de citron filtré. Si vous avez les cheveux secs, ajoutez 1 cuillère à café d'huile vierge au choix.

	FLAVIE	***SONIA***	***JENNY***
Base naturelle	Sans cheveux blancs	Poivre et sel	Cheveux blancs (40 à 100 %)
Formule	Henné d'Égypte ou aux plantes : 25 g Henné neutre : 60 g Camomille, romarin, sauge, rhapontic ou rhubarbe (seuls ou en mélange) : 15 g	Henné d'Égypte ou aux plantes : 20 g Henné neutre : 50 g Camomille, romarin, sauge, rhapontic ou rhubarbe (seuls ou en mélange) : 30 g	Henné d'Égypte ou aux plantes : 20 g Henné neutre : 60 g Curcuma : 10 g Camomille, romarin, sauge, rhapontic ou rhubarbe (seuls ou en mélange) : 10 g
Phase liquide (env. 300 ml)	Eau chaude (50 °C) ou décoction pour plus de brillance (sauge, romarin, hibiscus)		Eau chaude à 50 °C ou décoction pour plus de brillance (sauge, romarin, hibiscus, écorce de grenade, thé vert ou thé noir)
Pose	30 à 45 minutes sous film alimentaire + serviette		

CUIVRÉ ROUX

Pour cheveux blond foncé à châtain foncé

Voici des colorations plus soutenues, plus affirmées que les précédentes.

	LAETITIA	*YAËL*	*DIANE*
Base naturelle	Sans cheveux blancs	Poivre et sel	Cheveux blancs (40 à 100 %)
Formule	Henné colorant au choix : 50 g Henné neutre : 30 g Brou de noix : 20 g	Henné colorant au choix : 40 g Henné neutre : 40 g Brou de noix : 20 g	Henné colorant au choix : 40 g Brou de noix : 40 g Indigo : 20 g
Phase liquide (env. 300 ml)	Eau chaude (50 à 70 °C), ou décoction (sauge, romarin, hibiscus, écorce de grenade, thé vert ou thé noir)	Eau chaude (50 à 70 °C) ou décoction (sauge, romarin, hibiscus, écorce de grenade, thé vert ou thé noir)	Eau chaude (70 °C) ou décoction pour plus de brillance (sauge, romarin, hibiscus, écorce de grenade, thé vert ou thé noir)
Pose	30 à 60 minutes sous film alimentaire + serviette		

REMARQUE

Pour *Diane*, si vous ne trouvez pas le résultat assez intense, supprimez l'indigo et remplacez-le par 20 g de henné.

CUIVRÉ BRUN

Pour cheveux blond foncé à châtain foncé

Ces formules conviennent si l'on veut foncer sa base naturelle tout en apportant des reflets cuivrés.

	ANGELA	*PIERRETTE*
Base naturelle	Sans cheveux blancs ou poivre et sel	Cheveux blancs (40 à 100 %)
Formule	Henné colorant au choix : 50 g Henné neutre : 30 g Indigo : 15 g Amla : 5 g	Henné colorant au choix : 50 g Indigo : 40 g Amla : 10 g
Phase liquide (env. 300 ml)	Eau chaude (70 °C) ou décoction (thé noir, brou de noix, oignon ou hibiscus)	Eau chaude (70 °C) ou décoction (thé noir, brou de noix, oignon ou hibiscus) + 1 c. à café de sel fin
Pose	1 à 2 heures sous film alimentaire + serviette	1 heure 30 à 2 heures sous film alimentaire + serviette

VARIANTE POUR CHEVEUX BLOND FONCÉ À CHÂTAIN FONCÉ

Cette formule (*Yasmina*) donne un cuivré intense, quelle que soit la présence de cheveux blancs : 100 g de henné colorant au choix + eau chaude (50 à 70 °C) et 1 c. à soupe de jus de citron ou de vinaigre de cidre ou de décoction (sauge, romarin ou hibiscus). Pose : 30 minutes à 2 heures sous film alimentaire + serviette. Plus le liquide est chaud et acide, plus le résultat sera intense (orange « pétard »). Vous pouvez aussi ajouter 1 c. à café d'huile vierge de sésame ou d'olive (si vous avez les cheveux secs) ou 1 yaourt nature (pour accentuer la brillance).

NOISETTE CUIVRÉ

Pour cheveux blond moyen à châtain clair

Pour ces nuances, plus la pose est longue, plus la teinte est foncée et durable. Ceci est dû à la présence d'indigo.

	COLOMBE	TIFFANY	BARBARA
Base naturelle	Sans cheveux blancs	Poivre et sel	Cheveux blancs (40 à 100 %)
Formule	Henné colorant au choix : 40 g Brou de noix : 30 g Indigo : 20 g Amla : 10 g	Henné colorant au choix : 35 g Indigo : 30 g Amla : 10 g Bringharaj : 15 g Neem : 5 g Brahmi : 5 g	Henné colorant au choix : 40 g Indigo : 30 g Amla : 10 g Bringharaj : 10 g Neem : 5 g Brahmi : 5 g
Phase liquide (env. 300 ml)	Eau chaude (50 à 70 °C) + 1 c. à café de sel fin ou infusion de thé noir		Eau chaude (50 à 70 °C) + 1 c. à café de sel fin
Pose	1 à 2 heures sous film alimentaire + serviette		1 heure 30 à 3 heures sous film alimentaire + serviette

REMARQUE
Pour *Tiffany*, vous pouvez augmenter le dosage de henné de 5 g et diminuer celui de bringharaj de 5 g si le résultat n'est pas assez noisette à votre goût.

MARRON CHÂTAIGNE

Pour cheveux blond foncé à châtain moyen

Pour cette nuance, vous avez le choix entre des formules en 1 temps ou en 2 temps, ces dernières couvrant plus efficacement les cheveux blancs.

Formules en 1 temps

	MAUREEN	*LYSIANE*
Base naturelle	Sans cheveux blancs	Poivre et sel
Formule	Henné colorant au choix : 45 g Brou de noix : 20 g Curcuma, rhubarbe ou rhapontic : 15 g Indigo : 20 g	Henné colorant au choix : 30 g Brou de noix : 20 g Curcuma, rhubarbe ou rhapontic : 15 g Indigo : 35 g
Phase liquide (env. 300 ml)	Eau chaude (50 à 70 °C) + 1 c. à café de sel fin	
Pose	1 h 30 sous film alimentaire + serviette	

REMARQUE

Pour les cheveux poivre et sel, voici une variante qui permet d'obtenir une nuance plus franchement marron mat que *Lysiane*. Formule *Frédérique* : 30 g de henné colorant, 60 g d'indigo et 10 g d'amla ou de sidr. Phase liquide et temps de pose identiques à *Lysiane*.

Formules en 2 temps

	TATIANA	*ESTHER*
Base naturelle	Poivre et sel	Cheveux blancs (40 à 100 %)
Formule 1er temps	Henné colorant au choix : 50 g Henné neutre : 30 g Rhubarbe, rhapontic ou curcuma : 20 g	Henné colorant au choix : 100 g
Phase liquide (env. 300 ml)	Eau chaude (50 à 70 °C)	Eau chaude (50 à 70 °C)
Pose	1 à 2 h sous film alimentaire + serviette	45 min à 1 h 30 sous film alimentaire + serviette
Formule 2d temps	Henné colorant au choix : 10 g Indigo : 65 g Sidr : 25 g Sel : 1 c. à café	Henné colorant au choix : 5 g Brou de noix : 25 g Indigo : 40 g Sidr : 10 g Katam : 20 g
Phase liquide (env. 300 ml)	Eau chaude (50 à 70 °C)	Eau chaude (50 à 70 °C) + 1 c. à café de sel fin
Pose	2 heures sous film alimentaire + serviette	1 heure 30 sous film alimentaire + serviette

REMARQUES

- **Pour *Tatiana*, le 1er temps est facultatif si vous avez les cheveux naturellement blond foncé cuivré ou si vous avez fait un henné colorant dans le mois précédent.**
- **Par ailleurs, vous pouvez employer cette formule si vous avez plus de 40 % de cheveux blancs, mais le résultat sera plus clair qu'avec *Esther*.**

AUBURN INTENSE

Pour cheveux blond foncé à châtain moyen

Avec ces formules, plus vous ferez d'applications, plus le résultat sera prononcé. Nous vous conseillons ici certains hennés, mais tous peuvent être utilisés pour les couleurs rouge ou violine. Vous pouvez aussi les mélanger (par exemple 50/50 henné Rajasthan et henné Maroc).

	NINA	MYLÈNE	PASCALE
Base naturelle	Sans cheveux blancs	Poivre et sel	Cheveux blancs (40 à 100 %)
Formule	Henné Rajasthan ou Maroc : 70 g Garance, paprika, rocou, bois de campêche : 30 g	Henné Rajasthan ou Maroc : 60 g Garance, paprika, rocou, bois de campêche : 30 g Indigo : 10 g	Henné Rajasthan ou Maroc : 60 g Garance, paprika, rocou, bois de campêche : 20 g Indigo : 20 g
Phase liquide (env. 300 ml)	Eau chaude (100 °C) ou décoction de sureau ou décoction de garance (+ ½ c. à café de sel fin) ou eau de cuisson d'une betterave		Eau chaude ou décoction de sureau ou de garance (+ ½ c. à café de sel fin) ou eau de cuisson d'une betterave
Pose	2 heures minimum sous film alimentaire + serviette		2 heures minimum sous film alimentaire + serviette

REMARQUES

- **Mélangez les poudres, mouillez avec le liquide de votre choix à 100 °C. Malaxez bien, Laissez tiédir pour éviter les brûlures et appliquez.**
- **Pour la décoction de sureau, deux possibilités :**
  - faites éclater 15 baies fraîches dans 1 litre d'eau bouillante et laissez macérer une nuit. Passez avant l'emploi (s'il reste de la décoction, elle peut se congeler) ;
  - portez à ébullition 50 g de baies séchées dans 400 ml d'eau et laissez frémir 5 minutes. Filtrez.
- **Si vos cheveux sont secs, ajoutez à la préparation de la provitamine B5, des protéines de soie ou des céramides végétales.**

ROUGE

Pour cheveux blond foncé à châtain moyen

Rassurez-vous, avec cette nuance, on ne vous propose pas de ressembler à un coquelicot, mais plutôt d'obtenir des reflets grenat très chauds, sans composante orangée.

	ZOÉ	SCARLETT	RÉGINE
Base naturelle	Sans cheveux blancs	Poivre et sel	Cheveux blancs (40 à 100 %)
Formule	Henné Rajasthan ou Maroc : 70 g Garance, paprika ou rocou : 30 g	Henné Rajasthan ou Maroc : 60 g Garance, paprika ou rocou : 40 g	Henné Rajasthan ou Maroc 60 g Garance ou rocou 30 g Paprika 10 g
Phase liquide (env. 300 ml)	Eau chaude (100 °C) ou décoction (garance, rocou ou thé noir)		
Pose	2 heures minimum sous film alimentaire + serviette		

REMARQUES

• Pour intensifier les reflets rouges sans les foncer, vous pouvez appliquer :
- sur les racines, 50 g de henné (Rajasthan, Maroc, Tazarine ou BAQ) humecté avec une décoction de garance + ½ c. à café de sel fin ;
- sur les longueurs, 100 g de cassia humecté avec une décoction de garance + ½ c. à café de sel fin. Enveloppez et laissez poser 2 heures.
• Pour des reflets tirant davantage sur le violine, procédez de même, mais remplacez la garance par le bois de campêche.
• Vous pouvez ajouter aux deux formules 10 g d'amla, qui va renforcer la couleur. Versez alors 30 ml d'eau en plus pour obtenir la même texture de pâte.

ROUGE VIOLINE

Pour cheveux blond clair

L'indigo apporte des reflets bleutés qui, en se conjuguant au rouge cuivré, donnent de beaux reflets violines. Attention, n'oubliez pas de laisser tiédir, avant de les appliquer, ces pâtes préparées avec de l'eau à 100 °C.

Formule en 2 temps

	LUDIVINE
Formule 1er temps	Henné Rajasthan (ou autre henné au choix) : 100 g
Phase liquide (env. 300 ml)	Eau chaude (100 °C)
Pose	30 minutes à 1 heure sous film alimentaire +serviette
Formule 2e temps	Henné Rajasthan (ou autre henné au choix) : 20 g Indigo : 60 g Amla : 20 g
Phase liquide (env. 300 ml)	Eau ou décoction filtrées (garance, bois de campêche, sureau, thé noir ou betterave) à 100 °C
Pose	2 heures minimum sous film alimentaire + serviette

REMARQUE

Au départ, la couleur peut paraître foncée, mais au bout de trois shampoings espacés de 2 jours chacun, le reflet rouge violine s'intensifie.

Pour cheveux blond foncé à châtain moyen

Formule en 1 temps

	AUGUSTA
Formule	Henné colorant (Yémen, Rajasthan ou autre) : 70 g Amla : 10 g Indigo : 20 g
Phase liquide (env. 300 ml)	Eau chaude (100 °C) ou décoction (garance, bois de campêche, sureau, thé noir, betterave, romarin ou hibiscus)
Pose	Pose : 2 heures minimum sous film alimentaire + serviette

REMARQUES

- **Vous pouvez aussi mélanger 40 g d'indigo, 20 g d'amla et 40 g de henné au choix pour un résultat plus violine.**
- **Cette formule ne convient pas aux cheveux blancs.**

MARRON VIOLINE

Pour cheveux blond foncé à châtain moyen

C'est l'association équilibrée d'indigo et de henné qui donne à cette coloration des reflets violacés très chauds. Employez autant que possible du henné du Rajasthan, car c'est celui qui donne les teintes les plus rouges.

Formule en 2 temps

	VIOLAINE
Formule 1er temps	Henné Rajasthan : 100 g
Phase liquide (env. 300 ml)	Eau chaude (100 °C)
Pose	1 heure minimum sous film alimentaire + serviette
Formule 2e temps	Henné Rajasthan : 40 g Indigo : 60 g
Phase liquide (env. 300 ml)	Eau chaude (100 °C) additionnée de 100 ml de bière et du jus d'un demi-citron
Pose	2 heures minimum sous film alimentaire + serviette

CHÂTAIN MOYEN

Pour cheveux blond foncé à châtain clair

Il faut attendre 24 à 48 heures pour que la couleur définitive apparaisse et qu'un maximum de cheveux blancs soient couverts. Au fil des applications, les résultats seront de plus en plus châtains et couvrants. La température de 50 °C est primordiale. Si la température est trop froide, il y a davantage de risque d'obtenir des reflets verdâtres. Toutefois, ceux-ci tendent à s'estomper en quelques jours.

	ANAÏS	SOLÈNE
Base naturelle	Toutes bases à partir de blond foncé	Châtain clair
Formule	Indigo : 70 g Henné Rajasthan, Maroc ou Égypte : 15 g Brou de noix : 15 g	Indigo : 70 g Henné aux plantes ou Égypte : 20 g Curcuma : 10 g
Phase liquide (env. 300 ml)	Eau à 50 °C + ½ c. à café de sel fin	
Pose	2 heures sous film alimentaire + serviette chaude	

REMARQUES

- **Une décoction de thé noir améliore l'intensité et la tenue de la couleur.**
- **Le sel prolonge l'effet de l'indigo et le rend moins sensible au lavage.**
- **Le henné d'Égypte est conseillé pour les personnes qui ne souhaitent pas de reflets cuivrés.**
- **Dans les 2 formules, vous pouvez remplacer l'indigo par du pastel des teinturiers.**

Pour cheveux poivre et sel

	JULIETTE	***ALIX***
Base naturelle	Poivre et sel	Poivre et sel
Formule	Katam : 40 g Indigo : 30 g Henné Égypte : 20 g Sidr : 5 g Amla : 5 g Yaourt : 1 pot	Katam : 40 g Indigo : 20 g Henné d'Égypte : 40 g
Phase liquide (env. 300 ml)	Eau chaude à 50 °C ou, de préférence, infusion de sauge ou de romarin à 50 °C + ½ c. à café de sel fin + 1 c. à café de bicarbonate de soude	
Pose	1 heure 30 sous film alimentaire + serviette chaude	

REMARQUES

- **Rincez *Juliette* à l'eau vinaigrée pour démêler. Si vous avez les longueurs desséchées, attendez que les cheveux soient secs (après rinçage), puis chauffez dans vos mains et appliquez une noisette d'huile de coco qui les démêlera et leur donnera de la brillance.**
- ***Alix* offre une teinte légèrement cuivrée, qui donnera plus de luminosité que *Juliette*, qui est un châtain moyen naturel (non cuivré).**

Pour cheveux blancs (en 2 temps)

	CAPUCINE	***HELENA***	***MERCÉDÈS***
Base naturelle	Cheveux blancs naturels	Cheveux blancs naturels	Cheveux blancs ou décolorés chimiquement en blond platine
1er temps	Henné Égypte : 100 g + eau chaude à 70 °C	Henné Égypte : 100 g + eau chaude à 70 °C et jus d'un demi-citron	Henné Yémen : 100 g + eau chaude à 70 °C
Pose	1 heure minimum sous film alimentaire + serviette		2 heures minimum sous film alimentaire + serviette
2d temps	Henné Égypte : 10 g Indigo : 80 g Sidr : 10 g Bicarbonate de soude : 1 c. à café Sel : 1 c. à café	Henné Égypte : 10 g Katam : 55 g Indigo : 20 g Brou de noix : 15 g Bicarbonate de soude : 1 c. à café Sel : 1 c. à café	Henné Tazarine : 30 g Indigo : 45 g Katam : 25 g Bicarbonate de soude : 1 c. à café Sel : 1 c. à café
Phase liquide (env. 300 ml)	Eau chaude ou décoction de thé noir ou café à 50 °C		
Pose	2 heures 30 minimum sous film alimentaire + serviette	3 heures 30	2 heures minimum

CHÂTAIN FONCÉ

Pour cheveux châtain clair à châtain moyen

Attention, avec les teintes foncées, il n'y a pas de « retour en arrière » possible. Vous ne pourrez pas éclaircir la coloration grâce à la chimie, au risque de vous retrouver avec les cheveux bleu-vert. Il faut attendre plusieurs mois pour que la couleur s'estompe (des masques peuvent toutefois y contribuer).

Formule en 1 temps

	KATIA
Base naturelle	Sans cheveux blancs
Formule	Katam : 40 g Indigo : 40 g Henné Égypte ou Rajasthan : 10 g Sidr : 10 g
Phase liquide (env. 300 ml)	Eau à 50 °C ou infusion de thé noir
Pose	3 heures sous film alimentaire + serviette

REMARQUES

- **Humectez la veille le henné avec de l'eau à 50 °C et le jus d'un demi-citron. Avant l'application, humectez les autres plantes avec une infusion de thé noir à 50 °C et incorporez au henné.**
- **Le henné d'Égypte est conseillé pour les personnes qui ne souhaitent pas de reflets cuivrés.**

Formules en 2 temps

	JUSTINE	*MONA-LISA*
Base naturelle	Poivre et sel	Cheveux blancs (40 à 100 %)
Formule 1er temps	Henné Égypte : 100 g	Henné aux plantes : 100 g
Phase liquide (env. 300 ml)	Eau chaude à 70 °C	Eau chaude (50 °C)
Pose	1 heure minimum sous film alimentaire + serviette	1 heure 30 sous film alimentaire + serviette
Formule 2d temps	Katam : 45 g Indigo : 40 g Amla : 10 g Sidr : 5 g	Indigo : 80 g Amla : 10 g Henné Égypte : 10 g
Phase liquide (env. 300 ml)	Eau chaude ou décoction de thé noir ou café à 50 °C + 1 c. à café de bicarbonate de soude et 1 c. à café de sel	Eau chaude (50 °C) + 1 c. à café de sel fin
Pose	2 heures minimum sous film alimentaire + serviette	2 heures 30 sous film alimentaire + serviette

NOIR BRILLANT

Pour cheveux châtain clair à châtain foncé

Même sans cheveux blancs, les couleurs végétales très foncées demandent certains efforts : une réalisation en 2 temps et une pose d'au moins 3 heures au total.

	ANOUCHE	*SYBILLE*	*REBECCA*
Base naturelle	Sans cheveux blancs	Poivre et sel	Cheveux blancs (40 à 100 %)
1er temps	Henné d'Égypte : 100 g + eau chaude à 50 °C additionnée du jus d'une orange ou d'un citron	Henné Yémen, Rajasthan, Tazarine, Maroc ou Égypte : 100 g + infusion (sauge, thé noir ou café)	Henné Yémen, Rajasthan, Tazarine, Maroc ou Égypte : 100 g + infusion de bois de campêche
Pose	1 heure sous film alimentaire + serviette	1 heure 30 sous film alimentaire + serviette	
2d temps	Indigo : 100 g Sidr : 1 c. à soupe	Indigo : 50 g Katam : 40 g Amla : 10 g Sidr : 1 c. à soupe	Indigo : 90 g Amla : 10 g Sidr : 2 c. à soupe
Phase liquide (env. 300 ml)	Infusion de campêche à 50 °C + 1 c. à soupe de sel fin et 1 c. à café de bicarbonate de soude	Infusion à 50 °C (sauge, thé noir ou café) + 1 c. à café de sel fin)	Infusion à 50 °C (campêche) + 1 c. à café de sel fin
Pose	2 heures minimum sous film alimentaire + serviette	2 heures 30 sous film alimentaire + serviette	

REMARQUES

Pour *Sybille* et *Rebecca*, préparez suffisamment d'infusion pour les deux applications (600 ml). Vous n'aurez ainsi qu'à réchauffer la moitié restante au moment de préparer le mélange du 2d temps.
Voici une formule pour obtenir un noir mat (formule *Yseut*, pour les bases sans cheveux blancs) : 10 g de henné d'Égypte et 90 g d'indigo + 300 ml d'eau chaude à 50 °C et 1 c. à café de sel + 1 c. à café de bicarbonate de soude. Pose : 2 heures 30 sous film alimentaire + serviette.

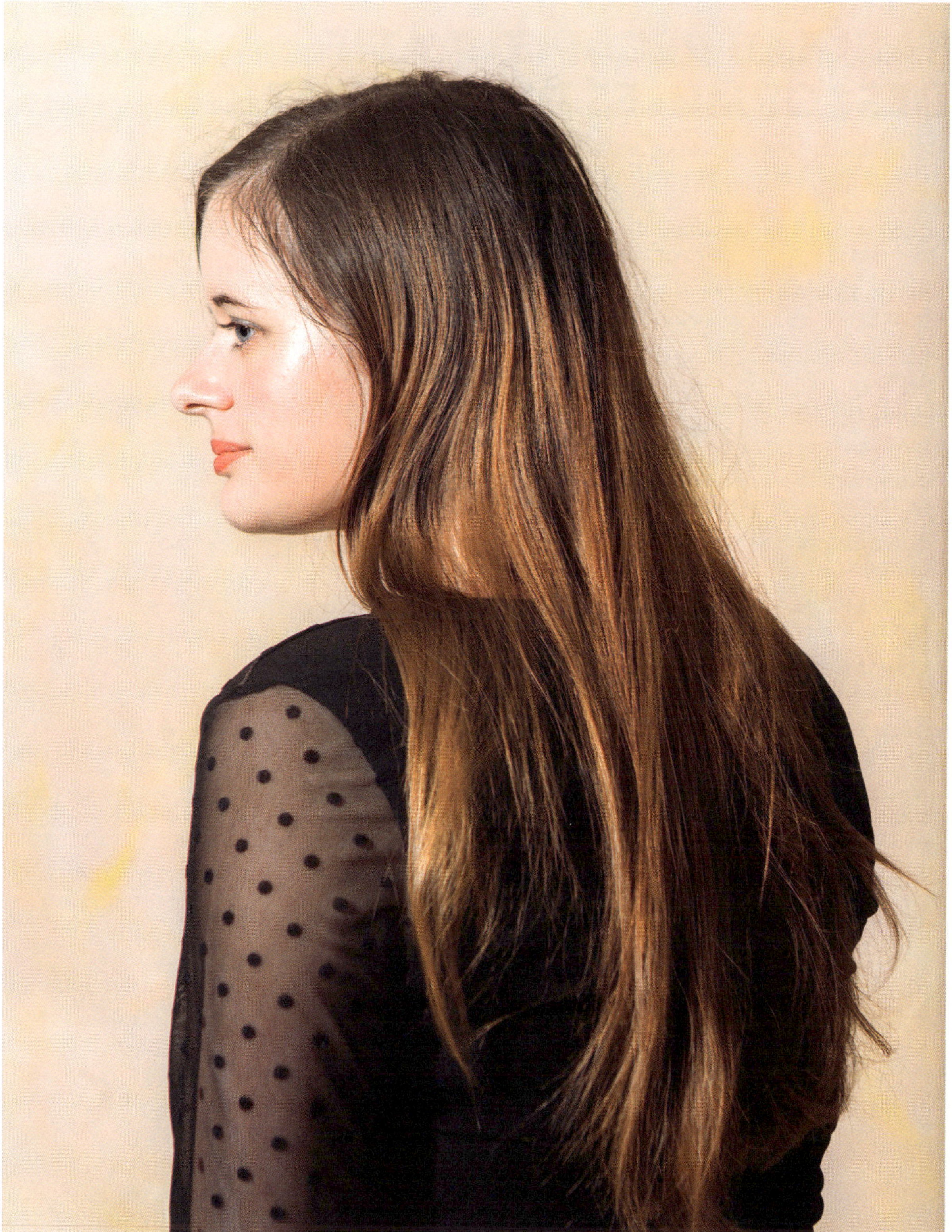

TABLEAU RÉCAPITULATIF DES FORMULES DE COLORATION

Voici un récapitulatif des formules de colorations données dans cet ouvrage. Les prénoms vous aideront à les repérer.

COULEUR SOUHAITÉE	BASE NATURELLE	SANS CHEVEUX BLANCS	POIVRE ET SEL	40 À 100 % CHEVEUX BLANCS*
REFLETS BEIGES (p. 317)	Blond clair à châtain clair	*Roxane*	*Roxane*	*Roxane*
REFLETS DORÉS (p. 317)	Blond clair à châtain clair	*Zélia*	*Zélia*	*Zélia*
CUIVRÉ CLAIR (p. 318)	Blond clair à châtain moyen	*Sarah*	*Ophélie*	*Joëlle*
DORÉ CUIVRÉ (p. 319)	Blond clair à châtain moyen	*Flavie*	*Sonia*	*Jenny*
CUIVRÉ ROUX (p. 320)	Blond foncé à châtain foncé	*Laetitia*	*Yaël*	*Diane*
CUIVRÉ BRUN (p. 321)	Blond foncé à châtain foncé	*Angela*	*Angela*	*Pierrette*
CUIVRÉ INTENSE (variante p. 321)	Blond foncé à châtain foncé	*Yasmina*	*Yasmina*	*Yasmina*
NOISETTE CUIVRÉ (p. 322)	Blond moyen à châtain clair	*Colombe*	*Tiffany*	*Barbara*
MARRON CHÂTAIGNE (p. 323-324)	Blond foncé à châtain moyen	*Maureen*	*Lysiane* *Frédérique* *Tatiana* (2 temps)	*Tatiana* (2 temps) *Esther* (2 temps)

* Ces formules conviennent également aux cheveux d'un blond très clair

COULEUR SOUHAITÉE	**BASE NATURELLE**	**SANS CHEVEUX BLANCS**	**POIVRE ET SEL**	**40 À 100 % CHEVEUX BLANCS***
AUBURN (p. 325)	Blond foncé à châtain moyen	*Nina*	*Mylène*	*Pascale*
ROUGE (p. 326)	Blond foncé à châtain moyen	*Zoé*	*Scarlett*	*Régine*
ROUGE VIOLINE (p. 327)	Blond clair	*Ludivine* (2 temps)	*Ludivine* (2 temps)	*Ludivine* (2 temps)
	Blond foncé à châtain moyen	*Augusta*	*Ludivine* (2 temps)	*Ludivine* (2 temps)
MARRON VIOLINE (p. 328)	Blond foncé à châtain moyen	*Violaine* (2 temps)	*Violaine* (2 temps)	*Violaine* (2 temps)
CHÂTAIN MOYEN (p. 329-330)	Blond clair	*Capucine* (2 temps) *Helena* (2 temps) *Mercédès* (2 temps)	*Capucine* (2 temps) *Helena* (2 temps) *Mercédès* (2 temps)	*Capucine* (2 temps) *Helena* (2 temps) *Mercédès* (2 temps)
	Blond foncé à châtain clair	*Anaïs*, *Solène*	*Juliette* *Alix* (légèrement cuivré)	*Capucine* (2 temps) *Helena* (2 temps) *Mercédès* (2 temps)
CHÂTAIN FONCÉ (p. 331)	Châtain clair à châtain moyen	*Katia*	*Justine* (2 temps)	*Mona-Lisa* (2 temps)
NOIR BRILLANT (p. 332)	Châtain clair à châtain moyen	*Anouche* (2 temps)	*Sybille* (2 temps)	*Rebecca* (2 temps) (reflets légèrement rouges)
NOIR MAT (variante p. 332)	Châtain clair à châtain foncé	*Yseut*	Pas de formule disponible	Pas de formule disponible

PENSE-BÊTE : PLANTES ET COULEURS

PLANTE	PARTIE EMPLOYÉE	COLORATION OBTENUE/ EFFET ADJUVANT/REMARQUES
Acacia à cachou *(Acacia catechu)*	Bois	Brun rouge à noir
Amla *(Phyllantus emblica)*	Fruit	Brun
Betterave rouge *(Beta vulgaris)*	Tubercule	Rouge
Bois de campêche *(Haematoxylon campachianum)*	Bois	Rouge à reflets violacés. Attention, si vous êtes sujet aux allergies, cette plante pourrait être sensibilisante
Bhringaraj *(Eclipta alba)*	Fruit	Brun foncé à reflets bleutés, atténue les colorations rouges. Embellit les cheveux et stimule la pousse
Café *(Coffea arabica)*	Grain	Brun foncé lorsque mélangé à d'autres plantes. Effet lustrant
Camomille allemande *(Matricaria chamomilla)*	Fleur	Jaune doré. Assouplit les cheveux. La décoction contribue à éclaircir les cheveux (au soleil)
Cannelle *(Cinnamomum zeylanicum)*	Écorce	Léger effet éclaircissant. Favorise la pousse des cheveux
Carthame *(Carthamus tinctorius)*	Fleur	Jaune orangé, rose à rouge carmin. Ajouter du citron
Carotte *(Daucus carota)*	Racine (jus)	Orangé
Châtaignier *(Castanea sativa)*	Feuille	Reflets bruns. Fonce avec le temps
Citron *(Citrus limon)*	Fruit (jus)	Mordant, notamment pour le henné. Effet éclaircissant
Curcuma *(Curcuma longa)*	Rhizome	Jaune d'or ou orangé, avec d'autres plantes colorantes. Jaune poussin si utilisé seul
Garance *(Rubia tinctorium)*	Racine	Rouge acajou à brun
Grenade *(Punica granatum)*	Écorce du fruit	Fixe et prolonge les colorations végétales. Apporte de la brillance
Haritaki *(Terminalia chebula)*	Fruit	Noir, couvre les cheveux gris
Henné naturel *(Lawsonia inermis)*	Feuille	Roux, auburn. Prolonge la tenue des autres colorants végétaux
Henné rouge *(Lawsonia alba)*	Feuille	Rouge

PLANTE	PARTIE EMPLOYÉE	COLORATION OBTENUE/ EFFET ADJUVANT/REMARQUES
Hibiscus *(Hibiscus sabdariffa)*	Fleurs	Rouge, rouge orangé
Indigo *(Indigofera tinctoria, syn. I. argentea)*	Fleur fermentée	Noir à reflets bleutés ou violacés. Ajouter du bicarbonate de soude
Katam *(Buxus dioica)*	Feuille	Châtain, reflets bleutés masquant l'excès de roux
Neem *(Azidarachta indica)*	Fruit	Brun
Noix de coco *(Cocos nucifera)*	Lait	Contribue à éclaircir une couleur naturelle foncée
Noyer *(Juglans regia)*	Brou, feuille	Brou : brun. Feuille : reflets beiges à châtains
Oignon *(Allium cepa)*	Pelure de bulbe	Reflets dorés, orangés à roux sur cheveux blonds. Stimule la pousse des cheveux
Paprika *(Capsicum annuum)*	Fruit	Orange rouge profond
Quinquina rouge *(Chinchona succirubra)*	Écorce	Reflets marron rouge. Stimule la pousse des cheveux
Ratanhia *(Krameria trianda)*	Racine	Rouge foncé, orangé
Rhapontic *(Rheum rhapontica)*	Racine	Blond miel, très lumineux. Effet éclaircissant
Rhubarbe des jardins *(Rheum rhabarbarum, R. x hybridum)*	Racine	Ton lumineux doré et permanent (rinçage vert fluo)
Romarin *(Rosmarinus officinalis)*	Feuille	Reflets beiges à châtains. Tendant à foncer avec le temps
Santal rouge *(Pterocarpus santalinus)*	Bois	Rouge à reflets violacés
Sauge *(Salvia officinalis)*	Feuille	Reflets beiges à châtains
Sidr *(Zizyphus spina-christi)*	Feuille	Fixe la coloration végétale par indigo et/ou katam
Sureau noir *(Sambucus nigra)*	Baie	Mauve à violet (avec du vinaigre)
Thé *(Camelia sinensis)*	Feuille	Reflets châtains (thé noir, thé vert)
Thym *(Thymus vulgaris)*	Feuille	Reflets beiges à châtains
Urucum *(Bixa orellana)*	Écorce	Rouge orangé à brun

Annexes

GLOSSAIRE

Acide gras : principal constituant des matières grasses d'origine végétale et animale (lipides). On en distingue plusieurs types (saturés, mono-insaturés, poly-insaturés dont les acides gras essentiels). Ils possèdent diverses propriétés nutritionnelles et cosmétiques.
Actif (principe actif) : molécule responsable de tout ou partie des propriétés pharmacologiques d'un médicament, d'une préparation naturelle ou d'une plante.
Adsorbant : qui fixe, capture, une substance liquide ou gazeuse, sans la transformer, et par là même favorise son élimination.
Allergène : substance ou organisme (plante, pollen) susceptible de provoquer une allergie.
Allergisant : susceptible de provoquer une réaction allergique.
Antifongique : qui tue ou inhibe les moisissures et les champignons pathogènes responsables notamment de mycoses.
Anti-inflammatoire : qui s'oppose aux symptômes de l'inflammation (rougeur, douleur, gonflement…).
Antimicrobien : se dit d'un agent capable de s'opposer au développement des microbes ou de les détruire.
Antioxydant : qui s'oppose à la libération ou aux effets des radicaux libres dérivés de l'oxygène, molécules très réactives produites par le métabolisme et qui provoquent l'altération des cellules et des tissus. Les antioxydants aident notamment à lutter contre le vieillissement de l'organisme, dans lequel sont impliqués les radicaux libres. On les emploie aussi pour améliorer la conservation de certains produits (huiles par exemple). La vitamine E fait partie des antioxydants.
Antiradicalaire : capable de piéger et de neutraliser les radicaux libres en général (dérivés de l'oxygène, de l'azote, etc.).
Antiseptique : qui détruit ou empêche le développement des microbes (bactéries, champignons et/ou virus) au niveau des surfaces externes du corps (peau et annexes, muqueuses externes). Syn. : désinfectant, antimicrobien.
Apiacées : nouveau nom de la famille botanique des ombellifères (persil, cerfeuil, carotte et apparentés…).
Aromathérapie : discipline qui utilise les huiles essentielles obtenues par distillation de plantes, afin de prévenir, soigner et traiter certaines pathologies. Le Dr Jean Valnet, médecin militaire, a été le premier à employer cette méthode.
Astéracées : nouveau nom de la famille botanique des composées ou composacées (marguerites, pâquerettes et apparentés…).
Astringent : en cosmétique, se dit d'une substance qui a la propriété de resserrer les pores de la peau.

Bactéricide : qui tue les bactéries.
Bactérie : micro-organisme n'appartenant ni au règne végétal ni au règne animal, de formes très variées – arrondie, bâtonnet, spiralée –, présent dans tous les milieux (sols, eaux, organismes vivants). Les bactéries ne sont pas systématiquement pathogènes et participent même à la protection de l'organisme (peau, tube digestif, mais aussi eau des rivières…).
Base : alcali utilisé en savonnerie qui réagit avec les huiles pour faire le savon.
Boîte à onglets : sorte de boîte en forme de U sur les parois de laquelle sont pratiquées des entailles, qui guident la scie pour couper des pièces suivant un angle déterminé. Utilisée aussi en guide pour découper proprement un pain de savon avec un fil résistant, un couteau ou une spatule.
Bondillons : billes de savon fabriquées à grande échelle par l'industrie mondiale. Réalisés en flux continu à partir de graisses de coco, de palmiste, de graisse de bœuf ou de palme, et plus rarement d'huile d'olive, les bondillons sont ensuite façonnés, parfumés, colorés et enrichis par l'entreprise cosmétique ou la savonnerie.

Caroténoïde : groupe de pigments regroupant les diverses formes de carotènes, le lycopène et les xanthophylles (lutéine, zéaxanthine, astaxanthine, etc.).

Les caroténoïdes présentent un spectre de couleurs chaudes, allant du jaune au rouge en passant par les oranges. Outre leur effet colorant, ils sont dotés de propriétés antioxydantes. Contrairement aux polyphénols, strictement végétaux, les caroténoïdes se rencontrent dans le règne animal (crevettes par exemple).
Cendre de soude : carbonate de calcium formant un dépôt blanchâtre à la surface du savon resté en contact avec l'air. Non agressif pour la peau.
Chemiser un moule : tapisser un moule avec du papier sulfurisé (papier cuisson) afin de faciliter l'étape de démoulage.
Chémotype : composant chimique majoritaire ou caractéristique d'une huile essentielle. Dans certaines espèces végétales, il peut varier en fonction de l'implantation géographique, de la nature du terrain, de l'exposition solaire... Par exemple, on connaît 3 principaux chémotypes pour l'espèce *Rosmarinus officinalis* : romarin CT cinéole, CT verbénone, CT camphre. Leurs propriétés sont différentes. Synonyme : chimiotype.
Choc anaphylactique : réaction allergique exacerbée, qui se traduit notamment par une sensation de malaise, un œdème plus ou moins étendu, pouvant affecter la gorge (œdème de Quincke), des éruptions cutanées, des troubles cardiovasculaires et respiratoires pouvant entraîner la mort.
Collagène : protéine fibreuse, principal constituant de la matrice des tissus conjonctifs (derme, tissus osseux, cartilagineux, tendineux...).
Conservateur : additif ajouté à un aliment, un médicament ou un cosmétique afin de le préserver de la contamination microbienne et/ou de l'oxydation. De nombreuses huiles essentielles peuvent jouer le rôle de conservateurs.
Couperose : affection cutanée provoquée par une fragilité excessive des petits vaisseaux superficiels et qui se traduit principalement par des rougeurs.

Décoction : solution obtenue en laissant frémir dans de l'eau chaude une ou plusieurs plantes fraîches ou sèches pendant environ 10 minutes.
Décongestionnant : qui réduit l'afflux de sang dans les muqueuses ou les tissus inflammés.
Dépuratif : qui favorise l'élimination des toxines et des déchets du métabolisme.
Détergent : agent tensioactif d'origine pétrochimique développé dans les années quarante pour remplacer les huiles de base du savon, raréfiées durant la guerre. Peu dégradable, on en fait depuis grand usage dans les produits de lavage, cosmétiques ou ménagers.
Détoxifiant : capable de favoriser l'élimination des toxines de l'organisme, en favorisant l'action des organes d'élimination (rein, foie, intestins).
Distillation : procédé d'extraction des huiles essentielles de la plante par la vapeur d'eau qui sépare les huiles volatiles de l'hydrosol après condensation.

Émollient : propriété adoucissante et calmante pour la peau.
Émulsifiant : ingrédient capable de stabiliser les émulsions (mélanges d'une phase grasse et d'une phase à base d'eau) et d'augmenter l'onctuosité des préparations.
Émulsion : mélange stable réalisé à partir d'une ou plusieurs huiles et d'eau (ou d'une solution à base d'eau).
Enzyme : protéine nécessaire et spécifique à toute réaction biochimique de l'organisme. Par exemple, la digestion de l'amidon ne peut se faire qu'en présence d'amylase et celle du lactose (sucre du lait) nécessite la présence de lactase, etc.
Excipient : substance servant de support aux principes actifs d'un médicament, d'un remède ou d'un cosmétique.
Exfoliant : matière généralement granuleuse, qui facilite l'élimination des cellules mortes en surface de l'épiderme.
Expression : action consistant à extraire une huile végétale ou une huile essentielle par pression mécanique (ex. huile essentielle d'orange douce).
Extrait au CO_2 supercritique : extrait concentré de plantes obtenu par un procédé doux, très respectueux des composants actifs. Le solvant d'extraction est constitué de gaz carbonique liquide.

Flore cutanée : ensemble des bactéries non pathogènes vivant naturellement à la surface de la peau et exerçant un rôle protecteur.
Follicule : petite cavité, souvent glandulaire, au sein d'un tissu du corps.
Fumigation : exposition à la vapeur d'eau.

Gel : phase de la saponification à froid durant laquelle l'émulsion, retenant assez de chaleur issue de la réaction chimique, redevient presque liquide et translucide. Peut être observé au début de la saponification dans les moules suffisamment profonds et bien isolés.
Glycérine : trialcool (glycérol) naturellement présent dans les matières grasses animales ou végétales et libéré au cours de la saponification. Elle est employée notamment pour ses propriétés hydratantes dans les savons et les cosmétiques.
Gommage : voir Exfoliant.

Hémostatique : qui s'oppose aux saignements en favorisant la coagulation sanguine.
Huile essentielle : ensemble des molécules volatiles

et odorantes présentes dans tout ou partie d'une plante aromatique. Elle est extraite par distillation, pression ou extraction par solvant.
Humectant : se dit d'une substance ayant la propriété de capter et de retenir l'humidité.
Hydrogénée : se dit d'une graisse qui a subi une modification chimique (saturation des doubles liaisons par addition d'hydrogène) et passe d'un état liquide à un état solide ou semi-solide.
Hydroxyde de potassium : nom chimique de la potasse caustique (KOH), utilisée en référence des valeurs de saponification.
Hydroxyde de sodium : nom chimique de la soude caustique (NaOH) utilisé pour produire des savons solides et en barre.

In vitro : se dit d'une expérience réalisée en milieu artificiel, en laboratoire, par opposition à in vivo.
In vivo : se dit d'une expérience réalisée dans l'organisme vivant.
INCI (International Nomenclature of Cosmetic Ingredients – Nomenclature internationale des ingrédients cosmétiques) : codification des ingrédients par leur nom latin, botanique ou chimique, employée pour l'étiquetage des produits cosmétiques afin de répondre à la réglementation européenne.
Infusion : solution obtenue en laissant infuser hors du feu, dans de l'eau chaude, une ou plusieurs plantes fraîches ou sèches pendant environ 10 minutes.
Insaponifiables : parties d'une huile ou d'un beurre ne se transformant pas en savon pendant la saponification. Ils améliorent les propriétés hydratantes et nourrissantes du savon.

Kératine : protéine fibreuse qui joue un rôle majeur dans la structure, la résistance et l'imperméabilité de l'épiderme, des ongles et des cheveux.
***Kessa* :** gant de gommage dont la trame est très serrée et la texture légèrement râpeuse. Employé traditionnellement dans les hammams au Maroc, il était autrefois fabriqué en laine de chèvre feutrée. Il est désormais en acrylique. Il s'achète dans les hammams et dans de nombreuses boutiques de cosmétiques naturels.
KOH : formule chimique de l'hydroxyde (OH) de potassium (K) ou potasse caustique.

Lipides : molécules de base des matières grasses naturelles (animales ou végétales).
Liposoluble : qui a la propriété de se dissoudre dans les corps gras (huiles, beurres...). Le macérat huileux permet d'extraire les propriétés liposolubles d'une plante.

Macérat : préparation obtenue par macération.
Macération : technique qui consiste à laisser infuser pendant la durée nécessaire une plante ou une partie de plante dans un solvant donné, en fonction des actifs que l'on souhaite extraire. Le solvant peut être constitué d'eau, d'alcool, d'huile ou autre (mélange eau/glycérine, vinaigre, vin...).
Matière organique : ensemble de molécules constituées de carbone, oxygène, hydrogène et azote, et provenant des micro-organismes, des animaux ou des végétaux. La présence de matières organiques dans un milieu riche en eau forme un « bouillon de culture », favorisant le développement des microbes, surtout dans certaines conditions de température (20-40 °C environ).
Melt & Pour (M&P) : base détergente prête à l'emploi à base d'ingrédients variés (savon, détergent, glycérine, additifs) utilisée pour la fabrication de savons du commerce, quelquefois transparents, et vendus souvent à la coupe.
Micron : unité de longueur correspondant au micromètre, valant 1 millionième de mètre (symbole µm). Le préfixe micro divise par 10^6 (un million) l'unité qu'il précède.
Mucilages : sucres complexes contenus dans les plantes, qui gonflent au contact de l'eau, formant un gel ou un liquide visqueux. Très doux pour la peau et les muqueuses.

NaOH : formule chimique de l'hydroxyde de sodium ou soude caustique.
Note de parfum : classification d'un arôme en fonction de son temps d'évaporation, du plus éphémère (tête), au plus tenace (fond), en passant par l'intermédiaire (cœur).

Oléagineux/ses : se dit des plantes dont les fruits (olives, noix, amande...) ou les graines (sésame, colza, tournesol...) fournissent de l'huile.
Oméga-3/oméga-6 : deux acides gras polyinsaturés, respectivement alpha-linoléique et gamma-linoléique, d'origine végétale ou animale, et que notre organisme ne peut produire.

pH : abréviation de « potentiel hydrogène ». Indice exprimant la concentration en ions hydrogènes dans une solution. Si le pH est inférieur à 7, la solution est acide ; si le pH est supérieur à 7, la solution est basique. Le pH 7 est dit neutre.
Photosensibilisant : se dit d'une substance qui aggrave les effets néfastes des rayons ultraviolets solaires sur la peau, et peut provoquer brûlures, irritations et taches pigmentaires indélébiles. Certaines huiles

essentielles sont photosensibilisantes (notamment bergamote).
Phytostérols : stérols végétaux. Certains d'entre eux limitent l'absorption du cholestérol d'origine alimentaire, ce qui permet de réduire en partie le taux de cholestérol sanguin.
Pigment : substance colorante d'origine végétale, animale ou minérale.
Polyphénols : molécules d'origine végétale de composition assez variable, mais ayant comme caractéristique la présence d'un ou de plusieurs noyaux aromatiques, généralement de haut poids moléculaire. Le terme, introduit en 1980, a remplacé celui de « tannins végétaux ». Les polyphénols ont diverses fonctions : coloration (pigments de la famille des flavonoïdes) et surtout protection (résistance des enveloppes végétales, défenses antimicrobiennes, antioxydantes, etc.).
Polysaccharide : grosse molécule de sucre complexe (ou glucide complexe) constituée de l'enchaînement répétitif d'unités de base constituées de sucres simples. Les polysaccharides sont principalement représentés par l'amidon, la cellulose et les fibres solubles. Ce sont ces dernières qui ont des propriétés gélifiantes.

Reminéralisant : qui apporte des minéraux à l'organisme.

Saponification : réaction chimique entre un ester (corps gras) et un alcali ou base (hydroxyde de sodium ou de potassium), qui se transforment en savon (ensemble de sels) et en glycérol (glycérine).
Sébum : matière grasse sécrétée par les glandes sébacées, qui forme un film protecteur sur la peau.
Sel : composé neutre (pH 7) constitué de l'association d'un atome ou groupement d'atomes chargé négativement (anion) et d'un atome ou groupement d'atomes chargé positivement (cation). Un savon est constitué de sels, eux-mêmes formés d'un acide organique déshydrogéné (anion, désigné par un nom en « ate ») et d'un atome de sodium ou de potassium (cation). Exemple : sodium palmitate, sodium oleate, potassium olivate, etc.
Soude caustique : nom commun de l'hydroxyde de sodium (NaOH).
Spp. : species (« espèces » en latin). L'abréviation signifie que plusieurs espèces du genre, indiqué par le mot latin qui précède, sont concernées.
Stimulant : qui augmente temporairement l'activité physique et/ou mentale. Le meilleur exemple de stimulant est la caféine (syn. : excitant).
Supplémentation : apport de composés concentrés en certains nutriments consommés en plus de l'alimentation.
Surgras : sous-dosage volontaire de soude caustique dans une recette entraînant la conservation d'une petite partie des huiles après la saponification. Accroît la propriété hydratante et nourrissante du savon.
Synergie : association d'huiles essentielles aux propriétés complémentaires.

Table de saponification : tableau répertoriant toutes les valeurs de saponification des corps gras existants. Sert à formuler une recette pour le calcul de la quantité totale de soude.
Tensioactif (ou agent de surface) : composé qui, introduit dans un liquide, en abaisse la tension superficielle, ce qui a pour effet d'en augmenter les propriétés mouillantes. Il permet la formation d'émulsions, de mousses, ainsi que le transport de molécules hydrophobes dans l'eau.
Thalle : terme employé pour désigner l'ensemble des tissus et organes de certains végétaux (algues), des champignons et des lichens, ne possédant ni feuille, ni tige, ni racine. Chez certaines algues, le thalle est appelé « fronde ».
Tonique : qui augmente la vigueur de l'organisme, qui donne de l'énergie (syn. : fortifiant).
Toxine : terme désignant toute substance toxique produite par un organisme vivant. Plus spécifiquement, les toxines de l'organisme sont principalement constituées des déchets du métabolisme et des substances étrangères mal métabolisées qui tendent à s'accumuler (médicaments, polluants, métaux lourds).
Trace : visible lorsqu'on laisse couler un filet du mélange à la surface de l'émulsion qui commence à s'épaissir. Plus elle est consistante et plus la trace est marquée.

Valeur de saponification (SAP) : la quantité requise d'hydroxyde de potassium (KOH) pour saponifier 1 g d'huile. Par extension, exprimée avec l'hydroxyde de sodium (NaOH).
Varice : dilatation anormale d'une veine, affectant notamment les jambes.
Virus : micro-organisme infectieux, parasite des cellules vivantes, ne pouvant se reproduire qu'avec l'aide du matériel génétique de ces cellules.
Volatile : se dit d'une substance solide ou liquide qui s'évapore facilement.

BIBLIOGRAPHIE

Soins du corps et du visage, bien-être
- Cécile Baudet, *En forme grâce aux huiles végétales*, Terre vivante, 2014.
- Cécile Baudet, *En forme grâce à l'argile*, Terre vivante, 2012.
- Patricia Davis, *Aromathérapie de A à Z*, Vigot, 2006.
- Sylvie Hampikian, *Créez vos cosmétiques bio*, Terre vivante, 2007.
- Sylvie Hampikian, *Soins naturels des 4 saisons*, Terre vivante, 2008, 2011.
- Sylvie Hampikian, Amanda Geers, Olivier Degorce, *Les algues, nos alliées santé et beauté*, Terre vivante, 2013.
- Michel Pobeda, *Les bienfaits des huiles végétales*, Marabout, 2011.
- Rita Stiens, *La vérité sur les cosmétiques*, Leduc.s, 2012.
- Ruth Winter, M.S., *A Consumer's Dictionnary of Cosmetic Ingrédients*, Harmony, 2009.

Savons
- Melinda Coss, *Mes recettes de savon*, Les Éditions de Saxe, 2011.
- Christelle Spada, *Savons naturels « maison »*, Éditions Anagramme, 2011.

Parfums
- Mandy Aftel, *Scents and sensibilities. Creating solid perfumes for well-being*, Gibbs Smith Publisher, 2005.
- Jean-Claude Ellena, *Le parfum*, Presses Universitaires de France. Collection Que sais-je ?, 2007.
- Edmond Roudnitska, *Le parfum*, Presses Universitaires de France. Collection Que sais-je ?, 1980.
- René A. Strassmann, *Le Livre des parfums*, Éditions Guy Trédaniel, 1992.

BONNES ADRESSES

SOINS DU VISAGE ET DU CORPS, SAVONS, PARFUMS

Ingrédients et matériel, huiles essentielles et hydrolats, huiles végétales...

- Aroma-zone : www.aroma-zone.com
Vente en boutique : 25, rue de l'École-de-Médecine, 75006 Paris - Tél. 04 73 34 37 88
Site Internet et boutique à Paris offrant une large gamme : huiles végétales, huiles essentielles, additifs, petit matériel. Fiches techniques sur le site pour la plupart des produits.
- Bilby and Co : www.bilby-co.com
Vente en boutique : 3, rue Paul-Gillet, 92600 Asnières-sur-Seine. Tél. 01 47 28 77 42
Experte en fabrication de cosmétiques et première à s'installer en France, Marina Wall est un guide de choix pour vos achats de matières premières et de fournitures dédiées au hobby cosmétique naturel. Visite possible sur place.
- http://lesutilesdezinette.com
- www.macosmetoperso.com
Tél. 04 13 66 55 75
- www.cosmetique.org
Codina propose un grand choix d'huiles essentielles et d'huiles végétales.

Points de vente en ligne - Royaume-Uni

- www.fresholi.co.uk
Helen propose un excellent service client pour des matières premières cosmétiques.
- www.aromantic.co.uk
Fournisseur très complet de matières premières cosmétiques.

Points de vente en ligne - Canada

- www.voyageursoapandcandle.com
Tél. 604-530-8979 ou 1-800-758-7773
- www.newdirectionsaromatics.ca
Tél. 905-840-5459 ou 1-877-255-7692

Huiles essentielles et hydrolats artisanaux bio

- Le jardin des nielles et des senteurs (Haute-Loire)
Tél. 04 71 03 34 82
- De Saint-Hilaire (Haute-Loire)
www.de-saint-hilaire.fr. Tél. 04 71 76 13 81
- Plante infuse (Lozère)
www.planteinfuse.net. Tél. 04 66 44 08 16
- À la croisée des simples (Ardèche)
Distribué par www.aucoeurdesracines.fr.
Tél. 06 09 64 73 84
- La Drôme provençale (Drôme)
www.drome-provencale.com. Tél. 04 75 22 30 60
- Solaüre (Drôme). www.solaure.fr
Tél. 04 75 21 84 43
- Verdon roses et arômes (Alpes-de-Haute-Provence)
www.verdon-rosesetaromes.com. Tél. 04 92 72 69 50
- Essenciagua (Tarn-et-Garonne)
www.essenciagua.fr. Tél. 05 63 30 04 61
- O Mandriolu (Corse)
www.mandriolu.com. Tél. 04 95 25 63 52
- Les simples et divines (Corse)
www.lessimples.com. Tél. 06 28 28 28 00
- Casa Vecchia (Corse)
www.casavecchiacorsa.fr. Tél. 06 88 93 53 54

Gel d'aloès haut de gamme

- Natur'Aloé
www.naturaloe.fr. Tél. 02 51 60 02 02

Beurre de karité

- www.akuawood.co.uk
Beurre de karité du Ghana et autres produits issus du commerce équitable.

Poudre de plantes indiennes (marque Hesh)

- Poudre Hesh en ligne
www.e-velan.com (rubrique ayurvédique)
- VT-Cash & Carry (supermarché indien)
11-15, rue Cail, 75010 Paris.

- Velan (supermarché indien)
83-87, passage Brady, 75010 Paris.
Et nombreuses enseignes à Paris, près des gares du Nord et de l'Est

Vous trouverez aussi :

• Huiles et graisses végétales : chez les producteurs, dans les magasins bio, supermarchés, épiceries ethniques, en restauration collective, chez un chocolatier ou son fournisseur (pour le beurre de cacao).
Huiles essentielles : chez les producteurs si possible, dans les magasins bio, pharmacies et herboristeries.

• Soude caustique : dans les drogueries et les surfaces de bricolage.

• Textures et additifs : dans les supermarchés, herboristeries, magasins bio et épiceries ethniques.

• Ustensiles : dans les supermarchés, magasins de bricolage ou de cuisine, drogueries.

• Moules : dans les supermarchés pour les moules en silicone, chez les menuisiers et ébénistes pour fabriquer des moules sur mesure… et dans le bac de recyclage des produits alimentaires !

Sites internet pour la savonnerie

- www.aromanature.com
Cliquer sur l'onglet « Forum » pour rejoindre la communauté de savonniers amateurs et professionnels.
- http://cephee-naturelles.bbactif.com/forum.htm
Forum généraliste traitant de la cosmétique maison, dont la fabrication du savon.
- http://calc.mendrulandia.es/?lg=fr
Calculateur de soude en ligne en quatre langues.

COLORATIONS VÉGÉTALES

Marques de colorations végétales et plantes en poudre

www.couleurs-chocolat.fr
www.couleursgaia.com
www.kpourkarite.com
www.indien-produkte.de (Khadi)
www.logona.de
www.marcapar.com
www.sante.de (Sante Naturkosmetik)
www.terredecouleur.fr
www.aroma-zone.com
www.centifoliabio.fr
www.dans-ma-nature.com

Distributeurs de colorations végétales prêtes à l'emploi

www.aromatic-provence.com
www.mademoiselle-bio.com
www.hennebiomantique.com

Poudres ayurvédiques, hennés

www.ayurvediqueshop.com
www.e-velan.com

Informations sur le henné

www.hennapage.com
www.hennaforhair.com

Plantes médicinales séchées

www.alliance-senteur-gemenos.fr (grossiste)
www.herbo-cailleau.com
www.lhg-fr.com
www.ormenis.com
www.pereblaize.fr

Blogs et sites sympas

www.lelabodesioumsioum.com
hennecoloration.wordpress.com
cheveuxpassion.canalblog.com
isaetno.free.fr
lesgaleresduneafro.blogspot.fr
merdouma.wordpress.com

FORMATIONS

Cosmétiques naturels

Terre vivante organise des ateliers de cosmétique maison. Pour en savoir plus :
http://www.terrevivante.org/1064-realisons-nos-cosmetiques-maison.htm

Savonnerie à froid

aromaNature – www.aromanature.com
Tél. 05 59 38 51 86
Par Leanne et Sylvain Chevalliers, auteurs des chapitres « Savon ». Stages de création, techniques, gestion, réglementation européenne.

Colorations végétales

www.institutalexandra.fr
Par Alexandra Perrogon, co-auteur des chapitres « Cheveux ». Stages et ateliers pour professionnels et amateurs.

TABLE DES RECETTES

INDEX

Les références indiquées en *italique* renvoient aux zooms et aux encadrés. Consultez également le glossaire, la table des recettes ainsi que les « mini-sommaires » figurant au début de chaque chapitre.

Crédits photographiques

Couverture :
En haut : Virginie Klecka
Au centre : EDITINGSERVEUR.COM/Philippe Jastrzeb
En bas : Pierre Deschamps

1re partie
Chapitre 1
Delphine Paslin, p. 13, 15 (g et d), 16 (g), 17 (d), 18 (g), 19 (d), 20 (d), 84
Photononstop © Dieter Heinemann/Westend61, p. 16 (d), 17 (g), © Anna Kern/Johnér, p. 18 (d)
Virginie Klecka, p. 19 (g), 20 (g), 41, 42 (g et d), 48 (g)
Pierre Deschamps, p. 21
P. Nardo, p. 22 (g et d)
Pascal Greboval, p. 24, 25 (d), 89 (h et b), 93, 96 (h)
Oliel, p. 25 (g)
Gérard Chambon, p. 29, 35, 38 (g)
Sylvie Hampikian, p. 31 (g), 32 (g), 34 (d), 36 (g), 39 (g)
Françoise Heitz, p. 31 (d)
Fotolia © Unclesam, p. 32 (d), © nemesis2207, p. 34 (g), © April D, p. 36 (d)
Denis Bringard, p. 37 (g)
Pescalune, p. 37 (d), 59
A. Thaïs, p. 38 (d)
Pierre Huguet, Sylvain Cordier, p. 39 (d)
Op. Cit., p. 43, 47 (d)
Chassenet, p. 44
Michel Gunther, p. 47 (g)
FhF Greenmedia/GAP, p. 48 (d)
Frédérique Chartrand, p. 51, 62, 63
Jean-Jacques Reynal, p. 53
Sunset/Zanzibar, p. 56
Carine Lutt, p. 60

Chapitres 2 et 3
Photographies de Frédérique Chartrand, sauf :
EDITINGSERVEUR.COM/Philippe Jastrzeb, p. 68
Fotolia © Lisa870, p. 81
H. et M. Magariños-Rey, p. 96 en bas
Olivier Degorce, p. 98, 117
Lemoine, p. 102
PURESTOCK, p. 105
Michel Laurent, p. 113
SUNSET/Yannick Le Merlus, p. 115
Sylvie Hampikian, p. 116
Photononstop © Catherine Hansen, p. 121, © Image Source, p. 128, © Hervé de Gueltzl, p. 144
BIOS/Sophie Boussahba, p. 123
Manceau, p. 136
P. Nardo, p. 138
Age/Iconos, p. 142
Pascal Greboval, p. 147

2e partie
Chapitres 1 et 2
Photographies de Pierre Deschamps

Chapitre 3
Photononstop © Luca Invernizzi Tettoni/AGF Foto, p. 226, © Tom Grill/Corbis, p. 234, © Pierre Cheuva, p. 242, © Maximilian Stock Ltd, p. 247, © Hervé de Gueltzl, p. 251
Carine Lutt, p. 229, 230, 231, 233, 235
Frédérique Chartrand, p. 237, 241
Shutterstock © Chamille White, p. 245, © matka_Wariatka, p. 248

3e partie
Photographies de Carine Lutt sauf :
Pascal Greboval, p. 273 (d)
Sylvie Hampikian, p. 277 (d), 278 (g)
Photononstop © Josephine Clasen/Mauritius, p. 278 (d)

Achevé d'imprimer en Italie par Imago Publishing Ltd.
Dépôt légal : septembre 2015

IMPRIM'VERT
Votre imprimeur agit pour l'environnement

Certifié PEFC
Ce produit est issu de forêts gérées durablement et de sources contrôlées.
PEFC
PEFC/18-31-280
www.pefc-france.org